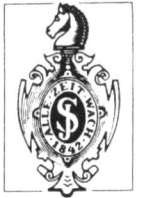

# ICD-10

## Internationale statistische Klassifikation der Krankheiten und verwandter Gesundheitsprobleme

## 10. Revision

herausgegeben vom
Deutschen Institut für medizinische Dokumentation
und Information, DIMDI
im Auftrage des
Bundesministeriums für Gesundheit

## Band I – Systematisches Verzeichnis

Version 1.0, Stand August 1994

Band I

Springer-Verlag Berlin Heidelberg GmbH

Die Deutsche Bibliothek – CIP-Einheitsaufnahme

ICD-10 : Internationale statistische Klassifikation der Krankheiten und verwandter Gesundheitsprobleme, 10. Revision / hrsg. vom Deutschen Institut für Medizinische Dokumentation und Information, DIMDI im Auftr. des Bundesministeriums für Gesundheit. – Berlin ; Heidelberg ; New York ; London ; Paris ; Tokyo ; Hong Kong ; Barcelona ; Budapest : Springer
Einheitssacht.: International statistical classification of diseases and related health problems <dt.>
NE: Deutsches Institut für Medizinische Dokumentation und Information <Köln>; Internationale statistische Klassifikation der Krankheiten und verwandter Gesundheitsprobleme, 10. Revision; EST
Bd. 1. Systematisches Verzeichnis : Version 1.0 – Stand: August 1994. – 1994
ISBN 978-3-662-00876-8       ISBN 978-3-662-00875-1 (eBook)
DOI 10.1007/978-3-662-00875-1

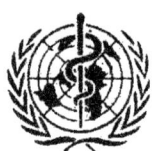 World Health Organization

Die englischsprachige Originalausgabe wurde 1992 von
der Weltgesundheitsorganisation veröffentlicht als
*International Statistical Classification of Diseases and
Related Health Problems,* Tenth Revision,
Geneva, WHO, Vol. 1, 1992.
© Weltgesundheitsorganisation 1992.

Der Generaldirektor der Weltgesundheitsorganisation
hat die Übersetzungsrechte für eine deutschsprachige Ausgabe
an das Deutsche Institut für medizinische Dokumentation und Information
vergeben, das für die Übersetzung allein verantwortlich ist.

© Springer-Verlag Berlin Heidelberg 1994
Ursprünglich erschienen bei Springer-Verlag Berlin Heidelberg New York 1994
Softcover reprint of the hardcover 1st edition 1994

Der Druck erfolgt unter Verwendung der maschinenlesbaren Fassung
des Deutschen Instituts für medizinische Dokumentation und Information (DIMDI).
Datenkonvertierung: Fa. Ernst Kieser, Neusäß

# Inhalt

| | | |
|---|---|---|
| **Vorwort** | | VII |
| **Einführung** | | 1 |
| **Danksagung** | | 5 |
| **WHO-Kollaborationszentren für die Klassifikation von Krankheiten** | | 7 |
| **Bericht über die Internationale Konferenz zur 10. Revision der Internationalen Klassifikation der Krankheiten** | | 9 |
| **Dreistellige allgemeine Systematik** | | 29 |
| **Vierstellige ausführliche Systematik** | | 105 |
| I | Bestimmte infektiöse und parasitäre Krankheiten | 107 |
| II | Neubildungen | 181 |
| III | Krankheiten des Blutes und der blutbildenden Organe sowie bestimmte Störungen mit Beteiligung des Immunsystems | 249 |
| IV | Endokrine, Ernährungs- und Stoffwechselkrankheiten | 271 |
| V | Psychische und Verhaltensstörungen | 311 |
| VI | Krankheiten des Nervensystems | 389 |
| VII | Krankheiten des Auges und der Augenanhangsgebilde | 429 |
| VIII | Krankheiten des Ohres und des Warzenfortsatzes | 459 |
| IX | Krankheiten des Kreislaufsystems | 471 |
| X | Krankheiten des Atmungssystems | 515 |
| XI | Krankheiten des Verdauungssystems | 549 |
| XII | Krankheiten der Haut und der Unterhaut | 597 |
| XIII | Krankheiten des Muskel-Skelett-Systems und des Bindegewebes | 627 |
| XIV | Krankheiten des Urogenitalsystems | 679 |
| XV | Schwangerschaft, Geburt und Wochenbett | 721 |
| XVI | Bestimmte Zustände, die ihren Ursprung in der Perinatalperiode haben | 765 |
| XVII | Angeborene Fehlbildungen, Deformitäten und Chromosomenanomalien | 795 |

| XVIII | Symptome und abnorme klinische und Laborbefunde, die anderenorts nicht klassifiziert sind | 853 |
| XIX | Verletzungen, Vergiftungen und bestimmte andere Folgen äußerer Ursachen | 891 |
| XX | Äußere Ursachen von Morbidität und Mortalität | 1011 |
| XXI | Faktoren, die den Gesundheitszustand beeinflussen und zur Inanspruchnahme von Einrichtungen des Gesundheitswesens führen | 1125 |

**Morphologie der Neubildungen** 1177

**Sonderverzeichnisse zur Tabellierung der Mortalität und Morbidität** 1205

**Definitionen** 1233

**Nomenklaturvorschriften** 1239

# Vorwort

Für die Erforschung der Morbidität und Mortalität sind international einheitliche Systematiken zur Erfassung und Klassifizierung von Krankheiten und Todesursachen unerläßlich. Nachdem für die Todesursachen bereits 1893 eine internationale Klassifikation entwickelt wurde, hat die Weltgesundheitsorganisation (WHO) diese Systematik bei der 6. Revision im April 1948 auf Krankheiten und Verletzungen ausgedehnt. In den etwa alle zehn Jahre erfolgenden Revisionen werden die Änderungen und Ergänzungen vorgenommen, die aufgrund des Fortschrittes in der Medizin notwendig geworden sind. Um die Bedeutung der internationalen Systematik für statistische Erhebungen und für die breitgefächerte Anwendung in der Medizin und im Gesundheitswesen zu unterstreichen, hat die Weltgesundheitsorganisation der jetzt vorliegenden *10. Revision* den Titel *Internationale statistische Klassifikation der Krankheiten und verwandter Gesundheitsprobleme* unter Beibehaltung der Abkürzung *ICD-10* gegeben.

Die Veröffentlichung der amtlichen *Internationalen statistischen Klassifikation der Krankheiten und verwandter Gesundheitsprobleme, 10. Revision (ICD-10)* erfolgt in einem dreibändigen Handbuch. *Band I*, das *Systematische Verzeichnis*, enthält u.a. die Vierstellige Ausführliche Systematik, den Morphologieschlüssel der Neubildungen sowie die Definitionen und Nomenklaturvorschriften. *Band II*, das *Regelwerk*, enthält neben den Hinweisen zur Todesursachenbescheinigung und -klassifizierung noch zusätzliche Informationen und Erläuterungen zum Band I, zur Morbiditätsverschlüsselung sowie Angaben zu weiteren Planungen für den Einsatz der ICD. Ebenso umfaßt Band II den historischen Überblick. *Band III* enthält das *Alphabetische Verzeichnis* mit zusätzlichen, im deutschen Sprachraum gebräuchlichen Krankheitsbezeichnungen sowie eine Einführung und eine erweiterte Anleitung zum Gebrauch des Registers.

Die 10. Revision der ICD ist gegenüber der 9. Revision wesentlich erweitert und präzisiert worden. Die traditionelle, rein numerische Verschlüsselung wurde durch ein alphanumerisches System ersetzt, welches Aktualisierung und Erweiterungen erlaubt, ohne daß Inkonsistenzen in der Systematik auftreten. Als Kapitel 20 und 21 wurden die früheren sogenannten Zusatzklassifikationen (E-Klassifikation = Zusatzklassifikation der äußeren Ursachen bei Verletzungen und Vergiftungen; V-Klassifikation = Zusatzklassifikation für Faktoren, die den Gesundheitszustand und die Inanspruchnahme von Gesundheitsdiensten beeinflussen) in den Band I, Vierstellige Ausführliche Systematik, integriert. Darüber hinaus sind neue Kategorien für postoperative Komplikationen und für die präzisere Verschlüsselung arzneimittelinduzierter Krankheiten enthalten.

*Die vorliegende Fassung ist die amtliche deutschsprachige Ausgabe der ICD-10, Band I, Systematisches Verzeichnis*, die vom Deutschen Institut für Medizinische Dokumentation und Information (DIMDI) im Auftrag des Bundesministeriums für Gesundheit herausgegeben wird. Der Zeitpunkt, von dem an sie die derzeit gesetzlich vorgeschriebene ICD-9 ersetzen soll, wird vom Bundesministerium für Gesundheit gemäß §§295 und 301 SGB V im Bundesanzeiger bekannt gegeben werden. Diese Ausgabe ist die mit den anderen deutschsprachigen Mitgliedsländern der WHO, der Schweizerischen Eidgenossenschaft und der Republik Österreich, aufgrund einer Vereinbarung vom 22. Mai 1990 abgestimmte und gemeinsam getragene vollständige Übersetzung der englischsprachigen WHO-Fassung. Die Schweiz war vertreten durch das Bundesamt für Statistik und die Vereinigung schweizerischer Krankenhäuser (VESKA). Österreich war beteiligt durch das Bundesministerium für Gesundheit, Sport und Konsumentenschutz.

Ausgehend von einer Rohübersetzung durch das Institut für medizinische Statistik und Datenverarbeitung (ISD) der ehemaligen DDR wurden die medizinischen Fachgesellschaften sowie weitere Organisationen des Gesundheitswesens an der Erstellung der deutschsprachigen ICD-10, Band I, beteiligt. Etwa 120 Institutionen wurden um ihre fachliche Stellungnahme und Kritik sowie um Anregungen für die Bearbeitung und weitere Entwicklung der ICD-10 gebeten. Die verantwortliche Bearbeitung des Kapitels V (F) der ICD-10 „Psychische und Verhaltensstörungen" lag bei Herrn Prof. Dr. Dilling, Frau Dr. Schulte-Markwort und Herrn Dr. Freyberger, Klinik für Psychiatrie der Medizinischen Universität zu Lübeck.

Allen Sachverständigen, die DIMDI mit ihrem fachkundigen Rat unterstützt haben und so am Zustandekommen dieser deutschsprachigen Fassung mitgewirkt haben, sage ich meinen herzlichen Dank.

Bonn, im Juni 1994


Gerhard Schulte
Ministerialdirektor

Bundesministerium für Gesundheit

# Einführung

Eine Klassifikation der Krankheiten kann als eine Systematik von Krankheitsgruppen definiert werden, der Krankheitsbilder nach feststehenden Kriterien zugeordnet sind. Es gibt unterschiedliche Klassifikationsachsen, wobei sich die jeweils gewählte Achse nach dem Verwendungszweck der zu erstellenden Statistik richtet. Eine statistische Klassifikation der Krankheiten muß den gesamten Bereich der möglichen Krankheitsbilder mit einer überschaubaren Anzahl von Kategorien abdecken.

Bei der 10. Revision der Internationalen statistischen Klassifikation der Krankheiten und verwandter Gesundheitsprobleme handelt es sich um die neueste Fassung einer Reihe, die 1893 mit der Bertillon-Klassifikation bzw. dem Internationalen Todesursachenverzeichnis begründet wurde. Ein Gesamtüberblick über die Geschichte der Klassifikation findet sich in Band 2. Während sich der Titel der Klassifikation geändert hat, um Inhalt und Zweck zu verdeutlichen und die ständige Erweiterung ihres Umfanges über Krankheiten und Verletzungen hinaus widerzuspiegeln, ist die gängige Abkürzung „ICD" erhalten geblieben. In der überarbeiteten Klassifikation wurden die Krankheitszustände so gruppiert, wie es für allgemeine epidemiologische Zwecke und für die Erfolgskontrolle von Gesundheitsdiensten am günstigsten zu sein schien.

Die Arbeit an der 10. Revision der ICD begann im September 1983 mit einem Vorbereitungstreffen in Genf. Das Arbeitsprogramm wurde bestimmt von regelmäßigen Treffen der Leiter der WHO-Kollaborationszentren für die Klassifikation von Krankheiten. Zur Beratung über die Vorgehensweise fand eine Reihe von Sonderkonferenzen statt, einschließlich jener des Expertenausschusses für die 10. Revision der Internationalen Klassifikation der Krankheiten in den Jahren 1984 und 1987.

Neben den fachlichen Beiträgen verschiedener Gremien und einzelner Sachverständiger gingen auch zahlreiche Stellungnahmen und Vorschläge aus den WHO-Mitgliedstaaten und den Regionalbüros ein, nachdem 1984 und 1986 weltweit Entwurfsfassungen zur 10. Revision verteilt wurden. Nach den eingegangenen Stellungnahmen wünschten viele Anwender, daß die ICD nicht nur die schon immer enthaltenen „diagnostischen Angaben" (im weitesten Sinne des Wortes) umfassen sollte, sondern auch andere Informationen. Aus dem Bestreben heraus, dieser Anforderung vieler Anwender gerecht zu werden, entstand das Prinzip einer „Klassifikationsfamilie" auf der Basis der herkömmlichen ICD in ihrer bekannten Form und Struktur. Dabei soll die ICD der Forderung nach diagnostischen Angaben für allgemeine Zwecke gerecht werden, gleichzeitig aber können weitere Klassifikationen miteinbezogen werden, um entweder für ein und dieselbe Information verschiedene Zugänge bereitzustellen oder um Zugang zu unterschiedlichen Informationen zu bieten (insbesondere Prozeduren in der Medizin und Chirurgie sowie Schädigungen und Behinderungen).

Nachdem während der Erarbeitung der 9. Revision darauf hingewiesen wurde, daß eine andere Grundstruktur den Anforderungen der vielen unterschiedlichen Anwender besser entgegenkäme, wurden mehrere Alternativmodelle geprüft und bewertet. Es stellte sich allerdings heraus, daß sich das traditionelle einachsige Klassifikationsmodell mit der Zeit bewährt hatte, ebenso wie viele andere seiner strukturellen Aspekte, die den Schwerpunkt auf häufige, kostenintensive oder sonst für das öffentliche Gesundheitswesen relevante Krankheitszustände legen. Ein Ersatz durch ein anderes der vorgeschlagenen Alternativmodelle wäre von vielen Anwendern sehr bedauert worden.

Folglich wurde, wie die Arbeit mit der 10. Revision zeigen wird, die traditionelle Struktur der ICD beibehalten. Allerdings wurde das bisherige numerische Verschlüsselungssystem durch ein alphanumerisches ersetzt. Dadurch wird ein breiterer Verschlüsselungsrahmen zur Verfügung gestellt und mehr Raum für künftige Revisionen gelassen, ohne daß es dabei wie früher zu Verschiebungen im Nummerungssystem kommen muß.

Aus Platzgründen sind bestimmte Störungen des Immunsystems unter den Krankheiten des Blutes und der blutbildenden Organe aufgeführt (Kapitel III). Hinzugekommen sind eigene Kapitel für die Krankheiten des Auges und der Augenanhangsgebilde sowie für die Krankheiten des Ohres und des Warzenfortsatzes. Die ehemaligen Zusatzklassifikationen für die äußeren Ursachen und für die Faktoren, die den Gesundheitszustand und die Inanspruchnahme von Gesundheitsdiensten beeinflussen, gehören nun zur Hauptklassifikation.

Das mit der 9. Revision eingeführte Kreuz-Stern-System zur Doppelklassifizierung bestimmter diagnostischer Angaben wurde beibehalten und erweitert. Die Stern-Achse ist nun in homogenen dreistelligen Kategorien enthalten.

## Inhalt der 3 Bände der ICD-10

Das äußere Erscheinungsbild der Klassifikation hat sich verändert; sie erscheint jetzt in 3 Bänden:

**Band 1. Systematisches Verzeichnis.** Band 1 enthält den Bericht über die 10. Internationale Revisionskonferenz, die dreistellige und vierstellige Systematik der Klassifikation, den Morphologieschlüssel für Neubildungen, Sonderverzeichnisse zur Tabellierung der Mortalität und Morbidität, Definitionen und die Nomenklaturvorschriften.

**Band 2. Regelwerk.** Neben den früher in Band 1 enthaltenen Hinweisen zur Todesursachenbescheinigung und zur Klassifizierung enthält Band 2 eine Reihe zusätzlicher Hintergrundinformationen und Erläuterungen zur Anwendung von

Band 1, zur Tabellierung und, was in früheren Revisionen vermißt wurde, Informationen über Planungen zum Einsatz der ICD. Ebenso umfaßt Band 2 den früher in der Einleitung zu Band 1 enthaltenen historischen Überblick.

**Band 3. Alphabetisches Verzeichnis.** Band 3 enthält das Alphabetische Verzeichnis sowie eine Einführung und eine erweiterte Anleitung zum Gebrauch des Verzeichnisses.

\* \* \*

Die Klassifikation wurde 1989 von der Internationalen Konferenz zur 10. Revision der Internationalen Klassifikation der Krankheiten gebilligt und von der 43. Vollversammlung der Weltgesundheitsorganisation wie folgt angenommen:

Die 43. Vollversammlung der Weltgesundheitsorganisation,

nach Prüfung des Berichtes der Internationalen Konferenz zur 10. Revision der Internationalen Klassifikation der Krankheiten,

1. BILLIGT

(1) die von der Konferenz empfohlene Systematik der dreistelligen Kategorien und der fakultativen vierstelligen Subkategorien sowie die Sonderverzeichnisse zur Tabellierung der Mortalität und Morbidität, die als 10. Revision der Internationalen statistischen Klassifikation der Krankheiten und verwandter Gesundheitsprobleme am 1. Januar 1993 in Kraft treten;

(2) die von der Konferenz empfohlenen Definitionen, Standards und Anforderungen an Erhebungen zur Müttersterblichkeit sowie zur Fetal-, Perinatal-, Neonatal- und Säuglingssterblichkeit;

(3) die von der Konferenz empfohlenen Regeln und Anweisungen zur Auswahl des Grundleidens für Mortalitätsverschlüsselungen und zur Auswahl der Hauptkrankheit für Morbiditätsverschlüsselungen;

2. ERSUCHT den Generaldirektor, das *Handbuch der Internationalen statistischen Klassifikation der Krankheiten und verwandter Gesundheitsprobleme* herauszugeben;

3. BESTÄTIGT die Empfehlungen der Konferenz bezüglich:

(1) des Prinzips und der Einführung einer Familie der krankheits- und gesundheitsrelevanten Klassifikationen. Diese Familie enthält als Kernklassifikation die Internationale statistische Klassifikation der Krankheiten und verwandter Gesundheitsprobleme und darüber hinaus eine Anzahl verwandter und ergänzender Klassifikationen sowie die Internationale Nomenklatur der Krankheiten;

(2) der Einrichtung eines zusätzlichen Aktualisierungsverfahrens innerhalb des 10-jährigen Revisionszyklus.

# Danksagung

Seit der 6. Revision der ICD im Jahre 1948 werden die regelmäßigen Revisionen durch die Weltgesundheitsorganisation koordiniert. Mit der Ausdehnung des Anwendungsbereiches der ICD wuchs natürlich auch das Interesse vieler Anwender an einer Mitwirkung bei ihrer Revision. Die 10. Revision ist das Ergebnis einer Fülle internationaler Aktivitäten, der Zusammenarbeit und der Kompromisse. Die WHO dankt den zahlreichen internationalen und nationalen Fachgremien sowie den Sachverständigen aus vielen Ländern für ihre Hilfe.

# WHO-Kollaborationszentren für die Klassifikation von Krankheiten

Neun WHO-Kollaborationszentren für die Klassifikation von Krankheiten wurden gegründet, um die Länder bei der Entwicklung und Anwendung von gesundheitsrelevanten Klassifikationen, insbesondere bei der Anwendung der ICD, zu unterstützen.

Wichtig ist, daß die Länder die jeweiligen Zentren über wesentliche Probleme bei der Anwendung der ICD informieren, insbesondere wenn neue Krankheiten gehäuft auftreten, für die die ICD keine geeignete Klassifikationsmöglichkeit bietet. Zwischen den Revisionen ist die ICD bisher nicht aktualisiert worden, doch wurde vorgeschlagen, über die Kollaborationszentren ein Verfahren einzuführen, mit dem neuen Krankheiten nötigenfalls geeignete Schlüsselnummern zugeordnet werden können.

Neben den offiziellen WHO-Kollaborationszentren gibt es noch eine Reihe nationaler Referenzstellen. Die einzelnen Anwender sollten bei auftretenden Problemen zuerst diese Stellen oder die entsprechenden staatlichen Einrichtungen ansprechen.

Drei Zentren stehen für den englischen Sprachraum zur Verfügung. Mitteilungen sind an den Leiter des WHO-Kollaborationszentrums für die Klassifikation von Krankheiten zu richten. Die Adressen lauten:

>Australian Institute of Health
>GPO Box 570
>Canberra ACT 2601,
>Australia

>Office of Population Censuses and Surveys
>St Catherine's House
>Kingsway 10
>London WC2B 6JP
>England

>National Center for Health Statistics
>6525 Belcrest Road
>Hyattsville, MD 20782
>United States of America

Die übrigen sechs Zentren für bestimmte Sprachen oder Sprachgruppen befinden sich in folgenden Institutionen:

Peking Union Medical College Hospital
Chinese Academy of Medical Sciences
Beijing 100730
China (für den chinesischen Sprachraum)

INSERM
44 Chemin de Ronde
F-78110 Le Vésinet
France (für den französischen Sprachraum)

Department of Social Medicine
University Hospital
S-751 85 Uppsala
Sweden (für die nordischen Länder)

Faculdade de Saúde Publica/Universidade de São Paulo
Avenida Dr Arnaldo 715,
0255 São Paulo, SP
Brazil (für den portugiesischen Sprachraum)

The N.A. Semaško Institute,
Ul. Obuha 12
Moscow B-120
Russian Federation (für den russischen Sprachraum)

Centro Venezolano de Clasificación de Enfermedades
Edificio Sur, 9° Piso
M.S.A.S.,
Centro Simon Bolivar,
P.O. Box 6653
Caracas
Venezuela (für den spanischen Sprachraum)

# Bericht über die Internationale Konferenz zur 10. Revision der Internationalen Klassifikation der Krankheiten

Die Internationale Konferenz zur 10. Revision der Internationalen Klassifikation der Krankheiten wurde von der Weltgesundheitsorganisation einberufen und tagte vom 26. September bis 2. Oktober 1989 in der Zentrale der Weltgesundheitsorganisation in Genf. An der Konferenz nahmen Delegierte aus 43 Mitgliedstaaten teil:

Angola
Australien
Bahamas
Belgien
Brasilien
Bulgarien
Bundesrepublik Deutschland
Burundi
China
Dänemark
Deutsche Demokratische Republik
Finnland
Frankreich
Indien
Indonesien
Israel
Japan
Kanada
Niederlande
Kuba
Kuwait
Luxemburg
Madagaskar
Mali
Malta
Mozambique
Niger
Portugal
Republik Korea
Schweden
Schweiz
Senegal
Singapur
Spanien
Thailand
Uganda
Ungarn
Union der Sozialistischen Sowjetrepubliken
Venezuela
Vereinigte Arabische Emirate
Vereinigtes Königreich von Grossbritannien und Nordirland
Vereinigte Staaten von Amerika
Zypern

Die Vereinten Nationen, das Internationale Arbeitsamt (ILO) und die WHO-Regionalbüros entsandten Vertreter zur Konferenz, ebenso der Council for International Organizations of Medical Sciences sowie zwölf nichtstaatliche Organisationen, zuständig für Krebsregistrierung, Hörschäden, Epidemiologie, Familienmedizin, Gynäkologie und Geburtshilfe, Hypertonie, Gesundheitsstatistiken, Präventiv- und Sozialmedizin, Neurologie, Psychiatrie, Rehabilitation und Geschlechtskrankheiten.

Der Stellvertreter des Generaldirektors, Dr. J.-P. Jardel, eröffnete die Konferenz im Namen des Generaldirektors. Dr. Jardel erläuterte die umfangreichen Beratungen und Vorbereitungsarbeiten, die in die Revisionsvorschläge eingegangensind. Demzufolge sei ein größerer Revisionsabstand als normalerweise üblich erforderlich gewesen. Er sagte, daß zur Betonung der statistischen Zwecke und der inhaltlichen Erweiterungen die 10. Revision den neuen Titel *„Internationale statistische Klassifikation der Krankheiten und verwandter Gesundheitsprobleme"* tragen werde. Allerdings werde die gängige Abkürzung ICD beibehalten. Darüberhinaus führte Dr. Jardel an, daß mit dem neuen alphanumerischen Verschlüsselungssystem die einzelnen Kapitel inhaltlich besser ausgeglichen werden könnten und mehr Raum für künftige Zusätze und Änderungen bleibe. Ebenso erwähnte er die geplante Herausgabe eines ICD-Handbuchs der Dreistelligen Allgemeinen Systematik mit Alphabetischem Verzeichnis zur Benutzung in den Fällen, wo die komplexere Ausführliche Vierstellige Systematik nicht angebracht sei.

Die Konferenz wählte folgende Tagungsleitung:

Dr. R. H. C. Wells, Australien (*Vorsitz*)
Dr. H. Bay-Nielsen, Dänemark (*Stellvertretender Vorsitz*)
Dr. R. Braun, Deutsche Demokratische Republik (*Stellvertretender Vorsitz*)
Mr. R. A. Israel, Vereinigte Staaten von Amerika (*Stellvertretender Vorsitz*)
Dr. R. Laurenti, Brasilien (*Stellvertretender Vorsitz*)
Dr. P. Maguin, Frankreich (*Berichterstattung*)
Ms. E. Taylor, Kanada (*Berichterstattung*)


Sekretariat der Konferenz:

Dr. J.-P. Jardel, Stellvertreter des Generaldirektors, WHO, Genf, Schweiz
Dr. H. R. Hapsara, Direktor, Division of Epidemiological Surveillance and Health Situation and Trend Assessment, WHO, Genf, Schweiz
Dr. J.-C. Alary, Chief Medical Officer, Development of Epidemiological and Health Statistical Services, WHO, Genf, Schweiz
Dr. G. R. Brämer, Medical Officer, Development of Epidemiological and Health Statistical Services, WHO, Genf, Schweiz (*Sekretär*)
Mr. A. L'Hours, Technical Officer, Development of Epidemological and Health Statistical Services, WHO, Genf, Schweiz
Prof. W. Jänisch, Deutsche Demokratische Republik (*Berater auf Zeit*)
Mr. T. Kruse, Dänemark (*Berater auf Zeit*)
Dr. K. Kupka, Frankreich (*Berater auf Zeit*)
Dr. J. Leowski, Polen (*Berater auf Zeit*)
Ms. R. M. Loy, Vereinigtes Königreich von Großbritannien und Nordirland (*Berater auf Zeit*)
Mr. R. H. Seeman, Vereinigte Staaten von Amerika (*Berater auf Zeit*)

Das Sekretariat wurde unterstützt von Vertretern anderer zuständiger Fachabteilungen der WHO-Zentrale.

Die von der Konferenz angenommene Tagesordnung umfaßte folgende Punkte: vorgeschlagene Inhalte der Kapitel der 10. Revision und Inhalt des zu veröffentlichenden Handbuchs; Verfahren bei der Einführung; Klassifikationsfamilie und diesbezügliche Fragen.

# 1. Geschichte und Entwicklung der Internationalen Klassifikation der Krankheiten (ICD)

Die Konferenz wurde an die eindrucksvolle Geschichte einer statistischen Klassifikation erinnert, die bis in das 18. Jahrhundert zurückreicht. Die ersten Revisionen der Klassifikation enthielten lediglich Todesursachen. Dies änderte sich im Jahre 1948, als mit der 6. Revision die Klassifikation auch auf nichttödliche Krankheiten ausgedehnt wurde. Diese Erweiterung wurde bis zur 9. Revision beibehalten. Lediglich geringfügige Änderungen waren nötig, um den statistischen Anforderungen der sehr unterschiedlichen Organisationen gerecht zu werden. Überdies billigte die 9. Internationale Revisionskonferenz (Genf, 1975) (*1*) die Empfehlung, für Testzwecke Zusatzklassifikationen für Prozeduren in der Medizin sowie für Schädigungen, Behinderungen und Beeinträchtigungen zu veröffentlichen.

# 2. Rückblick auf die Aktivitäten zur Vorbereitung der Vorschläge für die 10. Revision der ICD

Die Vorschläge zur Konferenz waren das Ergebnis intensiver Vorbereitungsarbeiten in der WHO-Zentrale und auf der ganzen Welt. Das Programm dieser Arbeiten wurde bestimmt von regelmäßigen Treffen der Leiter der WHO-Kollaborationszentren für die Klassifikation von Krankheiten. Zur Beratung über die Vorgehensweise wurde eine Reihe von Sonderkonferenzen abgehalten. Ebenso fanden 1984 (*1*) und 1987 (*3*) Tagungen des Expertenausschusses für die 10. Revision der Internationalen Klassifikation der Krankheiten statt, auf denen Entscheidungen über die Zielsetzung der Arbeit sowie über die endgültige Form der Revisionsvorschläge getroffen werden sollten.

Ein Großteil der Vorbereitungsarbeiten widmete sich einer grundlegenden strukturellen Überprüfung der ICD hinsichtlich der Frage, ob die ICD – im wesentlichen eine statistische Klassifikation der Krankheiten und sonstiger gesundheitlicher Probleme – geeignet sei, den vielfältigen Anforderungen an eine Mortalitäts- und Gesundheitsstatistik gerecht zu werden. Es wurden verschiedene Möglichkeiten geprüft, das Verschlüsselungssystem so auszurichten, daß die Zahl der Verschiebungen bei nachfolgenden Revisionen möglichst gering sei. Auch wurden verschiedene Wege für einen besseren inhaltlichen Ausgleich zwischen den einzelnen Kapiteln der ICD untersucht.

Dabei zeigte sich, daß eine einzige Klassifikation den zum Teil weit auseinanderliegenden Anforderungen nicht würde genügen können, selbst nicht bei einer Neustrukturierung. Daher wurde das Prinzip einer „Klassifikationsfamilie" entwickelt. Kernstück dieser Familie würde die klassische ICD bilden, welche die traditionellen Anforderungen an eine Mortalitäts- und Morbiditätsstatistik erfüllen würde, während der Bedarf nach detaillierteren, weniger detaillierten oder zusätzlichen Klassifikationen und damit verbundenen Inhalten von anderen Mitgliedern dieser Familie abgedeckt würde.

Zahlreiche Alternativmodelle für die ICD-Struktur wurden von den Kollaborationszentren geprüft. Allerdings wies jedes dieser Modelle unbefriedigende Strukturmerkmale auf, und keines bot gegenüber der bestehenden Struktur genügend Vorteile, um ihren Ersatz zu rechtfertigen. Sonderkonferenzen zur Bewertung der 9. Revision bestätigten, daß es zwar einige potentielle Anwender gibt, die die jetzige Struktur der ICD für ungeeignet halten, daß diesen jedoch ein großer Teil zufriedener Anwender gegenübersteht, die auf die zahlreichen strukturinhärenten Stärken hinweisen und die trotz offensichtlicher innerer Widersprüche eine Beibehaltung der jetzigen Form wünschen.

Eine Reihe unterschiedlicher Vorschläge zu einem alphanumerischen Verschlüsselungssystem wurde untersucht. Es sollte ein Rahmen bereitgestellt werden, der einen besseren Ausgleich der Kapitelinhalte gewährleisten und mehr Raum lassen würde für künftige Zusätze und Änderungen ohne Verschiebung im Verschlüsselungssystem.

Die unter diesen Gesichtspunkten getroffenen Entscheidungen bahnten den Weg zur Vorbereitung einer Folge von Entwürfen zu den Kapitelvorschlägen der 10. Revision. Diese Vorschläge wurden den Mitgliedstaaten zweimal zur Beurteilung zugeleitet. Auch wurden sie von anderen interessierten Einrichtungen, sowie auf Tagungen der Leiter der Kollaborationszentren und des Expertenausschusses geprüft. Bei der Vorbereitung der vorzulegenden Vorschläge und damit verbundener Unterlagen wurden die für die ICD verantwortliche Abteilung der WHO und die Kollaborationszentren beraten und unterstützt von zahlreichen internationalen Fachverbänden, einzelnen Fachleuten und Experten, anderen Abteilungen der WHO-Zentrale und den Regionalbüros. Die WHO bedankt sich für diese Hilfe.

## 3. Allgemeine Merkmale und Inhalt der vorgeschlagenen 10. Revision der ICD

Als wesentlichste Neuerung in den Vorschlägen zur 10. Revision ist die Einführung des alphanumerischen Verschlüsselungssystems zu betrachten, bei dem in der vierstelligen Systematik auf einen Buchstaben 3 Ziffern folgen. Dadurch wurde die Breite des Verschlüsselungsrahmens im Vergleich zur 9. Revision mehr als verdoppelt, und der Mehrzahl der Kapitel konnte ein einzelner Buchstabe oder eine Buchstabengruppe, jeweils mit 100 dreistelligen Kategorien, zugeordnet werden. Von den 26 verfügbaren Buchstaben wurden 25 vergeben. Der Buchstabe U wurde für künftige Zusätze und Änderungen sowie für mögliche Interimsklassifikationen offengelassen, um zwischen den Revisionen auf nationaler und internationaler Ebene auftretenden Problemen entgegenwirken zu können.

Einige dreistellige Kategorien wurden für künftige Erweiterungen und Revisionen schon vorsorglich offengelassen, wobei die Anzahl vom jeweiligen Kapitel abhängig gemacht wurde: bei Kapiteln mit einer primär anatomischen Klassifikationsachse blieben weniger Kategorien offen, da man hier davon ausging, daß die Anzahl der künftigen Änderungen schon von Natur aus begrenzt sei.

Die 9. Revision enthielt 17 Kapitel und zwei Zusatzklassifikationen: die Zusatzklassifikation der äußeren Ursachen bei Verletzungen und Vergiftungen (E-Klassifikation) und die Zusatzklassifikation für Faktoren, die den Gesundheitszustand und die Inanspruchnahme von Gesundheitsdiensten beeinflussen (V-Klassifikation). Gemäß der Empfehlung beim Vorbereitungstreffen für die 10. Revision (Genf, 1983) *(4)* und der Bestätigung bei Nachfolgekonferenzen wurden diese Kapitel nicht mehr als Zusätze angesehen, sondern als integraler Bestandteil in die Kernklassifikation aufgenommen.

Die Kapitelreihenfolge in den Vorschlägen zur 10. Revision war zunächst die gleiche wie in der 9. Revision. Zur optimalen Ausnutzung des verfügbaren Platzes wurden allerdings die Störungen des Immunsystems später dem Kapitel über die Krankheiten des Blutes und der blutbildenden Organe zugeordnet, während sie in der 9. Revision noch unter dem Kapitel der Endokrinopathien, Ernährungs- und Stoffwechselkrankheiten zu finden waren. Das neue Kapitel „Krankheiten des Blutes und der blutbildenden Organe sowie bestimmte Störungen mit Beteiligung des Immunsystems" folgt nun auf das Kapitel „Neubildungen", mit dem es den Buchstaben D teilt.

Bei der Ausarbeitung der ersten Entwürfe zum Kapitel „Krankheiten des Nervensystems und der Sinnesorgane" zeigte sich sehr schnell, daß nicht alle erforderlichen Details unter einem einzigen Buchstaben mit 100 dreistelligen Kategorien untergebracht werden konnten. Daher wurde beschlossen, eine Aufteilung in drei verschiedene Kapitel vorzunehmen: das Kapitel „Krankheiten des Nervensystems" erhielt den Buchstaben G; den beiden anderen Kapiteln „Krankheiten des Auges und der Augenanhangsgebilde" und „Krankheiten des Ohres und des Warzenfortsatzes" wurde der gemeinsame Buchstabe H zugeordnet.

Darüber hinaus wurde die Reihenfolge der Kapitel „Krankheiten des Urogenitalsystems", „Schwangerschaft, Geburt und Wochenbett", „Bestimmte Zustände, die ihren Ursprung in der Perinatalperiode haben" und „Angeborene Fehlbildungen, Deformitäten und Chromosomenanomalien" so festgelegt, daß sie als Kapitel XIV bis XVII unmittelbar aufeinanderfolgen.

Mit der Eingliederung der ehemaligen Zusatzklassifikationen in die Kernklassifikation und der Bildung zweier neuer Kapitel erhöhte sich die Gesamtzahl der Kapitel im Vorschlag zur 10. Revision auf 21. Einige Kapitelüberschriften wurden zur Verdeutlichung des Inhaltes geändert.

Waren grundsätzliche Änderungen in der ICD vorgeschlagen, so wurden geeignete Feldversuche durchgeführt. Dies traf auf die folgenden Kapitel zu:

V. Psychische und Verhaltensstörungen
XIX. Verletzungen, Vergiftungen und bestimmte andere Folgen äußerer Ursachen
XX. Äußere Ursachen von Morbidität und Mortalität

Einige Feldversuche wurden auch zum Kapitel II „Neubildungen" durchgeführt, obwohl es hier nur sehr geringfügige inhaltliche Änderungen gab.

Hier einige der vorgeschlagenen Neuerungen für die 10. Revision:

- Die Ausschlußverweise zu Beginn jedes Kapitels wurden erweitert, um die Hierarchie der einzelnen Kapitel untereinander zu verdeutlichen. Es sollte klar werden, daß bei der Verschlüsselung die Kapitel über „Allgemeinkrankheiten" immer Priorität vor den Kapiteln über „Organkrankheiten" haben, und daß innerhalb der „Allgemeinkrankheiten" die Kapitel „Schwangerschaft, Geburt und Wochenbett" und „Bestimmte Zustände, die ihren Ursprung in der Perinatalperiode haben" Priorität vor allen anderen Kapiteln haben.
- Ebenso wurde zu Beginn jedes Kapitels ein Überblick über die Gruppen der dreistelligen Kategorien und gegebenenfalls über die Stern-Kategorien gegeben. Dies geschah, um die Kapitelstruktur zu verdeutlichen und den Gebrauch der Stern-Kategorien zu erleichtern.
- Die Hinweise in der Systematik gelten grundsätzlich für alle Anwendungsarten der Klassifikation. Hinweise, die nur für Morbidität oder nur für Mortalität gültig sind, wurden in die besonderen Hinweise aufgenommen, die jeweils zusammen mit den Verschlüsselungsregeln für Morbidität bzw. Mortalität angeführt werden.
- In der 9. Revision wurde bei bestimmten Zuständen angegeben, daß sie durch Arzneimittel bedingt sind. Dieser Ansatz wurde bei der Erarbeitung der Vorschläge zur 10. Revision fortgeführt, und viele dieser Zustände werden nun getrennt bezeichnet.

Eine wichtige Neuerung stellen die am Ende bestimmter Kapitel angeführten Kategorien der Störungen nach medizinischen Maßnahmen dar. Sie bezeichnen wichtige Zustände, die jeweils für sich selbst ein gesundheitsrelevantes Problem darstellen. Unter diese Kategorien fallen beispielsweise Endokrinopathien und Stoffwechselstörungen nach operativer Entfernung eines Organs sowie bestimmte andere Zustände, wie z. B. das Dumping-Syndrom nach Gastrektomie. Zustände nach medizinischen Maßnahmen, die nicht in direktem Zusammenhang mit einem bestimmten Körperteil stehen, und akute Komplikationen wie Luftembolie oder postoperativer Schock sind weiterhin unter dem Kapitel „Verletzungen, Vergiftungen und bestimmte andere Folgen äußerer Ursachen" klassifiziert.

In der 9. Revision mußten die Titel der vierstelligen Subkategorien sehr oft im Zusammenhang mit den Titeln der dreistelligen Kategorien gelesen werden, um Bedeutung und Zweck der Subkategorien vollständig zu verstehen. Dies wurde in der 10. Revision geändert. In den der Konferenz vorgelegten Entwürfen waren die Titel fast ohne Ausnahme vollständig und konnten für sich alleine stehen.

Kritisiert wurde das mit der 9. Revision eingeführte System der Doppelklassifikation nach Ätiologie und Manifestation, auch Kreuz-Stern-System genannt. Die Kritik wurde hauptsächlich damit begründet, daß die Klassifikation häufig eine Mischung aus Angaben zur Manifestation und anderen Informationen auf der drei- und vierstelligen Ebene enthält, jedoch auf beiden Achsen manchmal die gleiche diagnostische Beschreibung angegeben ist. Außerdem beurteilten viele das System als nicht umfassend genug. Zur Lösung dieser Probleme wurden in den Vorschlägen zur 10. Revision die mit einem Stern gekennzeichneten Informationen in 82 homogenen dreistelligen Kategorien zum fakultativen Gebrauch zusammengefaßt. Für Diagnosen, die sowohl Angaben über einen zugrundeliegenden allgemeinen Krankheitsprozeß enthalten als auch über eine Manifestation oder Komplikation in einem bestimmten Organ oder in einer bestimmten Körperregion, konnten mit diesem Ansatz zwei Schlüsselnummern bereitgestellt werden, um ein Wiederauffinden und eine Auflistung unter jedem dieser beiden Gesichtspunkte zu ermöglichen.

Diese Merkmale der vorgeschlagenen 10. Revision wurden von der Konferenz angenommen.

Jedes der Kapitel wurde der Konferenz vorgestellt mit Angabe der Veränderungen zur vorherigen Revision und mit zusätzlicher Hintergrundinformation über Neuerungen. Einige Änderungen bezüglich Kapitelstruktur und -inhalt wurden von der Konferenz diskutiert, und man einigte sich auf die vom Sekretariat vorzunehmenden Nachbearbeitungen und Modifizierungen.

## 4. Normen und Definitionen bezüglich der Gesundheit von Mutter und Kind

Die Konferenz nahm mit Interesse die für die 10. Revision vorgeschlagenen Definitionen, Normen und Anforderungen an Erhebungen zur Müttersterblichkeit sowie zur Fetal-, Perinatal-, Neonatal- und Säuglingssterblichkeit zur Kenntnis. Diese Vorschläge waren das Ergebnis einer Reihe von Sondersitzungen und Beratungen und sollten zu einer Verbesserung in der Vergleichbarkeit der Daten beitragen.

Die Konferenz befürwortete eine Beibehaltung der Definitionen der Lebendgeburt und des Fetaltodes, wie sie schon in der 9. Revision verwendet wurden.

Die Konferenz bildete nach einer Aussprache eine Arbeitsgruppe zum Thema Müttersterblichkeit, auf deren Empfehlungen hin beschlossen wurde, auch die Definition des Müttersterbefalls aus der 9. Revision beizubehalten.

Diese Arbeitsgruppe hat zwei zusätzliche Definitionen formuliert: „Sterbefall in zeitlicher Verbindung mit Gestation" und „Später Müttersterbefall". Dies soll die Qualität der Statistiken der Müttersterblichkeit verbessern und alternative Methoden bereitstellen für die Sammlung von Daten über Todesfälle, die während der Gestationsperiode auftreten. Weiterhin sollen sie zur statistischen Erfassung von Müttersterbefällen anregen, die von gestationsbedingten Ursachen herrühren und später als 42 Tage nach Beendigung der Schwangerschaft eingetreten sind. [Diese Definitionen sind auf Seite 1238 zu finden.]

Die Konferenz

> EMPFIEHLT den Ländern, in die Todesursachenbescheinigungen auch Angaben aufzunehmen über eine vorliegende Schwangerschaft oder über eine Schwangerschaft, die innerhalb eines Jahres vor Eintritt des Todes bestand.

Die Konferenz erzielte Einigung darüber, die Müttersterbeziffer [wie in Band 2 angegeben] durch Bezug auf die Zahl der Lebendgeborenen zu errechnen, da diese Zahl leichter erhältlich sei als die Gesamtzahl aller Geborenen (Lebendgeborene plus Fetaltodesfälle).

Es wurde nachdrücklich empfohlen, Veröffentlichungen von Raten der Perinatal-, Neonatal- und Säuglingssterblichkeit, die auf Geborenenkohorten basieren, entsprechend zu kennzeichnen und zu differenzieren.

Die Konferenz bestätigte das Verfahren, wonach das Alter in vollendeten Zeiteinheiten angegeben und somit der erste Lebenstag als Tag Null bezeichnet wird.

Die Konferenz

> EMPFIEHLT, die Definitionen, Normen und Anforderungen an Erhebungen zur Müttersterblichkeit sowie zur Fetal-, Perinatal-, Neonatal- und Säuglingssterblichkeit in das Handbuch der 10. Revision der ICD einzubeziehen.

# 5. Verschlüsselungsregeln, Auswahlregeln und Listen zur Tabellierung

## 5.1 Verschlüsselungs- und Auswahlregeln für die Mortalität

Die Konferenz wurde darüber informiert, daß die in der 9. Revision enthaltenen Auswahl- und Änderungsregeln für das Grundleiden und die dazugehörigen Hinweise einer Prüfung unterzogen wurden, aufgrund derer eine Reihe von Änderungen der Regeln sowie umfangreiche Änderungen in den Hinweisen vorgeschlagen wurden.

Die Konferenz

> EMPFIEHLT, daß die in der 9. Revision enthaltenen Regeln zur Auswahl des Grundleidens für die unikausale Todesursachenstatistik in der 10. Revision ersetzt werden [durch die in Band 2 enthaltenen Regeln].

Des weiteren wurde die Konferenz darüber informiert, daß ein Entwurf erarbeitet und geprüft wurde, der zusätzliche Hinweise zur Verschlüsselung des Grundleidens sowie zur Interpretation der eingetragenen Todesursachen enthält. Die Konferenz beschloß, diese Hinweise in die 10. Revision einzubeziehen, da sie der Vereinheitlichung der Verschlüsselung dienen.

Die Konferenz stellte fest, daß Verfahren zur multikausalen Verschlüsselung und Analyse von Todesursachen fortlaufend angewendet werden. Sie unterstützte diese Vorgehensweise, empfahl jedoch nicht, daß irgendwelche besonderen Regeln und Methoden für diese Analysen in die 10. Revision aufgenommen werden sollten.

Hinsichtlich des internationalen Formulars für die ärztliche Todesursachenbescheinigung stellte der Expertenausschuß fest, daß sich die Zahl der möglichen Angaben zwischen dem Grundleiden und der direkten Todesursache erhöht hat. Dies ist zurückzuführen auf eine zunehmend älter werdende Bevölkerung mit einem höheren Anteil von Todesfällen infolge Multimorbidität und auf den Einfluß der begleitenden therapeutischen Maßnahmen. Mit anderen Worten, in vielen Ländern wurden zunehmend mehr Krankheitszustände auf der ärztlichen Todesursachenbescheinigung eingetragen. Der Ausschuß empfahl daraufhin, dem Abschnitt I des Formulars eine weitere Zeile (d) hinzuzufügen.

Die Konferenz

> EMPFIEHLT daher, daß die Länder nötigenfalls die Aufnahme einer zusätzlichen Zeile (d) in Abschnitt I der ärztlichen Todesursachenbescheinigung in Erwägung ziehen.

## 5.2 Verschlüsselungs- und Auswahlregeln für die Morbidität

Die 9. Revision enthielt zum ersten Mal eine Anleitung zur Dokumentation und Verschlüsselung der Morbidität, insbesondere zur Auswahl eines einzigen Zustandes zur Repräsentation in den Morbiditätsstatistiken. Die in der 9. Revision enthaltenen Definitionen und Regeln haben sich in der Praxis als sehr nützlich erwiesen und den Wunsch hervorgerufen, sie näher zu erläutern sowie die Dokumentation der diagnostischen Information weiter auszuarbeiten. Auch wurden weitere Anleitungen für den Umgang mit bestimmten Problemfällen erbeten.

Die Konferenz bestätigte die Empfehlungen der Revisionskonferenz von 1975 zur Auswahl eines einzigen Zustandes (Hauptdiagnose, Hauptsymptom, Hauptproblem) für die Unikausalanalyse eines Behandlungszeitraumes sowie die Auffassung, daß als Ergänzung für zusätzliche Routinestatistiken nach Möglichkeit auch eine multikausale Verschlüsselung und Analyse durchgeführt werden sollte. Die Konferenz betonte, daß die 10. Revision deutlich machen solle, daß ein Großteil der Anleitungen nur anwendbar ist, wenn die Erfassung einer „Hauptdiagnose" (Hauptsymptom, Hauptproblem) für einen Behandlungszeitraum geeignet ist und wenn das Prinzip des „Behandlungszeitraums" an sich auf die Organisation der Datensammlung anwendbar ist.

Die Konferenz EMPFIEHLT demgemäß,

> zusätzliche Anleitungen zur Dokumentation und Verschlüsselung der Morbidität und die Definitionen „Hauptdiagnose" und „andere Krankheitszustände" in die 10. Revision aufzunehmen. Einbezogen werden sollten weiterhin die modifizierten Regeln für das Vorgehen in Fällen, in denen die „Hauptdiagnose" offensichtlich falsch angegeben ist. [Diese Regeln sind in Band 2 aufgeführt].

Die Konferenz EMPFIEHLT weiterhin,

> daß in den Fällen, in denen die „Hauptdiagnose" dem Doppelklassifizierungssystem der ICD zugehört, sowohl der Kreuz- als auch der Stern-Code angegeben werden sollen, um so eine Tabellierung nach beiden Achsen zu ermöglichen.

Die Konferenz beschloß, daß umfangreiche Hinweise und Beispiele als zusätzliche Hilfe hinzugefügt werden sollen.

## 5.3 Verzeichnisse zur Tabellierung der Mortalität und Morbidität

Die Konferenz wurde informiert über die Schwierigkeiten, die sich bei der Anwendung der auf der 9. Revision basierenden Grundliste zur Tabellierung (Grundsystematik) ergeben hatten, und über die Aktivitäten zur Entwicklung neuer Verzeichnisse zur Tabellierung und Veröffentlichung von Mortalitätsdaten, die vornehmlich seitens der WHO unternommen wurden. Dabei war klar geworden, daß in vielen Ländern die Sterblichkeit bis zum fünften Lebensjahr ein verläßlicherer Indikator ist als die Säuglingssterblichkeit und daß es aus diesem Grund von Vorteil wäre, anstelle einer Liste für die Säuglingssterblichkeit alleine eine Liste zu erarbeiten, die sowohl die Säuglingssterblichkeit als auch die Mortalität von Kindern bis zum fünften Lebensjahr erfaßt.

Es wurden zwei Fassungen einer allgemeinen Mortalitätsliste und einer Liste für die Säuglings- und Kindersterblichkeit vorbereitet und der Konferenz zur Beratung vorgelegt. Die zweite Fassung war mit Kapitelüberschriften und, wo erforderlich, mit einem Eintrag „Sonstiges" versehen.

Nachdem einige Bedenken bezüglich der Mortalitätslisten in der vorgelegten Form vorgebracht wurden, wurde eine kleine Arbeitsgruppe einberufen, die über die mögliche Aufnahme zusätzlicher Einträge beraten sollte. Der Bericht der Arbeitsgruppe wurde von der Konferenz angenommen und findet seinen Ausdruck in den Mortalitätslisten ab Seite 1207.

Im Zusammenhang mit den Listen zur Tabellierung der Morbidität prüfte die Konferenz zum einen den Vorschlag einer Liste zur Tabellierung und zum anderen eine als Musterveröffentlichung aufgebaute Liste, die sich auf die Kapitelüberschriften stützt, denen jeweils ausgesuchte Beispiele zugeordnet sind. Bezüglich der Anwendbarkeit solcher Listen auf alle Formen der Morbidität im weitesten Sinne wurden erhebliche Bedenken geäußert. Es herrschte allgemeine Übereinstimmung darüber, daß die in dieser Form vorgelegten Listen eher für Patienten in stationärer Behandlung geeignet wären. Es wurde auch angeregt, sich weiter um die Entwicklung geeigneter Listen für andere Morbiditätsanwendungen zu bemühen sowie sicherzustellen, daß den Listen für die Morbidität und Mortalität in der 10. Revision entsprechende Erläuterungen und Anweisungen beigefügt werden.

In Anbetracht der auf der Konferenz geäußerten Bedenken und der Ergebnisse der Arbeitsgruppe beschloß die Konferenz, die Listen zur Tabellierung und Veröffentlichung in die 10. Revision aufzunehmen sowie weitere Anstrengungen zu unternehmen, um eindeutigere, anschaulichere Titel für sie zu finden. Um die alternative Tabellierung von Stern-Kategorien zu erleichtern, wurde vereinbart, eine zweite Fassung der Liste zur Tabellierung der Morbidität unter Einbeziehung der Stern-Kategorien zu entwickeln.

# 6. Die Klassifikationsfamilie

## 6.1 Das Prinzip der Klassifikationsfamilie

Schon während der Vorbereitung der 9. Revision wurde erkannt, daß die ICD alleine nicht alle notwendigen Informationen beinhalten kann, sondern daß nur eine „Familie" von krankheits- und gesundheitsrelevanten Klassifikationen den unterschiedlichen Anforderungen im öffentlichen Gesundheitswesen Rechnung tragen kann. Seit Ende der 70er Jahre sind eine Reihe möglicher Lösungen ins Auge gefaßt worden, wie z.B. eine Kernklassifikation (ICD), die durch einer Reihe von Modulen ergänzt wird, einige hierarchisch verwandt und andere mit ergänzendem Charakter.

Im Anschluß an Studien und Diskussionen mit den verschiedenen Kollaborationszentren war das Prinzip einer Klassifikationsfamilie erarbeitet worden. Der Expertenausschuß überarbeitete es 1987 und empfahl das folgende Schema:

## Familie der krankheits- und gesundheitsrelevanten Klassifikationen

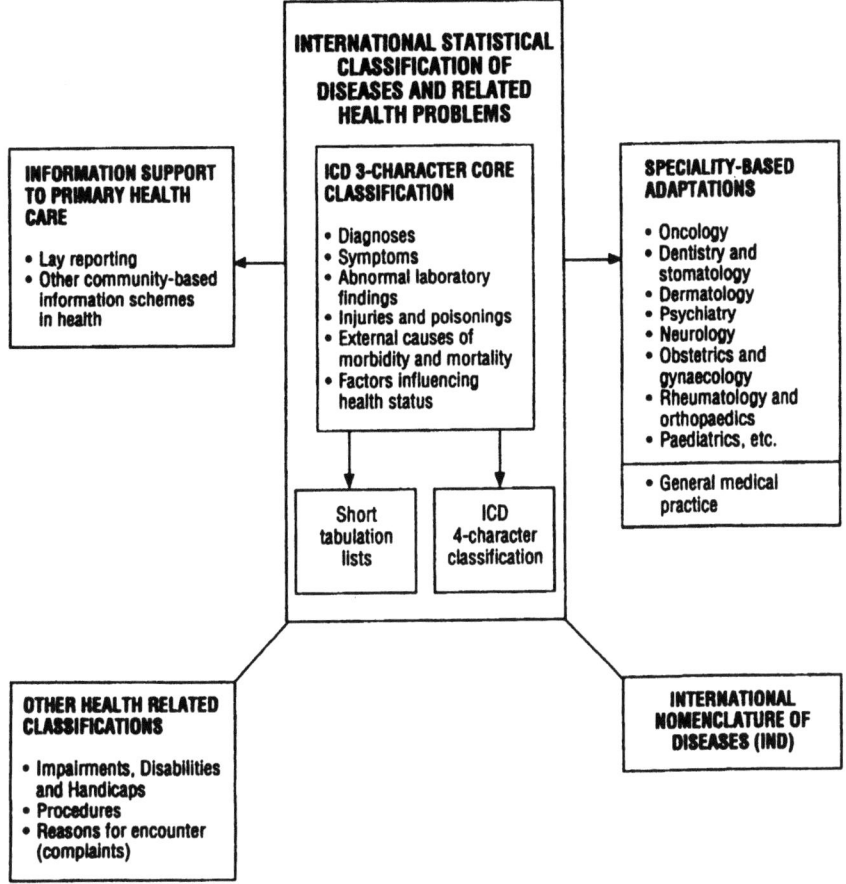

Die Konferenz EMPFIEHLT,

daß das Prinzip der Familie von krankheits- und gesundheitsrelevanten Klassifikationen von der WHO weiterverfolgt werden sollte.

Um die Integrität der ICD und dieses Prinzips zu gewährleisten,

EMPFIEHLT die Konferenz, daß im Interesse der internationalen Vergleichbarkeit bei Übersetzungen oder Adaptationen Änderungen des Inhalts (wie ihn die Kategorie- und Subkategorietitel angeben) im Bereich der drei- und vierstelligen Systematik der 10. Revision nur mit ausdrücklicher Genehmi-

---

Bezüglich deutschsprachiger Ausgaben der angeführten Klassifikationen sei verwiesen auf GRAUBNER, B. (1992): Aktuell wichtige medizinische Klassifikationen für Deutschland. Eine annotierte Bibliographie. Biometrie und Informatik in Medizin und Biologie 23(4):250–264.

gung der WHO vorgenommen werden sollten. Das Sekretariat der WHO ist verantwortlich für die ICD und ist tätig als zentrale Koordinationsstelle für jede auf der ICD beruhende Veröffentlichung (außer für nationale statistische Zwecke) oder Übersetzung. Sollte die Absicht bestehen, Übersetzungen, Adaptationen oder andere im Zusammenhang mit der ICD stehende Klassifikationen zu erstellen, so ist die WHO frühestmöglich davon in Kenntnis zu setzen.

Die Konferenz folgte mit Interesse, als beispielhaft vorgeführt wurde, wie die verschiedenen Mitglieder der ICD-Familie angewendet und verknüpft werden können, um die Lebensaspekte des älteren Menschen medizinisch-sozial und mehrdimensional zu bewerten. Dies beschränkte sich nicht nur auf gesundheitliche Fragen, sondern umfaßte auch die Fertigkeiten des täglichen Lebens sowie das soziale Umfeld und die Umwelt. Es wurde demonstriert, daß hierzu aussagekräftige Informationen zu erhalten sind bei Nutzung der ICD, der Internationalen Klassifikation der Schädigungen, Behinderungen und Beeinträchtigungen (ICIDH) und vor allem der Schlüsselnummern des vorgeschlagenen Kapitels XXI der 10. Revision.

## 6.2 ICD-Adaptationen für medizinische Fachgebiete

Die Konferenz wurde über Pläne zur Entwicklung von Adaptationen der 10. Revision für das Programm Psychische Gesundheit informiert. Es ist geplant, eine zum Gebrauch für die klinische Psychiatrie bestimmte Fassung mit klinischen Richtlinien zu versehen. Es sollen Forschungskriterien vorgeschlagen werden, die für die Untersuchungen bei Störungen der psychischen Gesundheit benutzt werden können. Ebenso sollen mehrachsige Darstellungen zur Anwendung im Zusammenhang mit Störungen im Kindesalter und zur Klassifikation von Störungen bei Erwachsenen entwickelt werden sowie eine Fassung für Allgemeinärzte. Weiterhin werden für die Psychiatrie und Neurologie relevante ICD-Schlüsselnummern nach schon bei früheren Veröffentlichungen auf diesem Gebiet verwendeten Grundsätzen zusammengestellt.

Der Konferenz wurde über die Methoden berichtet, die sicherstellen, daß die Grundstruktur und die Funktion der ICD bei der Entwicklung einer Klassifikation für die Mund- und Zahnheilkunde (ICD-DA) gewährleistet bleiben. Die Konferenz wurde desweiteren darüber informiert, daß die Vorbereitungen für eine Neufassung der an die 10. Revision gekoppelten ICD-DA fast abgeschlossen sind.

Die zweite Ausgabe der International Classification of Diseases for Oncology (ICD-O) wurde vorgestellt. Diese mehrachsige Klassifikation ermöglicht die Verschlüsselung der Topographie und der Morphologie von Neubildungen. Der Morphologie-Schlüssel der ICD-O, der sich im Laufe eines längeren Zeitraumes herausgebildet hat, wurde überarbeitet und in Felduntersuchungen ausführlich getestet. Der Lokalisationsschlüssel der zweiten Ausgabe basiert auf den Kategorien C00–C80 der 10. Revision. Die Veröffentlichung ist somit abhängig von der Annahme der 10. Revision durch die Vollversammlung der Weltgesundheitsorganisation.

Übereinstimmend wurde der Nutzen einer Adaptation für das Gebiet der Allgemeinmedizin betont. Der Konferenz wurde mitgeteilt, daß die in diesem Bereich tätigen Gruppen zu einer Zusammenarbeit mit der WHO bereit sind. Im Zusammenhang mit der zu erwartenden steigenden Zahl von Adaptationen für Spezialgebiete wurde die empfohlene Rolle der WHO als Koordinationszentrum als von äußerster Wichtigkeit angesehen.

## 6.3 Informationen zur Unterstützung der primären Gesundheitsbetreuung

Gemäß den Empfehlungen der Revisionskonferenz von 1975 wurde 1976 vom WHO-Regionalbüro für Südostasien in Delhi eine Arbeitsgruppe einberufen. Sie erstellte eine ausführliche Liste von miteinander assoziierten Symptomen, aus der wiederum zwei Kurzlisten abgeleitet wurden: eine für Todesursachen und eine für Gründe der Inanspruchnahme von Gesundheitsdiensten. Das System wurde in Felduntersuchungen in dieser Region erprobt, und die erzielten Resultate dienten zur Überarbeitung der Liste der miteinander assoziierten Symptome und der Berichtsformulare. 1978 veröffentlichte die WHO die revidierte Fassung in der Broschüre *Lay reporting of health information* (*5*).

Die 1978 eingeführte Globalstrategie Gesundheit für alle bis zum Jahr 2000 stellte erhöhte Anforderungen an die Entwicklung von Informationssystemen in den Mitgliedstaaten. Die Internationale Konferenz über Gesundheitsstatistiken für das Jahr 2000 (International Conference on Health Statistics for the Year 2000) (Bellagio, Italien, 1982) (*6*) stellte fest, daß die Verknüpfung von Informationen aus „Laienberichten" mit anderen gesundheitsstatistischen Daten sehr problematisch sei und somit eine breitere Einbeziehung der Laienberichterstattung behindere. Die Consultation on Primary Care Classifications (Genf, 1985) (*7*) unterstrich die Notwendigkeit eines Ansatzes, durch den die Bereiche der allgemeinen Informationsunterstützung, der Verwaltung im Gesundheitswesen und der Dienste auf Gemeindeebene vereinheitlicht werden können. Grundlage hierfür könnte die Laienberichterstattung als gemeindenahe Information im weiteren Sinne sein.

Die Konferenz wurde unterrichtet über die Erfahrungen der Länder bei der Entwicklung und Anwendung gemeindenaher Gesundheitsinformation, die gesundheitliche Probleme und Bedürfnisse sowie die damit verbundenen Risikofaktoren und Ressourcen abdeckt. Sie unterstützte das Konzept zur Entwicklung unkonventioneller Methoden auf Gemeindeebene, um so in einzelnen Ländern Informationslücken schließen und deren Informationssysteme stärken zu können. Es wurde hervorgehoben, daß sowohl in den entwickelten Ländern als auch in den Entwicklungsländern diese Methoden oder Systeme auf lokaler Ebene entwickelt werden müßten und daß aufgrund bestimmter Faktoren, wie beispielsweise Morbiditätsmuster sowie sprachliche und kulturelle Unterschiede, ein Transfer in andere Gebiete oder Länder nicht versucht werden sollte.

## 6.4 Schädigungen, Behinderungen und Beeinträchtigungen

Gemäß den Empfehlungen der Revisionskonferenz von 1975 und der Entschließung WHA29.35 der Vollversammlung der Weltgesundheitsorganisation (9) wurde im Jahre 1980 zu Testzwecken die Internationale Klassifikation der Schädigungen, Behinderungen und Beeinträchtigungen (ICIDH, International Classification of Impairments, Disabilities, and Handicaps) (8) von der WHO in englischer Sprache veröffentlicht. Die seither unternommenen Forschungs- und Entwicklungsarbeiten zu dieser Klassifikation gingen in verschiedene Richtungen.

Die wesentlichen Definitionen der drei Elemente – Schädigung, Behinderung und Beeinträchtigung – haben zweifellos einen bedeutenden Beitrag zu einer veränderten Einstellung gegenüber Behinderungen geleistet. Die Definition der Schädigung, ein Bereich mit beträchtlichen Überschneidungen mit den in der ICD verwendeten Begriffen, wurde weitgehend akzeptiert. Die Definition der Behinderung entsprach im allgemeinen dem Tätigkeitsfeld der in der Rehabilitation beschäftigten Experten und Fachgruppen, wobei allerdings darauf hingewiesen wurde, daß der Schweregrad der Behinderung – häufig ein Prädiktor für eine spätere Beeinträchtigung – stärker in den Schlüsselnummern berücksichtigt werden müßte. Ebenso wurde eine Revision der Definition der Beeinträchtigung gefordert, um die Interaktion mit der Umwelt stärker zu betonen.

Aufgrund der rasanten Entwicklung von Konzepten und Methoden für den Umgang mit Schädigungen und Behinderungen konnte eine Revision der ICIDH der Konferenz nicht fristgerecht vorgelegt werden. Es wurde festgestellt, daß die Veröffentlichung einer neuen Version vor Inkrafttreten der 10. Revision sehr unwahrscheinlich sei.

## 6.5 Prozeduren in der Medizin

Gemäß den Empfehlungen der Revisionskonferenz von 1975 und der Entschließung WHA29.35 (9) der Vollversammlung der Weltgesundheitsorganisation von 1976 veröffentlichte die WHO 1978 zu Testzwecken die Internationale Klassifikation der Prozeduren in der Medizin (ICPM, International Classification of Procedures in Medicine) (10). Die Klassifikation wurde von einigen Ländern angenommen und diente in anderen Ländern als Grundlage für nationale Klassifikationen chirurgischer Eingriffe.

Die Leiter der WHO-Kollaborationszentren für die Klassifikation von Krankheiten stellten fest, daß auf Gebieten mit einer so rasanten Entwicklung wie bei den Prozeduren in der Medizin der Prozeß bis zur Veröffentlichung der endgültigen Fassung durch die WHO ungeeignet sei (Erarbeiten von Revisionsvorschlägen, Einholen von Stellungnahmen, Überarbeiten der Vorschläge und erneutes Einholen von Stellungnahmen). Die Leiter der Zentren schlugen daher vor, auf eine Revision der ICPM im Zusammenhang mit der 10. Revision zu verzichten.

1987 bat der Expertenausschuß die WHO darum, für die 10. Revision wenigstens eine grobe Aktualisierung des Kapitels 5 „Chirurgische Prozeduren" der für Testzwecke veröffentlichten ICPM zu erwägen. Aufgrund dieser Bitte und der von vielen Ländern geäußerten Bedürfnisse versuchte das Sekretariat, eine Liste zur Tabellierung der Prozeduren zu erstellen.

Sie wurde den Leitern der Kollaborationszentren bei ihrem Treffen im Jahre 1989 vorgelegt. Es bestand Übereinkunft darüber, daß sie als Richtlinie für nationale Darstellungen oder Veröffentlichungen von Statistiken über chirurgische Prozeduren dienen könnte, und ebenso darüber, daß sie einen Vergleich zwischen verschiedenen Ländern ermöglichen würde. Zweck dieser Liste war es, einzelne oder Gruppen von Prozeduren zu bestimmen und als Grundlage für die Entwicklung nationaler Klassifikationen zu definieren. Dies würde gleichzeitig die Vergleichbarkeit solcher Klassifikationen verbessern.

Die Konferenz erkannte den Nutzen einer solchen Liste an und brachte zum Ausdruck, daß ihre Entwicklung fortgesetzt werden sollte, auch wenn eine Veröffentlichung erst nach Inkrafttreten der 10. Revision möglich wäre.

## 6.6 Internationale Nomenklatur der Krankheiten

Seit 1970 wirkt der Council for International Organizations of Medical Sciences (CIOMS) mit an der Erarbeitung einer Internationalen Nomenklatur der Krankheiten (IND, International Nomenclature of Diseases) als einer Ergänzung zur ICD.

Sinn und Zweck der IND ist es, jeder Krankheitsentität einen anerkannten, eindeutigen Fachausdruck zuzuordnen. Die Auswahl der jeweiligen Bezeichnung erfolgte nach folgenden Hauptkriterien: jeder Begriff sollte spezifisch, eindeutig und so selbstbeschreibend und einfach wie möglich sein. Darüberhinaus sollte er, soweit praktikabel, auf die Ursache hindeuten. Alle mit einem anerkannten Fachwort bezeichneten Krankheiten und Syndrome sind so eindeutig und doch so kurz wie möglich definiert. Jeder Definition folgt als Anhang eine Liste von Synonymen.

Zum Zeitpunkt der Konferenz waren bereits Ausgaben zu Krankheiten der unteren Atemwege, zu Infektionskrankheiten (virale, bakterielle und parasitäre Krankheiten und Mykosen), und zu Krankheiten des Herz-Kreislaufsystems erschienen. Desweitern waren Bände in Vorbereitung zu Krankheiten des Verdauungssystems, des weiblichen Genitalsystems, der Harnorgane und des männlichen Genitalsystems, des Stoffwechsels und des endokrinen Systems, des Blutes und der blutbildenden Organe, des Immunsystems, des Muskel-Skelettsystems und des Nervensystems. Als Themen für zukünftige Bände wurden vorgeschlagen: psychiatrische Krankheiten, Hautkrankheiten, Hals-, Nasen- und Ohrenkrankheiten sowie Krankheiten des Auges und der Augenanhangsgebilde.

Die Konferenz erkannte, daß eine maßgebende, aktuelle und internationale Nomenklatur der Krankheiten für die Entwicklung der ICD und für die Verbesserung der internationalen Vergleichbarkeit von Gesundheitsinformationen wichtig ist. Deshalb

EMPFIEHLT die Konferenz, daß die WHO und der CIOMS kostensparende Methoden zur rechtzeitigen Fertigstellung und Pflege einer solchen Nomenklatur erkunden.

## 7. Inkrafttreten der 10. Revision der ICD

Die Konferenz wurde über die Absicht der WHO in Kenntnis gesetzt, die 10. Revision als vierstellige ausführliche Version in drei Bänden zu veröffentlichen: ein Band enthält das Systematische Verzeichnis, ein zweiter alle Definitionen, Normen, Regeln und Hinweise, der dritte das Alphabetische Verzeichnis.

Des weiteren wurde die Konferenz darüber informiert, daß die 10. Revision auch als dreistellige allgemeine Version mit allen Einschlußhinweisen und Ausschlußverweisen in einem Einzelband veröffentlicht wird. Dieser Band enthält auch alle Definitionen, Normen, Regeln und Hinweise sowie ein gekürztes Alphabetisches Verzeichnis.

Mitgliedstaaten, die Versionen der 10. Revision in ihrer Landessprache erstellen möchten, sollten die WHO von dieser Absicht in Kenntnis setzen. Die WHO würde Kopien der ICD-Entwürfe der drei- und vierstelligen Fassungen sowohl in gedruckter Form als auch auf elektronischen Speichermedien zur Verfügung stellen.

Bezüglich der graphischen Gestaltung der Seiten und der Schrifttypen sowohl für das Systematische Verzeichnis als auch für das Alphabetische Verzeichnis wurde der Konferenz versichert, daß die Empfehlungen der Leiter der Kollaborationszentren und die Beschwerden seitens der Signierer (Kodierer) berücksichtigt und alle Anstrengungen unternommen werden, dieses gegenüber der 9. Revision zu verbessern.

Wie schon bei der 9. Revision ist beabsichtigt, in Zusammenarbeit mit den Kollaborationszentren Lehrmaterialien zur Umschulung der ausgebildeten Signierer (Kodierer) zu entwickeln. Für die Durchführung dieser Kurse zeichnen die WHO-Regionalbüros sowie die einzelnen Länder verantwortlich. Die Kurse werden noch vor Inkrafttreten der 10. Revision abgeschlossen und von Ende 1991 bis Ende 1992 durchgeführt.

Die WHO wird auch Lehrmaterialien für die Schulung neuer ICD-Anwender entwickeln. Der Beginn dieser Schulungen ist jedoch nicht vor 1993 geplant.

Wie oben erwähnt ist die WHO bereit, die 10. Revision (Systematisches Verzeichnis und Alphabetisches Verzeichnis) auf elektronischen Speichermedien zur Verfügung zu stellen. Mit Hilfe der Kollaborationszentren könnte in Zukunft auch andere Software angeboten werden. Ein Umsteigeschlüssel von der 9. zur 10. Revision und umgekehrt soll vor Inkrafttreten der 10. Revision erhältlich sein.

Da die vom Expertenausschuß befürworteten Aktivitäten zur Weiterentwicklung der ICD nach Zeitplan verlaufen,

> EMPFIEHLT die Konferenz das Inkrafttreten der 10. Revision der Internationalen Klassifikation der Krankheiten zum 1. Januar 1993.

## 8. Zukünftige Revisionen der ICD

Die Konferenz erörterte die Schwierigkeiten, die sich während des verlängerten Anwendungszeitraumes der 9. Revision durch das Auftreten neuer Krankheiten und das Fehlen eines Aktualisierungsverfahrens ergeben hatten.

Es wurden Verfahren erörtert, um diese Schwierigkeiten zu beseitigen und ähnliche Probleme bei der 10. Revision zu vermeiden. Deutlich wurde von allen Seiten die Notwendigkeit eines fortlaufenden Informationsaustausches unterstrichen, damit eine einheitliche Anwendung der 10. Revision in den einzelnen Ländern gewährleistet ist. Sollten während der „Anwendungszeit" der 10. Revision Änderungen an ihr vorgenommen werden, so müssen sie vorher sehr sorgfältig hinsichtlich ihrer möglichen Auswirkungen auf Zeitreihen und Auswertungen geprüft werden. Es wurde darüber gesprochen, in welchem Forum solche Änderungen und die mögliche Verwendung des noch freien Buchstabens „U" für neue oder vorläufige Schlüsselnummerzuweisungen diskutiert werden können. Einvernehmen herrschte darüber, daß es nicht möglich sei, Revisionskonferenzen öfter als alle 10 Jahre abzuhalten.

Angesichts der dargelegten Erfordernisse und in Anbetracht der Tatsache, daß die Entscheidung für oder die Definition einer bestimmten Vorgehensweise unangebracht erscheint,

> EMPFIEHLT die Konferenz, daß die nächste Internationale Revisionskonferenz in 10 Jahren stattfinden solle, daß die WHO das Prinzip einer Aktualisierung zwischen den Revisionen befürworten möge und daß sie prüfen möge, wie ein wirkungsvolles Aktualisierungsverfahren in die Praxis umgesetzt werden kann.

## 9. Annahme der 10. Revision der ICD

Die Konferenz sprach die folgende Empfehlung aus:

Nach Prüfung der Vorschläge, die seitens der Organisation auf der Grundlage der Empfehlungen des Expertenausschusses für die Internationale Klassifikation der Krankheiten – 10. Revision – erarbeitet wurden,

In Anerkenntnis einiger weniger geringfügiger Änderungen, wie sie sich aus Kommentaren zu Details ergeben, die Mitgliedstaaten während der Konferenz unterbreiteten,

> EMPFIEHLT die Konferenz, daß die vorgeschlagenen überarbeiteten Kapitel mit ihren dreistelligen Kategorien und den vierstelligen Subkategorien sowie die Sonderverzeichnisse zur Tabellierung der Morbidität und Mortalität die 10. Revision der Internationalen statistischen Klassifikation der Krankheiten und verwandter Gesundheitsprobleme darstellen.

## Literatur

1. *International Classification of Diseases, 1975 Revision,* Volume 1. Geneva, World Health Organization, 1977, pp. xiii-xxiv.
2. *Report of the Expert Committee on the International Classification of Diseases – 10th Revision: First Meeting.* Geneva, World Health Organization, 1984 (unpublished document DES/EC/ICD-10/84.34).
3. *Report of the Expert Committee on the International Classification of Diseases – 10th Revision: Second Meeting.* Geneva, World Health Organization, 1987 (unpublished document WHO/DES/EC/ICD-10/87.38).
4. *Report of the Preparatory Meeting on ICD-10.* Geneva, World Health Organization, 1983 (unpublished document DES/ICD-10/83.19).
5. *Lay reporting of health information.* Geneva, World Health Organization, 1978.
6. *International Conference on Health Statistics for the Year 2000.* Budapest, Statistical Publishing House, 1984.
7. *Report of the Consultation on Primary Care Classifications.* Geneva, World Health Organization, 1985 (unpublished document DES/PHC/85.7).
8. *International Classification of Impairments, Disabilities, and Handicaps.* Geneva, World Health Organization, 1980.
9. *WHO Official Records,* No. 233, 1976, p. 18.
10. *International Classification of Procedures in Medicine.* Geneva, World Health Organization, 1978.

# Dreistellige allgemeine Systematik

# Kapitel I
# Bestimmte infektiöse und parasitäre Krankheiten
# (A00-B99)

### Infektiöse Darmkrankheiten (A00-A09)
| | |
|---|---|
| A00 | Cholera |
| A01 | Typhus abdominalis und Paratyphus |
| A02 | Sonstige Salmonelleninfektionen |
| A03 | Shigellose [Bakterielle Ruhr] |
| A04 | Sonstige bakterielle Darminfektionen |
| A05 | Sonstige bakteriell bedingte Lebensmittelvergiftungen |
| A06 | Amöbiasis [Amöbenruhr] |
| A07 | Sonstige Darmkrankheiten durch Protozoen |
| A08 | Virusbedingte und sonstige näher bezeichnete Darminfektionen |
| A09 | Diarrhoe und Gastroenteritis, vermutlich infektiösen Ursprungs |

### Tuberkulose (A15-A19)
| | |
|---|---|
| A15 | Tuberkulose der Atmungsorgane, bakteriologisch oder histologisch gesichert |
| A16 | Tuberkulose der Atmungsorgane, weder bakteriologisch noch histologisch gesichert |
| A17† | Tuberkulose des Nervensystems |
| A18 | Tuberkulose sonstiger Organe |
| A19 | Miliartuberkulose |

### Bestimmte bakterielle Zoonosen (A20-A28)
| | |
|---|---|
| A20 | Pest |
| A21 | Tularämie |
| A22 | Anthrax [Milzbrand] |
| A23 | Brucellose |
| A24 | Rotz [Malleus] und Melioidose [Pseudorotz] |
| A25 | Rattenbißkrankheiten |
| A26 | Erysipeloid |
| A27 | Leptospirose |
| A28 | Sonstige bakterielle Zoonosen, anderenorts nicht klassifiziert |

### Sonstige bakterielle Krankheiten (A30-A49)
| | |
|---|---|
| A30 | Lepra [Aussatz] |
| A31 | Infektion durch sonstige Mykobakterien |
| A32 | Listeriose |
| A33 | Tetanus neonatorum |
| A34 | Tetanus während der Schwangerschaft, der Geburt und des Wochenbettes |
| A35 | Sonstiger Tetanus |
| A36 | Diphtherie |
| A37 | Keuchhusten |

| A38 | Scharlach |
|---|---|
| A39 | Meningokokkeninfektion |
| A40 | Streptokokkensepsis |
| A41 | Sonstige Sepsis |
| A42 | Aktinomykose |
| A43 | Nokardiose |
| A44 | Bartonellose |
| A46 | Erysipel [Wundrose] |
| A48 | Sonstige bakterielle Krankheiten, anderenorts nicht klassifiziert |
| A49 | Bakterielle Infektion nicht näher bezeichneter Lokalisation |

**Infektionen, die vorwiegend durch Geschlechtsverkehr übertragen werden (A50–A64)**

| A50 | Syphilis connata |
|---|---|
| A51 | Frühsyphilis |
| A52 | Spätsyphilis |
| A53 | Sonstige und nicht näher bezeichnete Syphilis |
| A54 | Gonokokkeninfektion |
| A55 | Lymphogranuloma inguinale (venereum) durch Chlamydien |
| A56 | Sonstige durch Geschlechtsverkehr übertragene Chlamydienkrankheiten |
| A57 | Ulcus molle (venereum) |
| A58 | Granuloma venereum (inguinale) |
| A59 | Trichomoniasis |
| A60 | Infektionen des Anogenitalbereiches durch Herpesviren [Herpes simplex] |
| A63 | Sonstige vorwiegend durch Geschlechtsverkehr übertragene Krankheiten, anderenorts nicht klassifiziert |
| A64 | Durch Geschlechtsverkehr übertragene Krankheiten, nicht näher bezeichnet |

**Sonstige Spirochätenkrankheiten (A65–A69)**

| A65 | Nichtvenerische Syphilis |
|---|---|
| A66 | Frambösie |
| A67 | Pinta [Carate] |
| A68 | Rückfallfieber |
| A69 | Sonstige Spirochäteninfektionen |

**Sonstige Krankheiten durch Chlamydien (A70–A74)**

| A70 | Infektionen durch Chlamydia psittaci |
|---|---|
| A71 | Trachom |
| A74 | Sonstige Krankheiten durch Chlamydien |

**Rickettsiosen (A75–A79)**
A75   Fleckfieber
A77   Zeckenbißfieber [Rickettsiosen, durch Zecken übertragen]
A78   Q-Fieber
A79   Sonstige Rickettsiosen

**Virusinfektionen des Zentralnervensystems (A80–A89)**
A80   Akute Poliomyelitis [Spinale Kinderlähmung]
A81   Slow-Virus-Infektionen des Zentralnervensystems
A82   Tollwut [Rabies]
A83   Virusenzephalitis, durch Moskitos [Stechmücken] übertragen
A84   Virusenzephalitis, durch Zecken übertragen
A85   Sonstige Virusenzephalitis, anderenorts nicht klassifiziert
A86   Virusenzephalitis, nicht näher bezeichnet
A87   Virusmeningitis
A88   Sonstige Virusinfektionen des Zentralnervensystems, anderenorts nicht klassifiziert
A89   Virusinfektion des Zentralnervensystems, nicht näher bezeichnet

**Durch Arthropoden übertragene Viruskrankheiten und virale hämorrhagische Fieber (A90–A99)**
A90   Dengue-Fieber [Klassische Dengue]
A91   Hämorrhagisches Dengue-Fieber
A92   Sonstige durch Moskitos [Stechmücken] übertragene Viruskrankheiten
A93   Sonstige durch Arthropoden übertragene Viruskrankheiten, anderenorts nicht klassifiziert
A94   Durch Arthropoden übertragene Viruskrankheit, nicht näher bezeichnet
A95   Gelbfieber
A96   Hämorrhagisches Fieber durch Arenaviren
A98   Sonstige hämorrhagische Viruskrankheiten, anderenorts nicht klassifiziert
A99   Nicht näher bezeichnete hämorrhagische Viruskrankheit

**Virusinfektionen, die durch Haut- und Schleimhautläsionen gekennzeichnet sind (B00–B09)**
B00   Infektionen durch Herpesviren [Herpes simplex]
B01   Varizellen [Windpocken]
B02   Zoster
B03   Pocken
B04   Affenpocken
B05   Masern
B06   Röteln [Rubeola] [Rubella]
B07   Viruswarzen
B08   Sonstige Virusinfektionen, die durch Haut- und Schleimhautläsionen gekennzeichnet sind, anderenorts nicht klassifiziert

B09 Nicht näher bezeichnete Virusinfektion, die durch Haut- und Schleimhautläsionen gekennzeichnet ist

**Virushepatitis (B15–B19)**
B15 Akute Virushepatitis A
B16 Akute Virushepatitis B
B17 Sonstige akute Virushepatitis
B18 Chronische Virushepatitis
B19 Nicht näher bezeichnete Virushepatitis

**HIV-Krankheit [Humane Immundefizienz-Viruskrankheit] (B20–B24)**
B20 Infektiöse und parasitäre Krankheiten infolge HIV-Krankheit [Humane Immundefizienz-Viruskrankheit]
B21 Bösartige Neubildungen infolge HIV-Krankheit [Humane Immundefizienz-Viruskrankheit]
B22 Sonstige näher bezeichnete Krankheiten infolge HIV-Krankheit [Humane Immundefizienz-Viruskrankheit]
B23 Sonstige Krankheitszustände infolge HIV-Krankheit [Humane Immundefizienz-Viruskrankheit]
B24 Nicht näher bezeichnete HIV-Krankheit [Humane Immundefizienz-Viruskrankheit]

**Sonstige Viruskrankheiten (B25–B34)**
B25 Zytomegalie
B26 Mumps
B27 Infektiöse Mononukleose
B30 Viruskonjunktivitis
B33 Sonstige Viruskrankheiten, anderenorts nicht klassifiziert
B34 Viruskrankheit nicht näher bezeichneter Lokalisation

**Mykosen (B35–B49)**
B35 Dermatophytose [Tinea]
B36 Sonstige oberflächliche Mykosen
B37 Kandidose
B38 Kokzidioidomykose
B39 Histoplasmose
B40 Blastomykose
B41 Parakokzidioidomykose
B42 Sporotrichose
B43 Chromomykose und chromomykotischer Abszeß
B44 Aspergillose
B45 Kryptokokkose
B46 Zygomykose
B47 Myzetom
B48 Sonstige Mykosen, anderenorts nicht klassifiziert
B49 Nicht näher bezeichnete Mykose

## Protozoenkrankheiten (B50–B64)

| | |
|---|---|
| B50 | Malaria tropica durch Plasmodium falciparum |
| B51 | Malaria tertiana durch Plasmodium vivax |
| B52 | Malaria quartana durch Plasmodium malariae |
| B53 | Sonstige parasitologisch bestätigte Malaria |
| B54 | Malaria, nicht näher bezeichnet |
| B55 | Leishmaniose |
| B56 | Afrikanische Trypanosomiasis |
| B57 | Chagas-Krankheit |
| B58 | Toxoplasmose |
| B59 | Pneumozystose |
| B60 | Sonstige Protozoenkrankheiten, anderenorts nicht klassifiziert |
| B64 | Nicht näher bezeichnete Protozoenkrankheit |

## Helminthosen (B65–B83)

| | |
|---|---|
| B65 | Schistosomiasis [Bilharziose] |
| B66 | Befall durch sonstige Trematoden [Egel] |
| B67 | Echinokokkose |
| B68 | Taeniasis |
| B69 | Zystizerkose |
| B70 | Diphyllobothriose und Sparganose |
| B71 | Befall durch sonstige Zestoden |
| B72 | Drakunkulose |
| B73 | Onchozerkose |
| B74 | Filariose |
| B75 | Trichinellose |
| B76 | Hakenwurm-Krankheit |
| B77 | Askaridose |
| B78 | Strongyloidiasis |
| B79 | Trichuriasis |
| B80 | Enterobiose |
| B81 | Sonstige intestinale Helminthosen, anderenorts nicht klassifiziert |
| B82 | Nicht näher bezeichneter intestinaler Parasitismus |
| B83 | Sonstige Helminthosen |

## Pedikulose [Läusebefall], Akarinose [Milbenbefall] und sonstiger Parasitenbefall (B85–B89)

| | |
|---|---|
| B85 | Pedikulose [Läusebefall] und Phthiriasis [Filzläusebefall] |
| B86 | Skabies |
| B87 | Myiasis |
| B88 | Sonstiger Parasitenbefall |
| B89 | Nicht näher bezeichnete parasitäre Krankheit |

**Folgezustände von infektiösen und parasitären Krankheiten (B90–B94)**
B90 Folgezustände der Tuberkulose
B91 Folgezustände der Poliomyelitis
B92 Folgezustände der Lepra
B94 Folgezustände sonstiger und nicht näher bezeichneter infektiöser und parasitärer Krankheiten

**Bakterien, Viren und sonstige Infektionserreger (B95–B97)**
B95 Streptokokken und Staphylokokken als Ursache von Krankheiten, die in anderen Kapiteln klassifiziert sind
B96 Sonstige Bakterien als Ursache von Krankheiten, die in anderen Kapiteln klassifiziert sind
B97 Viren als Ursache von Krankheiten, die in anderen Kapiteln klassifiziert sind

**Sonstige Infektionskrankheiten (B99)**
B99 Sonstige und nicht näher bezeichnete Infektionskrankheiten


# Kapitel II
# Neubildungen
# (C00–D48)

### Bösartige Neubildungen (C00–C97)

*Bösartige Neubildungen der Lippe, der Mundhöhle und des Pharynx (C00–C14)*
C00 Bösartige Neubildung der Lippe
C01 Bösartige Neubildung des Zungengrundes
C02 Bösartige Neubildung sonstiger und nicht näher bezeichneter Teile der Zunge
C03 Bösartige Neubildung des Zahnfleisches
C04 Bösartige Neubildung des Mundbodens
C05 Bösartige Neubildung des Gaumens
C06 Bösartige Neubildung sonstiger und nicht näher bezeichneter Teile des Mundes
C07 Bösartige Neubildung der Parotis
C08 Bösartige Neubildung sonstiger und nicht näher bezeichneter großer Speicheldrüsen
C09 Bösartige Neubildung der Tonsille
C10 Bösartige Neubildung des Oropharynx
C11 Bösartige Neubildung des Nasopharynx
C12 Bösartige Neubildung des Recessus piriformis
C13 Bösartige Neubildung des Hypopharynx

C14 Bösartige Neubildung sonstiger und ungenau bezeichneter Lokalisationen der Lippe, der Mundhöhle und des Pharynx

*Bösartige Neubildungen der Verdauungsorgane (C15–C26)*
C15 Bösartige Neubildung des Ösophagus
C16 Bösartige Neubildung des Magens
C17 Bösartige Neubildung des Dünndarmes
C18 Bösartige Neubildung des Dickdarmes
C19 Bösartige Neubildung am Rektosigmoid, Übergang
C20 Bösartige Neubildung des Rektums
C21 Bösartige Neubildung des Anus und des Analkanals
C22 Bösartige Neubildung der Leber und der intrahepatischen Gallengänge
C23 Bösartige Neubildung der Gallenblase
C24 Bösartige Neubildung sonstiger und nicht näher bezeichneter Teile der Gallenwege
C25 Bösartige Neubildung des Pankreas
C26 Bösartige Neubildung sonstiger und ungenau bezeichneter Verdauungsorgane

*Bösartige Neubildungen der Atmungsorgane und sonstiger intrathorakaler Organe (C30–C39)*
C30 Bösartige Neubildung der Nasenhöhle und des Mittelohres
C31 Bösartige Neubildung der Nasennebenhöhlen
C32 Bösartige Neubildung des Larynx
C33 Bösartige Neubildung der Trachea
C34 Bösartige Neubildung der Bronchien und der Lunge
C37 Bösartige Neubildung des Thymus
C38 Bösartige Neubildung des Herzens, des Mediastinums und der Pleura
C39 Bösartige Neubildung sonstiger und ungenau bezeichneter Lokalisationen des Atmungssystems und sonstiger intrathorakaler Organe

*Bösartige Neubildungen des Knochens und des Gelenkknorpels (C40–C41)*
C40 Bösartige Neubildung des Knochens und des Gelenkknorpels der Extremitäten
C41 Bösartige Neubildung des Knochens und des Gelenkknorpels sonstiger und nicht näher bezeichneter Lokalisationen

*Melanom und sonstige bösartige Neubildungen der Haut (C43–C44)*
C43 Bösartiges Melanom der Haut
C44 Sonstige bösartige Neubildungen der Haut

*Bösartige Neubildungen des mesothelialen Gewebes und des Weichteilgewebes (C45–C49)*
C45 Mesotheliom
C46 Kaposi-Sarkom [Sarcoma idiopathicum multiplex haemorrhagicum]

| | |
|---|---|
| C47 | Bösartige Neubildung der peripheren Nerven und des autonomen Nervensystems |
| C48 | Bösartige Neubildung des Retroperitoneums und des Peritoneums |
| C49 | Bösartige Neubildung sonstigen Bindegewebes und anderer Weichteilgewebe |

*Bösartige Neubildung der Brustdrüse (C50)*

| | |
|---|---|
| C50 | Bösartige Neubildung der Brustdrüse |

*Bösartige Neubildungen der weiblichen Genitalorgane (C51–C58)*

| | |
|---|---|
| C51 | Bösartige Neubildung der Vulva |
| C52 | Bösartige Neubildung der Vagina |
| C53 | Bösartige Neubildung der Cervix uteri |
| C54 | Bösartige Neubildung des Corpus uteri |
| C55 | Bösartige Neubildung des Uterus, Teil nicht näher bezeichnet |
| C56 | Bösartige Neubildung des Ovars |
| C57 | Bösartige Neubildung sonstiger und nicht näher bezeichneter weiblicher Genitalorgane |
| C58 | Bösartige Neubildung der Plazenta |

*Bösartige Neubildungen der männlichen Genitalorgane (C60–C63)*

| | |
|---|---|
| C60 | Bösartige Neubildung des Penis |
| C61 | Bösartige Neubildung der Prostata |
| C62 | Bösartige Neubildung des Hodens |
| C63 | Bösartige Neubildung sonstiger und nicht näher bezeichneter männlicher Genitalorgane |

*Bösartige Neubildungen der Harnorgane (C64–C68)*

| | |
|---|---|
| C64 | Bösartige Neubildung der Niere, ausgenommen Nierenbecken |
| C65 | Bösartige Neubildung des Nierenbeckens |
| C66 | Bösartige Neubildung des Ureters |
| C67 | Bösartige Neubildung der Harnblase |
| C68 | Bösartige Neubildung sonstiger und nicht näher bezeichneter Harnorgane |

*Bösartige Neubildungen des Auges, des Gehirns und sonstiger Teile des Zentralnervensystems (C69–C72)*

| | |
|---|---|
| C69 | Bösartige Neubildung des Auges und der Augenanhangsgebilde |
| C70 | Bösartige Neubildung der Meningen |
| C71 | Bösartige Neubildung des Gehirns |
| C72 | Bösartige Neubildung des Rückenmarkes, der Hirnnerven und anderer Teile des Zentralnervensystems |

*Bösartige Neubildungen der Schilddrüse und sonstiger endokriner Drüsen (C73 – C75)*
C73 Bösartige Neubildung der Schilddrüse
C74 Bösartige Neubildung der Nebenniere
C75 Bösartige Neubildung sonstiger endokriner Drüsen und verwandter Strukturen

*Bösartige Neubildungen ungenau bezeichneter Lokalisationen, sekundärer und nicht näher bezeichneter Lokalisationen (C76 – C80)*
C76 Bösartige Neubildung sonstiger und ungenau bezeichneter Lokalisationen
C77 Sekundäre und nicht näher bezeichnete bösartige Neubildung der Lymphknoten
C78 Sekundäre bösartige Neubildung der Atmungs- und Verdauungsorgane
C79 Sekundäre bösartige Neubildung an sonstigen Lokalisationen
C80 Bösartige Neubildung ohne Angabe der Lokalisation

*Bösartige Neubildungen des lymphatischen, blutbildenden und verwandten Gewebes (C81 – C96)*
C81 Hodgkin-Krankheit [Lymphogranulomatose]
C82 Follikuläres [noduläres] Non-Hodgkin-Lymphom
C83 Diffuses Non-Hodgkin-Lymphom
C84 Periphere und kutane T-Zell-Lymphome
C85 Sonstige und nicht näher bezeichnete Typen des Non-Hodgkin-Lymphoms
C88 Bösartige immunproliferative Krankheiten
C90 Plasmozytom und bösartige Plasmazellen-Neubildungen
C91 Lymphatische Leukämie
C92 Myeloische Leukämie
C93 Monozytenleukämie
C94 Sonstige Leukämien näher bezeichneten Zelltyps
C95 Leukämie nicht näher bezeichneten Zelltyps
C96 Sonstige und nicht näher bezeichnete bösartige Neubildungen des lymphatischen, blutbildenden und verwandten Gewebes

*Bösartige Neubildungen als Primärtumoren an mehreren Lokalisationen (C97)*
C97 Bösartige Neubildungen als Primärtumoren an mehreren Lokalisationen

**In-situ-Neubildungen (D00 – D09)**
D00 Carcinoma in situ der Mundhöhle, des Ösophagus und des Magens
D01 Carcinoma in situ sonstiger und nicht näher bezeichneter Verdauungsorgane
D02 Carcinoma in situ des Mittelohres und des Atmungssystems
D03 Melanoma in situ
D04 Carcinoma in situ der Haut
D05 Carcinoma in situ der Brustdrüse

D06 Carcinoma in situ der Cervix uteri
D07 Carcinoma in situ sonstiger und nicht näher bezeichneter Genitalorgane
D09 Carcinoma in situ sonstiger und nicht näher bezeichneter Lokalisationen

**Gutartige Neubildungen (D10–D36)**
D10 Gutartige Neubildung des Mundes und des Pharynx
D11 Gutartige Neubildung der großen Speicheldrüsen
D12 Gutartige Neubildung des Kolons, des Rektums, des Canalis analis und des Anus
D13 Gutartige Neubildung sonstiger und ungenau bezeichneter Teile des Verdauungssystems
D14 Gutartige Neubildung des Mittelohres und des Atmungssystems
D15 Gutartige Neubildung sonstiger und nicht näher bezeichneter intrathorakaler Organe
D16 Gutartige Neubildung des Knochens und des Gelenkknorpels
D17 Gutartige Neubildung des Fettgewebes
D18 Hämangiom und Lymphangiom, jede Lokalisation
D19 Gutartige Neubildung des mesothelialen Gewebes
D20 Gutartige Neubildung des Weichteilgewebes des Retroperitoneums und des Peritoneums
D21 Sonstige gutartige Neubildungen des Bindegewebes und anderer Weichteilgewebe
D22 Melanozytennävus
D23 Sonstige gutartige Neubildungen der Haut
D24 Gutartige Neubildung der Brustdrüse
D25 Leiomyom des Uterus
D26 Sonstige gutartige Neubildungen des Uterus
D27 Gutartige Neubildung des Ovars
D28 Gutartige Neubildung sonstiger und nicht näher bezeichneter weiblicher Genitalorgane
D29 Gutartige Neubildung der männlichen Genitalorgane
D30 Gutartige Neubildung der Harnorgane
D31 Gutartige Neubildung des Auges und der Augenanhangsgebilde
D32 Gutartige Neubildung der Meningen
D33 Gutartige Neubildung des Gehirns und anderer Teile des Zentralnervensystems
D34 Gutartige Neubildung der Schilddrüse
D35 Gutartige Neubildung sonstiger und nicht näher bezeichneter endokriner Drüsen
D36 Gutartige Neubildung an sonstigen und nicht näher bezeichneten Lokalisationen

**Neubildungen mit unsicherem oder unbekanntem Verhalten (D37–D48)**
D37 Neubildung unsicheren oder unbekannten Verhaltens der Mundhöhle und der Verdauungsorgane

D38 Neubildung unsicheren oder unbekannten Verhaltens des Mittelohres, der Atmungsorgane und der intrathorakalen Organe
D39 Neubildung unsicheren oder unbekannten Verhaltens der weiblichen Genitalorgane
D40 Neubildung unsicheren oder unbekannten Verhaltens der männlichen Genitalorgane
D41 Neubildung unsicheren oder unbekannten Verhaltens der Harnorgane
D42 Neubildung unsicheren oder unbekannten Verhaltens der Meningen
D43 Neubildung unsicheren oder unbekannten Verhaltens des Gehirns und des Zentralnervensystems
D44 Neubildung unsicheren oder unbekannten Verhaltens der endokrinen Drüsen
D45 Polycythaemia vera
D46 Myelodysplastische Syndrome
D47 Sonstige Neubildungen unsicheren oder unbekannten Verhaltens des lymphatischen, blutbildenden und verwandten Gewebes
D48 Neubildung unsicheren oder unbekannten Verhaltens an sonstigen und nicht näher bezeichneten Lokalisationen

## Kapitel III
## Krankheiten des Blutes und der blutbildenden Organe sowie bestimmte Störungen mit Beteiligung des Immunsystems
## (D50–D89)

### Alimentäre Anämien (D50–D53)
D50 Eisenmangelanämie
D51 Vitamin-B12-Mangelanämie
D52 Folsäure-Mangelanämie
D53 Sonstige alimentäre Anämien

### Hämolytische Anämien (D55–D59)
D55 Anämie durch Enzymdefekte
D56 Thalassämie
D57 Sichelzellenkrankheiten
D58 Sonstige hereditäre hämolytische Anämien
D59 Erworbene hämolytische Anämien

### Aplastische und sonstige Anämien (D60–D64)
D60 Erworbene isolierte aplastische Anämie [Erythroblastopenie] [pure red cell aplasia]
D61 Sonstige aplastische Anämien
D62 Akute Blutungsanämie
D63* Anämie bei chronischen, anderenorts klassifizierten Krankheiten
D64 Sonstige Anämien

### Koagulopathien, Purpura und sonstige hämorrhagische Diathesen (D65–D69)
D65 Disseminierte intravasale Gerinnung [Defibrinationssyndrom]
D66 Hereditärer Faktor-VIII-Mangel
D67 Hereditärer Faktor-IX-Mangel
D68 Sonstige Koagulopathien
D69 Purpura und sonstige hämorrhagische Diathesen

### Sonstige Krankheiten des Blutes und der blutbildenden Organe (D70–D77)
D70 Agranulozytose
D71 Funktionelle Störungen der neutrophilen Granulozyten
D72 Sonstige Krankheiten der Leukozyten
D73 Krankheiten der Milz
D74 Methämoglobinämie
D75 Sonstige Krankheiten des Blutes und der blutbildenden Organe
D76 Bestimmte Krankheiten mit Beteiligung des lymphoretikulären Gewebes und des retikulohistiozytären Systems
D77* Sonstige Krankheiten des Blutes und der blutbildenden Organe bei anderenorts klassifizierten Krankheiten

### Bestimmte Störungen mit Beteiligung des Immunsystems (D80–D89)
D80 Immundefekt mit vorherrschendem Antikörpermangel
D81 Kombinierte Immundefekte
D82 Immundefekt in Verbindung mit anderen schweren Defekten
D83 Variabler Immundefekt [common variable immunodeficiency]
D84 Sonstige Immundefekte
D86 Sarkoidose
D89 Sonstige Störungen mit Beteiligung des Immunsystems, anderenorts nicht klassifiziert

## Kapitel IV
## Endokrine, Ernährungs- und Stoffwechselkrankheiten (E00–E90)

### Krankheiten der Schilddrüse (E00–E07)
E00 Angeborenes Jodmangelsyndrom
E01 Jodmangelbedingte Schilddrüsenkrankheiten und verwandte Zustände
E02 Subklinische Jodmangel-Hypothyreose
E03 Sonstige Hypothyreose
E04 Sonstige nichttoxische Struma
E05 Hyperthyreose [Thyreotoxikose]
E06 Thyreoiditis
E07 Sonstige Krankheiten der Schilddrüse

**Diabetes mellitus (E10–E14)**
E10  Insulinabhängiger Diabetes mellitus
E11  Nicht insulinabhängiger Diabetes mellitus
E12  Diabetes mellitus in Verbindung mit Fehl- oder Mangelernährung
E13  Sonstiger näher bezeichneter Diabetes mellitus
E14  Nicht näher bezeichneter Diabetes mellitus

**Sonstige Störungen der Blutglukose-Regulation und der inneren Sekretion des Pankreas (E15–E16)**
E15  Hypoglykämisches Koma, nichtdiabetisch
E16  Sonstige Störungen der inneren Sekretion des Pankreas

**Krankheiten sonstiger endokriner Drüsen (E20–E35)**
E20  Hypoparathyreoidismus
E21  Hyperparathyreoidismus und sonstige Krankheiten der Nebenschilddrüse
E22  Überfunktion der Hypophyse
E23  Unterfunktion und andere Störungen der Hypophyse
E24  Cushing-Syndrom
E25  Adrenogenitale Störungen
E26  Hyperaldosteronismus
E27  Sonstige Krankheiten der Nebenniere
E28  Ovarielle Dysfunktion
E29  Testikuläre Dysfunktion
E30  Pubertätsstörungen, anderenorts nicht klassifiziert
E31  Polyglanduläre Dysfunktion
E32  Krankheiten des Thymus
E34  Sonstige endokrine Störungen
E35*  Störungen der endokrinen Drüsen bei anderenorts klassifizierten Krankheiten

**Mangelernährung (E40–E46)**
E40  Kwashiorkor
E41  Alimentärer Marasmus
E42  Kwashiorkor-Marasmus
E43  Nicht näher bezeichnete erhebliche Energie- und Eiweißmangelernährung
E44  Energie- und Eiweißmangelernährung mäßigen und leichten Grades
E45  Entwicklungsverzögerung durch Energie- und Eiweißmangelernährung
E46  Nicht näher bezeichnete Energie- und Eiweißmangelernährung

## Sonstige alimentäre Mangelzustände (E50–E64)

| | |
|---|---|
| E50 | Vitamin-A-Mangel |
| E51 | Thiaminmangel |
| E52 | Niazinmangel [Pellagra] |
| E53 | Mangel an sonstigen Vitaminen des Vitamin-B-Komplexes |
| E54 | Askorbinsäuremangel |
| E55 | Vitamin-D-Mangel |
| E56 | Sonstige Vitaminmangelzustände |
| E58 | Alimentärer Kalziummangel |
| E59 | Alimentärer Selenmangel |
| E60 | Alimentärer Zinkmangel |
| E61 | Mangel an sonstigen Spurenelementen |
| E63 | Sonstige alimentäre Mangelzustände |
| E64 | Folgen von Mangelernährung oder sonstigen alimentären Mangelzuständen |

## Adipositas und sonstige Überernährung (E65–E68)

| | |
|---|---|
| E65 | Lokalisierte Adipositas |
| E66 | Adipositas |
| E67 | Sonstige Überernährung |
| E68 | Folgen der Überernährung |

## Stoffwechselstörungen (E70–E90)

| | |
|---|---|
| E70 | Störungen des Stoffwechsels aromatischer Aminosäuren |
| E71 | Störungen des Stoffwechsels verzweigter Aminosäuren und des Fettsäurestoffwechsels |
| E72 | Sonstige Störungen des Aminosäurestoffwechsels |
| E73 | Laktoseintoleranz |
| E74 | Sonstige Störungen des Kohlenhydratstoffwechsels |
| E75 | Störungen des Sphingolipidstoffwechsels und sonstige Störungen der Lipidspeicherung |
| E76 | Störungen des Glykosaminoglykan-Stoffwechsels |
| E77 | Störungen des Glykoproteinstoffwechsels |
| E78 | Störungen des Lipoproteinstoffwechsels und sonstige Lipidämien |
| E79 | Störungen des Purin- und Pyrimidinstoffwechsels |
| E80 | Störungen des Porphyrin- und Bilirubinstoffwechsels |
| E83 | Störungen des Mineralstoffwechsels |
| E84 | Zystische Fibrose |
| E85 | Amyloidose |
| E86 | Volumenmangel |
| E87 | Sonstige Störungen des Wasser- und Elektrolythaushaltes sowie des Säure-Basen-Gleichgewichts |
| E88 | Sonstige Stoffwechselstörungen |
| E89 | Endokrine und Stoffwechselstörungen nach medizinischen Maßnahmen, anderenorts nicht klassifiziert |

E90*     Ernährungs- und Stoffwechselstörungen bei anderenorts klassifizierten Krankheiten

## Kapitel V
## Psychische und Verhaltensstörungen
## (F00–F99)

**Organische, einschließlich symptomatischer psychischer Störungen (F00–F09)**
F00*     Demenz bei Alzheimer-Krankheit
F01      Vaskuläre Demenz
F02*     Demenz bei anderenorts klassifizierten Krankheiten
F03      Nicht näher bezeichnete Demenz
F04      Organisches amnestisches Syndrom, nicht durch Alkohol oder andere psychotrope Substanzen bedingt
F05      Delir, nicht durch Alkohol oder andere psychotrope Substanzen bedingt
F06      Andere psychische Störungen aufgrund einer Schädigung oder Funktionsstörung des Gehirns oder einer körperlichen Krankheit
F07      Persönlichkeits- und Verhaltensstörung aufgrund einer Krankheit, Schädigung oder Funktionsstörung des Gehirns
F09      Nicht näher bezeichnete organische oder symptomatische Störung

**Psychische und Verhaltensstörungen durch psychotrope Substanzen (F10–F19)**
F10      Störungen durch Alkohol
F11      Störungen durch Opioide
F12      Störungen durch Cannabinoide
F13      Störungen durch Sedativa oder Hypnotika
F14      Störungen durch Kokain
F15      Störungen durch andere Stimulanzien einschließlich Koffein
F16      Störungen durch Halluzinogene
F17      Störungen durch Tabak
F18      Störungen durch flüchtige Lösungsmittel
F19      Störungen durch multiplen Substanzgebrauch und Konsum anderer psychotroper Substanzen

**Schizophrenie, schizotype und wahnhafte Störungen (F20–F29)**
F20      Schizophrenie
F21      Schizotype Störung
F22      Anhaltende wahnhafte Störungen
F23      Akute vorübergehende psychotische Störungen
F24      Induzierte wahnhafte Störung
F25      Schizoaffektive Störungen
F28      Sonstige nichtorganische psychotische Störungen
F29      Nicht näher bezeichnete nichtorganische Psychose

## Affektive Störungen (F30–F39)
F30 Manische Episode
F31 Bipolare affektive Störung
F32 Depressive Episode
F33 Rezidivierende depressive Störung
F34 Anhaltende affektive Störungen
F38 Andere affektive Störungen
F39 Nicht näher bezeichnete affektive Störung

## Neurotische, Belastungs- und somatoforme Störungen (F40–F48)
F40 Phobische Störungen
F41 Andere Angststörungen
F42 Zwangsstörung
F43 Reaktionen auf schwere Belastungen und Anpassungsstörungen
F44 Dissoziative Störungen [Konversionsstörungen]
F45 Somatoforme Störungen
F48 Andere neurotische Störungen

## Verhaltensauffälligkeiten mit körperlichen Störungen und Faktoren (F50–F59)
F50 Eßstörungen
F51 Nichtorganische Schlafstörungen
F52 Sexuelle Funktionsstörungen, nicht verursacht durch eine organische Störung oder Krankheit
F53 Psychische oder Verhaltensstörungen im Wochenbett, anderenorts nicht klassifiziert
F54 Psychologische Faktoren oder Verhaltensfaktoren bei anderenorts klassifizierten Krankheiten
F55 Mißbrauch von nichtabhängigkeitserzeugenden Substanzen
F59 Nicht näher bezeichnete Verhaltensauffälligkeiten bei körperlichen Störungen und Faktoren

## Persönlichkeits- und Verhaltensstörungen (F60–F69)
F60 Spezifische Persönlichkeitsstörungen
F61 Kombinierte und andere Persönlichkeitsstörungen
F62 Andauernde Persönlichkeitsänderungen, nicht Folge einer Schädigung oder Krankheit des Gehirns
F63 Abnorme Gewohnheiten und Störungen der Impulskontrolle
F64 Störungen der Geschlechtsidentität
F65 Störungen der Sexualpräferenz
F66 Psychische und Verhaltensstörungen in Verbindung mit der sexuellen Entwicklung und Orientierung
F68 Andere Persönlichkeits- und Verhaltensstörungen
F69 Nicht näher bezeichnete Persönlichkeits- und Verhaltensstörung

## Intelligenzminderung (F70–F79)
F70 Leichte Intelligenzminderung
F71 Mittelgradige Intelligenzminderung
F72 Schwere Intelligenzminderung
F73 Schwerste Intelligenzminderung
F78 Andere Intelligenzminderung
F79 Nicht näher bezeichnete Intelligenzminderung

## Entwicklungsstörungen (F80–F89)
F80 Umschriebene Entwicklungsstörungen des Sprechens und der Sprache
F81 Umschriebene Entwicklungsstörungen schulischer Fertigkeiten
F82 Umschriebene Entwicklungsstörung der motorischen Funktionen
F83 Kombinierte umschriebene Entwicklungsstörungen
F84 Tiefgreifende Entwicklungsstörungen
F88 Andere Entwicklungsstörungen
F89 Nicht näher bezeichnete Entwicklungsstörung

## Verhaltens- und emotionale Störungen mit Beginn in der Kindheit und Jugend (F90–F98)
F90 Hyperkinetische Störungen
F91 Störungen des Sozialverhaltens
F92 Kombinierte Störung des Sozialverhaltens und der Emotionen
F93 Emotionale Störungen des Kindesalters
F94 Störungen sozialer Funktionen mit Beginn in der Kindheit und Jugend
F95 Ticstörungen
F98 Andere Verhaltens- und emotionale Störungen mit Beginn in der Kindheit und Jugend

## Nicht näher bezeichnete psychische Störungen (F99)
F99 Psychische Störungen o.n.A.

## Kapitel VI
## Krankheiten des Nervensystems
## (G00–G99)

**Entzündliche Krankheiten des Zentralnervensystems (G00–G09)**
G00 Bakterielle Meningitis, anderenorts nicht klassifiziert
G01* Meningitis bei anderenorts klassifizierten bakteriellen Krankheiten
G02* Meningitis bei sonstigen anderenorts klassifizierten infektiösen und parasitären Krankheiten
G03 Meningitis durch sonstige und nicht näher bezeichnete Ursachen
G04 Enzephalitis, Myelitis und Enzephalomyelitis
G05* Enzephalitis, Myelitis und Enzephalomyelitis bei anderenorts klassifizierten Krankheiten
G06 Intrakranielle und intraspinale Abszesse und Granulome
G07* Intrakranielle und intraspinale Abszesse und Granulome bei anderenorts klassifizierten Krankheiten
G08 Intrakranielle und intraspinale Phlebitis und Thrombophlebitis
G09 Folgen entzündlicher Krankheiten des Zentralnervensystems

**Systematrophien, die vorwiegend das Zentralnervensystem betreffen (G10–G13)**
G10 Chorea Huntington
G11 Hereditäre Ataxie
G12 Spinale Muskelatrophie und verwandte Syndrome
G13* Systematrophien, vorwiegend das Zentralnervensystem betreffend, bei anderenorts klassifizierten Krankheiten

**Extrapyramidale Krankheiten und Bewegungsstörungen (G20–G26)**
G20 Primäres Parkinson-Syndrom
G21 Sekundäres Parkinson-Syndrom
G22* Parkinson-Syndrom bei anderenorts klassifizierten Krankheiten
G23 Sonstige degenerative Krankheiten der Basalganglien
G24 Dystonie
G25 Sonstige extrapyramidale Krankheiten und Bewegungsstörungen
G26* Extrapyramidale Krankheiten und Bewegungsstörungen bei anderenorts klassifizierten Krankheiten

**Sonstige degenerative Krankheiten des Nervensystems (G30–G32)**
G30 Alzheimer-Krankheit
G31 Sonstige degenerative Krankheiten des Nervensystems, anderenorts nicht klassifiziert
G32* Sonstige degenerative Krankheiten des Nervensystems bei anderenorts klassifizierten Krankheiten

## Demyelinisierende Krankheiten des Zentralnervensystems (G35–G37)
G35 Multiple Sklerose
G36 Sonstige akute disseminierte Demyelinisation
G37 Sonstige demyelinisierende Krankheiten des Zentralnervensystems

## Episodische und paroxysmale Krankheiten (G40–G47)
G40 Epilepsie
G41 Status epilepticus
G43 Migräne
G44 Sonstige Kopfschmerzsyndrome
G45 Zerebrale transitorische ischämische Attacken und verwandte Syndrome
G46* Zerebrale Gefäßsyndrome bei zerebrovaskulären Krankheiten
G47 Schlafstörungen

## Krankheiten von Nerven, Nervenwurzeln und Nervenplexus (G50–G59)
G50 Krankheiten des N. trigeminus (V. Hirnnerv)
G51 Krankheiten des N. facialis (VII. Hirnnerv)
G52 Krankheiten sonstiger Hirnnerven
G53* Krankheiten der Hirnnerven bei anderenorts klassifizierten Krankheiten
G54 Krankheiten von Nervenwurzeln und Nervenplexus
G55* Kompression von Nervenwurzeln und Nervenplexus bei anderenorts klassifizierten Krankheiten
G56 Mononeuropathien der oberen Extremität
G57 Mononeuropathien der unteren Extremität
G58 Sonstige Mononeuropathien
G59* Mononeuropathie bei anderenorts klassifizierten Krankheiten

## Polyneuropathien und sonstige Krankheiten des peripheren Nervensystems (G60–G64)
G60 Hereditäre und idiopathische Neuropathie
G61 Polyneuritis
G62 Sonstige Polyneuropathien
G63* Polyneuropathie bei anderenorts klassifizierten Krankheiten
G64 Sonstige Krankheiten des peripheren Nervensystems

## Krankheiten im Bereich der neuromuskulären Synapse und des Muskels (G70–G73)
G70 Myasthenia gravis und sonstige neuromuskuläre Krankheiten
G71 Primäre Myopathien
G72 Sonstige Myopathien
G73* Krankheiten im Bereich der neuromuskulären Synapse und des Muskels bei anderenorts klassifizierten Krankheiten

**Zerebrale Lähmung und sonstige Lähmungssyndrome (G80–G83)**
G80 Infantile Zerebralparese
G81 Hemiplegie
G82 Paraplegie und Tetraplegie
G83 Sonstige Lähmungssyndrome

**Sonstige Krankheiten des Nervensystems (G90–G99)**
G90 Krankheiten des autonomen Nervensystems
G91 Hydrozephalus
G92 Toxische Enzephalopathie
G93 Sonstige Krankheiten des Gehirns
G94* Sonstige Krankheiten des Gehirns bei anderenorts klassifizierten Krankheiten
G95 Sonstige Krankheiten des Rückenmarkes
G96 Sonstige Krankheiten des Zentralnervensystems
G97 Krankheiten des Nervensystems nach medizinischen Maßnahmen, anderenorts nicht klassifiziert
G98 Sonstige Krankheiten des Nervensystems, anderenorts nicht klassifiziert
G99* Sonstige Krankheiten des Nervensystems bei anderenorts klassifizierten Krankheiten


## Kapitel VII
## Krankheiten des Auges und der Augenanhangsgebilde
## (H00–H59)

**Affektionen des Augenlides, des Tränenapparates und der Orbita (H00–H06)**
H00 Hordeolum und Chalazion
H01 Sonstige Entzündung des Augenlides
H02 Sonstige Affektionen des Augenlides
H03* Affektionen des Augenlides bei anderenorts klassifizierten Krankheiten
H04 Affektionen des Tränenapparates
H05 Affektionen der Orbita
H06* Affektionen des Tränenapparates und der Orbita bei anderenorts klassifizierten Krankheiten

**Affektionen der Konjunktiva (H10–H13)**
H10 Konjunktivitis
H11 Sonstige Affektionen der Konjunktiva
H13* Affektionen der Konjunktiva bei anderenorts klassifizierten Krankheiten

## Affektionen der Sklera, der Hornhaut, der Iris und des Ziliarkörpers (H15–H22)

| | |
|---|---|
| H15 | Affektionen der Sklera |
| H16 | Keratitis |
| H17 | Hornhautnarben und -trübungen |
| H18 | Sonstige Affektionen der Hornhaut |
| H19* | Affektionen der Sklera und der Hornhaut bei anderenorts klassifizierten Krankheiten |
| H20 | Iridozyklitis |
| H21 | Sonstige Affektionen der Iris und des Ziliarkörpers |
| H22* | Affektionen der Iris und des Ziliarkörpers bei anderenorts klassifizierten Krankheiten |

## Affektionen der Linse (H25–H28)

| | |
|---|---|
| H25 | Cataracta senilis |
| H26 | Sonstige Kataraktformen |
| H27 | Sonstige Affektionen der Linse |
| H28* | Katarakt und sonstige Affektionen der Linse bei anderenorts klassifizierten Krankheiten |

## Affektionen der Aderhaut und der Netzhaut (H30–H36)

| | |
|---|---|
| H30 | Chorioretinitis |
| H31 | Sonstige Affektionen der Aderhaut |
| H32* | Chorioretinale Affektionen bei anderenorts klassifizierten Krankheiten |
| H33 | Netzhautablösung und Netzhautriß |
| H34 | Netzhautgefäßverschluß |
| H35 | Sonstige Affektionen der Netzhaut |
| H36* | Affektionen der Netzhaut bei anderenorts klassifizierten Krankheiten |

## Glaukom (H40–H42)

| | |
|---|---|
| H40 | Glaukom |
| H42* | Glaukom bei anderenorts klassifizierten Krankheiten |

## Affektionen des Glaskörpers und des Augapfels (H43–H45)

| | |
|---|---|
| H43 | Affektionen des Glaskörpers |
| H44 | Affektionen des Augapfels |
| H45* | Affektionen des Glaskörpers und des Augapfels bei anderenorts klassifizierten Krankheiten |

## Affektionen des N. opticus und der Sehbahn (H46–H48)

| | |
|---|---|
| H46 | Neuritis optica |
| H47 | Sonstige Affektionen des N. opticus [II. Hirnnerv] und der Sehbahn |
| H48* | Affektionen des N. opticus [II. Hirnnerv] und der Sehbahn bei anderenorts klassifizierten Krankheiten |

**Affektionen der Augenmuskeln, Störungen der Blickbewegungen sowie Akkommodationsstörungen und Refraktionsfehler (H49 – H52)**
H49 Strabismus paralyticus
H50 Sonstiger Strabismus
H51 Sonstige Störungen der Blickbewegungen
H52 Akkommodationsstörungen und Refraktionsfehler

**Sehstörungen und Blindheit (H53 – H54)**
H53 Sehstörungen
H54 Blindheit und Sehschwäche

**Sonstige Affektionen des Auges und der Augenanhangsgebilde (H55 – H59)**
H55 Nystagmus und sonstige abnorme Augenbewegungen
H57 Sonstige Affektionen des Auges und der Augenanhangsgebilde
H58* Sonstige Affektionen des Auges und der Augenanhangsgebilde bei anderenorts klassifizierten Krankheiten
H59 Affektionen des Auges und der Augenanhangsgebilde nach medizinischen Maßnahmen, anderenorts nicht klassifiziert


## Kapitel VIII
## Krankheiten des Ohres und des Warzenfortsatzes
## (H60 – H95)

**Krankheiten des äußeren Ohres (H60 – H62)**
H60 Otitis externa
H61 Sonstige Krankheiten des äußeren Ohres
H62* Krankheiten des äußeren Ohres bei anderenorts klassifizierten Krankheiten

**Krankheiten des Mittelohres und des Warzenfortsatzes (H65 – H75)**
H65 Nichteitrige Otitis media
H66 Eitrige und nicht näher bezeichnete Otitis media
H67* Otitis media bei anderenorts klassifizierten Krankheiten
H68 Entzündung und Verschluß der Tuba auditiva
H69 Sonstige Krankheiten der Tuba auditiva
H70 Mastoiditis und verwandte Zustände
H71 Cholesteatom des Mittelohres
H72 Trommelfellperforation
H73 Sonstige Krankheiten des Trommelfells
H74 Sonstige Krankheiten des Mittelohres und des Warzenfortsatzes
H75* Sonstige Krankheiten des Mittelohres und des Warzenfortsatzes bei anderenorts klassifizierten Krankheiten

**Krankheiten des Innenohres (H80–H83)**
H80 Otosklerose
H81 Störungen der Vestibularfunktion
H82* Schwindelsyndrome bei anderenorts klassifizierten Krankheiten
H83 Sonstige Krankheiten des Innenohres

**Sonstige Krankheiten des Ohres (H90–H95)**
H90 Hörverlust durch Schalleitungs- oder Schallempfindungsstörung
H91 Sonstiger Hörverlust
H92 Otalgie und Erguß im Ohr
H93 Sonstige Krankheiten des Ohres, anderenorts nicht klassifiziert
H94* Sonstige Krankheiten des Ohres bei anderenorts klassifizierten Krankheiten
H95 Krankheiten des Ohres und des Warzenfortsatzes nach medizinischen Maßnahmen, anderenorts nicht klassifiziert


## Kapitel IX
## Krankheiten des Kreislaufsystems
## (I00–I99)

**Akutes rheumatisches Fieber (I00–I02)**
I00 Rheumatisches Fieber ohne Angabe einer Herzbeteiligung
I01 Rheumatisches Fieber mit Herzbeteiligung
I02 Rheumatische Chorea

**Chronische rheumatische Herzkrankheiten (I05–I09)**
I05 Rheumatische Mitralklappenkrankheiten
I06 Rheumatische Aortenklappenkrankheiten
I07 Rheumatische Trikuspidalklappenkrankheiten
I08 Krankheiten mehrerer Herzklappen
I09 Sonstige rheumatische Herzkrankheiten

**Hypertonie [Hochdruckkrankheit] (I10–I15)**
I10 Essentielle (primäre) Hypertonie
I11 Hypertensive Herzkrankheit
I12 Hypertensive Nierenkrankheit
I13 Hypertensive Herz- und Nierenkrankheit
I15 Sekundäre Hypertonie

## Ischämische Herzkrankheit (I20–I25)
I20 Angina pectoris
I21 Akuter Myokardinfarkt
I22 Rezidivierender Myokardinfarkt
I23 Bestimmte akute Komplikationen nach akutem Myokardinfarkt
I24 Sonstige akute ischämische Herzkrankheit
I25 Chronische ischämische Herzkrankheit

## Pulmonale Herzkrankheit und Krankheiten des Lungenkreislaufes (I26–I28)
I26 Lungenembolie
I27 Sonstige pulmonale Herzkrankheiten
I28 Sonstige Krankheiten der Lungengefäße

## Sonstige Formen der Herzkrankheit (I30–I52)
I30 Akute Perikarditis
I31 Sonstige Krankheiten des Perikards
I32* Perikarditis bei anderenorts klassifizierten Krankheiten
I33 Akute und subakute Endokarditis
I34 Nichtrheumatische Mitralklappenkrankheiten
I35 Nichtrheumatische Aortenklappenkrankheiten
I36 Nichtrheumatische Trikuspidalklappenkrankheiten
I37 Pulmonalklappenkrankheiten
I38 Endokarditis, Herzklappe nicht näher bezeichnet
I39* Endokarditis und Herzklappenkrankheiten bei anderenorts klassifizierten Krankheiten
I40 Akute Myokarditis
I41* Myokarditis bei anderenorts klassifizierten Krankheiten
I42 Kardiomyopathie
I43* Kardiomyopathie bei anderenorts klassifizierten Krankheiten
I44 Atrioventrikulärer Block und Linksschenkelblock
I45 Sonstige Erregungsleitungsstörungen
I46 Herzstillstand
I47 Paroxysmale Tachykardie
I48 Vorhofflattern und -flimmern
I49 Sonstige kardiale Arrhythmien
I50 Herzinsuffizienz
I51 Komplikationen einer Herzkrankheit und ungenau beschriebene Herzkrankheit
I52* Sonstige Herzkrankheiten bei anderenorts klassifizierten Krankheiten

## Zerebrovaskuläre Krankheiten (I60–I69)
I60 Subarachnoidalblutung
I61 Intrazerebrale Blutung
I62 Sonstige nichttraumatische intrakranielle Blutung
I63 Hirninfarkt
I64 Schlaganfall, nicht als Blutung oder Infarkt bezeichnet
I65 Verschluß und Stenose der extrakraniellen hirnversorgenden Arterien ohne resultierenden Hirninfarkt
I66 Verschluß und Stenose intrakranieller Arterien ohne resultierenden Hirninfarkt
I67 Sonstige zerebrovaskuläre Krankheiten
I68* Zerebrovaskuläre Störungen bei anderenorts klassifizierten Krankheiten
I69 Folgen einer zerebrovaskulären Krankheit

## Krankheiten der Arterien, Arteriolen und Kapillaren (I70–I79)
I70 Atherosklerose
I71 Aortenaneurysma und -dissektion
I72 Sonstiges Aneurysma
I73 Sonstige periphere Gefäßkrankheiten
I74 Arterielle Embolie und Thrombose
I77 Sonstige Krankheiten der Arterien und Arteriolen
I78 Krankheiten der Kapillaren
I79* Krankheiten der Arterien, Arteriolen und Kapillaren bei anderenorts klassifizierten Krankheiten

## Krankheiten der Venen, der Lymphgefäße und der Lymphknoten, anderenorts nicht klassifiziert (I80–I89)
I80 Phlebitis und Thrombophlebitis
I81 Pfortaderthrombose
I82 Sonstige venöse Embolie und Thrombose
I83 Varizen der unteren Extremitäten
I84 Hämorrhoiden
I85 Ösophagusvarizen
I86 Varizen sonstiger Lokalisationen
I87 Sonstige Venenkrankheiten
I88 Unspezifische Lymphadenitis
I89 Sonstige nichtinfektiöse Krankheiten der Lymphgefäße und Lymphknoten

## Sonstige und nicht näher bezeichnete Krankheiten des Kreislaufsystems (I95–I99)
I95 Hypotonie
I97 Kreislaufkomplikationen nach medizinischen Maßnahmen, anderenorts nicht klassifiziert
I98* Sonstige Störungen des Kreislaufsystems bei anderenorts klassifizierten Krankheiten

I99 Sonstige und nicht näher bezeichnete Krankheiten des Kreislaufsystems

## Kapitel X
## Krankheiten des Atmungssystems
## (J00–J99)

**Akute Infektionen der oberen Atemwege (J00–J06)**
J00 Akute Rhinopharyngitis [Erkältungsschnupfen]
J01 Akute Sinusitis
J02 Akute Pharyngitis
J03 Akute Tonsillitis
J04 Akute Laryngitis und Tracheitis
J05 Akute obstruktive Laryngitis [Krupp] und Epiglottitis
J06 Akute Infektionen an mehreren oder nicht näher bezeichneten Lokalisationen der oberen Atemwege

**Grippe und Pneumonie (J10–J18)**
J10 Grippe durch nachgewiesene Influenzaviren
J11 Grippe, Viren nicht nachgewiesen
J12 Viruspneumonie, anderenorts nicht klassifiziert
J13 Pneumonie durch Streptococcus pneumoniae
J14 Pneumonie durch Haemophilus influenzae
J15 Pneumonie durch Bakterien, anderenorts nicht klassifiziert
J16 Pneumonie durch sonstige Infektionserreger, anderenorts nicht klassifiziert
J17* Pneumonie bei anderenorts klassifizierten Krankheiten
J18 Pneumonie, Erreger nicht näher bezeichnet

**Sonstige akute Infektionen der unteren Atemwege (J20–J22)**
J20 Akute Bronchitis
J21 Akute Bronchiolitis
J22 Akute Infektion der unteren Atemwege, nicht näher bezeichnet

**Sonstige Krankheiten der oberen Atemwege (J30–J39)**
J30 Vasomotorische und allergische Rhinitis
J31 Chronische Rhinitis, Rhinopharyngitis und Pharyngitis
J32 Chronische Sinusitis
J33 Nasenpolyp
J34 Sonstige Krankheiten der Nase und der Nasennebenhöhlen
J35 Chronische Krankheiten der Gaumen- und Rachenmandeln
J36 Peritonsillarabszeß
J37 Chronische Laryngitis und Laryngotracheitis

J38 Krankheiten der Stimmbänder und des Kehlkopfes, anderenorts nicht klassifiziert
J39 Sonstige Krankheiten der oberen Atemwege

**Chronische Krankheiten der unteren Atemwege (J40–J47)**
J40 Bronchitis, nicht als akut oder chronisch bezeichnet
J41 Einfache und schleimig-eitrige chronische Bronchitis
J42 Nicht näher bezeichnete chronische Bronchitis
J43 Emphysem
J44 Sonstige chronische obstruktive Lungenkrankheit
J45 Asthma bronchiale
J46 Status asthmaticus
J47 Bronchiektasen

**Lungenkrankheiten durch exogene Substanzen (J60–J70)**
J60 Kohlenbergarbeiter-Pneumokoniose
J61 Pneumokoniose durch Asbest und sonstige anorganische Fasern
J62 Pneumokoniose durch Quarzstaub
J63 Pneumokoniose durch sonstige anorganische Stäube
J64 Nicht näher bezeichnete Pneumokoniose
J65 Pneumokoniose in Verbindung mit Tuberkulose
J66 Krankheit der Atemwege durch spezifischen organischen Staub
J67 Allergische Alveolitis durch organischen Staub
J68 Krankheiten der Atmungsorgane durch Einatmen von chemischen Substanzen, Gasen, Rauch und Dämpfen
J69 Pneumonie durch feste und flüssige Substanzen
J70 Krankheiten der Atmungsorgane durch sonstige exogene Substanzen

**Sonstige Krankheiten der Atmungsorgane, die hauptsächlich das Interstitium betreffen (J80–J84)**
J80 Atemnot-Syndrom der Erwachsenen [ARDS]
J81 Lungenödem
J82 Eosinophiles Lungeninfiltrat, anderenorts nicht klassifiziert
J84 Sonstige interstitielle Lungenkrankheiten

**Purulente und nekrotisierende Krankheitszustände der unteren Atemwege (J85–J86)**
J85 Abszeß der Lunge und des Mediastinums
J86 Pyothorax

### Sonstige Krankheiten der Pleura (J90–J94)
| | |
|---|---|
| J90 | Pleuraerguß, anderenorts nicht klassifiziert |
| J91* | Pleuraerguß bei anderenorts klassifizierten Krankheiten |
| J92 | Pleuraplaques |
| J93 | Pneumothorax |
| J94 | Sonstige Krankheitszustände der Pleura |

### Sonstige Krankheiten des Atmungssystems (J95–J99)
| | |
|---|---|
| J95 | Krankheiten der Atemwege nach medizinischen Maßnahmen, anderenorts nicht klassifiziert |
| J96 | Respiratorische Insuffizienz, anderenorts nicht klassifiziert |
| J98 | Sonstige Krankheiten der Atemwege |
| J99* | Krankheiten der Atemwege bei anderenorts klassifizierten Krankheiten |

# Kapitel XI
# Krankheiten des Verdauungssystems
# (K00–K93)

### Krankheiten der Mundhöhle, der Speicheldrüsen und der Kiefer (K00–K14)
| | |
|---|---|
| K00 | Störungen der Zahnentwicklung und des Zahndurchbruchs |
| K01 | Retinierte und impaktierte Zähne |
| K02 | Zahnkaries |
| K03 | Sonstige Krankheiten der Zahnhartsubstanzen |
| K04 | Krankheiten der Pulpa und des periapikalen Gewebes |
| K05 | Gingivitis und Krankheiten des Parodonts |
| K06 | Sonstige Krankheiten der Gingiva und des zahnlosen Alveolarkammes |
| K07 | Dentofaziale Anomalien [einschließlich fehlerhafte Okklusion] |
| K08 | Sonstige Krankheiten der Zähne und des Zahnhalteapparates |
| K09 | Zysten der Mundregion, anderenorts nicht klassifiziert |
| K10 | Sonstige Krankheiten der Kiefer |
| K11 | Krankheiten der Speicheldrüsen |
| K12 | Stomatitis und verwandte Krankheiten |
| K13 | Sonstige Krankheiten der Lippe und der Mundschleimhaut |
| K14 | Krankheiten der Zunge |

### Krankheiten des Ösophagus, des Magens und des Duodenums (K20–K31)
| | |
|---|---|
| K20 | Ösophagitis |
| K21 | Gastroösophageale Refluxkrankheit |
| K22 | Sonstige Krankheiten des Ösophagus |
| K23* | Krankheiten des Ösophagus bei anderenorts klassifizierten Krankheiten |
| K25 | Ulcus ventriculi |
| K26 | Ulcus duodeni |
| K27 | Ulcus pepticum, Lokalisation nicht näher bezeichnet |

| K28 | Ulcus pepticum jejuni |
| K29 | Gastritis und Duodenitis |
| K30 | Dyspepsie |
| K31 | Sonstige Krankheiten des Magens und des Duodenums |

**Krankheiten der Appendix (K35–K38)**
| K35 | Akute Appendizitis |
| K36 | Sonstige Appendizitis |
| K37 | Nicht näher bezeichnete Appendizitis |
| K38 | Sonstige Krankheiten der Appendix |

**Hernien (K40–K46)**
| K40 | Hernia inguinalis |
| K41 | Hernia femoralis |
| K42 | Hernia umbilicalis |
| K43 | Hernia ventralis |
| K44 | Hernia diaphragmatica |
| K45 | Sonstige abdominale Hernien |
| K46 | Nicht näher bezeichnete abdominale Hernie |

**Nichtinfektiöse Enteritis und Kolitis (K50–K52)**
| K50 | Crohn-Krankheit [Enteritis regionalis] [Morbus Crohn] |
| K51 | Colitis ulcerosa |
| K52 | Sonstige nichtinfektiöse Gastroenteritis und Kolitis |

**Sonstige Krankheiten des Darmes (K55–K63)**
| K55 | Gefäßkrankheiten des Darmes |
| K56 | Paralytischer Ileus und mechanischer Ileus ohne Hernie |
| K57 | Divertikulose des Darmes |
| K58 | Colon irritabile |
| K59 | Sonstige funktionelle Darmstörungen |
| K60 | Fissur und Fistel in der Anal- und Rektalregion |
| K61 | Abszeß in der Anal- und Rektalregion |
| K62 | Sonstige Krankheiten des Anus und des Rektums |
| K63 | Sonstige Krankheiten des Darmes |

**Krankheiten des Peritoneums (K65–K67)**
| K65 | Peritonitis |
| K66 | Sonstige Krankheiten des Peritoneums |
| K67* | Krankheiten des Peritoneums bei anderenorts klassifizierten Infektionskrankheiten |

## Krankheiten der Leber (K70–K77)
K70 Alkoholische Leberkrankheit
K71 Toxische Leberkrankheit
K72 Leberversagen, anderenorts nicht klassifiziert
K73 Chronische Hepatitis, anderenorts nicht klassifiziert
K74 Fibrose und Zirrhose der Leber
K75 Sonstige entzündliche Leberkrankheiten
K76 Sonstige Krankheiten der Leber
K77* Leberkrankheiten bei anderenorts klassifizierten Krankheiten

## Krankheiten der Gallenblase, der Gallenwege und des Pankreas (K80–K87)
K80 Cholelithiasis
K81 Cholezystitis
K82 Sonstige Krankheiten der Gallenblase
K83 Sonstige Krankheiten der Gallenwege
K85 Akute Pankreatitis
K86 Sonstige Krankheiten des Pankreas
K87* Krankheiten der Gallenblase, der Gallenwege und des Pankreas bei anderenorts klassifizierten Krankheiten

## Sonstige Krankheiten des Verdauungssystems (K90–K93)
K90 Intestinale Malabsorption
K91 Krankheiten des Verdauungssystems nach medizinischen Maßnahmen, anderenorts nicht klassifiziert
K92 Sonstige Krankheiten des Verdauungssystems
K93* Krankheiten sonstiger Verdauungsorgane bei anderenorts klassifizierten Krankheiten

# Kapitel XII
# Krankheiten der Haut und der Unterhaut
# (L00–L99)

## Infektionen der Haut und der Unterhaut (L00–L08)
L00 Staphylococcal scalded skin syndrome [SSS-Syndrom]
L01 Impetigo
L02 Hautabszeß, Furunkel und Karbunkel
L03 Phlegmone
L04 Akute Lymphadenitis
L05 Pilonidalzyste
L08 Sonstige lokale Infektionen der Haut und der Unterhaut

**Bullöse Dermatosen (L10–L14)**
L10　Pemphiguskrankheiten
L11　Sonstige akantholytische Dermatosen
L12　Pemphigoidkrankheiten
L13　Sonstige bullöse Dermatosen
L14*　Bullöse Dermatosen bei anderenorts klassifizierten Krankheiten

**Dermatitis und Ekzem (L20–L30)**
L20　Atopisches [endogenes] Ekzem
L21　Seborrhoisches Ekzem
L22　Windeldermatitis
L23　Allergische Kontaktdermatitis
L24　Toxische Kontaktdermatitis
L25　Nicht näher bezeichnete Kontaktdermatitis
L26　Exfoliative Dermatitis
L27　Dermatitis durch oral, enteral oder parenteral aufgenommene Substanzen
L28　Lichen simplex chronicus und Prurigo
L29　Pruritus
L30　Sonstige Dermatitis

**Papulosquamöse Hautkrankheiten (L40–L45)**
L40　Psoriasis
L41　Parapsoriasis
L42　Pityriasis rosea
L43　Lichen ruber planus
L44　Sonstige papulosquamöse Hautkrankheiten
L45*　Papulosquamöse Hautkrankheiten bei anderenorts klassifizierten Krankheiten

**Urtikaria und Erythem (L50–L54)**
L50　Urtikaria
L51　Erythema exsudativum multiforme
L52　Erythema nodosum
L53　Sonstige erythematöse Krankheiten
L54*　Erythem bei anderenorts klassifizierten Krankheiten

## Krankheiten der Haut und der Unterhaut durch Strahleneinwirkung (L55–L59)
L55  Dermatitis solaris
L56  Sonstige akute Hautveränderungen durch Ultraviolettstrahlen
L57  Hautveränderungen durch chronische Exposition gegenüber nichtionisierender Strahlung
L58  Radiodermatitis
L59  Sonstige Krankheiten der Haut und der Unterhaut durch Strahleneinwirkung

## Krankheiten der Hautanhangsgebilde (L60–L75)
L60  Krankheiten der Nägel
L62*  Krankheiten der Nägel bei anderenorts klassifizierten Krankheiten
L63  Alopecia areata
L64  Alopecia androgenetica
L65  Sonstiger Haarausfall ohne Narbenbildung
L66  Narbige Alopezie [Haarausfall mit Narbenbildung]
L67  Anomalien der Haarfarbe und des Haarschaftes
L68  Hypertrichose
L70  Akne
L71  Rosazea
L72  Follikuläre Zysten der Haut und der Unterhaut
L73  Sonstige Krankheiten der Haarfollikel
L74  Krankheiten der ekkrinen Schweißdrüsen
L75  Krankheiten der apokrinen Schweißdrüsen

## Sonstige Krankheiten der Haut und der Unterhaut (L80–L99)
L80  Vitiligo
L81  Sonstige Störungen der Hautpigmentierung
L82  Seborrhoische Keratose
L83  Acanthosis nigricans
L84  Hühneraugen und Horn- (Haut-) Schwielen
L85  Sonstige Epidermisverdickung
L86*  Keratom bei anderenorts klassifizierten Krankheiten
L87  Störungen der transepidermalen Elimination
L88  Pyoderma gangraenosum
L89  Dekubitalgeschwür
L90  Atrophische Hautkrankheiten
L91  Hypertrophe Hautkrankheiten
L92  Granulomatöse Krankheiten der Haut und der Unterhaut
L93  Lupus erythematodes
L94  Sonstige lokalisierte Krankheiten des Bindegewebes
L95  Anderenorts nicht klassifizierte Vaskulitis, die auf die Haut begrenzt ist
L97  Ulcus cruris, anderenorts nicht klassifiziert
L98  Sonstige Krankheiten der Haut und der Unterhaut, anderenorts nicht klassifiziert
L99*  Sonstige Krankheiten der Haut und der Unterhaut bei anderenorts klassifizierten Krankheiten

## Kapitel XIII
## Krankheiten des Muskel-Skelett-Systems und des Bindegewebes (M00–M99)

### Arthropathien (M00–M25)

*Infektiöse Arthropathien (M00–M03)*
M00 Eitrige Arthritis
M01* Direkte Gelenkinfektionen bei anderenorts klassifizierten infektiösen und parasitären Krankheiten
M02 Reaktive Arthritiden
M03* Postinfektiöse und reaktive Arthritiden bei anderenorts klassifizierten Krankheiten

*Entzündliche Polyarthropathien (M05–M14)*
M05 Seropositive chronische Polyarthritis
M06 Sonstige chronische Polyarthritis
M07* Arthritis psoriatica und Arthritiden bei gastrointestinalen Grundkrankheiten
M08 Juvenile Arthritis
M09* Juvenile Arthritis bei anderenorts klassifizierten Krankheiten
M10 Gicht
M11 Sonstige Kristall-Arthropathien
M12 Sonstige näher bezeichnete Arthropathien
M13 Sonstige Arthritis
M14* Arthropathien bei sonstigen anderenorts klassifizierten Krankheiten

*Arthrose (M15–M19)*
M15 Polyarthrose
M16 Koxarthrose [Arthrose des Hüftgelenkes]
M17 Gonarthrose [Arthrose des Kniegelenkes]
M18 Rhizarthrose [Arthrose des Daumensattelgelenkes]
M19 Sonstige Arthrose

*Sonstige Gelenkkrankheiten (M20–M25)*
M20 Erworbene Deformitäten der Finger und Zehen
M21 Sonstige erworbene Deformitäten der Extremitäten
M22 Krankheiten der Patella
M23 Binnenschädigung des Kniegelenkes [internal derangement]
M24 Sonstige näher bezeichnete Gelenkschädigungen
M25 Sonstige Gelenkkrankheiten, anderenorts nicht klassifiziert

### Systemkrankheiten des Bindegewebes (M30–M36)
M30 Panarteriitis nodosa und verwandte Zustände
M31 Sonstige nekrotisierende Vaskulopathien

| M32 | Systemischer Lupus erythematodes |
| M33 | Dermatomyositis-Polymyositis |
| M34 | Systemische Sklerose |
| M35 | Sonstige Systembeteiligung des Bindegewebes |
| M36* | Systemkrankheiten des Bindegewebes bei anderenorts klassifizierten Krankheiten |

**Krankheiten der Wirbelsäule und des Rückens (M40–M54)**

*Deformitäten der Wirbelsäule und des Rückens (M40–M43)*
| M40 | Kyphose und Lordose |
| M41 | Skoliose |
| M42 | Osteochondrose der Wirbelsäule |
| M43 | Sonstige Deformitäten der Wirbelsäule und des Rückens |

*Spondylopathien (M45–M49)*
| M45 | Spondylitis ankylosans |
| M46 | Sonstige entzündliche Spondylopathien |
| M47 | Spondylose |
| M48 | Sonstige Spondylopathien |
| M49* | Spondylopathien bei anderenorts klassifizierten Krankheiten |

*Sonstige Krankheiten der Wirbelsäule und des Rückens (M50–M54)*
| M50 | Zervikale Bandscheibenschäden |
| M51 | Sonstige Bandscheibenschäden |
| M53 | Sonstige Krankheiten der Wirbelsäule und des Rückens, anderenorts nicht klassifiziert |
| M54 | Rückenschmerzen |

**Krankheiten der Weichteilgewebe (M60–M79)**

*Krankheiten der Muskeln (M60–M63)*
| M60 | Myositis |
| M61 | Kalzifikation und Ossifikation von Muskeln |
| M62 | Sonstige Muskelkrankheiten |
| M63* | Muskelkrankheiten bei anderenorts klassifizierten Krankheiten |

*Krankheiten der Synovialis und der Sehnen (M65–M68)*
| M65 | Synovitis und Tenosynovitis |
| M66 | Spontanruptur der Synovialis und von Sehnen |
| M67 | Sonstige Krankheiten der Synovialis und der Sehnen |
| M68* | Krankheiten der Synovialis und der Sehnen bei anderenorts klassifizierten Krankheiten |

*Sonstige Krankheiten des Weichteilgewebes (M70–M79)*
M70  Krankheiten des Weichteilgewebes im Zusammenhang mit Beanspruchung, Überbeanspruchung und Druck
M71  Sonstige Bursopathien
M72  Fibromatosen
M73*  Krankheiten des Weichteilgewebes bei anderenorts klassifizierten Krankheiten
M75  Schulterläsionen
M76  Enthesopathien der unteren Extremität mit Ausnahme des Fußes
M77  Sonstige Enthesopathien
M79  Sonstige Krankheiten des Weichteilgewebes, anderenorts nicht klassifiziert

## Osteopathien und Chondropathien (M80–M94)

*Veränderungen der Knochendichte und -struktur (M80–M85)*
M80  Osteoporose mit pathologischer Fraktur
M81  Osteoporose ohne pathologische Fraktur
M82*  Osteoporose bei anderenorts klassifizierten Krankheiten
M83  Osteomalazie im Erwachsenenalter
M84  Veränderungen der Knochenkontinuität
M85  Sonstige Veränderungen der Knochendichte und -struktur

*Sonstige Osteopathien (M86–M90)*
M86  Osteomyelitis
M87  Knochennekrose
M88  Osteodystrophia deformans [Paget-Krankheit]
M89  Sonstige Knochenkrankheiten
M90*  Osteopathien bei anderenorts klassifizierten Krankheiten

*Chondropathien (M91–M94)*
M91  Juvenile Osteochondrose der Hüfte und des Beckens
M92  Sonstige juvenile Osteochondrosen
M93  Sonstige Osteochondropathien
M94  Sonstige Knorpelkrankheiten

## Sonstige Krankheiten des Muskel-Skelett-Systems und des Bindegewebes (M95–M99)

M95  Sonstige erworbene Deformitäten des Muskel-Skelett-Systems und des Bindegewebes
M96  Krankheiten des Muskel-Skelett-Systems nach medizinischen Maßnahmen, anderenorts nicht klassifiziert
M99  Biomechanische Funktionsstörungen, anderenorts nicht klassifiziert

## Kapitel XIV
## Krankheiten des Urogenitalsystems
## (N00-N99)

**Glomeruläre Krankheiten (N00-N08)**
N00 Akutes nephritisches Syndrom
N01 Rapid-progressives nephritisches Syndrom
N02 Rezidivierende und persistierende Hämaturie
N03 Chronisches nephritisches Syndrom
N04 Nephrotisches Syndrom
N05 Nicht näher bezeichnetes nephritisches Syndrom
N06 Isolierte Proteinurie mit näher bezeichneter morphologischer Veränderung
N07 Hereditäre Nephropathie, anderenorts nicht klassifiziert
N08* Glomeruläre Krankheiten bei anderenorts klassifizierten Krankheiten

**Tubulointerstitielle Nierenkrankheiten (N10-N16)**
N10 Akute tubulointerstitielle Nephritis
N11 Chronische tubulointerstitielle Nephritis
N12 Tubulointerstitielle Nephritis, nicht als akut oder chronisch bezeichnet
N13 Obstruktive Uropathie und Refluxuropathie
N14 Arzneimittel- und schwermetallinduzierte tubulointerstitielle und tubuläre Krankheitszustände
N15 Sonstige tubulointerstitielle Nierenkrankheiten
N16* Tubulointerstitielle Nierenkrankheiten bei anderenorts klassifizierten Krankheiten

**Niereninsuffizienz (N17-N19)**
N17 Akutes Nierenversagen
N18 Chronische Niereninsuffizienz
N19 Nicht näher bezeichnete Niereninsuffizienz

**Urolithiasis (N20-N23)**
N20 Nieren- und Ureterstein
N21 Stein in den unteren Harnwegen
N22* Harnstein bei anderenorts klassifizierten Krankheiten
N23 Nicht näher bezeichnete Nierenkolik

**Sonstige Krankheiten der Niere und des Ureters (N25-N29)**
N25 Krankheiten infolge Schädigung der tubulären Nierenfunktion
N26 Schrumpfniere, nicht näher bezeichnet
N27 Kleine Niere unbekannter Ursache
N28 Sonstige Krankheiten der Niere und des Ureters, anderenorts nicht klassifiziert

N29* Sonstige Krankheiten der Niere und des Ureters bei anderenorts klassifizierten Krankheiten

**Sonstige Krankheiten des Harnsystems (N30–N39)**
N30 Zystitis
N31 Neuromuskuläre Dysfunktion der Harnblase, anderenorts nicht klassifiziert
N32 Sonstige Krankheiten der Harnblase
N33* Krankheiten der Harnblase bei anderenorts klassifizierten Krankheiten
N34 Urethritis und urethrales Syndrom
N35 Harnröhrenstriktur
N36 Sonstige Krankheiten der Harnröhre
N37* Krankheiten der Harnröhre bei anderenorts klassifizierten Krankheiten
N39 Sonstige Krankheiten des Harnsystems

**Krankheiten der männlichen Genitalorgane (N40–N51)**
N40 Prostatahyperplasie
N41 Entzündliche Krankheiten der Prostata
N42 Sonstige Krankheiten der Prostata
N43 Hydrozele und Spermatozele
N44 Hodentorsion
N45 Orchitis und Epididymitis
N46 Sterilität beim Mann
N47 Vorhauthypertrophie, Phimose und Paraphimose
N48 Sonstige Krankheiten des Penis
N49 Entzündliche Krankheiten der männlichen Genitalorgane, anderenorts nicht klassifiziert
N50 Sonstige Krankheiten der männlichen Genitalorgane
N51* Krankheiten der männlichen Genitalorgane bei anderenorts klassifizierten Krankheiten

**Krankheiten der Mamma (N60–N64)**
N60 Gutartige Mammadysplasie
N61 Entzündliche Krankheiten der Mamma
N62 Hypertrophie der Mamma
N63 Nicht näher bezeichnete Verhärtung in der Mamma
N64 Sonstige Krankheiten der Mamma

**Entzündliche Krankheiten der weiblichen Beckenorgane (N70–N77)**
N70 Salpingitis und Oophoritis
N71 Entzündliche Krankheit des Uterus, ausgenommen der Zervix
N72 Entzündliche Krankheit der Cervix uteri
N73 Sonstige entzündliche Krankheiten im weiblichen Becken
N74* Entzündung im weiblichen Becken bei anderenorts klassifizierten Krankheiten
N75 Krankheiten der Bartholin-Drüsen

N76  Sonstige entzündliche Krankheit der Vagina und Vulva
N77* Vulvovaginale Ulzeration und Entzündung bei anderenorts klassifizierten Krankheiten

**Nichtentzündliche Krankheiten des weiblichen Genitaltraktes (N80–N98)**
N80  Endometriose
N81  Genitalprolaps bei der Frau
N82  Fisteln mit Beteiligung des weiblichen Genitaltraktes
N83  Nichtentzündliche Krankheiten des Ovars, der Tuba uterina und des Lig. latum uteri
N84  Polyp des weiblichen Genitaltraktes
N85  Sonstige nichtentzündliche Krankheiten des Uterus, ausgenommen der Zervix
N86  Erosion und Ektropium der Cervix uteri
N87  Dysplasie der Cervix uteri
N88  Sonstige nichtentzündliche Krankheiten der Cervix uteri
N89  Sonstige nichtentzündliche Krankheiten der Vagina
N90  Sonstige nichtentzündliche Krankheiten der Vulva und des Perineums
N91  Ausgebliebene, zu schwache oder zu seltene Menstruation
N92  Zu starke, zu häufige oder unregelmäßige Menstruation
N93  Sonstige abnorme Uterus- oder Vaginalblutung
N94  Schmerz und andere Zustände im Zusammenhang mit den weiblichen Genitalorganen und dem Menstruationszyklus
N95  Klimakterische Störungen
N96  Neigung zu habituellem Abort
N97  Sterilität der Frau
N98  Komplikationen im Zusammenhang mit künstlicher Befruchtung

**Sonstige Krankheiten des Urogenitalsystems (N99)**
N99  Krankheiten des Urogenitalsystems nach medizinischen Maßnahmen, anderenorts nicht klassifiziert

# Kapitel XV
# Schwangerschaft, Geburt und Wochenbett
# (O00–O99)

**Schwangerschaft mit abortivem Ausgang (O00–O08)**
O00  Extrauteringravidität
O01  Blasenmole
O02  Sonstige abnorme Konzeptionsprodukte
O03  Spontanabort
O04  Ärztlich eingeleiteter Abort
O05  Sonstiger Abort

O06 Nicht näher bezeichneter Abort
O07 Mißlungene Aborteinleitung
O08 Komplikationen nach Abort, Extrauteringravidität und Molenschwangerschaft

**Ödeme, Proteinurie und Hypertonie während der Schwangerschaft, der Geburt und des Wochenbettes (O10–O16)**
O10 Vorher bestehende Hypertonie, die Schwangerschaft, Geburt und Wochenbett kompliziert
O11 Vorher bestehende Hypertonie mit aufgepfropfter Proteinurie
O12 Gestationsödeme und Gestationsproteinurie [schwangerschaftsinduziert] ohne Hypertonie
O13 Gestationshypertonie [schwangerschaftsinduziert] ohne bedeutsame Proteinurie
O14 Gestationshypertonie [schwangerschaftsinduziert] mit bedeutsamer Proteinurie
O15 Eklampsie
O16 Nicht näher bezeichnete Hypertonie der Mutter

**Sonstige Krankheiten der Mutter, die vorwiegend mit der Schwangerschaft verbunden sind (O20–O29)**
O20 Blutung in der Frühschwangerschaft
O21 Übermäßiges Erbrechen während der Schwangerschaft
O22 Venenkrankheiten als Komplikation in der Schwangerschaft
O23 Infektionen des Urogenitaltraktes in der Schwangerschaft
O24 Diabetes mellitus in der Schwangerschaft
O25 Fehl- und Mangelernährung in der Schwangerschaft
O26 Betreuung der Mutter bei sonstigen Zuständen, die vorwiegend mit der Schwangerschaft verbunden sind
O28 Abnorme Befunde bei der Screeninguntersuchung der Mutter zur pränatalen Diagnostik
O29 Komplikationen bei Anästhesie in der Schwangerschaft

**Betreuung der Mutter im Hinblick auf den Feten und die Amnionhöhle sowie mögliche Entbindungskomplikationen (O30–O48)**
O30 Mehrlingsschwangerschaft
O31 Komplikationen, die für eine Mehrlingsschwangerschaft spezifisch sind
O32 Betreuung der Mutter bei festgestellter oder vermuteter Lage- und Einstellungsanomalie des Feten
O33 Betreuung der Mutter bei festgestelltem oder vermutetem Mißverhältnis
O34 Betreuung der Mutter bei festgestellter oder vermuteter Anomalie der Beckenorgane
O35 Betreuung der Mutter bei festgestellter oder vermuteter Anomalie oder Schädigung des Feten
O36 Betreuung der Mutter wegen sonstiger festgestellter oder vermuteter Komplikationen beim Feten

| O40 | Polyhydramnion |
|---|---|
| O41 | Sonstige Veränderungen des Fruchtwassers und der Eihäute |
| O42 | Vorzeitiger Blasensprung |
| O43 | Pathologische Zustände der Plazenta |
| O44 | Placenta praevia |
| O45 | Vorzeitige Plazentalösung [Abruptio placentae] |
| O46 | Präpartale Blutung, anderenorts nicht klassifiziert |
| O47 | Frustrane Kontraktionen [Unnütze Wehen] |
| O48 | Übertragene Schwangerschaft |

**Komplikationen bei Wehentätigkeit und Entbindung (O60–O75)**

| O60 | Vorzeitige Entbindung |
|---|---|
| O61 | Mißlungene Geburtseinleitung |
| O62 | Abnorme Wehentätigkeit |
| O63 | Protrahierte Geburt |
| O64 | Geburtshindernis durch Lage-, Haltungs- und Einstellungsanomalien des Feten |
| O65 | Geburtshindernis durch Anomalie des mütterlichen Beckens |
| O66 | Sonstiges Geburtshindernis |
| O67 | Komplikationen bei Wehen und Entbindung durch intrapartale Blutung, anderenorts nicht klassifiziert |
| O68 | Komplikationen bei Wehen und Entbindung durch fetalen Distreß [fetal distress] [fetaler Gefahrenzustand] |
| O69 | Komplikationen bei Wehen und Entbindung durch Nabelschnurkomplikationen |
| O70 | Dammriß unter der Geburt |
| O71 | Sonstige Verletzungen unter der Geburt |
| O72 | Postpartale Blutung |
| O73 | Retention der Plazenta und der Eihäute ohne Blutung |
| O74 | Komplikationen bei Anästhesie während der Wehentätigkeit und bei der Entbindung |
| O75 | Sonstige Komplikationen bei Wehentätigkeit und Entbindung, anderenorts nicht klassifiziert |

**Entbindung (O80–O84)**

| O80 | Spontangeburt eines Einlings |
|---|---|
| O81 | Geburt eines Einlings durch Zangen- oder Vakuumextraktion |
| O82 | Geburt eines Einlings durch Schnittentbindung [Sectio caesarea] |
| O83 | Sonstige geburtshilfliche Maßnahmen bei Geburt eines Einlings |
| O84 | Mehrlingsgeburt |

**Komplikationen, die vorwiegend im Wochenbett auftreten (O85–O92)**

| O85 | Puerperalfieber |
|---|---|
| O86 | Sonstige Wochenbettinfektionen |
| O87 | Venenkrankheiten als Komplikation im Wochenbett |
| O88 | Embolie während der Gestationsperiode |

O89 Komplikationen bei Anästhesie im Wochenbett
O90 Wochenbettkomplikationen, anderenorts nicht klassifiziert
O91 Infektionen der Mamma im Zusammenhang mit der Gestation
O92 Sonstige Krankheiten der Mamma im Zusammenhang mit der Gestation und Laktationsstörungen

**Sonstige Krankheitszustände während der Gestationsperiode, die anderenorts nicht klassifiziert sind (O95–O99)**

O95 Sterbefall während der Gestationsperiode nicht näher bezeichneter Ursache
O96 Tod infolge jeder gestationsbedingten Ursache nach mehr als 42 Tagen bis unter einem Jahr nach der Entbindung
O97 Tod an den Folgen direkt gestationsbedingter Ursachen
O98 Infektiöse und parasitäre Krankheiten der Mutter, die anderenorts klassifizierbar sind, die jedoch Schwangerschaft, Geburt und Wochenbett komplizieren
O99 Sonstige Krankheiten der Mutter, die anderenorts klassifizierbar sind, die jedoch Schwangerschaft, Geburt und Wochenbett komplizieren

**Kapitel XVI**
**Bestimmte Zustände, die ihren Ursprung in der Perinatalperiode haben (P00–P96)**

**Schädigung des Feten und Neugeborenen durch mütterliche Faktoren und durch Komplikationen bei Schwangerschaft, Wehentätigkeit und Entbindung (P00–P04)**

P00 Schädigung des Feten und Neugeborenen durch Zustände der Mutter, die zur vorliegenden Schwangerschaft keine Beziehung haben müssen
P01 Schädigung des Feten und Neugeborenen durch mütterliche Schwangerschaftskomplikationen
P02 Schädigung des Feten und Neugeborenen durch Komplikationen von Plazenta, Nabelschnur und Eihäuten
P03 Schädigung des Feten und Neugeborenen durch sonstige Komplikationen bei Wehen und Entbindung
P04 Schädigung des Feten und Neugeborenen durch Noxen, die transplazentar oder mit der Muttermilch übertragen werden

**Störungen im Zusammenhang mit der Schwangerschaftsdauer und dem fetalen Wachstum (P05–P08)**

P05 Intrauterine Mangelentwicklung und fetale Mangelernährung
P07 Störungen im Zusammenhang mit kurzer Schwangerschaftsdauer und niedrigem Geburtsgewicht, anderenorts nicht klassifiziert
P08 Störungen im Zusammenhang mit langer Schwangerschaftsdauer und hohem Geburtsgewicht

**Geburtstrauma (P10–P15)**

| | |
|---|---|
| P10 | Intrakranielle Verletzung und Blutung durch Geburtsverletzung |
| P11 | Sonstige Geburtsverletzungen des Zentralnervensystems |
| P12 | Geburtsverletzung der behaarten Kopfhaut |
| P13 | Geburtsverletzung des Skeletts |
| P14 | Geburtsverletzung des peripheren Nervensystems |
| P15 | Sonstige Geburtsverletzungen |

**Krankheiten des Atmungs- und Herz-Kreislaufsystems, die für die Perinatalperiode spezifisch sind (P20–P29)**

| | |
|---|---|
| P20 | Intrauterine Hypoxie |
| P21 | Asphyxie unter der Geburt |
| P22 | Atemnot [Respiratory distress] beim Neugeborenen |
| P23 | Angeborene Pneumonie |
| P24 | Aspirationssyndrome beim Neugeborenen |
| P25 | Interstitielles Emphysem und verwandte Zustände mit Ursprung in der Perinatalperiode |
| P26 | Lungenblutung mit Ursprung in der Perinatalperiode |
| P27 | Chronische Atemwegskrankheit mit Ursprung in der Perinatalperiode |
| P28 | Sonstige Atemstörungen mit Ursprung in der Perinatalperiode |
| P29 | Kardiovaskuläre Krankheiten mit Ursprung in der Perinatalperiode |

**Infektionen, die für die Perinatalperiode spezifisch sind (P35–P39)**

| | |
|---|---|
| P35 | Angeborene Viruskrankheiten |
| P36 | Bakterielle Sepsis beim Neugeborenen |
| P37 | Sonstige angeborene infektiöse und parasitäre Krankheiten |
| P38 | Omphalitis beim Neugeborenen mit oder ohne leichte Blutung |
| P39 | Sonstige Infektionen, die für die Perinatalperiode spezifisch sind |

**Hämorrhagische und hämatologische Krankheiten beim Feten und Neugeborenen (P50–P61)**

| | |
|---|---|
| P50 | Fetaler Blutverlust |
| P51 | Nabelblutung beim Neugeborenen |
| P52 | Intrakranielle nichttraumatische Blutung beim Feten und Neugeborenen |
| P53 | Hämorrhagische Krankheit beim Feten und Neugeborenen |
| P54 | Sonstige Blutungen beim Neugeborenen |
| P55 | Hämolytische Krankheit beim Feten und Neugeborenen |
| P56 | Hydrops fetalis durch hämolytische Krankheit |
| P57 | Kernikterus |
| P58 | Neugeborenenikterus durch sonstige gesteigerte Hämolyse |
| P59 | Neugeborenenikterus durch sonstige und nicht näher bezeichnete Ursachen |
| P60 | Disseminierte intravasale Gerinnung beim Feten und Neugeborenen |
| P61 | Sonstige hämatologische Krankheiten in der Perinatalperiode |

**Transitorische endokrine und Stoffwechselstörungen, die für den Feten und das Neugeborene spezifisch sind (P70–P74)**
P70 Transitorische Störungen des Kohlenhydratstoffwechsels, die für den Feten und das Neugeborene spezifisch sind
P71 Transitorische Störungen des Kalzium- und Magnesiumstoffwechsels beim Neugeborenen
P72 Sonstige transitorische endokrine Krankheiten beim Neugeborenen
P74 Sonstige transitorische Störungen des Elektrolythaushaltes und des Stoffwechsels beim Neugeborenen

**Krankheiten des Verdauungssystems beim Feten und Neugeborenen (P75–P78)**
P75* Mekoniumileus
P76 Sonstiger Darmverschluß beim Neugeborenen
P77 Enterocolitis necroticans beim Feten oder Neugeborenen
P78 Sonstige Krankheiten des Verdauungssystems in der Perinatalperiode

**Krankheitszustände mit Beteiligung der Haut und der Temperaturregulation beim Feten und Neugeborenen (P80–P83)**
P80 Hypothermie beim Neugeborenen
P81 Sonstige Störungen der Temperaturregulation beim Neugeborenen
P83 Sonstige Krankheitszustände mit Beteiligung der Haut, die für den Feten und das Neugeborene spezifisch sind

**Sonstige Störungen, die ihren Ursprung in der Perinatalperiode haben (P90–P96)**
P90 Krämpfe beim Neugeborenen
P91 Sonstige zerebrale Störungen beim Neugeborenen
P92 Ernährungsprobleme beim Neugeborenen
P93 Reaktionen und Intoxikationen durch Arzneimittel oder Drogen, die dem Feten und Neugeborenen verabreicht wurden
P94 Störungen des Muskeltonus beim Neugeborenen
P95 Fetaltod, nicht näher bezeichnete Ursache
P96 Sonstige Zustände, die ihren Ursprung in der Perinatalperiode haben

## Kapitel XVII
## Angeborene Fehlbildungen, Deformitäten und Chromosomenanomalien (Q00–Q99)

**Angeborene Fehlbildungen des Nervensystems (Q00–Q07)**
Q00 Anenzephalie und ähnliche Fehlbildungen
Q01 Enzephalozele
Q02 Mikrozephalie
Q03 Angeborener Hydrozephalus

Q04 Sonstige angeborene Fehlbildungen des Gehirns
Q05 Spina bifida
Q06 Sonstige angeborene Fehlbildungen des Rückenmarks
Q07 Sonstige angeborene Fehlbildungen des Nervensystems

**Angeborene Fehlbildungen des Auges, des Ohres, des Gesichtes und des Halses (Q10–Q18)**
Q10 Angeborene Fehlbildungen des Augenlides, des Tränenapparates und der Orbita
Q11 Anophthalmus, Mikrophthalmus und Makrophthalmus
Q12 Angeborene Fehlbildungen der Linse
Q13 Angeborene Fehlbildungen des vorderen Augenabschnittes
Q14 Angeborene Fehlbildung des hinteren Augenabschnittes
Q15 Sonstige angeborene Fehlbildungen des Auges
Q16 Angeborene Fehlbildungen des Ohres, die eine Beeinträchtigung des Hörvermögens verursachen
Q17 Sonstige angeborene Fehlbildungen des Ohres
Q18 Sonstige angeborene Fehlbildungen des Gesichtes und des Halses

**Angeborene Fehlbildungen des Kreislaufsystems (Q20–Q28)**
Q20 Angeborene Fehlbildungen der Herzhöhlen und verbindender Strukturen
Q21 Angeborene Fehlbildungen der Herzsepten
Q22 Angeborene Fehlbildungen der Pulmonal- und der Trikuspidalklappe
Q23 Angeborene Fehlbildungen der Aorten- und der Mitralklappe
Q24 Sonstige angeborene Fehlbildungen des Herzens
Q25 Angeborene Fehlbildungen der großen Arterien
Q26 Angeborene Fehlbildungen der großen Venen
Q27 Sonstige angeborene Fehlbildungen des peripheren Gefäßsystems
Q28 Sonstige angeborene Fehlbildungen des Kreislaufsystems

**Angeborene Fehlbildungen des Atmungssystems (Q30–Q34)**
Q30 Angeborene Fehlbildungen der Nase
Q31 Angeborene Fehlbildungen des Kehlkopfes
Q32 Angeborene Fehlbildungen der Trachea und der Bronchien
Q33 Angeborene Fehlbildungen der Lunge
Q34 Sonstige angeborene Fehlbildungen des Atmungssystems

**Lippen-, Kiefer- und Gaumenspalte (Q35–Q37)**
Q35 Gaumenspalte
Q36 Lippenspalte
Q37 Gaumenspalte mit Lippenspalte

**Sonstige angeborene Fehlbildungen des Verdauungssystems (Q38–Q45)**
Q38 Sonstige angeborene Fehlbildungen der Zunge, des Mundes und des Rachens
Q39 Angeborene Fehlbildungen des Ösophagus

Q40 Sonstige angeborene Fehlbildungen des oberen Verdauungstraktes
Q41 Angeborenes Fehlen, Atresie und Stenose des Dünndarmes
Q42 Angeborenes Fehlen, Atresie und Stenose des Dickdarmes
Q43 Sonstige angeborene Fehlbildungen des Darmes
Q44 Angeborene Fehlbildungen der Gallenblase, der Gallengänge und der Leber
Q45 Sonstige angeborene Fehlbildungen des Verdauungssystems

**Angeborene Fehlbildungen der Genitalorgane (Q50–Q56)**
Q50 Angeborene Fehlbildungen der Ovarien, der Tubae uterinae und der Ligg. lata uteri
Q51 Angeborene Fehlbildungen des Uterus und der Cervix uteri
Q52 Sonstige angeborene Fehlbildungen der weiblichen Genitalorgane
Q53 Nondescensus testis
Q54 Hypospadie
Q55 Sonstige angeborene Fehlbildungen der männlichen Genitalorgane
Q56 Unbestimmtes Geschlecht und Pseudohermaphroditismus

**Angeborene Fehlbildungen des Harnsystems (Q60–Q64)**
Q60 Nierenagenesie und sonstige Reduktionsdefekte der Niere
Q61 Zystische Nierenkrankheit
Q62 Angeborene obstruktive Defekte des Nierenbeckens und angeborene Fehlbildungen des Ureters
Q63 Sonstige angeborene Fehlbildungen der Niere
Q64 Sonstige angeborene Fehlbildungen des Harnsystems

**Angeborene Fehlbildungen und Deformitäten des Muskel-Skelett-Systems (Q65–Q79)**
Q65 Angeborene Deformitäten der Hüfte
Q66 Angeborene Deformitäten der Füße
Q67 Angeborene Muskel-Skelett-Deformitäten des Kopfes, des Gesichtes, der Wirbelsäule und des Thorax
Q68 Sonstige angeborene Muskel-Skelett-Deformitäten
Q69 Polydaktylie
Q70 Syndaktylie
Q71 Reduktionsdefekte der oberen Extremität
Q72 Reduktionsdefekte der unteren Extremität
Q73 Reduktionsdefekte nicht näher bezeichneter Extremität(en)
Q74 Sonstige angeborene Fehlbildungen der Extremität(en)
Q75 Sonstige angeborene Fehlbildungen der Schädel- und Gesichtsschädelknochen
Q76 Angeborene Fehlbildungen der Wirbelsäule und des knöchernen Thorax
Q77 Osteochondrodysplasie mit Wachstumsstörungen der Röhrenknochen und der Wirbelsäule
Q78 Sonstige Osteochondrodysplasien
Q79 Angeborene Fehlbildungen des Muskel-Skelett-Systems, anderenorts nicht klassifiziert

**Sonstige angeborene Fehlbildungen (Q80–Q89)**
Q80    Ichthyosis congenita
Q81    Epidermolysis bullosa
Q82    Sonstige angeborene Fehlbildungen der Haut
Q83    Angeborene Fehlbildungen der Mamma
Q84    Sonstige angeborene Fehlbildungen des Integumentes
Q85    Phakomatosen, anderenorts nicht klassifiziert
Q86    Angeborene Fehlbildungssyndrome durch bekannte äußere Ursachen, anderenorts nicht klassifiziert
Q87    Sonstige näher bezeichnete angeborene Fehlbildungssyndrome mit Beteiligung mehrerer Systeme
Q89    Sonstige angeborene Fehlbildungen, anderenorts nicht klassifiziert

**Chromosomenanomalien, anderenorts nicht klassifiziert (Q90–Q99)**
Q90    Down-Syndrom
Q91    Edwards-Syndrom und Patau-Syndrom
Q92    Sonstige Trisomien und partielle Trisomien der Autosomen, anderenorts nicht klassifiziert
Q93    Monosomien und Deletionen der Autosomen, anderenorts nicht klassifiziert
Q95    Balancierte Rearrangements und Struktur-Marker, anderenorts nicht klassifiziert
Q96    Turner-Syndrom
Q97    Sonstige Anomalien der Gonosomen bei weiblichem Phänotyp, anderenorts nicht klassifiziert
Q98    Sonstige Anomalien der Gonosomen bei männlichem Phänotyp, anderenorts nicht klassifiziert
Q99    Sonstige Chromosomenanomalien, anderenorts nicht klassifiziert


**Kapitel XVIII**
**Symptome und abnorme klinische und Laborbefunde, die anderenorts nicht klassifiziert sind**
**(R00–R99)**


**Symptome, die das Kreislaufsystem und das Atmungssystem betreffen (R00–R09)**
R00    Störungen des Herzschlages
R01    Herzgeräusche und andere Herz-Schallphänomene
R02    Gangrän, anderenorts nicht klassifiziert
R03    Abnormer Blutdruckwert ohne Diagnose
R04    Blutung aus den Atemwegen
R05    Husten
R06    Störungen der Atmung

R07 Hals- und Brustschmerzen
R09 Sonstige Symptome, die das Kreislaufsystem und das Atmungssystem betreffen

**Symptome, die das Verdauungssystem und das Abdomen betreffen (R10–R19)**
R10 Bauch- und Beckenschmerzen
R11 Übelkeit und Erbrechen
R12 Sodbrennen
R13 Dysphagie
R14 Flatulenz und verwandte Zustände
R15 Stuhlinkontinenz
R16 Hepatomegalie und Splenomegalie, anderenorts nicht klassifiziert
R17 Gelbsucht, nicht näher bezeichnet
R18 Aszites
R19 Sonstige Symptome, die das Verdauungssystem und das Abdomen betreffen

**Symptome, die die Haut und das Unterhautgewebe betreffen (R20–R23)**
R20 Sensibilitätsstörungen der Haut
R21 Hautausschlag und sonstige unspezifische Hauteruptionen
R22 Lokalisierte Schwellung, Raumforderung und Knoten der Haut und der Unterhaut
R23 Sonstige Hautveränderungen

**Symptome, die das Nervensystem und das Muskel-Skelett-System betreffen (R25–R29)**
R25 Abnorme unwillkürliche Bewegungen
R26 Störungen des Ganges und der Mobilität
R27 Sonstige Koordinationsstörungen
R29 Sonstige Symptome, die das Nervensystem und das Muskel-Skelett-System betreffen

**Symptome, die das Harnsystem betreffen (R30–R39)**
R30 Schmerzen beim Wasserlassen
R31 Nicht näher bezeichnete Hämaturie
R32 Nicht näher bezeichnete Harninkontinenz
R33 Harnverhaltung
R34 Anurie und Oligurie
R35 Polyurie
R36 Ausfluß aus der Harnröhre
R39 Sonstige Symptome, die das Harnsystem betreffen

**Symptome, die das Erkennungs- und Wahrnehmungsvermögen, die Stimmung und das Verhalten betreffen (R40–R46)**
R40 Somnolenz, Stupor und Koma

| R41 | Sonstige Symptome, die das Erkennungsvermögen und das Bewußtsein betreffen |
|---|---|
| R42 | Schwindel und Taumel |
| R43 | Störungen des Geruchs- und Geschmackssinnes |
| R44 | Sonstige Symptome, die die Sinneswahrnehmungen und das Wahrnehmungsvermögen betreffen |
| R45 | Symptome, die die Stimmung betreffen |
| R46 | Symptome, die das äußere Erscheinungsbild und das Verhalten betreffen |

**Symptome, die die Sprache und die Stimme betreffen (R47–R49)**

| R47 | Sprech- und Sprachstörungen, anderenorts nicht klassifiziert |
|---|---|
| R48 | Dyslexie und sonstige Werkzeugstörungen, anderenorts nicht klassifiziert |
| R49 | Störungen der Stimme |

**Allgemeinsymptome (R50–R69)**

| R50 | Fieber unbekannter Ursache |
|---|---|
| R51 | Kopfschmerz |
| R52 | Schmerz, anderenorts nicht klassifiziert |
| R53 | Unwohlsein und Ermüdung |
| R54 | Senilität |
| R55 | Synkope und Kollaps |
| R56 | Krämpfe, anderenorts nicht klassifiziert |
| R57 | Schock, anderenorts nicht klassifiziert |
| R58 | Blutung, anderenorts nicht klassifiziert |
| R59 | Lymphknotenvergrößerung |
| R60 | Ödem, anderenorts nicht klassifiziert |
| R61 | Hyperhidrose |
| R62 | Ausbleiben der erwarteten normalen physiologischen Entwicklung |
| R63 | Symptome, die die Nahrungs- und Flüssigkeitsaufnahme betreffen |
| R64 | Kachexie |
| R68 | Sonstige Allgemeinsymptome |
| R69 | Unbekannte und nicht näher bezeichnete Krankheitsursachen |

**Abnorme Blutuntersuchungsbefunde ohne Vorliegen einer Diagnose (R70–R79)**

| R70 | Beschleunigte Blutkörperchensenkungsreaktion und Veränderungen der Plasmaviskosität |
|---|---|
| R71 | Veränderung der Erythrozyten |
| R72 | Veränderung der Leukozyten, anderenorts nicht klassifiziert |
| R73 | Erhöhter Blutglukosewert |
| R74 | Abnorme Serumenzymwerte |
| R75 | Laborhinweis auf Humanes Immundefizienz-Virus [HIV] |
| R76 | Sonstige abnorme immunologische Serumbefunde |
| R77 | Sonstige Veränderungen der Plasmaproteine |
| R78 | Nachweis von Drogen und anderen Substanzen, die normalerweise nicht im Blut vorhanden sind |

R79 Sonstige abnorme Befunde der Blutchemie

**Abnorme Urinuntersuchungsbefunde ohne Vorliegen einer Diagnose (R80–R82)**
R80 Isolierte Proteinurie
R81 Glukosurie
R82 Sonstige abnorme Urinbefunde

**Abnorme Befunde ohne Vorliegen einer Diagnose bei der Untersuchung anderer Körperflüssigkeiten, Substanzen und Gewebe (R83–R89)**
R83 Abnorme Liquorbefunde
R84 Abnorme Befunde in Untersuchungsmaterialien aus Atemwegen und Thorax
R85 Abnorme Befunde in Untersuchungsmaterialien aus Verdauungsorganen und Bauchhöhle
R86 Abnorme Befunde in Untersuchungsmaterialien aus den männlichen Genitalorganen
R87 Abnorme Befunde in Untersuchungsmaterialien aus den weiblichen Genitalorganen
R89 Abnorme Befunde in Untersuchungsmaterialien aus anderen Körperorganen, -systemen und -geweben

**Abnorme Befunde ohne Vorliegen einer Diagnose bei bildgebender Diagnostik und Funktionsprüfungen (R90–R94)**
R90 Abnorme Befunde bei der bildgebenden Diagnostik des Zentralnervensystems
R91 Abnorme Befunde bei der bildgebenden Diagnostik der Lunge
R92 Abnorme Befunde bei der bildgebenden Diagnostik der Mamma
R93 Abnorme Befunde bei der bildgebenden Diagnostik sonstiger Körperstrukturen
R94 Abnorme Ergebnisse von Funktionsprüfungen

**Ungenau bezeichnete und unbekannte Todesursachen (R95–R99)**
R95 Plötzlicher Kindstod
R96 Sonstiger plötzlicher Tod unbekannter Ursache
R98 Nicht in Anwesenheit anderer Personen verstorben
R99 Sonstige ungenau oder nicht näher bezeichnete Todesursachen

## Kapitel XIX
## Verletzungen, Vergiftungen und bestimmte andere Folgen äußerer Ursachen
## (S00–T98)

### Verletzungen des Kopfes (S00–S09)
- S00    Oberflächliche Verletzung des Kopfes
- S01    Offene Wunde des Kopfes
- S02    Fraktur des Schädels und der Gesichtsschädelknochen
- S03    Luxation, Verstauchung und Zerrung von Gelenken und Bändern des Kopfes
- S04    Verletzung von Hirnnerven
- S05    Verletzung des Auges und der Orbita
- S06    Intrakranielle Verletzung
- S07    Zerquetschung des Kopfes
- S08    Traumatische Amputation von Teilen des Kopfes
- S09    Sonstige und nicht näher bezeichnete Verletzungen des Kopfes

### Verletzungen des Halses (S10–S19)
- S10    Oberflächliche Verletzung des Halses
- S11    Offene Wunde des Halses
- S12    Fraktur im Bereich des Halses
- S13    Luxation, Verstauchung und Zerrung von Gelenken und Bändern in Halshöhe
- S14    Verletzung der Nerven und des Rückenmarkes in Halshöhe
- S15    Verletzung von Blutgefäßen in Halshöhe
- S16    Verletzung von Muskeln und Sehnen in Halshöhe
- S17    Zerquetschung des Halses
- S18    Traumatische Amputation in Halshöhe
- S19    Sonstige und nicht näher bezeichnete Verletzungen des Halses

### Verletzungen des Thorax (S20–S29)
- S20    Oberflächliche Verletzung des Thorax
- S21    Offene Wunde des Thorax
- S22    Fraktur der Rippe(n), des Sternums und der Brustwirbelsäule
- S23    Luxation, Verstauchung und Zerrung von Gelenken und Bändern im Bereich des Thorax
- S24    Verletzung der Nerven und des Rückenmarkes in Thoraxhöhe
- S25    Verletzung von Blutgefäßen des Thorax
- S26    Verletzung des Herzens
- S27    Verletzung sonstiger und nicht näher bezeichneter intrathorakaler Organe
- S28    Zerquetschung des Thorax und traumatische Amputation von Teilen des Thorax
- S29    Sonstige und nicht näher bezeichnete Verletzungen des Thorax

## Verletzungen des Abdomens, der Lumbosakralgegend, der Lendenwirbelsäule und des Beckens (S30–S39)
S30 Oberflächliche Verletzung des Abdomens, der Lumbosakralgegend und des Beckens
S31 Offene Wunde des Abdomens, der Lumbosakralgegend und des Beckens
S32 Fraktur der Lendenwirbelsäule und des Beckens
S33 Luxation, Verstauchung und Zerrung von Gelenken und Bändern der Lendenwirbelsäule und des Beckens
S34 Verletzung der Nerven und des lumbalen Rückenmarkes in Höhe des Abdomens, der Lumbosakralgegend und des Beckens
S35 Verletzung von Blutgefäßen in Höhe des Abdomens, der Lumbosakralgegend und des Beckens
S36 Verletzung von intraabdominalen Organen
S37 Verletzung der Beckenorgane
S38 Zerquetschung und traumatische Amputation von Teilen des Abdomens, der Lumbosakralgegend und des Beckens
S39 Sonstige und nicht näher bezeichnete Verletzungen des Abdomens, der Lumbosakralgegend und des Beckens

## Verletzungen der Schulter und des Oberarmes (S40–S49)
S40 Oberflächliche Verletzung der Schulter und des Oberarmes
S41 Offene Wunde der Schulter und des Oberarmes
S42 Fraktur im Bereich der Schulter und des Oberarmes
S43 Luxation, Verstauchung und Zerrung von Gelenken und Bändern des Schultergürtels
S44 Verletzung von Nerven in Höhe der Schulter und des Oberarmes
S45 Verletzung von Blutgefäßen in Höhe der Schulter und des Oberarmes
S46 Verletzung von Muskeln und Sehnen in Höhe der Schulter und des Oberarmes
S47 Zerquetschung der Schulter und des Oberarmes
S48 Traumatische Amputation der Schulter und des Oberarmes
S49 Sonstige und nicht näher bezeichnete Verletzungen der Schulter und des Oberarmes

## Verletzungen des Ellenbogens und des Unterarmes (S50–S59)
S50 Oberflächliche Verletzung des Unterarmes
S51 Offene Wunde des Unterarmes
S52 Fraktur des Unterarmes
S53 Luxation, Verstauchung und Zerrung des Ellenbogengelenkes und von Bändern des Ellenbogens
S54 Verletzung von Nerven in Höhe des Unterarmes
S55 Verletzung von Blutgefäßen in Höhe des Unterarmes
S56 Verletzung von Muskeln und Sehnen in Höhe des Unterarmes
S57 Zerquetschung des Unterarmes
S58 Traumatische Amputation des Unterarmes
S59 Sonstige und nicht näher bezeichnete Verletzungen des Unterarmes

## Verletzungen des Handgelenkes und der Hand (S60–S69)

| | |
|---|---|
| S60 | Oberflächliche Verletzung des Handgelenkes und der Hand |
| S61 | Offene Wunde des Handgelenkes und der Hand |
| S62 | Fraktur im Bereich des Handgelenkes und der Hand |
| S63 | Luxation, Verstauchung und Zerrung von Gelenken und Bändern in Höhe des Handgelenkes und der Hand |
| S64 | Verletzung von Nerven in Höhe des Handgelenkes und der Hand |
| S65 | Verletzung von Blutgefäßen in Höhe des Handgelenkes und der Hand |
| S66 | Verletzung von Muskeln und Sehnen in Höhe des Handgelenkes und der Hand |
| S67 | Zerquetschung des Handgelenkes und der Hand |
| S68 | Traumatische Amputation des Handgelenkes und der Hand |
| S69 | Sonstige und nicht näher bezeichnete Verletzungen des Handgelenkes und der Hand |

## Verletzungen der Hüfte und des Oberschenkels (S70–S79)

| | |
|---|---|
| S70 | Oberflächliche Verletzung der Hüfte und des Oberschenkels |
| S71 | Offene Wunde der Hüfte und des Oberschenkels |
| S72 | Fraktur des Femurs |
| S73 | Luxation, Verstauchung und Zerrung des Hüftgelenkes und von Bändern der Hüfte |
| S74 | Verletzung von Nerven in Höhe der Hüfte und des Oberschenkels |
| S75 | Verletzung von Blutgefäßen in Höhe der Hüfte und des Oberschenkels |
| S76 | Verletzung von Muskeln und Sehnen in Höhe der Hüfte und des Oberschenkels |
| S77 | Zerquetschung der Hüfte und des Oberschenkels |
| S78 | Traumatische Amputation der Hüfte und des Oberschenkels |
| S79 | Sonstige und nicht näher bezeichnete Verletzungen der Hüfte und des Oberschenkels |

## Verletzungen des Knies und des Unterschenkels (S80–S89)

| | |
|---|---|
| S80 | Oberflächliche Verletzung des Unterschenkels |
| S81 | Offene Wunde des Unterschenkels |
| S82 | Fraktur des Unterschenkels einschließlich des oberen Sprunggelenkes |
| S83 | Luxation, Verstauchung und Zerrung des Kniegelenkes und von Bändern des Kniegelenkes |
| S84 | Verletzung von Nerven in Höhe des Unterschenkels |
| S85 | Verletzung von Blutgefäßen in Höhe des Unterschenkels |
| S86 | Verletzung von Muskeln und Sehnen in Höhe des Unterschenkels |
| S87 | Zerquetschung des Unterschenkels |
| S88 | Traumatische Amputation des Unterschenkels |
| S89 | Sonstige und nicht näher bezeichnete Verletzungen des Unterschenkels |

## Verletzungen der Knöchelregion und des Fußes (S90–S99)

| | |
|---|---|
| S90 | Oberflächliche Verletzung der Knöchelregion und des Fußes |
| S91 | Offene Wunde der Knöchelregion und des Fußes |

| | |
|---|---|
| S92 | Fraktur des Fußes [ausgenommen oberes Sprunggelenk] |
| S93 | Luxation, Verstauchung und Zerrung der Gelenke und Bänder in Höhe des oberen Sprunggelenkes und des Fußes |
| S94 | Verletzung von Nerven in Höhe des Knöchels und des Fußes |
| S95 | Verletzung von Blutgefäßen in Höhe des Knöchels und des Fußes |
| S96 | Verletzung von Muskeln und Sehnen in Höhe des Knöchels und des Fußes |
| S97 | Zerquetschung des oberen Sprunggelenkes und des Fußes |
| S98 | Traumatische Amputation des oberen Sprunggelenkes und des Fußes |
| S99 | Sonstige und nicht näher bezeichnete Verletzungen der Knöchelregion und des Fußes |

**Verletzungen mit Beteiligung mehrerer Körperregionen (T00–T07)**

| | |
|---|---|
| T00 | Oberflächliche Verletzungen mit Beteiligung mehrerer Körperregionen |
| T01 | Offene Wunden mit Beteiligung mehrerer Körperregionen |
| T02 | Frakturen mit Beteiligung mehrerer Körperregionen |
| T03 | Luxationen, Verstauchungen und Zerrungen mit Beteiligung mehrerer Körperregionen |
| T04 | Zerquetschungen mit Beteiligung mehrerer Körperregionen |
| T05 | Traumatische Amputationen mit Beteiligung mehrerer Körperregionen |
| T06 | Sonstige Verletzungen mit Beteiligung mehrerer Körperregionen, anderenorts nicht klassifiziert |
| T07 | Nicht näher bezeichnete multiple Verletzungen |

**Verletzungen nicht näher bezeichneter Teile des Rumpfes, der Extremitäten oder anderer Körperregionen (T08–T14)**

| | |
|---|---|
| T08 | Fraktur der Wirbelsäule, Höhe nicht näher bezeichnet |
| T09 | Sonstige Verletzungen der Wirbelsäule und des Rumpfes, Höhe nicht näher bezeichnet |
| T10 | Fraktur der oberen Extremität, Höhe nicht näher bezeichnet |
| T11 | Sonstige Verletzungen der oberen Extremität, Höhe nicht näher bezeichnet |
| T12 | Fraktur der unteren Extremität, Höhe nicht näher bezeichnet |
| T13 | Sonstige Verletzungen der unteren Extremität, Höhe nicht näher bezeichnet |
| T14 | Verletzung einer nicht näher bezeichneten Körperregion |

**Folgen des Eindringens eines Fremdkörpers durch eine natürliche Körperöffnung (T15–T19)**

| | |
|---|---|
| T15 | Fremdkörper im äußeren Auge |
| T16 | Fremdkörper im Ohr |
| T17 | Fremdkörper in den Atemwegen |
| T18 | Fremdkörper im Verdauungstrakt |
| T19 | Fremdkörper im Urogenitaltrakt |

## Verbrennungen oder Verätzungen (T20–T32)

*Verbrennungen oder Verätzungen der äußeren Körperoberfläche, Lokalisation bezeichnet (T20–T25)*
T20 Verbrennung oder Verätzung des Kopfes und des Halses
T21 Verbrennung oder Verätzung des Rumpfes
T22 Verbrennung oder Verätzung der Schulter und des Armes, ausgenommen Handgelenk und Hand
T23 Verbrennung oder Verätzung des Handgelenkes und der Hand
T24 Verbrennung oder Verätzung der Hüfte und des Beines, ausgenommen Knöchelregion und Fuß
T25 Verbrennung oder Verätzung der Knöchelregion und des Fußes

*Verbrennungen oder Verätzungen, die auf das Auge und auf innere Organe begrenzt sind (T26–T28)*
T26 Verbrennung oder Verätzung, begrenzt auf das Auge und seine Anhangsgebilde
T27 Verbrennung oder Verätzung der Atemwege
T28 Verbrennung oder Verätzung sonstiger innerer Organe

*Verbrennungen oder Verätzungen mehrerer und nicht näher bezeichneter Körperregionen (T29–T32)*
T29 Verbrennungen oder Verätzungen mehrerer Körperregionen
T30 Verbrennung oder Verätzung, Körperregion nicht näher bezeichnet
T31 Verbrennungen, klassifiziert nach dem Ausmaß der betroffenen Körperoberfläche
T32 Verätzungen, klassifiziert nach dem Ausmaß der betroffenen Körperoberfläche

## Erfrierungen (T33–T35)
T33 Oberflächliche Erfrierung
T34 Erfrierung mit Gewebsnekrose
T35 Erfrierung mit Beteiligung mehrerer Körperregionen und nicht näher bezeichnete Erfrierung

## Vergiftung durch Arzneimittel, Drogen und biologisch aktive Substanzen (T36–T50)
T36 Vergiftung durch systemisch wirkende Antibiotika
T37 Vergiftung durch sonstige systemisch wirkende Antiinfektiva und Antiparasitika
T38 Vergiftung durch Hormone und deren synthetische Ersatzstoffe und Antagonisten, anderenorts nicht klassifiziert
T39 Vergiftung durch nichtopioidhaltige Analgetika, Antipyretika und Antirheumatika
T40 Vergiftung durch Betäubungsmittel und Psychodysleptika [Halluzinogene]

| | |
|---|---|
| T41 | Vergiftung durch Anästhetika und therapeutische Gase |
| T42 | Vergiftung durch Antiepileptika, Sedativa, Hypnotika und Antiparkinsonmittel |
| T43 | Vergiftung durch psychotrope Substanzen, anderenorts nicht klassifiziert |
| T44 | Vergiftung durch primär auf das autonome Nervensystem wirkende Arzneimittel |
| T45 | Vergiftung durch primär systemisch und auf das Blut wirkende Mittel, anderenorts nicht klassifiziert |
| T46 | Vergiftung durch primär auf das Herz-Kreislaufsystem wirkende Mittel |
| T47 | Vergiftung durch primär auf den Magen-Darmtrakt wirkende Mittel |
| T48 | Vergiftung durch primär auf die glatte Muskulatur, die Skelettmuskulatur und das Atmungssystem wirkende Mittel |
| T49 | Vergiftung durch primär auf Haut und Schleimhäute wirkende und in der Augen-, der Hals-Nasen-Ohren- und der Zahnheilkunde angewendete Mittel zur topischen Anwendung |
| T50 | Vergiftung durch Diuretika und sonstige und nicht näher bezeichnete Arzneimittel, Drogen und biologisch aktive Substanzen |

**Toxische Wirkungen von vorwiegend nicht medizinisch verwendeten Substanzen (T51–T65)**

| | |
|---|---|
| T51 | Toxische Wirkung von Alkohol |
| T52 | Toxische Wirkung von organischen Lösungsmitteln |
| T53 | Toxische Wirkung von halogenierten aliphatischen und aromatischen Kohlenwasserstoffen |
| T54 | Toxische Wirkung von ätzenden Substanzen |
| T55 | Toxische Wirkung von Seifen und Detergenzien |
| T56 | Toxische Wirkung von Metallen |
| T57 | Toxische Wirkung von sonstigen anorganischen Substanzen |
| T58 | Toxische Wirkung von Kohlenmonoxid |
| T59 | Toxische Wirkung sonstiger Gase, Dämpfe oder sonstigen Rauches |
| T60 | Toxische Wirkung von Schädlingsbekämpfungsmitteln [Pestizide] |
| T61 | Toxische Wirkung schädlicher Substanzen, die mit eßbaren Meerestieren aufgenommen wurden |
| T62 | Toxische Wirkung sonstiger schädlicher Substanzen, die mit der Nahrung aufgenommen wurden |
| T63 | Toxische Wirkung durch Kontakt mit giftigen Tieren |
| T64 | Toxische Wirkung von Aflatoxin und sonstigem Mykotoxin in kontaminierten Lebensmitteln |
| T65 | Toxische Wirkung sonstiger und nicht näher bezeichneter Substanzen |

**Sonstige und nicht näher bezeichnete Schäden durch äußere Ursachen (T66–T78)**

| | |
|---|---|
| T66 | Nicht näher bezeichnete Schäden durch Strahlung |
| T67 | Schäden durch Hitze und Sonnenlicht |
| T68 | Hypothermie |
| T69 | Sonstige Schäden durch niedrige Temperatur |

| T70 | Schäden durch Luft- und Wasserdruck |
| T71 | Erstickung |
| T73 | Schäden durch sonstigen Mangel |
| T74 | Mißhandlungssyndrome |
| T75 | Schäden durch sonstige äußere Ursachen |
| T78 | Unerwünschte Nebenwirkungen, anderenorts nicht klassifiziert |

**Bestimmte Frühkomplikationen eines Traumas (T79)**

| T79 | Bestimmte Frühkomplikationen eines Traumas, anderenorts nicht klassifiziert |

**Komplikationen bei chirurgischen Eingriffen und medizinischer Behandlung, anderenorts nicht klassifiziert (T80–T88)**

| T80 | Komplikationen nach Infusion, Transfusion oder Injektion zu therapeutischen Zwecken |
| T81 | Komplikationen bei Eingriffen, anderenorts nicht klassifiziert |
| T82 | Komplikationen durch Prothesen, Implantate oder Transplantate im Herzen und in den Gefäßen |
| T83 | Komplikationen durch Prothesen, Implantate oder Transplantate im Urogenitaltrakt |
| T84 | Komplikationen durch orthopädische Endoprothesen, Implantate oder Transplantate |
| T85 | Komplikationen durch sonstige interne Prothesen, Implantate oder Transplantate |
| T86 | Versagen und Abstoßung von transplantierten Organen und Geweben |
| T87 | Komplikationen, die für Replantation und Amputation bezeichnend sind |
| T88 | Sonstige Komplikationen bei chirurgischen Eingriffen und medizinischer Behandlung, anderenorts nicht klassifiziert |

**Folgen von Verletzungen, Vergiftungen und sonstigen Auswirkungen äußerer Ursachen (T90–T98)**

| T90 | Folgen von Verletzungen des Kopfes |
| T91 | Folgen von Verletzungen des Halses und des Rumpfes |
| T92 | Folgen von Verletzungen der oberen Extremität |
| T93 | Folgen von Verletzungen der unteren Extremität |
| T94 | Folgen von Verletzungen mehrerer oder nicht näher bezeichneter Körperregionen |
| T95 | Folgen von Verbrennungen, Verätzungen oder Erfrierungen |
| T96 | Folgen einer Vergiftung durch Arzneimittel, Drogen und biologisch aktive Substanzen |
| T97 | Folgen toxischer Wirkungen von vorwiegend nicht medizinisch verwendeten Substanzen |
| T98 | Folgen sonstiger und nicht näher bezeichneter Wirkungen äußerer Ursachen |

## Kapitel XX
## Äußere Ursachen von Morbidität und Mortalität
## (V01-Y98)

### Transportmittelunfälle (V01-V99)

*Fußgänger bei Transportmittelunfall verletzt (V01-V09)*
V01 Fußgänger bei Zusammenstoß mit Fahrrad verletzt
V02 Fußgänger bei Zusammenstoß mit zwei- oder dreirädrigem Kraftfahrzeug verletzt
V03 Fußgänger bei Zusammenstoß mit Personenkraftwagen oder Lieferwagen verletzt
V04 Fußgänger bei Zusammenstoß mit Lastkraftwagen oder Autobus verletzt
V05 Fußgänger bei Zusammenstoß mit Eisenbahnzug oder Eisenbahnfahrzeug verletzt
V06 Fußgänger bei Zusammenstoß mit sonstigem nichtmotorisiertem Fahrzeug verletzt
V09 Fußgänger bei sonstigen und nicht näher bezeichneten Transportmittelunfällen verletzt

*Radfahrer bei Transportmittelunfall verletzt (V10-V19)*
V10 Radfahrer bei Zusammenstoß mit Fußgänger oder Tier verletzt
V11 Radfahrer bei Zusammenstoß mit anderem Fahrrad verletzt
V12 Radfahrer bei Zusammenstoß mit zwei- oder dreirädrigem Kraftfahrzeug verletzt
V13 Radfahrer bei Zusammenstoß mit Personenkraftwagen oder Lieferwagen verletzt
V14 Radfahrer bei Zusammenstoß mit Lastkraftwagen oder Autobus verletzt
V15 Radfahrer bei Zusammenstoß mit Eisenbahnzug oder Eisenbahnfahrzeug verletzt
V16 Radfahrer bei Zusammenstoß mit sonstigem nichtmotorisiertem Fahrzeug verletzt
V17 Radfahrer bei Zusammenstoß mit feststehendem Gegenstand verletzt
V18 Radfahrer bei Transportmittelunfall ohne Zusammenstoß verletzt
V19 Radfahrer bei sonstigen und nicht näher bezeichneten Transportmittelunfällen verletzt

*Motorradfahrer bei Transportmittelunfall verletzt (V20-V29)*
V20 Motorradfahrer bei Zusammenstoß mit Fußgänger oder Tier verletzt
V21 Motorradfahrer bei Zusammenstoß mit Fahrrad verletzt
V22 Motorradfahrer bei Zusammenstoß mit zwei- oder dreirädrigem Kraftfahrzeug verletzt
V23 Motorradfahrer bei Zusammenstoß mit Personenkraftwagen oder Lieferwagen verletzt

| | |
|---|---|
| V24 | Motorradfahrer bei Zusammenstoß mit Lastkraftwagen oder Autobus verletzt |
| V25 | Motorradfahrer bei Zusammenstoß mit Eisenbahnzug oder Eisenbahnfahrzeug verletzt. |
| V26 | Motorradfahrer bei Zusammenstoß mit sonstigem nichtmotorisiertem Fahrzeug verletzt |
| V27 | Motorradfahrer bei Zusammenstoß mit feststehendem Gegenstand verletzt |
| V28 | Motorradfahrer bei Transportmittelunfall ohne Zusammenstoß verletzt |
| V29 | Motorradfahrer bei sonstigen und nicht näher bezeichneten Transportmittelunfällen verletzt |

*Benutzer eines dreirädrigen Kraftfahrzeuges bei Transportmittelunfall verletzt (V30–V39)*

| | |
|---|---|
| V30 | Benutzer eines dreirädrigen Kraftfahrzeuges bei Zusammenstoß mit Fußgänger oder Tier verletzt |
| V31 | Benutzer eines dreirädrigen Kraftfahrzeuges bei Zusammenstoß mit Fahrrad verletzt |
| V32 | Benutzer eines dreirädrigen Kraftfahrzeuges bei Zusammenstoß mit anderem zwei- oder dreirädrigem Kraftfahrzeug verletzt |
| V33 | Benutzer eines dreirädrigen Kraftfahrzeuges bei Zusammenstoß mit Personenkraftwagen oder Lieferwagen verletzt |
| V34 | Benutzer eines dreirädrigen Kraftfahrzeuges bei Zusammenstoß mit Lastkraftwagen oder Autobus verletzt |
| V35 | Benutzer eines dreirädrigen Kraftfahrzeuges bei Zusammenstoß mit Eisenbahnzug oder Eisenbahnfahrzeug verletzt |
| V36 | Benutzer eines dreirädrigen Kraftfahrzeuges bei Zusammenstoß mit sonstigem nichtmotorisiertem Fahrzeug verletzt |
| V37 | Benutzer eines dreirädrigen Kraftfahrzeuges bei Zusammenstoß mit feststehendem Gegenstand verletzt |
| V38 | Benutzer eines dreirädrigen Kraftfahrzeuges bei Transportmittelunfall ohne Zusammenstoß verletzt |
| V39 | Benutzer eines dreirädrigen Kraftfahrzeuges bei sonstigen und nicht näher bezeichneten Transportmittelunfällen verletzt |

*Benutzer eines Personenkraftwagens bei Transportmittelunfall verletzt (V40–V49)*

| | |
|---|---|
| V40 | Benutzer eines Personenkraftwagens bei Zusammenstoß mit Fußgänger oder Tier verletzt |
| V41 | Benutzer eines Personenkraftwagens bei Zusammenstoß mit Fahrrad verletzt |
| V42 | Benutzer eines Personenkraftwagens bei Zusammenstoß mit zwei- oder dreirädrigem Kraftfahrzeug verletzt |
| V43 | Benutzer eines Personenkraftwagens bei Zusammenstoß mit Personenkraftwagen oder Lieferwagen verletzt |
| V44 | Benutzer eines Personenkraftwagens bei Zusammenstoß mit Lastkraftwagen oder Autobus verletzt |

| | |
|---|---|
| V45 | Benutzer eines Personenkraftwagens bei Zusammenstoß mit Eisenbahnzug oder Eisenbahnfahrzeug verletzt |
| V46 | Benutzer eines Personenkraftwagens bei Zusammenstoß mit sonstigem nichtmotorisiertem Fahrzeug verletzt |
| V47 | Benutzer eines Personenkraftwagens bei Zusammenstoß mit feststehendem Gegenstand verletzt |
| V48 | Benutzer eines Personenkraftwagens bei Transportmittelunfall ohne Zusammenstoß verletzt |
| V49 | Benutzer eines Personenkraftwagens bei sonstigen und nicht näher bezeichneten Transportmittelunfällen verletzt |

*Benutzer eines Lieferwagens bei Transportmittelunfall verletzt (V50–V59)*

| | |
|---|---|
| V50 | Benutzer eines Lieferwagens bei Zusammenstoß mit Fußgänger oder Tier verletzt |
| V51 | Benutzer eines Lieferwagens bei Zusammenstoß mit Fahrrad verletzt |
| V52 | Benutzer eines Lieferwagens bei Zusammenstoß mit zwei- oder dreirädrigem Kraftfahrzeug verletzt |
| V53 | Benutzer eines Lieferwagens bei Zusammenstoß mit Personenkraftwagen oder Lieferwagen verletzt |
| V54 | Benutzer eines Lieferwagens bei Zusammenstoß mit Lastkraftwagen oder Autobus verletzt |
| V55 | Benutzer eines Lieferwagens bei Zusammenstoß mit Eisenbahnzug oder Eisenbahnfahrzeug verletzt |
| V56 | Benutzer eines Lieferwagens bei Zusammenstoß mit sonstigem nichtmotorisiertem Fahrzeug verletzt |
| V57 | Benutzer eines Lieferwagens bei Zusammenstoß mit feststehendem Gegenstand verletzt |
| V58 | Benutzer eines Lieferwagens bei Transportmittelunfall ohne Zusammenstoß verletzt |
| V59 | Benutzer eines Lieferwagens bei sonstigen und nicht näher bezeichneten Transportmittelunfällen verletzt |

*Benutzer eines Lastkraftwagens bei Transportmittelunfall verletzt (V60–V69)*

| | |
|---|---|
| V60 | Benutzer eines Lastkraftwagens bei Zusammenstoß mit Fußgänger oder Tier verletzt |
| V61 | Benutzer eines Lastkraftwagens bei Zusammenstoß mit Fahrrad verletzt |
| V62 | Benutzer eines Lastkraftwagens bei Zusammenstoß mit zwei- oder dreirädrigem Kraftfahrzeug verletzt |
| V63 | Benutzer eines Lastkraftwagens bei Zusammenstoß mit Personenkraftwagen oder Lieferwagen verletzt |
| V64 | Benutzer eines Lastkraftwagens bei Zusammenstoß mit Lastkraftwagen oder Autobus verletzt |
| V65 | Benutzer eines Lastkraftwagens bei Zusammenstoß mit Eisenbahnzug oder Eisenbahnfahrzeug verletzt |
| V66 | Benutzer eines Lastkraftwagens bei Zusammenstoß mit sonstigem nichtmotorisiertem Fahrzeug verletzt |

| V67 | Benutzer eines Lastkraftwagens bei Zusammenstoß mit feststehendem Gegenstand verletzt |
|---|---|
| V68 | Benutzer eines Lastkraftwagens bei Transportmittelunfall ohne Zusammenstoß verletzt |
| V69 | Benutzer eines Lastkraftwagens bei sonstigen und nicht näher bezeichneten Transportmittelunfällen verletzt |

*Autobusbenutzer bei Transportmittelunfall verletzt (V70–V79)*

| V70 | Autobusbenutzer bei Zusammenstoß mit Fußgänger oder Tier verletzt |
|---|---|
| V71 | Autobusbenutzer bei Zusammenstoß mit Fahrrad verletzt |
| V72 | Autobusbenutzer bei Zusammenstoß mit zwei- oder dreirädrigem Kraftfahrzeug verletzt |
| V73 | Autobusbenutzer bei Zusammenstoß mit Personenkraftwagen oder Lieferwagen verletzt |
| V74 | Autobusbenutzer bei Zusammenstoß mit Lastkraftwagen oder Autobus verletzt |
| V75 | Autobusbenutzer bei Zusammenstoß mit Eisenbahnzug oder Eisenbahnfahrzeug verletzt |
| V76 | Autobusbenutzer bei Zusammenstoß mit sonstigem nichtmotorisiertem Fahrzeug verletzt |
| V77 | Autobusbenutzer bei Zusammenstoß mit feststehendem Gegenstand verletzt |
| V78 | Autobusbenutzer bei Transportmittelunfall ohne Zusammenstoß verletzt |
| V79 | Autobusbenutzer bei sonstigen und nicht näher bezeichneten Transportmittelunfällen verletzt |

*Sonstige Landtransportmittelunfälle (V80–V89)*

| V80 | Reiter oder Benutzer eines tierbespannten Fahrzeuges bei Transportmittelunfall verletzt |
|---|---|
| V81 | Benutzer eines Eisenbahnzuges oder Eisenbahnfahrzeuges bei Transportmittelunfall verletzt |
| V82 | Straßenbahnbenutzer bei Transportmittelunfall verletzt |
| V83 | Benutzer eines vorwiegend auf Betriebsgelände eingesetzten Spezialfahrzeuges bei Transportmittelunfall verletzt |
| V84 | Benutzer eines vorwiegend in der Landwirtschaft eingesetzten Spezialfahrzeuges bei Transportmittelunfall verletzt |
| V85 | Benutzer eines Fahrzeuges spezieller Bauweise bei Transportmittelunfall verletzt |
| V86 | Benutzer eines geländegängigen Spezialfahrzeuges oder eines sonstigen vorwiegend für die Benutzung abseits von Straßen vorgesehenen Kraftfahrzeuges bei Transportmittelunfall verletzt |
| V87 | Transportmittelunfall mit näherer Angabe des Unfallherganges, jedoch unbekannter Fortbewegungsart des Unfallopfers |
| V88 | Transportmittelunfall außerhalb des Verkehrs mit näherer Angabe des Unfallherganges, jedoch unbekannter Fortbewegungsart des Unfallopfers |

V89    Unfall eines motorisierten oder nichtmotorisierten Fahrzeuges, Fahrzeugtyp nicht näher bezeichnet

*Wasserfahrzeugunfälle (V90–V94)*
V90    Wasserfahrzeugunfall mit Ertrinken und Untergehen
V91    Wasserfahrzeugunfall mit sonstigen Verletzungen
V92    Ertrinken und Untergehen im Wasserverkehr ohne Unfall des Wasserfahrzeuges
V93    Unfall an Bord eines Wasserfahrzeuges ohne Unfall des Wasserfahrzeuges und ohne Ertrinken und Untergehen
V94    Sonstige und nicht näher bezeichnete Wasserverkehrsunfälle

*Luftverkehrs- und Raumfahrtunfälle (V95–V97)*
V95    Unfall eines Luftfahrzeuges mit Kraftantrieb, der eine Verletzung von Insassen verursacht
V96    Unfall eines Luftfahrzeuges ohne Kraftantrieb mit Verletzung von Insassen
V97    Sonstige näher bezeichnete Luftverkehrsunfälle

*Sonstige und nicht näher bezeichnete Transportmittelunfälle (V98–V99)*
V98    Sonstige näher bezeichnete Transportmittelunfälle
V99    Nicht näher bezeichneter Transportmittelunfall

**Sonstige äußere Ursachen von Unfallverletzungen (W00–X59)**

*Stürze (W00–W19)*
W00    Sturz auf gleicher Ebene bei Eis und Schnee
W01    Sturz auf gleicher Ebene durch Ausgleiten, Stolpern oder Straucheln
W02    Sturz bei Benutzung von Schlittschuhen, Skiern, Rollschuhen oder Skateboards
W03    Sonstiger Sturz auf gleicher Ebene durch Zusammenstoß mit oder Drängen und Stoßen durch eine andere Person
W04    Sturz während des Getragen- oder Gestütztwerdens durch andere Person(en)
W05    Sturz im Zusammenhang mit Rollstuhl
W06    Sturz im Zusammenhang mit Bett
W07    Sturz im Zusammenhang mit Stuhl
W08    Sturz im Zusammenhang mit sonstigem Mobiliar
W09    Sturz im Zusammenhang mit Spielplatzgerät
W10    Sturz auf oder von Treppen oder Stufen
W11    Sturz auf oder von Leitern
W12    Sturz auf oder vom Gerüst
W13    Sturz von, aus oder durch Gebäude oder Bauwerke
W14    Sturz vom Baum
W15    Sturz von Klippe

| | |
|---|---|
| W16 | Verletzung beim Tauchen oder Sprung ins Wasser ohne Ertrinken oder Untergehen |
| W17 | Sonstige Stürze von einer Ebene auf eine andere |
| W18 | Sonstige Stürze auf gleicher Ebene |
| W19 | Nicht näher bezeichneter Sturz |

*Exposition gegenüber mechanischen Kräften unbelebter Objekte (W20–W49)*

| | |
|---|---|
| W20 | Unfall durch geworfenen, geschleuderten oder fallenden Gegenstand |
| W21 | Unfall durch Stoß gegen oder Getroffenwerden von Sportgerät |
| W22 | Unfall durch Stoß gegen oder Getroffenwerden von sonstigen Gegenständen |
| W23 | Unfall durch Eingeklemmtwerden, Eingequetschtwerden, Eingezwängtwerden oder Hängenbleiben zwischen Gegenständen |
| W24 | Unfall durch Hebegeräte und Kraftübertragungsmaschinen, anderenorts nicht klassifiziert |
| W25 | Unfall durch scharfes Glas |
| W26 | Unfall durch Messer, Schwert oder Dolch |
| W27 | Unfall durch Handwerkszeuge ohne Kraftantrieb |
| W28 | Unfall durch Rasenmäher mit Kraftantrieb |
| W29 | Unfall durch sonstige Handwerkszeuge mit Kraftantrieb oder elektrische Haushaltsgeräte |
| W30 | Unfall durch Landmaschinen |
| W31 | Unfall durch sonstige und nicht näher bezeichnete Maschinen |
| W32 | Unfall durch Handfeuerwaffe |
| W33 | Unfall durch Gewehr, Schrotflinte und schwerere Feuerwaffe |
| W34 | Unfall durch sonstige und nicht näher bezeichnete Feuerwaffen |
| W35 | Explosion oder Platzen eines Kessels |
| W36 | Explosion oder Platzen einer Gasflasche |
| W37 | Explosion oder Platzen eines unter Druck stehenden Reifens, Rohres oder Schlauches |
| W38 | Explosion oder Platzen von sonstigen näher bezeichneten unter Druck stehenden Geräten |
| W39 | Abbrennen von Feuerwerkskörper(n) |
| W40 | Explosion sonstiger stofflicher Substanzen |
| W41 | Exposition gegenüber Hochdruckstrahl |
| W42 | Exposition gegenüber Lärm |
| W43 | Exposition gegenüber Vibration |
| W44 | Eindringen eines Fremdkörpers in oder durch das Auge oder eine natürliche Körperöffnung |
| W45 | Eindringen eines Fremdkörpers oder Gegenstandes durch die Haut |
| W49 | Exposition gegenüber sonstigen oder nicht näher bezeichneten unbelebten mechanischen Kräften |

*Exposition gegenüber mechanischen Kräften belebter Objekte (W50–W64)*

| | |
|---|---|
| W50 | Gestoßen-, Geschlagen-, Getreten-, Gezerrt-, Gebissen- oder Gekratztwerden von einer anderen Person |

| | |
|---|---|
| W51 | Stoß gegen oder Zusammenprall mit eine(r) andere(n) Person |
| W52 | Gequetscht-, Gestoßen- oder Niedergetretenwerden bei Menschenansammlung oder von in Panik geratener Menschenmenge |
| W53 | Rattenbiß |
| W54 | Gebissen- oder Gestoßenwerden von Hund |
| W55 | Gebissen- oder Gestoßenwerden von anderen Säugetieren |
| W56 | Kontakt mit Meerestier |
| W57 | Bisse oder Stiche von nichtgiftigem Insekt und sonstigen nichtgiftigen Arthropoden |
| W58 | Gebissen- oder Gestoßenwerden von Krokodil oder Alligator |
| W59 | Gebissen- oder Gequetschtwerden von sonstigen Reptilien |
| W60 | Kontakt mit Pflanzendornen oder -stacheln oder schneidenden Blättern |
| W64 | Exposition gegenüber sonstigen oder nicht näher bezeichneten belebten mechanischen Kräften |

*Unfall durch Ertrinken und Untergehen (W65 – W74)*

| | |
|---|---|
| W65 | Ertrinken und Untergehen in der Badewanne |
| W66 | Ertrinken und Untergehen nach Sturz in die Badewanne |
| W67 | Ertrinken und Untergehen im Schwimmbecken |
| W68 | Ertrinken und Untergehen nach Sturz ins Schwimmbecken |
| W69 | Ertrinken und Untergehen in natürlichem Gewässer |
| W70 | Ertrinken und Untergehen nach Sturz in natürliches Gewässer |
| W73 | Sonstiges näher bezeichnetes Ertrinken und Untergehen |
| W74 | Nicht näher bezeichnetes Ertrinken und Untergehen |

*Sonstige unfallbedingte Gefährdung der Atmung (W75 – W84)*

| | |
|---|---|
| W75 | Unfall durch Ersticken oder Strangulierung im Bett |
| W76 | Sonstige Unfälle durch Erhängen und Strangulierung |
| W77 | Gefährdung der Atmung durch Verschüttetwerden, herabstürzende Erdmassen oder andere Stoffe |
| W78 | Aspiration von Mageninhalt |
| W79 | Obstruktion der Atemwege durch Aspiration oder Verschlucken von Nahrungsmitteln |
| W80 | Obstruktion der Atemwege durch Aspiration oder Verschlucken von sonstigem Material |
| W81 | Eingesperrt- oder Eingeschlossensein in sauerstoffarmen Räumen |
| W83 | Sonstige näher bezeichnete Gefährdung der Atmung |
| W84 | Nicht näher bezeichnete Gefährdung der Atmung |

*Exposition gegenüber elektrischem Strom, Strahlung und extremer Temperatur der Umgebungsluft sowie extremem Druck (W85 – W99)*

| | |
|---|---|
| W85 | Exposition gegenüber elektrischen Leitungsanlagen |
| W86 | Exposition gegenüber sonstigem näher bezeichnetem elektrischem Strom |
| W87 | Exposition gegenüber nicht näher bezeichnetem elektrischem Strom |
| W88 | Exposition gegenüber ionisierender Strahlung |
| W89 | Exposition gegenüber künstlichem sichtbarem oder ultraviolettem Licht |

| | |
|---|---|
| W90 | Exposition gegenüber sonstiger nichtionisierender Strahlung |
| W91 | Exposition gegenüber nicht näher bezeichneter Strahlung |
| W92 | Exposition gegenüber übermäßiger, künstlich erzeugter Hitze |
| W93 | Exposition gegenüber übermäßiger, künstlich erzeugter Kälte |
| W94 | Exposition gegenüber hohem oder niedrigem Luftdruck oder Luftdruckwechsel |
| W99 | Exposition gegenüber sonstigen oder nicht näher bezeichneten künstlichen Umweltfaktoren |

*Exposition gegenüber Rauch, Feuer und Flammen (X00–X09)*

| | |
|---|---|
| X00 | Exposition gegenüber nicht unter Kontrolle stehendem Feuer in Gebäuden oder Bauwerken |
| X01 | Exposition gegenüber nicht unter Kontrolle stehendem Feuer außerhalb von Gebäuden oder Bauwerken |
| X02 | Exposition gegenüber unter Kontrolle stehendem Feuer in Gebäuden oder Bauwerken |
| X03 | Exposition gegenüber unter Kontrolle stehendem Feuer außerhalb von Gebäuden oder Bauwerken |
| X04 | Exposition gegenüber Entzündung von feuergefährlichem Material |
| X05 | Exposition gegenüber Entzündung oder Schmelzen von Nachtwäsche |
| X06 | Exposition gegenüber Entzündung oder Schmelzen sonstiger Bekleidungs- oder Schmuckstücke |
| X08 | Exposition gegenüber sonstige(m)(n) näher bezeichnete(m)(n) Rauch, Feuer oder Flammen |
| X09 | Exposition gegenüber nicht näher bezeichnete(m)(n) Rauch, Feuer oder Flammen |

*Verbrennung oder Verbrühung durch Hitze und heiße Substanzen (X10–X19)*

| | |
|---|---|
| X10 | Verbrennung oder Verbrühung durch heiße Getränke, Speisen, Fette oder Speiseöle |
| X11 | Verbrühung durch heißes Leitungswasser |
| X12 | Verbrühung durch sonstige heiße Flüssigkeiten |
| X13 | Verbrühung durch Wasserdampf oder heiße Dämpfe |
| X14 | Verbrennung durch heiße Luft oder heiße Gase |
| X15 | Verbrennung durch heiße Haushaltsgeräte |
| X16 | Verbrennung durch heiße Heizgeräte, Heizkörper oder Rohrleitungen |
| X17 | Verbrennung durch heiße Motoren, Maschinen oder Werkzeuge |
| X18 | Verbrennung durch sonstige heiße Metalle |
| X19 | Verbrennung oder Verbrühung durch sonstige oder nicht näher bezeichnete Hitze oder heiße Substanzen |

*Kontakt mit giftigen Tieren und Pflanzen (X20–X29)*

| | |
|---|---|
| X20 | Kontakt mit giftigen Schlangen oder Echsen |
| X21 | Kontakt mit giftigen Spinnen |
| X22 | Kontakt mit Skorpionen |
| X23 | Kontakt mit Hornissen, Wespen oder Bienen |

X24 Kontakt mit Hundertfüßern oder giftigen Tausendfüßern (tropisch)
X25 Kontakt mit sonstigen näher bezeichneten giftigen Arthropoden
X26 Kontakt mit giftigen Meerestieren oder -pflanzen
X27 Kontakt mit sonstigen näher bezeichneten giftigen Tieren
X28 Kontakt mit sonstigen näher bezeichneten giftigen Pflanzen
X29 Kontakt mit nicht näher bezeichneten giftigen Pflanzen oder Tieren

*Exposition gegenüber Naturkräften (X30–X39)*
X30 Exposition gegenüber übermäßiger natürlicher Hitze
X31 Exposition gegenüber übermäßiger natürlicher Kälte
X32 Exposition gegenüber Sonnenlicht
X33 Opfer von Blitzschlag
X34 Opfer von Erdbeben
X35 Opfer von Vulkanausbruch
X36 Opfer von Lawine, Erdrutsch oder anderen Erdoberflächenbewegungen
X37 Opfer von Sturmkatastrophe
X38 Opfer von Überschwemmung
X39 Exposition gegenüber sonstigen oder nicht näher bezeichneten Naturkräften

*Akzidentelle Vergiftung durch und Exposition gegenüber schädliche(n) Substanzen (X40–X49)*
X40 Akzidentelle Vergiftung durch und Exposition gegenüber nichtopioidhaltige(n) Analgetika, Antipyretika und Antirheumatika
X41 Akzidentelle Vergiftung durch und Exposition gegenüber Antiepileptika, Sedativa, Hypnotika, Antiparkinsonmitteln und psychotrope Substanzen, anderenorts nicht klassifiziert
X42 Akzidentelle Vergiftung durch und Exposition gegenüber Betäubungsmittel und Psychodysleptika [Halluzinogene], anderenorts nicht klassifiziert
X43 Akzidentelle Vergiftung durch und Exposition gegenüber sonstige(n) Arzneimittel(n) mit Wirkung auf das autonome Nervensystem
X44 Akzidentelle Vergiftung durch und Exposition gegenüber sonstige(n) nicht näher bezeichnete(n) Arzneimittel(n), Drogen und biologisch aktive(n) Substanzen
X45 Akzidentelle Vergiftung durch und Exposition gegenüber Alkohol
X46 Akzidentelle Vergiftung durch und Exposition gegenüber organische(n) Lösungsmittel(n) und halogenierte(n) Kohlenwasserstoffe(n) und deren Dämpfe(n)
X47 Akzidentelle Vergiftung durch und Exposition gegenüber sonstige(n) Gase(n) und Dämpfe(n)
X48 Akzidentelle Vergiftung durch und Exposition gegenüber Schädlingsbekämpfungsmittel(n) [Pestizide]
X49 Akzidentelle Vergiftung durch und Exposition gegenüber sonstige(n) und nicht näher bezeichnete(n) Chemikalien und schädliche(n) Substanzen

*Überanstrengung, Reisen und Entbehrung (X50–X57)*
X50   Überanstrengung und anstrengende oder wiederholte Bewegungen
X51   Reisen und passive Fortbewegung
X52   Längerer Aufenthalt in Schwerelosigkeit
X53   Nahrungsmangel
X54   Wassermangel
X57   Nicht näher bezeichnete Entbehrung

*Akzidentelle Exposition gegenüber sonstigen und nicht näher bezeichneten Faktoren (X58–X59)*
X58   Exposition gegenüber sonstigen näher bezeichneten Faktoren
X59   Exposition gegenüber nicht näher bezeichnetem Faktor

**Vorsätzliche Selbstbeschädigung (X60–X84)**
X60   Vorsätzliche Selbstvergiftung durch und Exposition gegenüber nichtopioidhaltige(n) Analgetika, Antipyretika und Antirheumatika
X61   Vorsätzliche Selbstvergiftung durch und Exposition gegenüber Antiepileptika, Hypnotika, Antiparkinsonmittel(n) und psychotrope(n) Substanzen, anderenorts nicht klassifiziert
X62   Vorsätzliche Selbstvergiftung durch und Exposition gegenüber Betäubungsmittel und Psychodysleptika [Halluzinogene], anderenorts nicht klassifiziert
X63   Vorsätzliche Selbstvergiftung durch und Exposition gegenüber sonstige(n) Arzneimittel(n) mit Wirkung auf das autonome Nervensystem
X64   Vorsätzliche Selbstvergiftung durch und Exposition gegenüber sonstige(n) und nicht näher bezeichnete(n) Arzneimittel(n), Drogen und biologisch aktive(n) Substanzen
X65   Vorsätzliche Selbstvergiftung durch und Exposition gegenüber Alkohol
X66   Vorsätzliche Selbstvergiftung durch und Exposition gegenüber organische(n) Lösungsmittel(n) oder halogenierte(n) Kohlenwasserstoffe(n) und deren Dämpfe(n)
X67   Vorsätzliche Selbstvergiftung durch und Exposition gegenüber sonstige(n) Gase(n) und Dämpfe(n)
X68   Vorsätzliche Selbstvergiftung durch und Exposition gegenüber Schädlingsbekämpfungsmittel(n) [Pestizide]
X69   Vorsätzliche Selbstvergiftung durch und Exposition gegenüber sonstige(n) oder nicht näher bezeichnete(n) Chemikalien und schädliche(n) Substanzen
X70   Vorsätzliche Selbstbeschädigung durch Erhängen, Strangulierung oder Ersticken
X71   Vorsätzliche Selbstbeschädigung durch Ertrinken und Untergehen
X72   Vorsätzliche Selbstbeschädigung durch Handfeuerwaffe
X73   Vorsätzliche Selbstbeschädigung durch Gewehr, Schrotflinte oder schwerere Feuerwaffe [Schußwaffe]

X74 Vorsätzliche Selbstbeschädigung durch sonstige oder nicht näher bezeichnete Feuerwaffe [Schußwaffe]
X75 Vorsätzliche Selbstbeschädigung durch Explosivstoffe
X76 Vorsätzliche Selbstbeschädigung durch Rauch, Feuer und Flammen
X77 Vorsätzliche Selbstbeschädigung durch Wasserdampf, heiße Dämpfe oder heiße Gegenstände
X78 Vorsätzliche Selbstbeschädigung durch scharfen Gegenstand
X79 Vorsätzliche Selbstbeschädigung durch stumpfen Gegenstand
X80 Vorsätzliche Selbstbeschädigung durch Sturz in die Tiefe
X81 Vorsätzliche Selbstbeschädigung durch Sichwerfen oder Sichlegen vor ein sich bewegendes Objekt
X82 Vorsätzliche Selbstbeschädigung durch absichtlich verursachten Kraftfahrzeugunfall
X83 Vorsätzliche Selbstbeschädigung auf sonstige näher bezeichnete Art und Weise
X84 Vorsätzliche Selbstbeschädigung auf nicht näher bezeichnete Art und Weise

**Tätlicher Angriff (X85–Y09)**
X85 Tätlicher Angriff mit Arzneimitteln, Drogen oder biologisch aktiven Substanzen
X86 Tätlicher Angriff mit ätzender Substanz
X87 Tätlicher Angriff mit Schädlingsbekämpfungsmitteln [Pestizide]
X88 Tätlicher Angriff mit Gasen oder Dämpfen
X89 Tätlicher Angriff mit sonstigen näher bezeichneten Chemikalien oder schädlichen Substanzen
X90 Tätlicher Angriff mit nicht näher bezeichneter Chemikalie oder schädlicher Substanz
X91 Tätlicher Angriff durch Erhängen, Strangulierung oder Ersticken
X92 Tätlicher Angriff durch Ertränken
X93 Tätlicher Angriff mit Handfeuerwaffe
X94 Tätlicher Angriff mit Gewehr, Schrotflinte oder schwererer Feuerwaffe [Schußwaffe]
X95 Tätlicher Angriff mit sonstiger oder nicht näher bezeichneter Feuerwaffe [Schußwaffe]
X96 Tätlicher Angriff mit Explosivstoffen
X97 Tätlicher Angriff mit Rauch, Feuer und Flammen
X98 Tätlicher Angriff mit Wasserdampf, heißen Dämpfen oder heißen Gegenständen
X99 Tätlicher Angriff mit scharfem Gegenstand
Y00 Tätlicher Angriff mit stumpfem Gegenstand
Y01 Tätlicher Angriff mit Stoß in die Tiefe
Y02 Tätlicher Angriff mit Stoßen oder Legen des Opfers vor ein sich bewegendes Objekt
Y03 Tätlicher Angriff durch vorsätzlich verursachten Kraftfahrzeugunfall
Y04 Tätlicher Angriff mit körperlicher Gewalt

Y05 Notzucht unter körperlicher Gewaltanwendung
Y06 Vernachlässigung und Verlassen
Y07 Sonstige Arten der Mißhandlung
Y08 Tätlicher Angriff auf sonstige näher bezeichnete Art und Weise
Y09 Tätlicher Angriff auf nicht näher bezeichnete Art und Weise

**Ereignis, dessen nähere Umstände unbestimmt sind (Y10–Y34)**

Y10 Vergiftung durch und Exposition gegenüber nichtopioidhaltige(n) Analgetika, Antipyretika und Antirheumatika, Umstände unbestimmt
Y11 Vergiftung durch und Exposition gegenüber Antiepileptika, Sedativa, Hypnotika, Antiparkinsonmittel und psychotrope(n) Substanzen, anderenorts nicht klassifiziert, Umstände unbestimmt
Y12 Vergiftung durch und Exposition gegenüber Betäubungsmittel und Psychodysleptika [Halluzinogene], anderenorts nicht klassifiziert, Umstände unbestimmt
Y13 Vergiftung durch und Exposition gegenüber sonstige(n) Arzneimittel(n) mit Wirkung auf das autonome Nervensystem, Umstände unbestimmt
Y14 Vergiftung durch und Exposition gegenüber sonstige(n) und nicht näher bezeichnete(n) Arzneimittel(n), Drogen und biologisch aktive(n) Substanzen, Umstände unbestimmt
Y15 Vergiftung durch und Exposition gegenüber Alkohol, Umstände unbestimmt
Y16 Vergiftung durch und Exposition gegenüber organische(n) Lösungsmittel(n) und halogenierte(n) Kohlenwasserstoffe(n) und deren Dämpfe(n), Umstände unbestimmt
Y17 Vergiftung durch und Exposition gegenüber sonstige(n) Gase(n) und Dämpfe(n), Umstände unbestimmt
Y18 Vergiftung durch und Exposition gegenüber Schädlingsbekämpfungsmittel(n) [Pestizide], Umstände unbestimmt
Y19 Vergiftung durch und Exposition gegenüber sonstige(n) und nicht näher bezeichnete(n) Chemikalien und schädliche(n) Substanzen, Umstände unbestimmt
Y20 Erhängen, Strangulierung oder Ersticken, Umstände unbestimmt
Y21 Ertrinken und Untergehen, Umstände unbestimmt
Y22 Schuß aus Handfeuerwaffe, Umstände unbestimmt
Y23 Schuß aus Gewehr, Schrotflinte oder schwererer Feuerwaffe [Schußwaffe], Umstände unbestimmt
Y24 Schuß aus sonstiger oder nicht näher bezeichneter Feuerwaffe [Schußwaffe], Umstände unbestimmt
Y25 Kontakt mit Explosivstoffen, Umstände unbestimmt
Y26 Exposition gegenüber Rauch, Feuer und Flammen, Umstände unbestimmt
Y27 Verbrennung oder Verbrühung durch Wasserdampf, heiße Dämpfe oder heiße Gegenstände, Umstände unbestimmt
Y28 Kontakt mit scharfem Gegenstand, Umstände unbestimmt
Y29 Kontakt mit stumpfem Gegenstand, Umstände unbestimmt

Y30 Stürzen, Springen oder Gestoßenwerden in die Tiefe, Umstände unbestimmt
Y31 Stürzen, Legen oder Rennen vor oder in ein sich bewegendes Objekt, Umstände unbestimmt
Y32 Unfall eines Kraftfahrzeuges, Umstände unbestimmt
Y33 Sonstige näher bezeichnete Ereignisse, Umstände unbestimmt
Y34 Nicht näher bezeichnetes Ereignis, Umstände unbestimmt

**Gesetzliche Maßnahmen und Kriegshandlungen (Y35–Y36)**
Y35 Gesetzliche Maßnahme
Y36 Verletzungen durch Kriegshandlungen

**Komplikationen bei der medizinischen und chirurgischen Behandlung (Y40–Y84)**

*Unerwünschte Nebenwirkungen bei therapeutischer Anwendung von Arzneimitteln, Drogen oder biologisch aktiven Substanzen (Y40–Y59)*
Y40 Systemisch wirkende Antibiotika
Y41 Sonstige systemisch wirkende Antiinfektiva und Antiparasitika
Y42 Hormone, deren synthetische Ersatzstoffe und Antagonisten, anderenorts nicht klassifiziert
Y43 Primär systemisch wirkende Mittel
Y44 Primär auf das Blut wirkende Mittel
Y45 Analgetika, Antipyretika und Antiphlogistika
Y46 Antiepileptika und Antiparkinsonmittel
Y47 Sedativa, Hypnotika und Anxiolytika
Y48 Anästhetika und therapeutische Gase
Y49 Psychotrope Substanzen, anderenorts nicht klassifiziert
Y50 Stimulanzien des Zentralnervensystems, anderenorts nicht klassifiziert
Y51 Primär auf das autonome Nervensystem wirkende Arzneimittel
Y52 Primär auf das Herz-Kreislaufsystem wirkende Mittel
Y53 Primär auf den Magen-Darmtrakt wirkende Mittel
Y54 Primär auf den Wasserhaushalt sowie auf den Mineral- und Harnsäurestoffwechsel wirkende Mittel
Y55 Primär auf die glatte Muskulatur, die Skelettmuskulatur und das Atmungssystem wirkende Mittel
Y56 Primär auf Haut und Schleimhaut wirkende sowie in der Augen-, der Hals-Nasen-Ohren- und der Zahnheilkunde topisch angewendete Arzneimittel
Y57 Sonstige und nicht näher bezeichnete Arzneimittel oder Drogen
Y58 Bakterielle Impfstoffe
Y59 Sonstige und nicht näher bezeichnete Impfstoffe und biologisch aktive Substanzen

*Zwischenfälle bei chirurgischen Eingriffen und medizinischer Behandlung (Y60–Y69)*

Y60 Versehentliche(r) Schnitt, Punktion, Perforation oder Blutung bei chirurgischem Eingriff und medizinischer Behandlung
Y61 Fremdkörper, versehentlich bei chirurgischem Eingriff oder bei medizinischer Behandlung im Körper zurückgeblieben
Y62 Unzulängliche aseptische Kautelen bei chirurgischem Eingriff und medizinischer Behandlung
Y63 Dosierungsfehler bei chirurgischem Eingriff und medizinischer Behandlung
Y64 Kontaminierte medizinisch oder biologisch aktive Substanzen
Y65 Sonstige Zwischenfälle bei chirurgischem Eingriff und medizinischer Behandlung
Y66 Unterlassener chirurgischer Eingriff und unterlassene medizinische Behandlung
Y69 Nicht näher bezeichnete Zwischenfälle bei chirurgischem Eingriff und medizinischer Behandlung

*Medizintechnische Geräte und Produkte im Zusammenhang mit Zwischenfällen bei diagnostischer und therapeutischer Anwendung (Y70–Y82)*

Y70 Zur Anästhesie benutzte medizintechnische Geräte und Produkte im Zusammenhang mit Zwischenfällen
Y71 Zur Herz-Kreislauf-Behandlung benutzte medizintechnische Geräte und Produkte im Zusammenhang mit Zwischenfällen
Y72 Zur otorhinolaryngologischen Behandlung benutzte medizintechnische Geräte und Produkte im Zusammenhang mit Zwischenfällen
Y73 Zur gastroenterologischen oder urologischen Behandlung benutzte medizintechnische Geräte und Produkte im Zusammenhang mit Zwischenfällen
Y74 Im Allgemeinkrankenhaus [Spital] oder zur Selbstanwendung benutzte medizintechnische Geräte und Produkte im Zusammenhang mit Zwischenfällen
Y75 Zur neurologischen Behandlung benutzte medizintechnische Geräte und Produkte im Zusammenhang mit Zwischenfällen
Y76 Zur geburtshilflichen und gynäkologischen Behandlung benutzte medizintechnische Geräte und Produkte im Zusammenhang mit Zwischenfällen
Y77 Zur ophthalmologischen Behandlung benutzte medizintechnische Geräte und Produkte im Zusammenhang mit Zwischenfällen
Y78 Zur radiologischen Behandlung benutzte medizintechnische Geräte und Produkte im Zusammenhang mit Zwischenfällen
Y79 Zur orthopädischen Behandlung benutzte medizintechnische Geräte und Produkte im Zusammenhang mit Zwischenfällen
Y80 Zur physiotherapeutischen Behandlung benutzte medizintechnische Geräte und Produkte im Zusammenhang mit Zwischenfällen

Y81 In der allgemeinen und plastischen Chirurgie benutzte medizintechnische Geräte und Produkte im Zusammenhang mit Zwischenfällen
Y82 Sonstige und nicht näher bezeichnete medizintechnische Geräte und Produkte im Zusammenhang mit Zwischenfällen

*Chirurgische und sonstige medizinische Maßnahmen als Ursache einer abnormen Reaktion eines Patienten oder einer späteren Komplikation, ohne Angabe eines Zwischenfalls zum Zeitpunkt der Durchführung der Maßnahme (Y83–Y84)*
Y83 Chirurgischer Eingriff und sonstige chirurgische Maßnahmen als Ursache einer abnormen Reaktion eines Patienten oder einer späteren Komplikation, ohne Angabe eines Zwischenfalls zum Zeitpunkt der Durchführung der Maßnahme
Y84 Sonstige medizinische Maßnahmen als Ursache einer abnormen Reaktion eines Patienten oder einer späteren Komplikation, ohne Angabe eines Zwischenfalls zum Zeitpunkt der Durchführung der Maßnahme

**Folgezustände äußerer Ursachen von Morbidität und Mortalität (Y85–Y89)**
Y85 Folgezustände nach Transportmittelunfällen
Y86 Folgezustände nach sonstigen Unfällen
Y87 Folgezustände nach vorsätzlicher Selbstbeschädigung, tätlichem Angriff oder einem Ereignis, dessen nähere Umstände unbestimmt sind
Y88 Folgezustände von chirurgischem Eingriff und medizinischer Behandlung als äußere Ursache
Y89 Folgezustände nach sonstigen äußeren Ursachen

**Zusätzliche Faktoren mit Bezug auf anderenorts klassifizierte Ursachen von Morbidität und Mortalität (Y90–Y98)**
Y90 Alkoholnachweis aufgrund des Blutalkoholspiegels
Y91 Alkoholnachweis auf Grund des Vergiftungsgrades
Y95 Nosokomiale Faktoren
Y96 Arbeitsbezogene Faktoren
Y97 Durch Umweltverschmutzung bedingte Faktoren
Y98 Durch Lebensgewohnheiten bedingte Faktoren

# Kapitel XXI
# Faktoren, die den Gesundheitszustand beeinflussen und zur Inanspruchnahme des Gesundheitswesens führen
# (Z00–Z99)

**Personen, die das Gesundheitswesen zur Untersuchung und Abklärung in Anspruch nehmen (Z00–Z13)**
Z00 Allgemeinuntersuchung und Abklärung bei Personen ohne Beschwerden oder angegebene Diagnose

| | |
|---|---|
| Z01 | Sonstige spezielle Untersuchungen und Abklärungen bei Personen ohne Beschwerden oder angegebene Diagnose |
| Z02 | Untersuchung und Konsultation aus administrativen Gründen |
| Z03 | Ärztliche Beobachtung und Beurteilung von Verdachtsfällen |
| Z04 | Untersuchung und Beobachtung aus sonstigen Gründen |
| Z08 | Nachuntersuchung nach Behandlung wegen bösartiger Neubildung |
| Z09 | Nachuntersuchung nach Behandlung wegen anderer Krankheitszustände außer bösartigen Neubildungen |
| Z10 | Allgemeine Reihenuntersuchung bestimmter Bevölkerungsgruppen |
| Z11 | Spezielles Screening auf infektiöse und parasitäre Krankheiten |
| Z12 | Spezielles Screening auf Neubildungen |
| Z13 | Spezielles Screening auf sonstige Krankheiten oder Störungen |

**Personen mit potentiellen Gesundheitsrisiken hinsichtlich übertragbarer Krankheiten (Z20–Z29)**

| | |
|---|---|
| Z20 | Kontakt mit und Exposition gegenüber übertragbaren Krankheiten |
| Z21 | Asymptomatische HIV-Infektion [Humane Immundefizienz-Virusinfektion] |
| Z22 | Keimträger von Infektionskrankheiten |
| Z23 | Notwendigkeit der Impfung [Immunisierung] gegen einzelne bakterielle Krankheiten |
| Z24 | Notwendigkeit der Impfung [Immunisierung] gegen bestimmte einzelne Viruskrankheiten |
| Z25 | Notwendigkeit der Impfung [Immunisierung] gegen andere einzelne Viruskrankheiten |
| Z26 | Notwendigkeit der Impfung [Immunisierung] gegen andere einzelne Infektionskrankheiten |
| Z27 | Notwendigkeit der Impfung [Immunisierung] gegen Kombinationen von Infektionskrankheiten |
| Z28 | Nicht durchgeführte Impfung [Immunisierung] |
| Z29 | Notwendigkeit von anderen prophylaktischen Maßnahmen |

**Personen, die das Gesundheitswesen im Zusammenhang mit Problemen der Reproduktion in Anspruch nehmen (Z30–Z39)**

| | |
|---|---|
| Z30 | Kontrazeptive Maßnahmen |
| Z31 | Fertilisationsfördernde Maßnahmen |
| Z32 | Untersuchung und Test zur Feststellung einer Schwangerschaft |
| Z33 | Schwangerschaftsfeststellung als Nebenbefund |
| Z34 | Überwachung einer normalen Schwangerschaft |
| Z35 | Überwachung einer Risikoschwangerschaft |
| Z36 | Pränatales Screening |
| Z37 | Resultat der Entbindung |
| Z38 | Lebendgeborene nach dem Geburtsort |
| Z39 | Postpartale Betreuung und Untersuchung |

## Personen, die das Gesundheitswesen zum Zwecke spezifischer Maßnahmen und zur medizinischen Betreuung in Anspruch nehmen (Z40–Z54)

| | |
|---|---|
| Z40 | Prophylaktische Operation |
| Z41 | Maßnahmen aus anderen Gründen als der Wiederherstellung des Gesundheitszustandes |
| Z42 | Nachbehandlung unter Anwendung plastischer Chirurgie |
| Z43 | Versorgung künstlicher Körperöffnungen |
| Z44 | Versorgen mit und Anpassen einer Ektoprothese |
| Z45 | Anpassung und Handhabung eines implantierten medizinischen Gerätes |
| Z46 | Versorgen mit und Anpassen von anderen medizinischen Geräten oder Hilfsmitteln |
| Z47 | Andere orthopädische Nachbehandlung |
| Z48 | Andere Nachbehandlung nach chirurgischem Eingriff |
| Z49 | Dialysebehandlung |
| Z50 | Rehabilitationsmaßnahmen |
| Z51 | Sonstige medizinische Behandlung |
| Z52 | Spender von Organen oder Geweben |
| Z53 | Personen, die Einrichtungen des Gesundheitswesens wegen spezifischer Maßnahmen aufgesucht haben, die aber nicht durchgeführt wurden |
| Z54 | Rekonvaleszenz |

## Personen mit potentiellen Gesundheitsrisiken aufgrund sozioökonomischer oder psychosozialer Umstände (Z55–Z65)

| | |
|---|---|
| Z55 | Probleme mit Bezug auf die Ausbildung und das Lese-Schreib-Vermögen |
| Z56 | Probleme mit Bezug auf Berufstätigkeit oder Arbeitslosigkeit |
| Z57 | Berufliche Exposition gegenüber Risikofaktoren |
| Z58 | Probleme mit Bezug auf die kommunale Umwelt |
| Z59 | Probleme mit Bezug auf die Wohnbedingungen oder die wirtschaftlichen Verhältnisse |
| Z60 | Probleme mit Bezug auf die soziale Umgebung |
| Z61 | Probleme mit Bezug auf negative Kindheitserlebnisse |
| Z62 | Andere Probleme mit Bezug auf die Erziehung |
| Z63 | Andere Probleme mit Bezug auf den engeren Familienkreis, einschließlich familiäre Umstände |
| Z64 | Probleme mit Bezug auf bestimmte psychosoziale Umstände |
| Z65 | Probleme mit Bezug auf andere psychosoziale Umstände |

## Personen, die das Gesundheitswesen aus sonstigen Gründen in Anspruch nehmen (Z70–Z76)

| | |
|---|---|
| Z70 | Beratung in Bezug auf Sexualeinstellung, -verhalten oder -orientierung |
| Z71 | Personen, die das Gesundheitswesen zum Zwecke anderer Beratung oder ärztlicher Konsultation in Anspruch nehmen, anderenorts nicht klassifiziert |
| Z72 | Probleme mit Bezug auf die Lebensführung |
| Z73 | Probleme mit Bezug auf Schwierigkeiten bei der Lebensbewältigung |

| Z74 | Probleme mit Bezug auf Pflegebedürftigkeit |
| Z75 | Probleme mit Bezug auf medizinische Betreuungsmöglichkeiten oder andere Gesundheitsversorgung |
| Z76 | Personen, die das Gesundheitswesen aus sonstigen Gründen in Anspruch nehmen |

**Personen mit potentiellen Gesundheitsrisiken aufgrund der Familien- oder Eigenanamnese und bestimmte Zustände, die den Gesundheitszustand beeinflussen (Z80–Z99)**

| | |
|---|---|
| Z80 | Bösartige Neubildung in der Familienanamnese |
| Z81 | Psychische Krankheiten oder Verhaltensstörungen in der Familienanamnese |
| Z82 | Bestimmte Behinderungen oder chronische Krankheiten in der Familienanamnese, die zu Schädigung oder Behinderung führen |
| Z83 | Andere spezifische Krankheiten in der Familienanamnese |
| Z84 | Andere Krankheiten oder Zustände in der Familienanamnese |
| Z85 | Bösartige Neubildung in der Eigenanamnese |
| Z86 | Bestimmte andere Krankheiten in der Eigenanamnese |
| Z87 | Andere Krankheiten oder Zustände in der Eigenanamnese |
| Z88 | Allergie gegenüber Arzneimitteln, Drogen oder biologisch aktiven Substanzen in der Eigenanamnese |
| Z89 | Extremitätenverlust |
| Z90 | Verlust von Organen, anderenorts nicht klassifiziert |
| Z91 | Risikofaktoren in der Eigenanamnese, anderenorts nicht klassifiziert |
| Z92 | Medizinische Behandlung in der Eigenanamnese |
| Z93 | Vorhandensein einer künstlichen Körperöffnung |
| Z94 | Zustand nach Organ- oder Gewebetransplantation |
| Z95 | Vorhandensein von kardialen oder vaskulären Implantaten oder Transplantaten |
| Z96 | Vorhandensein von anderen funktionellen Implantaten |
| Z97 | Vorhandensein anderer medizinischer Geräte oder Hilfsmittel |
| Z98 | Sonstige Zustände nach chirurgischem Eingriff |
| Z99 | Abhängigkeit von unterstützenden Apparaten, medizinischen Geräten oder Hilfsmitteln, anderenorts nicht klassifiziert |

# Vierstellige ausführliche Systematik

## KAPITEL I

# Bestimmte infektiöse und parasitäre Krankheiten
# (A00–B99)

*Inkl.:* Krankheiten, die allgemein als ansteckend oder übertragbar anerkannt sind

*Exkl.:* Keimträger oder -ausscheider, einschließlich Verdachtsfälle (Z22.–)
Bestimmte lokalisierte Infektionen – siehe im entsprechenden Kapitel des jeweiligen Körpersystems
Infektiöse und parasitäre Krankheiten, die Schwangerschaft, Geburt und Wochenbett komplizieren [ausgenommen Tetanus und HIV-Krankheit in diesem Zeitabschnitt] (O98.–)
Infektiöse und parasitäre Krankheiten, die spezifisch für die Perinatalperiode sind [ausgenommen Tetanus neonatorum, Syphilis connata, perinatale Gonokokkeninfektion und perinatale HIV-Krankheit] (P35–P39)
Grippe und sonstige akute Infektionen der Atemwege (J00–J22)

**Dieses Kapitel gliedert sich in folgende Gruppen:**

| | |
|---|---|
| A00–A09 | Infektiöse Darmkrankheiten |
| A15–A19 | Tuberkulose |
| A20–A28 | Bestimmte bakterielle Zoonosen |
| A30–A49 | Sonstige bakterielle Krankheiten |
| A50–A64 | Infektionen, die vorwiegend durch Geschlechtsverkehr übertragen werden |
| A65–A69 | Sonstige Spirochätenkrankheiten |
| A70–A74 | Sonstige Krankheiten durch Chlamydien |
| A75–A79 | Rickettsiosen |
| A80–A89 | Virusinfektionen des Zentralnervensystems |
| A90–A99 | Durch Arthropoden übertragene Viruskrankheiten und virale hämorrhagische Fieber |
| B00–B09 | Virusinfektionen, die durch Haut- und Schleimhautläsionen gekennzeichnet sind |
| B15–B19 | Virushepatitis |
| B20–B24 | HIV-Krankheit [Humane Immundefizienz-Viruskrankheit] |
| B25–B34 | Sonstige Viruskrankheiten |
| B35–B49 | Mykosen |
| B50–B64 | Protozoenkrankheiten |
| B65–B83 | Helminthosen |
| B85–B89 | Pedikulose [Läusebefall], Akarinose [Milbenbefall] und sonstiger Parasitenbefall |
| B90–B94 | Folgezustände von infektiösen und parasitären Krankheiten |
| B95–B97 | Bakterien, Viren und sonstige Infektionserreger |
| B99 | Sonstige Infektionskrankheiten |

# Infektiöse Darmkrankheiten (A00–A09)

## A00 Cholera

**A00.0** **Cholera durch Vibrio cholerae O:1, Biovar cholerae**
Klassische Cholera

**A00.1** **Cholera durch Vibrio cholerae O:1, Biovar eltor**
El-Tor-Cholera

**A00.9** **Cholera, nicht näher bezeichnet**

## A01 Typhus abdominalis und Paratyphus

**A01.0** **Typhus abdominalis**
Infektion durch Salmonella typhi
Typhoides Fieber

**A01.1** **Paratyphus A**

**A01.2** **Paratyphus B**

**A01.3** **Paratyphus C**

**A01.4** **Paratyphus, nicht näher bezeichnet**
Infektion durch Salmonella paratyphi o.n.A.

## A02 Sonstige Salmonelleninfektionen

*Inkl.:* Infektion oder Lebensmittelvergiftung durch Salmonellen außer durch Salmonella typhi und Salmonella paratyphi

**A02.0** **Salmonellenenteritis**
Enteritis infectiosa durch Salmonellen

**A02.1** **Salmonellensepsis**

**A02.2†** **Lokalisierte Salmonelleninfektionen**
Arthritis (M01.3*)
Meningitis (G01*)
Osteomyelitis (M90.2*) } durch Salmonellen
Pneumonie (J17.0*)
Tubulointerstitielle Nierenkrankheit (N16.0*)

A02.8 Sonstige näher bezeichnete Salmonelleninfektionen

A02.9 Salmonelleninfektion, nicht näher bezeichnet

## A03 Shigellose [Bakterielle Ruhr]

A03.0 **Shigellose durch Shigella dysenteriae**
Shigellose durch Shigellen der Gruppe A [Shiga-Kruse-Ruhr]

A03.1 **Shigellose durch Shigella flexneri**
Shigellose durch Shigellen der Gruppe B

A03.2 **Shigellose durch Shigella boydii**
Shigellose durch Shigellen der Gruppe C

A03.3 **Shigellose durch Shigella sonnei**
Shigellose durch Shigellen der Gruppe D

A03.8 **Sonstige Shigellosen**

A03.9 **Shigellose, nicht näher bezeichnet**
Bakterielle Ruhr [Bakterielle Dysenterie] o.n.A.

## A04 Sonstige bakterielle Darminfektionen

*Exkl.:* Bakteriell bedingte Lebensmittelvergiftungen (A05.–)
Tuberkulöse Enteritis (A18.3)

A04.0 **Infektion durch enteropathogene Escherichia coli**

A04.1 **Infektion durch enterotoxinbildende Escherichia coli**

A04.2 **Infektion durch enteroinvasive Escherichia coli**

A04.3 **Infektion durch enterohämorrhagische Escherichia coli**

A04.4 **Sonstige Darminfektionen durch Escherichia coli**
Enteritis durch Escherichia coli o.n.A.

A04.5 **Enteritis durch Campylobacter**

A04.6 **Enteritis durch Yersinia enterocolitica**
*Exkl.:* Extraintestinale Yersiniose (A28.2)

A04.7 **Enterokolitis durch Clostridium difficile**

A04.8 **Sonstige näher bezeichnete bakterielle Darminfektionen**

A04.9 **Bakterielle Darminfektion, nicht näher bezeichnet**
Bakterielle Enteritis o.n.A.

## A05 Sonstige bakteriell bedingte Lebensmittelvergiftungen

*Exkl.:* Infektion durch Escherichia coli (A04.0–A04.4)
Infektion oder Lebensmittelvergiftung durch Salmonellen (A02.–)
Listeriose (A32.–)
Toxische Wirkung schädlicher (verdorbener) Lebensmittel (T61-T62)

**A05.0** **Lebensmittelvergiftung durch Staphylokokken**

**A05.1** **Botulismus**
Klassische Lebensmittelvergiftung durch Clostridium botulinum

**A05.2** **Lebensmittelvergiftung durch Clostridium perfringens [Clostridium welchii]**
Enteritis necroticans

**A05.3** **Lebensmittelvergiftung durch Vibrio parahaemolyticus**

**A05.4** **Lebensmittelvergiftung durch Bacillus cereus**

**A05.8** **Sonstige näher bezeichnete bakteriell bedingte Lebensmittelvergiftungen**

**A05.9** **Bakteriell bedingte Lebensmittelvergiftung, nicht näher bezeichnet**

## A06 Amöbiasis [Amöbenruhr]

*Inkl.:* Infektion durch Entamoeba histolytica
*Exkl.:* Sonstige Darmkrankheiten durch Protozoen (A07.–)

**A06.0** **Akute Amöbenruhr**
Akute Amöbiasis
Amöbenkolitis o.n.A.

**A06.1** **Chronische intestinale Amöbiasis**

**A06.2** **Nichtdysenterische Kolitis durch Amöben**

**A06.3** **Amöbom des Darmes**
Amöbom o.n.A.

**A06.4** **Leberabszeß durch Amöben**
Amöbenhepatitis

**A06.5†** **Lungenabszeß durch Amöben (J99.8\*)**
Abszeß der Lunge (und der Leber) durch Amöben

**A06.6†** **Hirnabszeß durch Amöben (G07\*)**
Abszeß des Gehirns (und der Leber) (und der Lunge) durch Amöben

**A06.7** **Amöbiasis der Haut**

**A06.8** **Amöbeninfektion an sonstigen Lokalisationen**
Appendizitis ⎫
Balanitis† (N51.2*) ⎬ durch Amöben

**A06.9** **Amöbiasis, nicht näher bezeichnet**

## A07 Sonstige Darmkrankheiten durch Protozoen

**A07.0** **Balantidiose**
Balantidienruhr

**A07.1** **Giardiasis [Lambliasis]**

**A07.2** **Kryptosporidiose**

**A07.3** **Isosporose**
Infektion durch Isospora belli und Isospora hominis
Intestinale Kokzidiose
Isosporiasis

**A07.8** **Sonstige näher bezeichnete Darmkrankheiten durch Protozoen**
Intestinale Trichomoniasis
Sarkosporidiose
Sarkozystose

**A07.9** **Darmkrankheit durch Protozoen, nicht näher bezeichnet**
Diarrhoe ⎫
Dysenterie ⎬ durch Protozoen
Kolitis ⎭
Flagellatendiarrhoe

## A08 Virusbedingte und sonstige näher bezeichnete Darminfektionen

*Exkl.:* Grippe mit Beteiligung des Gastrointestinaltraktes (J10.8, J11.8)

**A08.0** **Enteritis durch Rotaviren**

**A08.1** **Akute Gastroenteritis durch Norwalk-Agens [Norwalk-Virus]**

**A08.2** **Enteritis durch Adenoviren**

**A08.3** **Sonstige Enteritis durch Viren**

**A08.4** **Virusbedingte Darminfektion, nicht näher bezeichnet**
Enteritis o.n.A. } durch Viren
Gastroenteritis o.n.A.

**A08.5** **Sonstige näher bezeichnete Darminfektionen**

### A09 Diarrhoe und Gastroenteritis, vermutlich infektiösen Ursprungs

*Hinweis:* In Ländern, in denen ein unter A09 aufgeführter Begriff ohne weitere Spezifizierung als nichtinfektiösen Ursprungs angesehen werden kann, sollte dieser unter K52.9 klassifiziert werden.

Darmkatarrh
Diarrhoe [Durchfall]:
- dysenterisch
- epidemisch
- o.n.A.

Enteritis       } hämorrhagisch
Gastroenteritis } septisch
Kolitis         } o.n.A.

Infektiöse Diarrhoe o.n.A.

*Exkl.:* Durch Bakterien, Protozoen, Viren und sonstige näher bezeichnete Infektionserreger (A00–A08)
Nichtinfektiöse Diarrhoe (K52.9)
Nichtinfektiöse Diarrhoe beim Neugeborenen (P78.3)

# Tuberkulose (A15–A19)

*Inkl.:* Infektionen durch Mycobacterium tuberculosis und Mycobacterium bovis

*Exkl.:* Angeborene Tuberkulose (P37.0)
Folgezustände der Tuberkulose (B90.–)
Pneumokoniose in Verbindung mit Tuberkulose (J65)
Silikotuberkulose (J65)

## A15 Tuberkulose der Atmungsorgane, bakteriologisch oder histologisch gesichert

**A15.0 Lungentuberkulose, durch mikroskopische Untersuchung des Sputums gesichert, mit oder ohne Nachweis durch Kultur**
Tuberkulös:
- Bronchiektasie
- Fibrose der Lunge
- Pneumonie
- Pneumothorax

} durch mikroskopische Untersuchung des Sputums gesichert, mit oder ohne Nachweis durch Kultur

**A15.1 Lungentuberkulose, nur durch Kultur gesichert**
Unter A15.0 aufgeführte Zustände, nur durch Kultur gesichert

**A15.2 Lungentuberkulose, histologisch gesichert**
Unter A15.0 aufgeführte Zustände, histologisch gesichert

**A15.3 Lungentuberkulose, durch nicht näher bezeichnete Untersuchungsverfahren gesichert**
Unter A15.0 aufgeführte Zustände, die gesichert sind, bei denen jedoch keine Angabe darüber vorliegt, ob sie bakteriologisch oder histologisch gesichert wurden

**A15.4 Tuberkulose der intrathorakalen Lymphknoten, bakteriologisch oder histologisch gesichert**
Lymphknotentuberkulose:
- hilär
- mediastinal
- tracheobronchial

} bakteriologisch oder histologisch gesichert

*Exkl.:* Als primär bezeichnet (A15.7)

**A15.5 Tuberkulose des Larynx, der Trachea und der Bronchien, bakteriologisch oder histologisch gesichert**
Tuberkulose:
- Bronchien
- Glottis
- Larynx
- Trachea

} bakteriologisch oder histologisch gesichert

**A15.6 Tuberkulöse Pleuritis, bakteriologisch oder histologisch gesichert**
Tuberkulöses Empyem
Tuberkulose der Pleura
} bakteriologisch oder histologisch gesichert

*Exkl.:* Bei primärer Tuberkulose der Atmungsorgane, bakteriologisch oder histologisch gesichert (A15.7)

**A15.7 Primäre Tuberkulose der Atmungsorgane, bakteriologisch oder histologisch gesichert**

**A15.8** **Sonstige Tuberkulose der Atmungsorgane, bakteriologisch oder histologisch gesichert**
Tuberkulose:
- Mediastinum
- Nase
- Nasennebenhöhle [jede]
- Nasopharynx

bakteriologisch oder histologisch gesichert

**A15.9** **Nicht näher bezeichnete Tuberkulose der Atmungsorgane, bakteriologisch oder histologisch gesichert**

## A16 Tuberkulose der Atmungsorgane, weder bakteriologisch noch histologisch gesichert

**A16.0** **Lungentuberkulose, bakteriologisch und histologisch nicht gesichert**
Tuberkulös:
- Bronchiektasie
- Fibrose der Lunge
- Pneumonie
- Pneumothorax

bakteriologisch und histologisch nicht gesichert

**A16.1** **Lungentuberkulose, bakteriologische und histologische Untersuchung nicht durchgeführt**
Unter A16.0 aufgeführte Zustände, bakteriologische und histologische Untersuchung nicht durchgeführt

**A16.2** **Lungentuberkulose ohne Angabe einer bakteriologischen oder histologischen Sicherung**
Lungentuberkulose
Tuberkulös:
- Bronchiektasie
- Fibrose der Lunge
- Pneumonie
- Pneumothorax

o.n.A. (ohne Angabe einer bakteriologischen oder histologischen Sicherung)

**A16.3** **Tuberkulose der intrathorakalen Lymphknoten ohne Angabe einer bakteriologischen oder histologischen Sicherung**
Lymphknotentuberkulose:
- hilär
- intrathorakal
- mediastinal
- tracheobronchial

o.n.A. (ohne Angabe einer bakteriologischen oder histologischen Sicherung)

*Exkl.:* Als primär bezeichnet (A16.7)

**A16.4 Tuberkulose des Larynx, der Trachea und der Bronchien ohne Angabe einer bakteriologischen oder histologischen Sicherung**
Tuberkulose:
- Bronchien
- Glottis
- Larynx
- Trachea

o.n.A. (ohne Angabe einer bakteriologischen oder histologischen Sicherung)

**A16.5 Tuberkulöse Pleuritis ohne Angabe einer bakteriologischen oder histologischen Sicherung**
Tuberkulös:
- Empyem
- Pleuritis

Tuberkulose der Pleura

o.n.A. (ohne Angabe einer bakteriologischen oder histologischen Sicherung)

*Exkl.:* Bei primärer Tuberkulose der Atmungsorgane (A16.7)

**A16.7 Primäre Tuberkulose der Atmungsorgane ohne Angabe einer bakteriologischen oder histologischen Sicherung**
Primäre(r):
- Tuberkulose der Atmungsorgane o.n.A.
- tuberkulöser Komplex

**A16.8 Sonstige Tuberkulose der Atmungsorgane ohne Angabe einer bakteriologischen oder histologischen Sicherung**
Tuberkulose:
- Mediastinum
- Nase
- Nasennebenhöhle [jede]
- Nasopharynx

o.n.A. (ohne Angabe einer bakteriologischen oder histologischen Sicherung)

**A16.9 Nicht näher bezeichnete Tuberkulose der Atmungsorgane ohne Angabe einer bakteriologischen oder histologischen Sicherung**
Tuberkulose o.n.A.
Tuberkulose der Atmungsorgane o.n.A.

## A17† Tuberkulose des Nervensystems

**A17.0† Tuberkulöse Meningitis (G01*)**
Tuberkulöse Leptomeningitis
Tuberkulose der Meningen (zerebral) (spinal)

**A17.1† Meningeales Tuberkulom (G07*)**
Tuberkulom der Meningen

**A17.8†** **Sonstige Tuberkulose des Nervensystems**
Tuberkulös:
- Hirnabszeß (G07*)
- Meningoenzephalitis (G05.0*)
- Myelitis (G05.0*)
- Polyneuropathie (G63.0*)

Tuberkulom  ⎫ in ⎧ Gehirn (G07*)
Tuberkulose ⎭      ⎩ Rückenmark (G07*)

**A17.9†** **Tuberkulose des Nervensystems, nicht näher bezeichnet (G99.8*)**

## A18  Tuberkulose sonstiger Organe

**A18.0†** **Tuberkulose der Knochen und Gelenke**
Tuberkulös:
- Arthritis (M01.1*)
- Knochennekrose (M90.0*)
- Mastoiditis (H75.0*)
- Osteomyelitis (M90.0)
- Ostitis (M90.0*)
- Synovitis (M68.0*)
- Tenosynovitis (M68.0*)

Tuberkulose:
- Hüfte (M01.1*)
- Knie (M01.1*)
- Wirbelsäule (M49.0*)

**A18.1†** **Tuberkulose des Urogenitalsystems**
Tuberkulose:
- Cervix uteri (N74.0*)
- Harnblase (N33.0*)
- männliche Genitalorgane (N51.–*)
- Niere (N29.1*)
- Ureter (N29.1*)

Tuberkulose im weiblichen Becken (N74.1*)

**A18.2** **Tuberkulose peripherer Lymphknoten**
Tuberkulöse Lymphadenitis

  *Exkl.:*  Tuberkulöse tracheobronchiale Adenopathie (A15.4, A16.3)
  Tuberkulose der Lymphknoten:
  - intrathorakal (A15.4, A16.3)
  - mesenterial und retroperitoneal (A18.3)

**A18.3 Tuberkulose des Darmes, des Peritoneums und der Mesenteriallymphknoten**
Tuberkulös:
- Aszites
- Enteritis† (K93.0*)
- Peritonitis† (K67.3*)

Tuberkulose:
- Anus und Rektum† (K93.0*)
- Darm (Dickdarm) (Dünndarm)† (K93.0*)
- retroperitoneal (Lymphknoten)

**A18.4 Tuberkulose der Haut und des Unterhautgewebes**
Lupus:
- exedens

vulgaris:
- des Augenlides† (H03.1*)
- o.n.A.

Skrofuloderm
Tuberculosis cutis indurativa [Erythema induratum, tuberkulös]

*Exkl.:* Lupus erythematodes (L93.–)
Systemischer Lupus erythematodes (M32.–)

**A18.5† Tuberkulose des Auges**
Tuberkulöse:
- Chorioretinitis (H32.0*)
- Episkleritis (H19.0*)
- interstitielle Keratitis (H19.2*)
- Iridozyklitis (H22.0*)
- Keratokonjunktivitis (interstitiell) (phlyktänulär) (H19.2*)

*Exkl.:* Lupus vulgaris des Augenlides (A18.4)

**A18.6† Tuberkulose des Ohres**
Tuberkulöse Otitis media (H67.0*)
*Exkl.:* Tuberkulöse Mastoiditis (A18.0†)

**A18.7† Tuberkulose der Nebennieren (E35.1*)**
Addison-Krankheit, tuberkulös

**A18.8† Tuberkulose sonstiger näher bezeichneter Organe**
Tuberkulöse zerebrale Arteriitis (I68.1*)
Tuberkulose:
- Endokard (I39.8*)
- Myokard (I41.0*)
- Ösophagus (K23.0*)
- Perikard (I32.0*)
- Schilddrüse (E35.0*)

## A19 Miliartuberkulose

*Inkl.:* Tuberkulöse: Polyserositis
- disseminiert
- generalisiert

A19.0 Akute Miliartuberkulose einer einzelnen näher bezeichneten Lokalisation

A19.1 Akute Miliartuberkulose mehrerer Lokalisationen

A19.2 Akute Miliartuberkulose, nicht näher bezeichnet

A19.8 Sonstige Miliartuberkulose

A19.9 Miliartuberkulose, nicht näher bezeichnet

# Bestimmte bakterielle Zoonosen (A20–A28)

## A20 Pest

*Inkl.:* Infektion durch Yersinia pestis

A20.0 Bubonenpest

A20.1 Hautpest

A20.2 Lungenpest

A20.3 Pestmeningitis

A20.7 Pestsepsis

A20.8 Sonstige Formen der Pest
Abortive Pest
Asymptomatische Pest
Pestis minor

A20.9 Pest, nicht näher bezeichnet

## A21 Tularämie

*Inkl.:* Hasenpest
Hirschfliegenfieber
Infektion durch Francisella tularensis

A21.0 Ulzeroglanduläre Tularämie
A21.1 Okuloglanduläre Tularämie
A21.2 Pulmonale Tularämie
A21.3 **Gastrointestinale Tularämie**
Abdominale Tularämie
A21.7 Generalisierte Tularämie
A21.8 Sonstige Formen der Tularämie
A21.9 Tularämie, nicht näher bezeichnet

## A22 Anthrax [Milzbrand]
*Inkl.:* Infektion durch Bacillus anthracis

A22.0 **Hautmilzbrand**
Milzbrandkarbunkel
Pustula maligna

A22.1 **Lungenmilzbrand**
Hadernkrankheit
Milzbrand, durch Inhalation erworben

A22.2 Darmmilzbrand
A22.7 Milzbrandsepsis
A22.8 **Sonstige Formen des Milzbrandes**
Milzbrandmeningitis† (G01*)
A22.9 Milzbrand, nicht näher bezeichnet

## A23 Brucellose
*Inkl.:* Maltafieber
Mittelmeerfieber
Undulierendes Fieber

A23.0 **Brucellose durch Brucella melitensis**
Maltafieber

A23.1 **Brucellose durch Brucella abortus**
Bang-Krankheit
Morbus Bang

A23.2 **Brucellose durch Brucella suis**
Schweinebrucellose

| A23.3 | Brucellose durch Brucella canis |
| A23.8 | Sonstige Brucellose |
| A23.9 | Brucellose, nicht näher bezeichnet |

## A24 Rotz [Malleus] und Melioidose [Pseudorotz]

A24.0 **Rotz**
Infektion durch Pseudomonas mallei
Malleus

A24.1 **Akute oder fulminante Melioidose**
Melioidose:
- Pneumonie
- Sepsis

A24.2 **Subakute oder chronische Melioidose**

A24.3 **Sonstige Melioidose**

A24.4 **Melioidose, nicht näher bezeichnet**
Infektion durch Pseudomonas pseudomallei o.n.A.
Whitmore-Krankheit

## A25 Rattenbißkrankheiten

A25.0 **Spirillen-Rattenbißkrankheit**
Sodoku

A25.1 **Streptobazillen-Rattenbißkrankheit**
Erythema arthriticum epidemicum
Haverhill-Fieber
Rattenbißfieber durch Streptobazillen

A25.9 **Rattenbißkrankheit, nicht näher bezeichnet**

## A26 Erysipeloid

A26.0 **Haut-Erysipeloid**
Erythema migrans
Schweinerotlauf

A26.7 **Erysipelothrix-Sepsis**

A26.8 **Sonstige Formen des Erysipeloids**

**A26.9** Erysipeloid, nicht näher bezeichnet

### A27 Leptospirose

**A27.0** Leptospirosis icterohaemorrhagica [Weil-Krankheit]
Leptospirose durch Leptospira interrogans serovar icterohaemorrhagiae

**A27.8** Sonstige Formen der Leptospirose

**A27.9** Leptospirose, nicht näher bezeichnet

### A28 Sonstige bakterielle Zoonosen, anderenorts nicht klassifiziert

**A28.0** Pasteurellose

**A28.1** Katzenkratzkrankheit
Katzenkratzfieber

**A28.2** Extraintestinale Yersiniose
*Exkl.:* Enteritis durch Yersinia enterocolitica (A04.6)
Pest (A20.–)

**A28.8** Sonstige näher bezeichnete bakterielle Zoonosen, anderenorts nicht klassifiziert

**A28.9** Bakterielle Zoonose, nicht näher bezeichnet

## Sonstige bakterielle Krankheiten (A30–A49)

### A30 Lepra [Aussatz]
*Inkl.:* Infektion durch Mycobacterium leprae
*Exkl.:* Folgezustände der Lepra (B92)

**A30.0** Indeterminierte Lepra
I-Lepra

**A30.1** Tuberkuloide Lepra
TT-Lepra

| A30.2 | **Borderline-tuberkuloide Lepra** |
|---|---|
| | BT-Lepra |
| A30.3 | **Borderline-Lepra** |
| | BB-Lepra |
| A30.4 | **Borderline-lepromatöse Lepra** |
| | BL-Lepra |
| A30.5 | **Lepromatöse Lepra** |
| | LL-Lepra |
| A30.8 | **Sonstige Formen der Lepra** |
| A30.9 | **Lepra, nicht näher bezeichnet** |

### A31 Infektion durch sonstige Mykobakterien

*Exkl.:* Lepra (A30.–)
Tuberkulose (A15–A19)

**A31.0 Infektion der Lunge durch Mykobakterien**
Infektion durch Mycobacterium:
- avium
- intracellulare [Battey]
- kansasii

**A31.1 Infektion der Haut durch Mykobakterien**
Infektion durch Mycobacterium:
- marinum [Schwimmbadgranulom]
- ulcerans [Buruli-Ulkus]

**A31.8 Sonstige Infektionen durch Mykobakterien**

**A31.9 Infektion durch Mykobakterien, nicht näher bezeichnet**
Atypische mykobakterielle Infektion o.n.A.
Mykobakteriose o.n.A.

### A32 Listeriose

*Inkl.:* Nahrungsmittelbedingte Infektion durch Listerien
*Exkl.:* Neugeborenenlisteriose (disseminiert) (P37.2)

**A32.0 Kutane Listeriose**

**A32.1†** **Meningitis und Meningoenzephalitis durch Listerien**
Meningitis (G01*) ⎫
Meningoenzephalitis (G05.0*) ⎬ durch Listerien

**A32.7** **Listeriensepsis**

**A32.8** **Sonstige Formen der Listeriose**
Endokarditis† (I39.8*)
Zerebrale Arteriitis (I68.1*) ⎫
Okuloglanduläre Listeriose ⎬ durch Listerien

**A32.9** **Listeriose, nicht näher bezeichnet**

## A33  Tetanus neonatorum

## A34  Tetanus während der Schwangerschaft, der Geburt und des Wochenbettes

## A35  Sonstiger Tetanus
Tetanus o.n.A.
*Exkl.:*   Tetanus:
- neonatorum (A33)
- während der Schwangerschaft, der Geburt und des Wochenbettes (A34)

## A36  Diphtherie

**A36.0** **Rachendiphtherie**
Angina pseudomembranacea diphtherica
Tonsillendiphtherie

**A36.1** **Nasenrachendiphtherie**

**A36.2** **Kehlkopfdiphtherie**
Diphtherische Laryngotracheitis

**A36.3** **Hautdiphtherie**
*Exkl.:*   Erythrasma (L08.1)

**A36.8 Sonstige Diphtherie**
Diphtherisch:
- Konjunktivitis† (H13.1*)
- Myokarditis† (I41.0*)
- Polyneuritis† (G63.0*)

**A36.9 Diphtherie, nicht näher bezeichnet**

## A37 Keuchhusten

**A37.0 Keuchhusten durch Bordetella pertussis**
**A37.1 Keuchhusten durch Bordetella parapertussis**
**A37.8 Keuchhusten durch sonstige Bordetella-Spezies**
**A37.9 Keuchhusten, nicht näher bezeichnet**

## A38 Scharlach
Scarlatina
*Exkl.:* Rachenentzündung durch Streptokokken (J02.0)

## A39 Meningokokkeninfektion

**A39.0† Meningokokkenmeningitis (G01*)**

**A39.1† Waterhouse-Friderichsen-Syndrom (E35.1*)**
Hämorrhagische Entzündung der Nebenniere durch Meningokokken
Meningokokkensepsis mit Nebennierenblutung

**A39.2 Akute Meningokokkensepsis**

**A39.3 Chronische Meningokokkensepsis**

**A39.4 Meningokokkensepsis, nicht näher bezeichnet**
Meningokokken-Bakteriämie o.n.A.

**A39.5† Herzkrankheit durch Meningokokken**
Endokarditis (I39.8*)
Karditis o.n.A. (I52.0*)
Myokarditis (I41.0*) } durch Meningokokken
Perikarditis (I32.0*)

**A39.8 Sonstige Meningokokkeninfektionen**
Arthritis nach Meningokokkeninfektion† (M03.0*)
Arthritis† (M01.0*)
Enzephalitis† (G05.0*)
Konjunktivitis† (H13.1*)  ⎫
Retrobulbäre Neuritis† (H48.1*) ⎬ durch Meningokokken

**A39.9 Meningokokkeninfektion, nicht näher bezeichnet**
Krankheit durch Meningokokken o.n.A.

## A40 Streptokokkensepsis

*Exkl.:* Beim Neugeborenen (P36.0–P36.1)
Nach:
- Abort, Extrauteringravidität oder Molenschwangerschaft (O03–O07, O08.0)
- Immunisierung (T88.0)
- Infusion, Transfusion oder therapeutischer Injektion (T80.2)
- medizinischen Maßnahmen (T81.4)

Puerperal (O85)
Unter der Geburt (O75.3)

**A40.0 Sepsis durch Streptokokken, Gruppe A**
**A40.1 Sepsis durch Streptokokken, Gruppe B**
**A40.2 Sepsis durch Streptokokken, Gruppe D**
**A40.3 Sepsis durch Streptococcus pneumoniae**
Sepsis durch Pneumokokken
**A40.8 Sonstige Sepsis durch Streptokokken**
**A40.9 Sepsis durch Streptokokken, nicht näher bezeichnet**

## A41 Sonstige Sepsis

*Exkl.:* Bakteriämie o.n.A. (A49.9)
Nach:
- Abort, Extrauteringravidität oder Molenschwangerschaft (O03–O07, O08.0)
- Immunisierung (T88.0)
- Infusion, Transfusion oder therapeutischer Injektion (T80.2)

Sepsis (durch) (bei):
- aktinomykotisch (A42.7)
- beim Neugeborenen (P36.–)
- Candida (B37.7)
- Erysipelothrix (A26.7)
- extraintestinale Yersiniose (A28.2)
- Gonokokken (A54.8)
- Herpesviren (B00.7)
- Listerien (A32.7)
- Melioidose (A24.1)
- Meningokokken (A39.2–A39.4)
- Milzbrand (A22.7)
- nach medizinischen Maßnahmen (T81.4)
- Pest (A20.7)
- puerperal (O85)
- Streptokokken (A40.–)
- Tularämie (A21.7)

Syndrom des toxischen Schocks (A48.3)
Unter der Geburt (O75.3)

**A41.0 Sepsis durch Staphylococcus aureus**

**A41.1 Sepsis durch sonstige näher bezeichnete Staphylokokken**
Sepsis durch koagulasenegative Staphylokokken

**A41.2 Sepsis durch nicht näher bezeichnete Staphylokokken**

**A41.3 Sepsis durch Haemophilus influenzae**

**A41.4 Sepsis durch Anaerobier**
*Exkl.:* Gasbrand (A48.0)

**A41.5 Sepsis durch sonstige gramnegative Erreger**
Sepsis durch gramnegative Erreger o.n.A.

**A41.8 Sonstige näher bezeichnete Sepsis**

**A41.9 Sepsis, nicht näher bezeichnet**
Septischer Schock

## A42 Aktinomykose
*Exkl.:* Aktinomyzetom (B47.1)

A42.0 Aktinomykose der Lunge
A42.1 Abdominale Aktinomykose
A42.2 Zervikofaziale Aktinomykose
A42.7 Aktinomykotische Sepsis
A42.8 Sonstige Formen der Aktinomykose
A42.9 Aktinomykose, nicht näher bezeichnet

## A43 Nokardiose

A43.0 Pulmonale Nokardiose
A43.1 Nokardiose der Haut
A43.8 Sonstige Formen der Nokardiose
A43.9 Nokardiose, nicht näher bezeichnet

## A44 Bartonellose

A44.0 Systemische Bartonellose
Oroya-Fieber

A44.1 Kutane und mukokutane Bartonellose
Verruga peruana [Verruca peruviana]

A44.8 Sonstige Formen der Bartonellose
A44.9 Bartonellose, nicht näher bezeichnet

## A46 Erysipel [Wundrose]
*Exkl.:* Postpartales oder puerperales Erysipel (O86.8)

## A48 Sonstige bakterielle Krankheiten, anderenorts nicht klassifiziert
*Exkl.:* Aktinomyzetom (B47.1)

A48.0 Gasbrand [Gasödem]
Muskelnekrose } durch Clostridien
Phlegmone

| | |
|---|---|
| A48.1 | **Legionellose mit Pneumonie** <br> Legionärskrankheit |
| A48.2 | **Legionellose ohne Pneumonie [Pontiac-Fieber]** |
| A48.3 | **Syndrom des toxischen Schocks** <br> *Exkl.:* Endotoxinschock o.n.A. (R57.8) <br> Sepsis o.n.A. (A41.9) |
| A48.4 | **Brazilian purpuric fever** <br> Systemische Infektion durch Haemophilus aegyptius |
| A48.8 | **Sonstige näher bezeichnete bakterielle Krankheiten** |

### A49 Bakterielle Infektion nicht näher bezeichneter Lokalisation

*Exkl.:* Bakterien als Ursache von Krankheiten, die in anderen Kapiteln aufgeführt sind (B95–B96)
Chlamydieninfektion o.n.A. (A74.9)
Meningokokkeninfektion o.n.A. (A39.9)
Rickettsieninfektion o.n.A. (A79.9)
Spirochäteninfektion o.n.A. (A69.9)

| | |
|---|---|
| A49.0 | **Staphylokokkeninfektion, nicht näher bezeichnet** |
| A49.1 | **Streptokokkeninfektion, nicht näher bezeichnet** |
| A49.2 | **Infektion durch Haemophilus influenzae, nicht näher bezeichnet** |
| A49.3 | **Mykoplasmeninfektion, nicht näher bezeichnet** |
| A49.8 | **Sonstige bakterielle Infektionen nicht näher bezeichneter Lokalisation** |
| A49.9 | **Bakterielle Infektion, nicht näher bezeichnet** <br> Bakteriämie o.n.A. |

# Infektionen, die vorwiegend durch Geschlechtsverkehr übertragen werden (A50–A64)

*Exkl.:* HIV-Krankheit (B20–B24)
Reiter-Krankheit (M02.3)
Unspezifische und nicht durch Gonokokken hervorgerufene Urethritis (N34.1)

## A50 Syphilis connata

**A50.0 Floride konnatale Frühsyphilis**
Jeder konnatale syphilitische Zustand, als früh oder manifest bezeichnet, bis zu zwei Jahren nach der Geburt.
Konnatale Frühsyphilis:
- kutan
- mukokutan
- viszeral

Konnatale frühsyphilitische:
- Augenbeteiligung
- Laryngitis
- Osteochondropathie
- Pharyngitis
- Pneumonie
- Rhinitis

**A50.1 Latente konnatale Frühsyphilis**
Konnatale Syphilis ohne klinische Manifestationen, mit positiver Serumreaktion und negativem Liquorbefund, bis zu zwei Jahren nach der Geburt.

**A50.2 Konnatale Frühsyphilis, nicht näher bezeichnet**
Konnatale Syphilis o.n.A., bis unter zwei Jahre nach der Geburt.

**A50.3 Konnatale spätsyphilitische Augenkrankheit**
Konnatale spätsyphilitische:
- Augenkrankheit, anderenorts nicht klassifiziert† (H58.8*)
- interstitielle Keratitis† (H19.2*)

*Exkl.:* Hutchinson-Trias (A50.5)

**A50.4 Konnatale spätauftretende Neurosyphilis [Juvenile Neurosyphilis]**
Dementia paralytica juvenilis
Juvenile:
- progressive Paralyse
- Tabes dorsalis
- taboparalytische Neurosyphilis

Konnatale spätsyphilitische:
- Enzephalitis† (G05.0*)
- Meningitis† (G01*)
- Polyneuropathie† (G63.0*)

Soll eine damit verbundene psychische Krankheit angegeben werden, ist eine zusätzliche Schlüsselnummer zu benutzen.

*Exkl.:* Hutchinson-Trias (A50.5)

**A50.5 Sonstige Formen der floriden konnatalen Spätsyphilis**
Jeder konnatale syphilitische Zustand, als spät oder manifest bezeichnet, zwei Jahre oder später nach der Geburt.
Clutton-Hydrarthrose† (M03.1*)
Hutchinson-:
- Trias
- Zähne

Konnatale kardiovaskuläre Spätsyphilis† (I98.0*)
Konnatale spätsyphilitische:
- Arthropathie† (M03.1*)
- Osteochondropathie† (M90.2*)

Syphilitische Sattelnase

**A50.6 Latente konnatale Spätsyphilis**
Konnatale Syphilis ohne klinische Manifestationen, mit positiver Serumreaktion und negativem Liquorbefund, zwei Jahre oder später nach der Geburt.

**A50.7 Konnatale Spätsyphilis, nicht näher bezeichnet**
Konnatale Syphilis o.n.A., zwei Jahre oder später nach der Geburt.
Syphilis connata tarda o.n.A.

**A50.9 Syphilis connata, nicht näher bezeichnet**

## A51 Frühsyphilis

**A51.0 Primärer syphilitischer Genitalaffekt**
Syphilitischer Schanker o.n.A.

**A51.1 Analer Primäraffekt bei Syphilis**

**A51.2 Primäraffekt bei Syphilis, sonstige Lokalisationen**

**A51.3 Sekundäre Syphilis der Haut und der Schleimhäute**
Condyloma latum
Syphilitisch:
- Alopezie† (L99.8*)
- Leukoderm† (L99.8*)
- Schleimhautpapeln [Plaques muqueuses]

**A51.4 Sonstige sekundäre Syphilis**
Sekundäre syphilitische:
- Augenkrankheit, anderenorts nicht klassifiziert† (H58.8*)
- Entzündung im weiblichen Becken† (N74.2*)
- Iridozyklitis† (H22.0*)
- Lymphadenopathie
- Meningitis† (G01*)
- Myositis† (M63.0*)
- Periostitis† (M90.1*)

**A51.5 Latente Frühsyphilis**
Syphilis (erworben) ohne klinische Manifestationen, mit positiver Serumreaktion und negativem Liquorbefund, bis zu zwei Jahren nach Infektion.

**A51.9 Frühsyphilis, nicht näher bezeichnet**

## A52 Spätsyphilis

**A52.0† Kardiovaskuläre Syphilis**
Kardiovaskuläre Syphilis o.n.A. (I98.0*)
Syphilitisch:
- Aortenaneurysma (I79.0*)
- Aorteninsuffizienz (I39.1*)
- Aortitis (I79.1*)
- Endokarditis o.n.A. (I39.8*)
- Myokarditis (I41.0*)
- Perikarditis (I32.0*)
- Pulmonalklappeninsuffizienz (I39.3*)
- Zerebrale Arteriitis (I68.1*)

**A52.1 Floride Neurosyphilis**
Charcot-Arthropathie† (M14.6*)
Spätsyphilitisch:
- Enzephalitis† (G05.0*)
- Meningitis† (G01*)
- Neuritis des N. vestibulocochlearis† (H94.0*)
- Optikusatrophie† (H48.0*)
- Polyneuropathie† (G63.0*)
- Retrobulbäre Neuritis† (H48.1*)

Syphilitisches Parkinson-Syndrom† (G22*)
Tabes dorsalis

**A52.2 Asymptomatische Neurosyphilis**

**A52.3** **Neurosyphilis, nicht näher bezeichnet**
Gumma (syphilitisch) ⎱
Syphilis (Spät-) ⎬ Zentralnervensystem, o.n.A.
Syphilom ⎰

**A52.7** **Sonstige floride Spätsyphilis**
Glomeruläre Krankheit bei Syphilis† (N08.0*)
Gumma (syphilitisch) ⎱ jede Lokalisation, mit Ausnahme der
Syphilis, Spät- oder tertiäre ⎬ unter A52.0–A52.3 klassifizierten
⎰ Lokalisationen
Spätsyphilitisch:
- Augenkrankheit, anderenorts nicht klassifiziert† (H58.8*)
- Bursitis† (M73.1*)
- Chorioretinitis† (H32.0*)
- Entzündung im weiblichen Becken† (N74.2*)
- Episkleritis† (H19.0*)
- Leukoderm† (L99.8*)
- Peritonitis† (K67.2*)
Syphilis [nicht näher bezeichnetes Stadium]:
- Knochen† (M90.2*)
- Leber† (K77.0*)
- Lunge† (J99.8*)
- Muskel† (M63.0*)
- Synovialmembran† (M68.0*)

**A52.8** **Latente Spätsyphilis**
Syphilis (erworben) ohne klinische Manifestationen, mit positiver Serumreaktion und negativem Liquorbefund, zwei Jahre oder später nach Infektion.

**A52.9** **Spätsyphilis, nicht näher bezeichnet**

## A53 Sonstige und nicht näher bezeichnete Syphilis

**A53.0** **Latente Syphilis, nicht als früh oder spät bezeichnet**
Latente Syphilis o.n.A.
Positive Serumreaktion auf Syphilis

**A53.9** **Syphilis, nicht näher bezeichnet**
Infektion durch Treponema pallidum o.n.A.
Syphilis (erworben) o.n.A.
*Exkl.:* Syphilis o.n.A. als Todesursache vor Vollendung des zweiten Lebensjahres (A50.2)

## A54 Gonokokkeninfektion

**A54.0 Gonokokkeninfektion des unteren Urogenitaltraktes ohne periurethralen Abszeß oder Abszeß der Glandulae urethrales**
Cervicitis
Urethritis
Vulvovaginitis } o.n.A.
Zystitis
durch Gonokokken

*Exkl.:* Mit Abszeß der Glandulae urethrales (A54.1)

**A54.1 Gonokokkeninfektion des unteren Urogenitaltraktes mit periurethralem Abszeß oder Abszeß der Glandulae urethrales**
Abszeß der Bartholin-Drüse durch Gonokokken

**A54.2† Pelviperitonitis durch Gonokokken und Gonokokkeninfektionen sonstiger Urogenitalorgane**
Entzündung im weiblichen Becken (N74.3*)
Epididymitis (N51.1*) } durch Gonokok-
Orchitis (N51.1*) } ken
Prostatitis (N51.0*)

*Exkl.:* Gonokokkenperitonitis (A54.8)

**A54.3 Gonokokkeninfektion des Auges**
Iridozyklitis† (H22.0*)
Konjunktivitis† (H13.1*) } durch Gonokokken
Ophthalmia neonatorum

**A54.4† Gonokokkeninfektion des Muskel-Skelett-Systems**
Arthritis (M01.3*)
Bursitis (M73.0*)
Osteomyelitis (M90.2*) } durch Gonokokken
Synovitis (M68.0*)
Tenosynovitis (M68.0*)

**A54.5 Gonokokkenpharyngitis**

**A54.6 Gonokokkeninfektion des Anus und des Rektums**

## A54.8 Sonstige Gonokokkeninfektionen

Endokarditis† (I39.8*)
Hautläsionen
Hirnabszeß† (G07*)
Meningitis† (G01*)
Myokarditis† (I41.0*) } durch Gonokokken
Perikarditis† (I32.0*)
Peritonitis† (K67.1*)
Pneumonie† (J17.0*)
Sepsis

*Exkl.:* Gonokokkenpelviperitonitis (A54.2)

## A54.9 Gonokokkeninfektion, nicht näher bezeichnet

## A55 Lymphogranuloma inguinale (venereum) durch Chlamydien

Durand-Nicolas-Favre-Krankheit
Esthiomene
Klimatischer oder tropischer Bubo

## A56 Sonstige durch Geschlechtsverkehr übertragene Chlamydienkrankheiten

*Inkl.:* Durch Geschlechtsverkehr übertragene Krankheiten durch Chlamydia trachomatis

*Exkl.:* Konjunktivitis beim Neugeborenen (P39.1)
Lymphogranulom (A55)
Pneumonie beim Neugeborenen (P23.1)
durch Chlamydien
Zustände, die unter A74.– klassifiziert sind

## A56.0 Chlamydieninfektion des unteren Urogenitaltraktes

Urethritis
Vulvovaginitis
Zervizitis } durch Chlamydien
Zystitis

**A56.1†** **Chlamydieninfektion des Pelviperitoneums und sonstiger Urogenitalorgane**
Entzündung im weiblichen Becken (N74.4*)
Epididymitis (N51.1*) } durch Chlamydien
Orchitis (N51.1*)

**A56.2** **Chlamydieninfektion des Urogenitaltraktes, nicht näher bezeichnet**

**A56.3** **Chlamydieninfektion des Anus und des Rektums**

**A56.4** **Chlamydieninfektion des Pharynx**

**A56.8** **Durch Geschlechtsverkehr übertragene Chlamydieninfektion an sonstigen Lokalisationen**

## A57 Ulcus molle (venereum)
Weicher Schanker

## A58 Granuloma venereum (inguinale)
Donovanosis

## A59 Trichomoniasis
*Exkl.:* Intestinale Trichomoniasis (A07.8)

**A59.0** **Trichomoniasis urogenitalis**
Leukorrhoe (vaginal)
Prostatitis† (N51.0*) } durch Trichomonas (vaginalis)

**A59.8** **Sonstige Lokalisationen der Trichomoniasis**

**A59.9** **Trichomoniasis, nicht näher bezeichnet**

## A60 Infektionen des Anogenitalbereiches durch Herpesviren [Herpes simplex]

**A60.0** **Infektion der Genitalorgane und des Urogenitaltraktes durch Herpesviren**
Infektion des Genitaltraktes:
- männlich† (N51.–*)
- weiblich† (N77.0–N77.1*) } durch Herpesviren

**A60.1** **Infektion der Perianalhaut und des Rektums durch Herpesviren**

**A60.9** **Infektion des Anogenitalbereiches durch Herpesviren, nicht näher bezeichnet**

### A63 Sonstige vorwiegend durch Geschlechtsverkehr übertragene Krankheiten, anderenorts nicht klassifiziert

*Exkl.:* Molluscum contagiosum (B08.1)
Papillom der Cervix uteri (D26.0)

**A63.0** Anogenitale (venerische) Warzen

**A63.8** Sonstige näher bezeichnete, vorwiegend durch Geschlechtsverkehr übertragene Krankheiten

### A64 Durch Geschlechtsverkehr übertragene Krankheiten, nicht näher bezeichnet
Geschlechtskrankheiten o.n.A.

## Sonstige Spirochätenkrankheiten (A65–A69)

*Exkl.:* Leptospirose (A27.–)
Syphilis (A50–A53)

### A65 Nichtvenerische Syphilis
Bejel
Endemische Syphilis
Njovera

### A66 Frambösie

*Inkl.:* Framboesia (tropica)
Pian
Yaws

**A66.0** Primärläsion bei Frambösie
Frambösie:
- initial oder primär
- initiales Ulkus

Frambösieschanker
Muttereffloreszenz

**A66.1 Multiple Papillome und Krabbenframbösie**
Frambösiepapillome der Handfläche oder Fußsohle
Frambösiom
Pianom

**A66.2 Sonstige Hautläsionen im Frühstadium der Frambösie**
Framböside im Frühstadium der Frambösie
Frühe Frambösie (Haut) (makulär) (makulopapulös) (mikropapulös) (papulös)
Hautframbösie, bis zu fünf Jahren nach Infektion

**A66.3 Hyperkeratose bei Frambösie**
Ghoul hand
Hyperkeratose der Handfläche oder Fußsohle (früh) (spät) durch Frambösie
Worm-eaten soles

**A66.4 Gummata und Ulzera bei Frambösie**
Gummöses Frambösid
Noduläre (ulzeröse) Frambösie im Spätstadium

**A66.5 Gangosa**
Rhinopharyngitis mutilans

**A66.6 Knochen- und Gelenkveränderungen bei Frambösie**
Ganglion
Hydrarthrose
Ostitis
Periostitis (hypertrophisch)
} bei Frambösie (früh) (spät)

Gumma, Knochen
Gummöse Ostitis oder Periostitis
} bei Frambösie (spät)

**A66.7 Sonstige Manifestationen bei Frambösie**
Gelenknahe Frambösieknoten
Schleimhautframbösie

**A66.8 Latente Frambösie**
Frambösie ohne klinische Manifestationen, mit positiver serologischer Reaktion

**A66.9 Frambösie, nicht näher bezeichnet**

## A67 Pinta [Carate]

**A67.0 Primärläsion bei Pinta**
Papel (primär)
Schanker (primär)
} Pinta [Carate]

**A67.1 Zwischenstadium der Pinta**
Erythematöse Plaques  
Hyperkeratose } Pinta [Carate]  
Hyperpigmentierte Veränderungen  
Pintide

**A67.2 Spätstadium der Pinta**
Hautveränderungen:
- depigmentiert
- narbig } Pinta [Carate]
- Pigmentstörung

Kardiovaskuläre Veränderungen† (I98.1*)

**A67.3 Mischformen der Pinta**
Depigmentierte und hyperpigmentierte Hautveränderungen gleichzeitig, bei Pinta [Carate]

**A67.9 Pinta, nicht näher bezeichnet**

## A68 Rückfallfieber

*Inkl.:* Rekurrensfieber  
*Exkl.:* Lyme-Krankheit (A69.2)

**A68.0 Durch Läuse übertragenes Rückfallfieber**
Rückfallfieber durch Borrelia recurrentis

**A68.1 Durch Zecken übertragenes Rückfallfieber**
Rückfallfieber durch jede andere Borrelienart, ausgenommen durch Borrelia recurrentis

**A68.9 Rückfallfieber, nicht näher bezeichnet**

## A69 Sonstige Spirochäteninfektionen

**A69.0 Nekrotisierend-ulzeröse Stomatitis**
Cancrum oris  
Gangrän durch Fusospirochäten  
Noma  
Stomatitis gangraenosa

**A69.1 Sonstige Fusospirochätosen**
Nekrotisierend-ulzerös (akut):
- Gingivitis
- Gingivostomatitis

Pharyngitis durch Fusospirochäten
Plaut-Vincent-:
- Angina
- Gingivitis

Spirochäten-Stomatitis

**A69.2 Lyme-Krankheit**
Erythema chronicum migrans durch Borrelia burgdorferi

**A69.8 Sonstige näher bezeichnete Spirochäteninfektionen**

**A69.9 Spirochäteninfektion, nicht näher bezeichnet**

# Sonstige Krankheiten durch Chlamydien (A70–A74)

## A70 Infektionen durch Chlamydia psittaci
Ornithose
Papageienkrankheit
Psittakose

## A71 Trachom
*Exkl.:* Folgezustände des Trachoms (B94.0)

**A71.0 Initialstadium des Trachoms**
Trachoma dubium

**A71.1 Aktives Stadium des Trachoms**
Conjunctivitis granulosa (trachomatosa)
Trachomatös:
- folliculäre Konjunktivitis
- Pannus

**A71.9 Trachom, nicht näher bezeichnet**

### A74  Sonstige Krankheiten durch Chlamydien

*Exkl.:* Durch Geschlechtsverkehr übertragene Chlamydienkrankheiten (A55–A56)
Konjunktivitis beim Neugeborenen durch Chlamydien (P39.1)
Pneumonie beim Neugeborenen durch Chlamydien (P23.1)
Pneumonie durch Chlamydien (J16.0)

**A74.0†** **Chlamydienkonjunktivitis (H13.1\*)**
Paratrachom

**A74.8** **Sonstige Chlamydienkrankheiten**
Chlamydienperitonitis† (K67.0\*)

**A74.9** **Chlamydieninfektion, nicht näher bezeichnet**
Chlamydiose o.n.A.

# Rickettsiosen (A75–A79)

### A75  Fleckfieber

*Exkl.:* Rickettsiose durch Ehrlichia sennetsu (A79.8)

**A75.0** **Epidemisches Fleckfieber durch Rickettsia prowazeki**
Epidemisches Läusefleckfieber
Klassisches Fleckfieber

**A75.1** **Fleckfieber-Spätrezidiv [Brill-Krankheit]**
Brill–Zinsser-Krankheit

**A75.2** **Fleckfieber durch Rickettsia typhi [Rickettsia mooseri]**
Murines Fleckfieber (durch Flöhe übertragen)

**A75.3** **Fleckfieber durch Rickettsia tsutsugamushi [Rickettsia orientalis]**
Milbenfleckfieber
Tsutsugamushi-Fieber

**A75.9** **Fleckfieber, nicht näher bezeichnet**
Fleckfieber o.n.A.

## A77 Zeckenbißfieber [Rickettsiosen, durch Zecken übertragen]

**A77.0 Zeckenbißfieber durch Rickettsia rickettsii**
Rocky-Mountain-Fieber
São-Paulo-Fieber

**A77.1 Zeckenbißfieber durch Rickettsia conori**
Afrikanisches Zeckenbißfieber
Boutonneuse-Fieber
Indisches Zeckenbißfieber
Kenya-Fieber
Marseille-Fieber
Mittelmeer-Zeckenbißfieber

**A77.2 Zeckenbißfieber durch Rickettsia sibirica**
Nordasiatisches Zeckenbißfieber
Sibirisches Zeckenbißfieber

**A77.3 Zeckenbißfieber durch Rickettsia australis**
Queensland-Zeckenbißfieber

**A77.8 Sonstige Zeckenbißfieber**

**A77.9 Zeckenbißfieber, nicht näher bezeichnet**
Durch Zecken übertragene Rickettsiose o.n.A.

## A78 Q-Fieber
Balkangrippe
Infektion durch Rickettsia (Coxiella) burneti
Query-Fieber

## A79 Sonstige Rickettsiosen

**A79.0 Wolhynisches Fieber**
Fünftagefieber
Trench-Fever

**A79.1 Rickettsienpocken durch Rickettsia akari**
Bläschenrickettsiose

**A79.8 Sonstige näher bezeichnete Rickettsiosen**
Rickettsiose durch Ehrlichia sennetsu

**A79.9 Rickettsiose, nicht näher bezeichnet**
Rickettsien-Infektion o.n.A.

# Virusinfektionen des Zentralnervensystems (A80-A89)

*Exkl.:* Folgezustände von:
- Poliomyelitis (B91)
- Virusenzephalitis (B94.1)

## A80 Akute Poliomyelitis [Spinale Kinderlähmung]

A80.0 Akute paralytische Poliomyelitis durch Impfvirus

A80.1 Akute paralytische Poliomyelitis durch importiertes Wildvirus

A80.2 Akute paralytische Poliomyelitis durch einheimisches Wildvirus

A80.3 Sonstige und nicht näher bezeichnete akute paralytische Poliomyelitis

A80.4 Akute nichtparalytische Poliomyelitis

A80.9 Akute Poliomyelitis, nicht näher bezeichnet

## A81 Slow-Virus-Infektionen des Zentralnervensystems

A81.0 **Jakob-Creutzfeldt-Krankheit**
Subakute spongioforme Enzephalopathie

A81.1 **Subakute sklerosierende Panenzephalitis**
Einschlußkörperchenenzephalitis [Dawson]
Sklerosierende Leukenzephalopathie [van Bogaert]

A81.2 **Progressive multifokale Leukenzephalopathie**
Multifokale Leukenzephalopathie o.n.A.

A81.8 **Sonstige Slow-Virus-Infektionen des Zentralnervensystems**
Kuru

A81.9 **Slow-Virus-Infektion des Zentralnervensystems, nicht näher bezeichnet**
Slow-Virus-Infektion o.n.A.

## A82 Tollwut [Rabies]

A82.0 Wildtier-Tollwut

A82.1 Haustier-Tollwut

A82.9 Tollwut, nicht näher bezeichnet

## A83 Virusenzephalitis, durch Moskitos [Stechmücken] übertragen

*Inkl.:* Virusmeningoenzephalitis, durch Moskitos übertragen
*Exkl.:* Venezolanische Pferdeenzephalitis (A92.2)

A83.0 **Japanische Enzephalitis**
Japan-B-Enzephalitis

A83.1 **Westliche Pferdeenzephalitis [Western-Equine-Encephalitis]**

A83.2 **Östliche Pferdeenzephalitis [Eastern-Equine-Encephalitis]**

A83.3 **St.-Louis-Enzephalitis**

A83.4 **Australische Enzephalitis**
Kunjin-Krankheit
Murray-Valley-Enzephalitis

A83.5 **Kalifornische Enzephalitis**
Kalifornische Meningoenzephalitis
LaCrosse-Enzephalitis

A83.6 **Rocio-Virusenzephalitis**

A83.8 **Sonstige Virusenzephalitis, durch Moskitos übertragen**

A83.9 **Virusenzephalitis, durch Moskitos übertragen, nicht näher bezeichnet**

## A84 Virusenzephalitis, durch Zecken übertragen

*Inkl.:* Virusmeningoenzephalitis, durch Zecken übertragen

A84.0 **Fernöstliche Enzephalitis, durch Zecken übertragen [Russische Frühsommer-Enzephalitis]**

A84.1 **Mitteleuropäische Enzephalitis, durch Zecken übertragen**
Zentraleuropäische Frühsommer-Meningoenzephalitis

A84.8 **Sonstige Virusenzephalitis, durch Zecken übertragen**
Louping-ill-Krankheit [Spring- und Drehkrankheit]
Powassan-Enzephalitis

A84.9 **Virusenzephalitis, durch Zecken übertragen, nicht näher bezeichnet**

## A85 Sonstige Virusenzephalitis, anderenorts nicht klassifiziert

*Inkl.:* Virusenzephalomyelitis durch näher bezeichnete Viren, anderenorts nicht klassifiziert
Virusmeningoenzephalitis durch näher bezeichnete Viren, anderenorts nicht klassifiziert

*Exkl.:* Benigne myalgische Enzephalomyelitis (G93.3)
Enzephalitis durch:
- Herpes-Virus [Herpes simplex] (B00.4)
- Masern-Virus (B05.0)
- Mumps-Virus (B26.2)
- Poliomyelitis-Virus (A80.–)
- Varizella-Zoster-Virus (B02.2)

Lymphozytäre Choriomeningitis (A87.2)

**A85.0†** **Enzephalitis durch Enteroviren (G05.1\*)**
Enzephalomyelitis durch Enteroviren

**A85.1†** **Enzephalitis durch Adenoviren (G05.1\*)**
Meningoenzephalitis durch Adenoviren

**A85.2** **Virusenzephalitis, durch Arthropoden übertragen, nicht näher bezeichnet**

**A85.8** **Sonstige näher bezeichnete Virusenzephalitis**
Economo-Enzephalitis
Encephalitis lethargica seu epidemica

## A86 Virusenzephalitis, nicht näher bezeichnet

Virusenzephalomyelitis o.n.A.
Virusmeningoenzephalitis o.n.A.

## A87 Virusmeningitis

*Exkl.:* Meningitis durch:
- Herpes-Virus [Herpes simplex] (B00.3)
- Masern-Virus (B05.1)
- Mumps-Virus (B26.1)
- Poliomyelitis-Virus (A80.–)
- Varizella-Zoster-Virus (B02.1)

**A87.0†** **Meningitis durch Enteroviren (G02.0\*)**
Meningitis durch Coxsackieviren
Meningitis durch ECHO-Viren

**A87.1†** **Meningitis durch Adenoviren (G02.0\*)**
**A87.2** **Lymphozytäre Choriomeningitis**
Lymphozytäre Meningoenzephalitis
**A87.8** **Sonstige Virusmeningitis**
**A87.9** **Virusmeningitis, nicht näher bezeichnet**

**A88** **Sonstige Virusinfektionen des Zentralnervensystems, anderenorts nicht klassifiziert**
*Exkl.:* Virusenzephalitis o.n.A. (A86)
Virusmeningitis o.n.A. (A87.9)

**A88.0** **Fieber und Exanthem durch Enteroviren [Boston-Exanthem]**
**A88.1** **Epidemischer Schwindel**
**A88.8** **Sonstige näher bezeichnete Virusinfektionen des Zentralnervensystems**

**A89** **Virusinfektion des Zentralnervensystems, nicht näher bezeichnet**

# Durch Arthropoden übertragene Viruskrankheiten und virale hämorrhagische Fieber (A90–A99)

**A90** **Dengue-Fieber [Klassische Dengue]**
*Exkl.:* Hämorrhagisches Dengue-Fieber (A91)

**A91** **Hämorrhagisches Dengue-Fieber**

**A92** **Sonstige durch Moskitos [Stechmücken] übertragene Viruskrankheiten**
*Exkl.:* Ross-River-Krankheit (B33.1)

**A92.0** **Chikungunya-Viruskrankheit**
(Hämorrhagisches) Chikungunya-Fieber

| | |
|---|---|
| A92.1 | O'Nyong–nyong-Fieber |
| A92.2 | **Venezolanisches Pferdefieber**<br>Venezuela-Pferdeenzephalitis<br>Venezuela-Pferdeenzephalomyelitis |
| A92.3 | **West-Nil-Fieber** |
| A92.4 | **Rifttalfieber**<br>Rift-Valley-Fieber |
| A92.8 | **Sonstige näher bezeichnete, durch Moskitos übertragene Viruskrankheiten** |
| A92.9 | **Durch Moskitos übertragene Viruskrankheit, nicht näher bezeichnet** |

## A93 Sonstige durch Arthropoden übertragene Viruskrankheiten, anderenorts nicht klassifiziert

| | |
|---|---|
| A93.0 | **Oropouche-Viruskrankheit**<br>Oropouche-Fieber |
| A93.1 | **Pappataci-Fieber**<br>Phlebotomus-Fieber<br>Sandfliegenfieber |
| A93.2 | **Colorado-Zeckenfieber** |
| A93.8 | **Sonstige näher bezeichnete, durch Arthropoden übertragene Viruskrankheiten**<br>Piry-Fieber<br>Stomatitis vesicularis-Viruskrankheit [Indiana-Fieber] |

## A94 Durch Arthropoden übertragene Viruskrankheit, nicht näher bezeichnet
Arbovirusinfektion o.n.A.
Arboviruskrankheit o.n.A.

## A95 Gelbfieber

| | |
|---|---|
| A95.0 | **Buschgelbfieber**<br>Dschungelgelbfieber<br>Silvatisches Gelbfieber |
| A95.1 | **Urbanes Gelbfieber** |
| A95.9 | **Gelbfieber, nicht näher bezeichnet** |

## A96 Hämorrhagisches Fieber durch Arenaviren

**A96.0** **Hämorrhagisches Fieber durch Junin-Viren**
Argentinisches hämorrhagisches Fieber

**A96.1** **Hämorrhagisches Fieber durch Machupo-Viren**
Bolivianisches hämorrhagisches Fieber

**A96.2** **Lassa-Fieber**
Hämorrhagisches Fieber durch Lassa-Viren

**A96.8** **Sonstiges hämorrhagisches Fieber durch Arenaviren**

**A96.9** **Hämorrhagisches Fieber durch Arenaviren, nicht näher bezeichnet**

## A98 Sonstige hämorrhagische Viruskrankheiten, anderenorts nicht klassifiziert

*Exkl.:* Hämorrhagisches Chikungunya-Fieber (A92.0)
Hämorrhagisches Dengue-Fieber (A91)

**A98.0** **Hämorrhagisches Krim-Kongo-Fieber**
Zentralasiatisches hämorrhagisches Fieber

**A98.1** **Hämorrhagisches Omsk-Fieber**

**A98.2** **Kyasanur-Wald-Krankheit**

**A98.3** **Marburg-Viruskrankheit**

**A98.4** **Ebola-Viruskrankheit**

**A98.5** **Hämorrhagisches Fieber mit renalem Syndrom**
Epidemische Nephropathie
Hämorrhagisches Fieber:
- epidemisch
- koreanisch
- russisch

Infektion durch Hantan-Viren

**A98.8** **Sonstige näher bezeichnete hämorrhagische Viruskrankheiten**

## A99 Nicht näher bezeichnete hämorrhagische Viruskrankheit

# Virusinfektionen, die durch Haut- und Schleimhautläsionen gekennzeichnet sind (B00–B09)

## B00 Infektionen durch Herpesviren [Herpes simplex]

*Exkl.:* Angeborene Infektion durch Herpesviren (P35.2)
Herpangina (B08.5)
Infektionen des Anogenitalbereiches durch Herpesviren (A60.–)
Mononukleose durch Gamma-Herpesviren (B27.0)

**B00.0 Ekzema herpeticatum Kaposi**
Varizelliforme Eruption Kaposi

**B00.1 Dermatitis vesicularis durch Herpesviren**
Dermatitis vesicularis:
- Lippe ⎫ durch humanes (Alpha-) Herpes-Virus,
- Ohr   ⎭ Typ 2 [HSV-2]

Herpes simplex:
- facialis
- labialis

**B00.2 Gingivostomatitis herpetica und Pharyngotonsillitis herpetica**
Pharyngitis durch Herpesviren

**B00.3† Meningitis durch Herpesviren (G02.0\*)**

**B00.4† Enzephalitis durch Herpesviren (G05.1\*)**
Krankheit durch Herpes-simiae-Virus
Meningoenzephalitis durch Herpesviren

**B00.5† Augenkrankheit durch Herpesviren**
Dermatitis des Augenlides (H03.1\*) ⎫
Iridozyklitis (H22.0\*)               ⎪
Iritis (H22.0\*)                      ⎪
Keratitis (H19.1\*)                   ⎬ durch Herpesviren
Keratokonjunktivitis (H19.1\*)        ⎪
Konjunktivitis (H13.1\*)              ⎪
Uveitis anterior (H22.0\*)            ⎭

**B00.7 Disseminierte Herpesvirus-Krankheit**
Sepsis durch Herpesviren

**B00.8 Sonstige Infektionsformen durch Herpesviren**
Hepatitis durch Herpesviren† (K77.0*)
Panaritium durch Herpesviren

**B00.9 Infektion durch Herpesviren, nicht näher bezeichnet**
Infektion durch Herpes-simplex-Virus o.n.A.

## B01 Varizellen [Windpocken]

**B01.0† Varizellen-Meningitis (G02.0*)**

**B01.1† Varizellen-Enzephalitis (G05.1*)**
Enzephalitis nach Varizelleninfektion
Varizellen-Enzephalomyelitis

**B01.2† Varizellen-Pneumonie (J17.1*)**

**B01.8 Varizellen mit sonstigen Komplikationen**

**B01.9 Varizellen ohne Komplikation**
Varizellen o.n.A.

## B02 Zoster [Herpes zoster]

*Inkl.:* Gürtelrose
Herpes zoster

**B02.0† Zoster-Enzephalitis (G05.1*)**
Zoster-Meningoenzephalitis

**B02.1† Zoster-Meningitis (G02.0*)**

**B02.2† Zoster mit Beteiligung anderer Abschnitte des Nervensystems**
Entzündung des Ganglion geniculi (G53.0*) ⎫
Polyneuropathie (G63.0*) ⎬ nach Zoster
Trigeminusneuralgie (G53.0*) ⎭

**B02.3† Zoster ophthalmicus**
Blepharitis (H03.1*) ⎫
Iridozyklitis (H22.0*) ⎪
Iritis (H22.0*) ⎪
Keratitis (H19.2*) ⎬ durch Zoster
Keratokonjunktivitis (H19.2*) ⎪
Konjunktivitis (H13.1*) ⎪
Skleritis (H19.0*) ⎭

| B02.7 | Zoster generalisatus |
|---|---|
| B02.8 | Zoster mit sonstigen Komplikationen |
| B02.9 | Zoster ohne Komplikation |

Zoster o.n.A.

## B03 Pocken[1]

## B04 Affenpocken

## B05 Masern

*Inkl.:* Morbilli
*Exkl.:* Subakute sklerosierende Panenzephalitis (A81.1)

| B05.0† | Masern, kompliziert durch Enzephalitis (G05.1*) |
|---|---|

Enzephalitis bei Masern

| B05.1† | Masern, kompliziert durch Meningitis (G02.0*) |
|---|---|

Meningitis bei Masern

| B05.2† | Masern, kompliziert durch Pneumonie (J17.1*) |
|---|---|

Pneumonie bei Masern

| B05.3† | Masern, kompliziert durch Otitis media (H67.1*) |
|---|---|

Otitis media bei Masern

| B05.4 | Masern mit Darmkomplikationen |
|---|---|
| B05.8 | Masern mit sonstigen Komplikationen |

Keratitis und Keratokonjunktivitis bei Masern† (H19.2*)

| B05.9 | Masern ohne Komplikation |
|---|---|

Masern o.n.A.

## B06 Röteln [Rubeola] [Rubella]

*Exkl.:* Angeborene Röteln (P35.0)

---

[1] Die 33. Weltgesundheitsversammlung erklärte im Jahr 1980, daß die Pocken beseitigt wurden. Die Kategorie wird zu Überwachungszwecken beibehalten.

**B06.0†** **Röteln mit neurologischen Komplikationen**
Röteln:
- Enzephalitis (G05.1*)
- Meningitis (G02.0*)
- Meningoenzephalitis (G05.1*)

**B06.8** **Röteln mit sonstigen Komplikationen**
Röteln:
- Arthritis† (M01.4*)
- Pneumonie† (J17.1*)

**B06.9** **Röteln ohne Komplikation**
Röteln o.n.A.

## B07 Viruswarzen
Verruca:
- simplex
- vulgaris

*Exkl.:* Anogenitale (venerische) Warzen (A63.0)
Papillom :
- Cervix uteri (D26.0)
- Harnblase (D41.4)
- Larynx (D14.1)

## B08 Sonstige Virusinfektionen, die durch Haut- und Schleimhautläsionen gekennzeichnet sind, anderenorts nicht klassifiziert
*Exkl.:* Stomatitis-vesicularis-Viruskrankheit (A93.8)

**B08.0** **Sonstige Infektionen durch Orthopoxviren**
Infektion durch Vacciniavirus
Kuhpocken
Orfvirus-Krankheit [Schafpocken]
Pseudokuhpocken [Melkerknoten]
*Exkl.:* Affenpocken (B04)

**B08.1** **Molluscum contagiosum**

**B08.2** **Exanthema subitum [Sechste Krankheit]**
Dreitagefieber-Exanthem

**B08.3** **Erythema infectiosum [Fünfte Krankheit]**
Ringelröteln

**B08.4** **Vesikuläre Stomatitis mit Exanthem durch Enteroviren**
Hand-, Fuß- und Mundexanthem

**B08.5** **Vesikuläre Pharyngitis durch Enteroviren**
Herpangina

**B08.8** **Sonstige näher bezeichnete Virusinfektionen, die durch Haut- und Schleimhautläsionen gekennzeichnet sind**
Lymphonoduläre Pharyngitis durch Enteroviren
Maul- und Klauenseuche
Tanapocken
Yabapocken

### B09 Nicht näher bezeichnete Virusinfektion, die durch Haut- und Schleimhautläsionen gekennzeichnet ist
Enanthem o.n.A. ⎫
Exanthem o.n.A. ⎬ durch Viren

# Virushepatitis (B15–B19)

*Exkl.:* Folgezustände der Virushepatitis (B94.2)
Hepatitis durch Herpesviren [Herpes simplex] (B00.8)
Hepatitis durch Zytomegalieviren (B25.1)

### B15 Akute Virushepatitis A

**B15.0** **Virushepatitis A mit Coma hepaticum**

**B15.9** **Virushepatitis A ohne Coma hepaticum**
Hepatitis A (akut) (durch Viren) o.n.A.

### B16 Akute Virushepatitis B

**B16.0** **Akute Virushepatitis B mit Delta-Virus (Begleitinfektion) und mit Coma hepaticum**

**B16.1** **Akute Virushepatitis B mit Delta-Virus (Begleitinfektion) ohne Coma hepaticum**

**B16.2** **Akute Virushepatitis B ohne Delta-Virus mit Coma hepaticum**

B16.9 Akute Virushepatitis B, ohne Delta-Virus und ohne Coma hepaticum
Hepatitis B (akut) (durch Viren) o.n.A.

### B17 Sonstige akute Virushepatitis

B17.0 Akute Delta-Virus-(Super-)-Infektion eines Hepatitis-B-(Virus-)-Trägers
B17.1 Akute Virushepatitis C
B17.2 Akute Virushepatitis E
B17.8 Sonstige näher bezeichnete akute Virushepatitis
Hepatitis Non-A, Non-B (akut) (durch Viren), anderenorts nicht klassifiziert

### B18 Chronische Virushepatitis

B18.0 Chronische Virushepatitis B mit Delta-Virus
B18.1 Chronische Virushepatitis B ohne Delta-Virus
Chronische (Virus-) Hepatitis B
B18.2 Chronische Virushepatitis C
B18.8 Sonstige chronische Virushepatitis
B18.9 Chronische Virushepatitis, nicht näher bezeichnet

### B19 Nicht näher bezeichnete Virushepatitis

B19.0 Nicht näher bezeichnete Virushepatitis mit Koma
B19.9 Nicht näher bezeichnete Virushepatitis ohne Koma
Virushepatitis o.n.A.

# HIV-Krankheit
# [Humane Immundefizienz-Viruskrankheit]
# (B20–B24)

*Hinweis:* Die 4. Stellen von B20–B23 sind zur fakultativen Benutzung vorgesehen, wenn die Angabe der spezifischen Zustände durch eine multiple Verschlüsselung nicht möglich oder nicht wünschenswert ist.
*Exkl.:* Asymptomatische HIV-Infektion (Z21)

## B20 Infektiöse und parasitäre Krankheiten infolge HIV-Krankheit [Humane Immundefizienz-Viruskrankheit]

*Exkl.:* Akutes HIV-Infektionssyndrom (B23.0)

B20.0 **Mykobakterielle Infektionen infolge HIV-Krankheit**
Tuberkulose infolge HIV-Krankheit

B20.1 **Sonstige bakterielle Infektionen infolge HIV-Krankheit**

B20.2 **Zytomegalie infolge HIV-Krankheit**

B20.3 **Sonstige Virusinfektionen infolge HIV-Krankheit**

B20.4 **Kandidose infolge HIV-Krankheit**

B20.5 **Sonstige Mykosen infolge HIV-Krankheit**

B20.6 **Pneumocystis-Pneumonie infolge HIV-Krankheit**

B20.7 **Mehrere Infektionen infolge HIV-Krankheit**

B20.8 **Sonstige infektiöse und parasitäre Krankheiten infolge HIV-Krankheit**

B20.9 **Nicht näher bezeichnete infektiöse oder parasitäre Krankheit infolge HIV-Krankheit**
Infektion o.n.A. infolge HIV-Krankheit

## B21 Bösartige Neubildungen infolge HIV-Krankheit [Humane Immundefizienz-Viruskrankheit]

B21.0 **Kaposi-Sarkom infolge HIV-Krankheit**

B21.1 **Burkitt-Lymphom infolge HIV-Krankheit**

B21.2 **Sonstige Typen des Non-Hodgkin-Lymphoms infolge HIV-Krankheit**

B21.3 **Sonstige bösartige Neubildungen des lymphatischen, blutbildenden und verwandten Gewebes infolge HIV-Krankheit**

B21.7 **Mehrere bösartige Neubildungen infolge HIV-Krankheit**

B21.8 **Sonstige bösartige Neubildungen infolge HIV-Krankheit**

B21.9 **Nicht näher bezeichnete bösartige Neubildungen infolge HIV-Krankheit**

## B22 Sonstige näher bezeichnete Krankheiten infolge HIV-Krankheit [Humane Immundefizienz-Viruskrankheit]

**B22.0 Enzephalopathie infolge HIV-Krankheit**
Demenz bei HIV-Krankheit

**B22.1 Interstitielle lymphoide Pneumonie infolge HIV-Krankheit**

**B22.2 Kachexie-Syndrom infolge HIV-Krankheit**
Gedeihstörung infolge HIV-Krankheit
Slim disease
Wasting syndrome

**B22.7 Mehrere anderenorts klassifizierte Krankheiten infolge HIV-Krankheit**
*Hinweis:* Für den Gebrauch dieser Kategorie sollten die Regeln und Richtlinien zur Verschlüsselung der Morbidität und Mortalität in Band 2 (Regelwerk) herangezogen werden.

## B23 Sonstige Krankheitszustände infolge HIV-Krankheit [Humane Immundefizienz-Viruskrankheit]

**B23.0 Akutes HIV-Infektionssyndrom**

**B23.1 (Persistierende) generalisierte Lymphadenopathie infolge HIV-Krankheit**

**B23.2 Blut- und Immunanomalien infolge HIV-Krankheit, anderenorts nicht klassifiziert**

**B23.8 Sonstige näher bezeichnete Krankheitszustände infolge HIV-Krankheit**

## B24 Nicht näher bezeichnete HIV-Krankheit [Humane Immundefizienz-Viruskrankheit]
AIDS-related complex [ARC] o.n.A.
Erworbenes Immundefektsyndrom [AIDS] o.n.A.

# Sonstige Viruskrankheiten (B25–B34)

## B25 Zytomegalie
*Exkl.:* Angeborene Zytomegalie (P35.1)
Mononukleose durch Zytomegalieviren (B27.1)

**B25.0† Pneumonie durch Zytomegalieviren (J17.1\*)**

**B25.1†** Hepatitis durch Zytomegalieviren (K77.0*)
**B25.2†** Pankreatitis durch Zytomegalieviren (K87.1*)
**B25.8** Sonstige Zytomegalie
**B25.9** Zytomegalie, nicht näher bezeichnet

## B26 Mumps

*Inkl.:* Infektiöse Parotitis
Parotitis epidemica

**B26.0†** **Mumps-Orchitis (N51.1*)**
**B26.1†** **Mumps-Meningitis (G02.0*)**
**B26.2†** **Mumps-Enzephalitis (G05.1*)**
**B26.3†** **Mumps-Pankreatitis (K87.1*)**
**B26.8** **Mumps mit sonstigen Komplikationen**
Mumps:
- Arthritis† (M01.5*)
- Myokarditis† (I41.1*)
- Nephritis† (N08.0*)
- Polyneuropathie† (G63.0*)

**B26.9** **Mumps ohne Komplikation**
Mumps o.n.A.
Mumps-Parotitis o.n.A.

## B27 Infektiöse Mononukleose

*Inkl.:* Mononucleosis infectiosa
Monozytenangina
Pfeiffer-Drüsenfieber

**B27.0** **Mononukleose durch Gamma-Herpesviren**
Mononukleose durch Epstein-Barr-Viren

**B27.1** **Mononukleose durch Zytomegalieviren**
**B27.8** **Sonstige infektiöse Mononukleose**
**B27.9** **Infektiöse Mononukleose, nicht näher bezeichnet**

## B30 Viruskonjunktivitis

*Exkl.:* Augenkrankheit (durch) (bei):
- Herpesviren [Herpes simplex] (B00.5)
- Zoster (B02.3)

B30.0† **Keratokonjunktivitis durch Adenoviren (H19.2\*)**
Keratoconjunctivitis epidemica

B30.1† **Konjunktivitis durch Adenoviren (H13.1\*)**
Akute follikuläre Konjunktivitis durch Adenoviren
Schwimmbadkonjunktivitis

B30.2 **Pharyngokonjunktivalfieber (durch Viren)**

B30.3† **Akute epidemische hämorrhagische Konjunktivitis (durch Enteroviren) (H13.1\*)**
Hämorrhagische Konjunktivitis (akut) (epidemisch)
Konjunktivitis durch:
- Coxsackievirus A 24
- Enterovirus 70

B30.8† **Sonstige Konjunktivitis durch Viren (H13.1\*)**
Newcastle-Keratokonjunktivitis

B30.9 **Konjunktivitis durch Viren, nicht näher bezeichnet**

## B33 Sonstige Viruskrankheiten, anderenorts nicht klassifiziert

B33.0 **Pleurodynia epidemica**
Bornholmer-Krankheit
Myalgia epidemica

B33.1 **Ross-River-Krankheit**
Epidemische Polyarthritis und Exanthem
Ross-River-Fieber

B33.2 **Karditis durch Viren**

B33.3 **Infektion durch Retroviren, anderenorts nicht klassifiziert**
Infektion durch Retroviren o.n.A.

B33.8 **Sonstige näher bezeichnete Viruskrankheiten**

### B34 Viruskrankheit nicht näher bezeichneter Lokalisation

*Exkl.:* Infektion durch Herpes-Virus [Herpes simplex] o.n.A. (B00.9)
Infektion durch Retroviren o.n.A. (B33.3)
Viren als Ursache von Krankheiten, die in anderen Kapiteln klassifiziert sind (B97.–)
Zytomegalie o.n.A. (B25.9)

**B34.0 Infektion durch Adenoviren, nicht näher bezeichnet**

**B34.1 Infektion durch Enteroviren, nicht näher bezeichnet**
Infektion durch Coxsackieviren o.n.A.
Infektion durch ECHO-Viren o.n.A.

**B34.2 Infektion durch Coronaviren, nicht näher bezeichnet**

**B34.3 Infektion durch Parvoviren, nicht näher bezeichnet**

**B34.4 Infektion durch Papovaviren, nicht näher bezeichnet**

**B34.8 Sonstige Virusinfektionen nicht näher bezeichneter Lokalisation**

**B34.9 Virusinfektion, nicht näher bezeichnet**
Virämie o.n.A.

## Mykosen (B35–B49)

*Exkl.:* Allergische Alveolitis durch organischen Staub (J67.–)
Mycosis fungoides (C84.0)

### B35 Dermatophytose [Tinea]

*Inkl.:* Favus
Infektionen durch Arten von Epidermophyton, Microsporum und Trichophyton
Tinea jeden Typs, mit Ausnahme der unter B36.– aufgeführten Typen

**B35.0 Tinea barbae und Tinea capitis**
Bartmykose
Kerion
Kopfmykose
Mykotische Sykose

**B35.1 Tinea unguium**
Dermatophytose der Hände
Mykose der Nägel
Onychia durch Dermatophyten
Onychomykose

**B35.2 Tinea manuum**
Dermatophytose der Hände
Mykose der Hände

**B35.3 Tinea pedis**
Dermatophytose der Füße
Fußpilz
Mykose der Füße

**B35.4 Tinea corporis**
Dermatomykose des Körpers

**B35.5 Tinea imbricata**
Tokelau

**B35.6 Tinea cruris**
Dhobie itch
Indische Wäscherflechte
Jock itch
Mykose der Leistenbeuge

**B35.8 Sonstige Dermatophytosen**
Disseminierte Dermatophytose
Granulomatöse Dermatophytose

**B35.9 Dermatophytose, nicht näher bezeichnet**
Dermatomykose o.n.A.

## B36 Sonstige oberflächliche Mykosen

**B36.0 Pityriasis versicolor**
Tinea:
- flava
- versicolor

**B36.1 Tinea nigra**
Keratomycosis nigricans palmaris
Microsporosis nigra
Pityriasis nigra

**B36.2 Piedra alba [weiße Piedra]**
Tinea blanca

B36.3 Piedra nigra [schwarze Piedra]
B36.8 Sonstige näher bezeichnete oberflächliche Mykosen
B36.9 Oberflächliche Mykose, nicht näher bezeichnet

## B37 Kandidose

*Inkl.:* Kandiamykose
Moniliasis

*Exkl.:* Kandidose beim Neugeborenen (P37.5)

B37.0 **Candida-Stomatitis**
Mundsoor

B37.1 **Kandidose der Lunge**

B37.2 **Kandidose der Haut und der Nägel**
Onychomykose ⎫
Paronychie ⎬ durch Candida

*Exkl.:* Windeldermatitis (L22)

B37.3† **Kandidose der Vulva und der Vagina (N77.1*)**
Vaginalsoor
Vulvovaginitis candidomycetica
Vulvovaginitis durch Candida

B37.4† **Kandidose an sonstigen Lokalisationen des Urogenitalsystems**
Balanitis (N51.2*) ⎫
Urethritis (N37.0*) ⎬ durch Candida

B37.5† **Candida-Meningitis (G02.1*)**

B37.6† **Candida-Endokarditis (I39.8*)**

B37.7 **Candida-Sepsis**

B37.8 **Kandidose an sonstigen Lokalisationen**
Cheilitis ⎫
Enteritis ⎬ durch Candida

B37.9 **Kandidose, nicht näher bezeichnet**
Soor o.n.A.

## B38 Kokzidioidomykose

B38.0 Akute Kokzidioidomykose der Lunge
B38.1 Chronische Kokzidioidomykose der Lunge
B38.2 Kokzidioidomykose der Lunge, nicht näher bezeichnet
B38.3 Kokzidioidomykose der Haut
B38.4† Kokzidioidomykose der Meningnen (G02.1*)
B38.7 Disseminierte Kokzidioidomykose
Generalisierte Kokzidioidomykose
B38.8 Sonstige Formen der Kokzidioidomykose
B38.9 Kokzidioidomykose, nicht näher bezeichnet

## B39 Histoplasmose

B39.0 Akute Histoplasmose der Lunge durch Histoplasma capsulatum
B39.1 Chronische Histoplasmose der Lunge durch Histoplasma capsulatum
B39.2 Histoplasmose der Lunge durch Histoplasma capsulatum, nicht näher bezeichnet
B39.3 Disseminierte Histoplasmose durch Histoplasma capsulatum
Generalisierte Histoplasmose durch Histoplasma capsulatum
B39.4 Histoplasmose durch Histoplasma capsulatum, nicht näher bezeichnet
Amerikanische Histoplasmose
B39.5 Histoplasmose durch Histoplasma duboisii
Afrikanische Histoplasmose
B39.9 Histoplasmose, nicht näher bezeichnet

## B40 Blastomykose

*Exkl.:* Südamerikanische Blastomykose (B41.–)
Keloidblastomykose (B48.0)

B40.0 Akute Blastomykose der Lunge
B40.1 Chronische Blastomykose der Lunge
B40.2 Blastomykose der Lunge, nicht näher bezeichnet
B40.3 Blastomykose der Haut
B40.7 Disseminierte Blastomykose
Generalisierte Blastomykose
B40.8 Sonstige Formen der Blastomykose

**B40.9** Blastomykose, nicht näher bezeichnet

## B41 Parakokzidioidomykose
*Inkl.:* Lutz-Krankheit
Südamerikanische Blastomykose

**B41.0** Parakokzidioidomykose der Lunge
**B41.7** Disseminierte Parakokzidioidomykose
Generalisierte Parakokzidioidomykose
**B41.8** Sonstige Formen der Parakokzidioidomykose
**B41.9** Parakokzidioidomykose, nicht näher bezeichnet

## B42 Sporotrichose

**B42.0†** Sporotrichose der Lunge (J99.8*)
**B42.1** Lymphokutane Sporotrichose
**B42.7** Disseminierte Sporotrichose
Generalisierte Sporotrichose
**B42.8** Sonstige Formen der Sporotrichose
**B42.9** Sporotrichose, nicht näher bezeichnet

## B43 Chromomykose und chromomykotischer Abszeß

**B43.0** Chromomykose der Haut
Dermatitis verrucosa
**B43.1** Chromomykotischer Abszeß des Gehirns
Chromomykose des Gehirns
**B43.2** Chromomykotischer Abszeß und Zyste der Unterhaut
**B43.8** Sonstige Formen der Chromomykose
**B43.9** Chromomykose, nicht näher bezeichnet

## B44 Aspergillose
*Inkl.:* Aspergillom

**B44.0** Invasive Aspergillose der Lunge
**B44.1** Sonstige Aspergillose der Lunge
**B44.2** Aspergillose der Tonsillen
**B44.7** Disseminierte Aspergillose
Generalisierte Aspergillose
**B44.8** Sonstige Formen der Aspergillose
**B44.9** Aspergillose, nicht näher bezeichnet

## B45 Kryptokokkose

**B45.0** Kryptokokkose der Lunge
**B45.1** Kryptokokkose des Gehirns
Kryptokokkose der Hirnhäute und des Gehirns
Meningitis durch Kryptokokkosen† (G02.1*)
**B45.2** Kryptokokkose der Haut
**B45.3** Kryptokokkose der Knochen
**B45.7** Disseminierte Kryptokokkose
Generalisierte Kryptokokkose
**B45.8** Sonstige Formen der Kryptokokkose
**B45.9** Kryptokokkose, nicht näher bezeichnet

## B46 Zygomykose

**B46.0** Mukormykose der Lunge
**B46.1** Rhinozerebrale Mukormykose
**B46.2** Mukormykose des Magen-Darmtraktes
**B46.3** Mukormykose der Haut
Mukormykose der Unterhaut
**B46.4** Disseminierte Mukormykose
Generalisierte Mukormykose
**B46.5** Mukormykose, nicht näher bezeichnet
**B46.8** Sonstige Formen der Zygomykose
Entomophthoramykose
**B46.9** Zygomykose, nicht näher bezeichnet
Phykomykose o.n.A.

## B47 Myzetom

**B47.0 Eumyzetom**
Madurafuß, mykotisch
Maduramykose

**B47.1 Aktinomyzetom**

**B47.9 Myzetom, nicht näher bezeichnet**
Madurafuß o.n.A.

## B48 Sonstige Mykosen, anderenorts nicht klassifiziert

**B48.0 Lobomykose**
Keloid-Blastomykose

**B48.1 Rhinosporidiose**

**B48.2 Allescheriose**
Infektion durch Pseudallescheria boydii
*Exkl.:* Madurafuß (B47.0)

**B48.3 Geotrichose**
Stomatitis durch Geotricha

**B48.4 Penicilliose**

**B48.7 Mykosen durch opportunistisch-pathogene Pilze**
Mykosen durch Pilze geringer Virulenz, die eine Infektion nur dann hervorrufen können, wenn bestimmte Voraussetzungen gegeben sind, wie z.B. schwere Krankheiten oder die Anwendung immunsuppressiver und anderer Therapeutika sowie Strahlentherapie. Der größte Teil der verursachenden Pilze lebt normalerweise schmarotzend im Erdboden oder in verfaulenden Pflanzen.

**B48.8 Sonstige näher bezeichnete Mykosen**
Adiaspiromykose

## B49 Nicht näher bezeichnete Mykose
Fungämie o.n.A.

# Protozoenkrankheiten
# (B50–B64)

*Exkl.:* Amöbiasis [Amöbenruhr] (A06.–)
Sonstige Darmkrankheiten durch Protozoen (A07.–)

## B50 Malaria tropica durch Plasmodium falciparum

*Inkl.:* Mischinfektionen von Plasmodium falciparum mit anderen Plasmodienarten

**B50.0 Malaria tropica mit zerebralen Komplikationen**
Zerebrale Malaria o.n.A.

**B50.8 Sonstige schwere Formen oder Komplikationen der Malaria tropica**
Schwere Formen oder Komplikationen der Malaria tropica o.n.A.

**B50.9 Malaria tropica, nicht näher bezeichnet**

## B51 Malaria tertiana durch Plasmodium vivax

*Inkl.:* Mischinfektionen von Plasmodium vivax mit anderen Plasmodienarten, ausgenommen Plasmodium falciparum
*Exkl.:* Als Mischinfektion mit Plasmodium falciparum (B50.–)

**B51.0 Malaria tertiana mit Milzruptur**
**B51.8 Malaria tertiana mit sonstigen Komplikationen**
**B51.9 Malaria tertiana ohne Komplikation**
Malaria tertiana o.n.A.

## B52 Malaria quartana durch Plasmodium malariae

*Inkl.:* Mischinfektionen von Plasmodium malariae mit anderen Plasmodienarten, ausgenommen Plasmodium falciparum und Plasmodium vivax
*Exkl.:* Als Mischinfektion mit Plasmodium:
- falciparum (B50.–)
- vivax (B51.–)

**B52.0 Malaria quartana mit Nephropathie**

**B52.8 Malaria quartana mit sonstigen Komplikationen**

**B52.9 Malaria quartana ohne Komplikation**
Malaria quartana o.n.A.

## B53 Sonstige parasitologisch bestätigte Malaria

**B53.0 Malaria durch Plasmodium ovale**
*Exkl.:* Als Mischinfektion mit Plasmodium:
- falciparum (B50.–)
- malariae (B52.–)
- vivax (B51.–)

**B53.1 Malaria durch Affen-Plasmodien**
*Exkl.:* Als Mischinfektion mit Plasmodium:
- falciparum (B50.–)
- malariae (B52.–)
- ovale (B53.0)
- vivax (B51.–)

**B53.8 Sonstige parasitologisch bestätigte Malaria, anderenorts nicht klassifiziert**
Parasitologisch bestätigte Malaria o.n.A.

## B54 Malaria, nicht näher bezeichnet
Klinisch diagnostizierte Malaria ohne parasitologische Bestätigung

## B55 Leishmaniose

**B55.0 Viszerale Leishmaniose**
Hautbefall nach Kala-Azar
Kala-Azar

**B55.1 Kutane Leishmaniose**
Orientbeule

**B55.2 Mukokutane Leishmaniose**
Espundia

**B55.9 Leishmaniose, nicht näher bezeichnet**

## B56 Afrikanische Trypanosomiasis
Schlafkrankheit

**B56.0 Trypanosomiasis gambiensis**
Infektion durch Trypanosoma brucei gambiense
Westafrikanische Schlafkrankheit

**B56.1 Trypanosomiasis rhodesiensis**
Infektion durch Trypanosoma brucei rhodesiense
Ostafrikanische Schlafkrankheit

**B56.9 Afrikanische Trypanosomiasis, nicht näher bezeichnet**
Schlafkrankheit o.n.A.
Trypanosomiasis o.n.A., in Orten, in denen afrikanische Trypanosomiasis häufig vorkommt

## B57 Chagas-Krankheit

*Inkl.:* Amerikanische Trypanosomiasis
Infektion durch Trypanosoma cruzi

**B57.0† Akute Chagas-Krankheit mit Herzbeteiligung (I41.2*, I98.1*)**
Akute Chagas-Krankheit mit:
- kardiovaskulärer Beteiligung, anderenorts nicht klassifiziert (I98.1*)
- Myokarditis (I41.2*)

**B57.1 Akute Chagas-Krankheit ohne Herzbeteiligung**
Akute Chagas-Krankheit o.n.A.

**B57.2† Chagas-Krankheit (chronisch) mit Herzbeteiligung (I41.2*, I98.1*)**
Amerikanische Trypanosomiasis o.n.A.
Chagas-Krankheit (chronisch) (mit):
- kardiovaskulärer Beteiligung, anderenorts nicht klassifiziert (I98.1*)
- Myokarditis (I41.2*)
- o.n.A.

Trypanosomiasis o.n.A., in Gebieten, in denen Chagas-Krankheit häufig vorkommt

**B57.3 Chagas-Krankheit (chronisch) mit Beteiligung des Verdauungssystems**

**B57.4 Chagas-Krankheit (chronisch) mit Beteiligung des Nervensystems**

**B57.5 Chagas-Krankheit (chronisch) mit Beteiligung sonstiger Organe**

## B58 Toxoplasmose

*Inkl.:* Infektion durch Toxoplasma gondii
*Exkl.:* Angeborene Toxoplasmose (P37.1)

**B58.0†** **Augenerkrankung durch Toxoplasmen**
Chorioretinitis durch Toxoplasmen (H32.0*)

**B58.1†** **Hepatitis durch Toxoplasmen (K77.0*)**

**B58.2†** **Meningoenzephalitis durch Toxoplasmen (G05.2*)**

**B58.3†** **Toxoplasmose der Lunge (J17.3*)**

**B58.8** **Toxoplasmosen mit Beteiligung sonstiger Organe**
Myokarditis durch Toxoplasmen† (I41.2*)
Myositis durch Toxoplasmen† (M63.1*)

**B58.9** **Toxoplasmose, nicht näher bezeichnet**

## B59 Pneumozystose

Plasmazelluläre interstitielle Pneumonie
Pneumonie durch Pneumocystis carinii

## B60 Sonstige Protozoenkrankheiten, anderenorts nicht klassifiziert

*Exkl.:* Isosporose (A07.3)
Kryptosporidiose (A07.2)

**B60.0** **Babesiose**
Piroplasmose

**B60.1** **Akanthamöbiasis**
Keratokonjunktivitis durch Akanthamöben† (H19.2*)
Konjunktivitis durch Akanthamöben† (H13.1*)

**B60.2** **Naegleriainfektion**
Primäre Amöben-Meningoenzephalitis† (G05.2*)

**B60.8** **Sonstige näher bezeichnete Protozoenkrankheiten**
Mikrosporidiose

## B64 Nicht näher bezeichnete Protozoenkrankheit

# Helminthosen
# (B65–B83)

## B65 Schistosomiasis [Bilharziose]
*Inkl.:* Snail fever

**B65.0** **Schistosomiasis durch Schistosoma haematobium [Blasenbilharziose]**
Schistosomiasis urogenitalis

**B65.1** **Schistosomiasis durch Schistosoma mansoni [Darmbilharziose]**
Schistosomiasis intestinalis

**B65.2** **Schistosomiasis durch Schistosoma japonicum**
Asiatische Schistosomiasis

**B65.3** **Zerkariendermatitis**
Schistosomendermatitis

**B65.8** **Sonstige Formen der Schistosomiasis**
Infektion durch Schistosoma:
- intercalatum
- mattheei
- mekongi

**B65.9** **Schistosomiasis, nicht näher bezeichnet**

## B66 Befall durch sonstige Trematoden [Egel]

**B66.0** **Opisthorchiasis**
Infektion durch:
- Katzenleberegel
- Opisthorchis (felineus) (viverrini)

**B66.1** **Clonorchiasis**
Chinesische Leberegel-Krankheit
Infektion durch Clonorchis sinensis
Orientalische Leberegel-Krankheit

**B66.2** **Dicrocoeliasis**
Infektion durch Dicrocoelium dendriticum
Lanzettegel-Infektion

**B66.3 Fascioliasis**
Infektion durch Fasciola:
- gigantica
- hepatica
- indica

Leberegel-Krankheit
Schafleberegel-Krankheit

**B66.4 Paragonimiasis**
Infektion durch Paragonimus-Arten
Lungenegel-Krankheit
Pulmonale Distomatose

**B66.5 Fasciolopsiasis**
Darmegel-Krankheit
Infektion durch Fasciolopsis buski
Intestinale Distomatose

**B66.8 Befall durch sonstige näher bezeichnete Trematoden**
Echinostomiasis
Heterophyiasis
Metagonimiasis
Nanophyetiasis
Watsoniasis

**B66.9 Trematodenbefall, nicht näher bezeichnet**

## B67 Echinokokkose

*Inkl.:* Hydatidose

**B67.0 Echinococcus-granulosus-Infektion [zystische Echinokokkose] der Leber**

**B67.1 Echinococcus-granulosus-Infektion [zystische Echinokokkose] der Lunge**

**B67.2 Echinococcus-granulosus-Infektion [zystische Echinokokkose] der Knochen**

**B67.3 Echinococcus-granulosus-Infektion [zystische Echinokokkose] an mehreren und sonstigen Lokalisationen**

**B67.4 Echinococcus-granulosus-Infektion [zystische Echinokokkose], nicht näher bezeichnet**

**B67.5 Echinococcus-multilocularis-Infektion [alveoläre Echinokokkose] der Leber**

**B67.6 Echinococcus-multilocularis-Infektion [alveoläre Echinokokkose] an mehreren und sonstigen Lokalisationen**

B67.7 Echinococcus-multilocularis-Infektion [alveoläre Echinokokkose], nicht näher bezeichnet

B67.8 Nicht näher bezeichnete Echinokokkose der Leber

B67.9 Sonstige und nicht näher bezeichnete Echinokokkose
Echinokokkose o.n.A.

## B68 Taeniasis
*Exkl.:* Zystizerkose (B69.–)

B68.0 **Befall durch Taenia solium**
Schweinebandwurm (Infektion)

B68.1 **Befall durch Taenia saginata**
Infektion durch Bandwurm Taenia saginata (adult)
Rinderbandwurm (Infektion)

B68.9 Taeniasis, nicht näher bezeichnet

## B69 Zystizerkose
*Inkl.:* Infektion durch Larven des Schweinebandwurmes

B69.0 **Zystizerkose des Zentralnervensystems**

B69.1 **Zystizerkose der Augen**

B69.8 **Zystizerkose an sonstigen Lokalisationen**

B69.9 **Zystizerkose, nicht näher bezeichnet**

## B70 Diphyllobothriose und Sparganose

B70.0 **Diphyllobothriose**
Fischbandwurm (Infektion)
Infektion durch adulte Form von Diphyllobothrium (latum) (pacificum)
*Exkl.:* Befall durch Larven von Diphyllobothrium (B70.1)

B70.1 **Sparganose**
Befall durch Diphyllobothrium-Larven
Infektion durch:
- Sparganum (mansoni) (proliferum)
- Spirometra-Larven

Spirometrosis

## B71 Befall durch sonstige Zestoden

B71.0 **Hymenolepiasis**
Rattenbandwurm (Infektion)
Zwergbandwurm (Infektion)

**B71.1 Dipylidiose**
Hundebandwurm (Infektion)

**B71.8 Sonstige näher bezeichnete Zestodeninfektionen**
Coenurosis

**B71.9 Zestodeninfektion, nicht näher bezeichnet**
Bandwurm (Infektion) o.n.A.

## B72 Drakunkulose
Infektion durch Dracunculus medinensis
Medinawurm-Infektion

## B73 Onchozerkose
Flußblindheit
Onchocerca-volvulus-Infektion
Onchozerkiasis

## B74 Filariose

*Exkl.:*   Onchozerkose (B73)
          Tropische (pulmonale) Eosinophilie o.n.A. (J82)

**B74.0 Filariose durch Wuchereria bancrofti**
Elephantiasis durch Wuchereria bancrofti
Lymphatische Filariose

**B74.1 Filariose durch Brugia malayi**

**B74.2 Filariose durch Brugia timori**

**B74.3 Loiasis**
Afrikanische Augenwurmkrankheit
Kalabarschwellung
Loa-loa-Filariose

**B74.4 Mansonelliasis**
Infektion durch Mansonella:
- ozzardi
- perstans [Dipetalonema perstans]
- streptocerca

**B74.8 Sonstige Filariose**
Dirofilariose

B74.9 Filariose, nicht näher bezeichnet

## B75 Trichinellose
Infektion durch Trichinella-Arten
Trichinose

## B76 Hakenwurm-Krankheit
*Inkl.:* Unzinariasis

B76.0 Ankylostomiasis
Infektion durch Ancylostoma-Arten

B76.1 Nekatoriasis
Infektion durch Necator americanus

B76.8 Sonstige Hakenwurm-Krankheiten

B76.9 Hakenwurm-Krankheit, nicht näher bezeichnet
Larva migrans cutanea o.n.A.

## B77 Askaridose
*Inkl.:* Askaridiasis
Spulwurm-Infektion

B77.0 Askaridose mit intestinalen Komplikationen

B77.8 Askaridose mit sonstigen Komplikationen

B77.9 Askaridose, nicht näher bezeichnet

## B78 Strongyloidiasis
*Exkl.:* Trichostrongyliasis (B81.2)

B78.0 Strongyloidiasis des Darmes

B78.1 Strongyloidiasis der Haut

B78.7 Disseminierte Strongyloidiasis

B78.9 Strongyloidiasis, nicht näher bezeichnet

## B79 Trichuriasis
Peitschenwurm (Krankheit) (Infektion)
Trichocephaliasis

## B80 Enterobiose
Fadenwurm-Infektion
Madenwurm-Infektion
Oxyuriasis

## B81 Sonstige intestinale Helminthosen, anderenorts nicht klassifiziert
*Exkl.:* Angiostrongyliasis durch Parastrongylus cantonensis (B83.2)

**B81.0 Anisakiasis**
Infektion durch Anisakis-Larven

**B81.1 Intestinale Kapillariasis**
Infektion durch Capillaria philippinensis
Kapillariasis o.n.A.
*Exkl.:* Kapillariasis der Leber (B83.8)

**B81.2 Trichostrongyliasis**

**B81.3 Intestinale Angiostrongyliasis**
Angiostrongyliasis durch Parastrongylus costaricensis

**B81.4 Mischformen intestinaler Helminthosen**
Helminthose-Mischformen o.n.A.
Infektion durch mehr als eine der unter B65.0–B81.3 und B81.8 klassifizierbaren intestinalen Helminthenarten

**B81.8 Sonstige näher bezeichnete intestinale Helminthosen**
Infektion durch:
- Oesophagostomum-Arten [Oesophagostomiasis]
- Ternidens deminutus [Ternidensiasis]

## B82 Nicht näher bezeichneter intestinaler Parasitismus

**B82.0 Intestinale Helminthose, nicht näher bezeichnet**

**B82.9 Intestinaler Parasitismus, nicht näher bezeichnet**

## B83 Sonstige Helminthosen

*Exkl.:* Kapillariasis:
- intestinal (B81.1)
- o.n.A. (B81.1)

**B83.0 Larva migrans visceralis**
Toxokariasis

**B83.1 Gnathostomiasis**

**B83.2 Angiostrongyliasis durch Parastrongylus cantonensis**
Eosinophile Meningoenzephalitis† (G05.2*)
*Exkl.:* Intestinale Angiostrongyliasis (B81.3)

**B83.3 Syngamiasis**
Syngamosis

**B83.4 Hirudiniasis interna**
*Exkl.:* Hirudiniasis externa (B88.3)

**B83.8 Sonstige näher bezeichnete Helminthosen**
Akanthozephaliasis
Gongylonemiasis
Kapillariasis der Leber
Metastrongyliasis
Thelaziasis

**B83.9 Helminthose, nicht näher bezeichnet**
Würmer o.n.A.
*Exkl.:* Intestinale Helminthose o.n.A. (B82.0)

# Pedikulose [Läusebefall], Akarinose [Milbenbefall] und sonstiger Parasitenbefall (B85–B89)

## B85 Pedikulose [Läusebefall] und Phthiriasis [Filzläusebefall]

**B85.0 Pedikulose durch Pediculus humanus capitis**
Kopflausbefall

**B85.1 Pedikulose durch Pediculus humanus corporis**
Kleiderlausbefall

**B85.2 Pedikulose, nicht näher bezeichnet**

**B85.3 Phthiriasis [Filzläusebefall]**
Befall durch:
- Filzläuse
- Phthirus pubis

**B85.4 Mischformen von Pedikulose und Phthiriasis**
Befall durch mehr als eine der unter B85.0–B85.3 klassifizierbaren Arten

## B86 Skabies
Krätze

## B87 Myiasis
*Inkl.:* Befall durch Fliegenlarven

**B87.0 Dermatomyiasis**
Hautmadenfraß

**B87.1 Wundmyiasis**
Hautmyiasis, traumatisch

**B87.2 Ophthalmomyiasis**

**B87.3 Nasopharyngeale Myiasis**
Laryngeale Myiasis

**B87.4 Otomyiasis**

**B87.8 Myiasis an sonstigen Lokalisationen**
Enteromyiasis
Urogenitalmyiasis

**B87.9 Myiasis, nicht näher bezeichnet**

## B88 Sonstiger Parasitenbefall

**B88.0 Sonstige Akarinose [Milbenbefall]**
Dermatitis durch:
- Demodex-Arten
- Dermanyssus gallinae
- Liponyssoides sanguineus

Milben-Dermatitis
Trombikulose
*Exkl.:* Skabies (B86)

**B88.1 Tungiasis [Sandflohbefall]**

**B88.2 Sonstiger Befall durch Arthropoden**
Skarabiasis

**B88.3 Hirudiniasis externa**
Blutegelbefall o.n.A.
*Exkl.:* Hirudiniasis interna (B83.4)

**B88.8 Sonstiger näher bezeichneter Parasitenbefall**
Fischparasitenbefall durch Vandellia cirrhosa
Linguatulose
Porozephalose

**B88.9 Parasitenbefall, nicht näher bezeichnet**
Befall (Haut) o.n.A.
Befall o.n.A. durch Milben
Hautparasiten o.n.A.

## B89 Nicht näher bezeichnete parasitäre Krankheit

# Folgezustände von infektiösen und parasitären Krankheiten (B90–B94)

*Hinweis:* Diese Kategorien sind zu benutzen, um bei Krankheitszuständen unter A00–B89 anzuzeigen, daß sie anderenorts klassifizierte Folgezustände verursacht haben. Zu den „Folgen" zählen Krankheitszustände, die als Folgen bezeichnet sind. Weiterhin zählen dazu auch Spätfolgen von Krankheiten, wenn diese in den vorstehenden Kategorien klassifizierbar sind, und wenn feststeht, daß diese Krankheit selbst nicht mehr besteht. Für den Gebrauch dieser Kategorien sollten die Regeln und Richtlinien zur Verschlüsselung der Morbidität und Mortalität in Band 2 (Regelwerk) herangezogen werden.

## B90 Folgezustände der Tuberkulose

**B90.0 Folgezustände einer Tuberkulose des Zentralnervensystems**

**B90.1 Folgezustände einer Tuberkulose des Urogenitalsystems**

**B90.2 Folgezustände einer Tuberkulose der Knochen und der Gelenke**

**B90.8 Folgezustände einer Tuberkulose sonstiger Organe**

**B90.9 Folgezustände einer Tuberkulose der Atmungsorgane und einer nicht näher bezeichneten Tuberkulose**
Folgezustände einer Tuberkulose o.n.A.

### B91 Folgezustände der Poliomyelitis

### B92 Folgezustände der Lepra

### B94 Folgezustände sonstiger und nicht näher bezeichneter infektiöser und parasitärer Krankheiten

B94.0 Folgezustände des Trachoms
B94.1 Folgezustände der Virusenzephalitis
B94.2 Folgezustände der Virushepatitis
B94.8 Folgezustände sonstiger näher bezeichneter infektiöser und parasitärer Krankheiten
B94.9 Folgezustände nicht näher bezeichneter infektiöser oder parasitärer Krankheit

## Bakterien, Viren und sonstige Infektionserreger (B95–B97)

*Hinweis:* Diese Kategorien sollten niemals zur primären Verschlüsselung benutzt werden. Sie dienen als ergänzende oder zusätzliche Schlüsselnummern zur Angabe des Infektionserregers bei anderenorts klassifizierten Krankheiten.

### B95 Streptokokken und Staphylokokken als Ursache von Krankheiten, die in anderen Kapiteln klassifiziert sind

B95.0 Streptokokken, Gruppe A, als Ursache von Krankheiten, die in anderen Kapiteln klassifiziert sind
B95.1 Streptokokken, Gruppe B, als Ursache von Krankheiten, die in anderen Kapiteln klassifiziert sind
B95.2 Streptokokken, Gruppe D, als Ursache von Krankheiten, die in anderen Kapiteln klassifiziert sind

| | |
|---|---|
| B95.3 | Streptococcus pneumoniae als Ursache von Krankheiten, die in anderen Kapiteln klassifiziert sind |
| B95.4 | Sonstige Streptokokken als Ursache von Krankheiten, die in anderen Kapiteln klassifiziert sind |
| B95.5 | Nicht näher bezeichnete Streptokokken als Ursache von Krankheiten, die in anderen Kapiteln klassifiziert sind |
| B95.6 | Staphylococcus aureus als Ursache von Krankheiten, die in anderen Kapiteln klassifiziert sind |
| B95.7 | Sonstige Staphylokokken als Ursache von Krankheiten, die in anderen Kapiteln klassifiziert sind |
| B95.8 | Nicht näher bezeichnete Staphylokokken, als Ursache von Krankheiten, die in anderen Kapiteln klassifiziert sind |

## B96 Sonstige Bakterien als Ursache von Krankheiten, die in anderen Kapiteln klassifiziert sind

| | |
|---|---|
| B96.0 | Mycoplasma pneumoniae [M. pneumoniae] als Ursache von Krankheiten, die in anderen Kapiteln klassifiziert sind<br>Pleuropneumonia-like-organism [PPLO] |
| B96.1 | Klebsiella pneumoniae [K. pneumoniae] als Ursache von Krankheiten, die in anderen Kapiteln klassifiziert sind |
| B96.2 | Escherichia coli [E. coli] als Ursache von Krankheiten, die in anderen Kapiteln klassifiziert sind |
| B96.3 | Haemophilus influenzae [H. influenzae] als Ursache von Krankheiten, die in anderen Kapiteln klassifiziert sind |
| B96.4 | Proteus (mirabilis) (morganii) als Ursache von Krankheiten, die in anderen Kapiteln klassifiziert sind |
| B96.5 | Pseudomonas (aeruginosa) (mallei) (pseudomallei) als Ursache von Krankheiten, die in anderen Kapiteln klassifiziert sind |
| B96.6 | Bacillus fragilis [B. fragilis] als Ursache von Krankheiten, die in anderen Kapiteln klassifiziert sind |
| B96.7 | Clostridium perfringens [C. perfringens] als Ursache von Krankheiten, die in anderen Kapiteln klassifiziert sind |
| B96.8 | Sonstige näher bezeichnete Bakterien als Ursache von Krankheiten, die in anderen Kapiteln klassifiziert sind |

**B97** **Viren als Ursache von Krankheiten, die in anderen Kapiteln klassifiziert sind**

B97.0 Adenoviren als Ursache von Krankheiten, die in anderen Kapiteln klassifiziert sind

B97.1 Enteroviren als Ursache von Krankheiten, die in anderen Kapiteln klassifiziert sind
Coxsackieviren
ECHO-Viren

B97.2 Koronaviren als Ursache von Krankheiten, die in anderen Kapiteln klassifiziert sind

B97.3 Retroviren als Ursache von Krankheiten, die in anderen Kapiteln klassifiziert sind
Lentiviren
Onkoviren

B97.4 Respiratory-syncytial-Viren [RSV] als Ursache von Krankheiten, die in anderen Kapiteln klassifiziert sind

B97.5 Reoviren als Ursache von Krankheiten, die in anderen Kapiteln klassifiziert sind

B97.6 Parvoviren als Ursache von Krankheiten, die in anderen Kapiteln klassifiziert sind

B97.7 Papillomaviren als Ursache von Krankheiten, die in anderen Kapiteln klassifiziert sind

B97.8 Sonstige Viren als Ursache von Krankheiten, die in anderen Kapiteln klassifiziert sind

## Sonstige Infektionskrankheiten (B99)

**B99** **Sonstige und nicht näher bezeichnete Infektionskrankheiten**

## KAPITEL II

# Neubildungen
# (C00–D48)

**Dieses Kapitel gliedert sich in folgende Gruppen:**

C00–C75 Bösartige Neubildungen an genau bezeichneten Lokalisationen, als primär festgestellt oder vermutet, ausgenommen lymphatisches, blutbildendes und verwandtes Gewebe
    C00–C14  Lippe, Mundhöhle und Pharynx
    C15–C26  Verdauungsorgane
    C30–C39  Atmungsorgane und sonstige intrathorakale Organe
    C40–C41  Knochen und Gelenkknorpel
    C43–C44  Haut
    C45–C49  Mesotheliales Gewebe und Weichteilgewebe
    C50        Brustdrüse
    C51–C58  Weibliche Genitalorgane
    C60–C63  Männliche Genitalorgane
    C64–C68  Harnorgane
    C69–C72  Auge, Gehirn und sonstige Teile des Zentralnervensystems
    C73–C75  Schilddrüse und sonstige endokrine Drüsen
C76–C80 Bösartige Neubildungen ungenau bezeichneter Lokalisationen, sekundärer und nicht näher bezeichneter Lokalisationen
C81–C96 Bösartige Neubildungen des lymphatischen, blutbildenden und verwandten Gewebes, als primär festgestellt oder vermutet
C97 Bösartige Neubildungen als Primärtumoren an mehreren Lokalisationen
D00–D09 In-situ-Neubildungen
D10–D36 Gutartige Neubildungen
D37–D48 Neubildungen mit unsicherem oder unbekanntem Verhalten [siehe Hinweis am Anfang der Gruppe D37–D48]

## Hinweise:

**1. Primäre, ungenau bezeichnete, sekundäre und nicht näher bezeichnete Lokalisationen bösartiger Neubildungen**

Die Kategorien C76–C80 umfassen bösartige Neubildungen, bei denen keine eindeutige Angabe über deren Ursprungsort vorliegt, oder Neubildungen ohne Angabe des Ursprungsortes, die als „disseminiert", „ausgebreitet" oder „ausgedehnt" bezeichnet sind. In diesen Fällen wird der Ursprungsort als unbekannt angesehen.

**2. Funktionelle Aktivität**

In diesem Kapitel sind sämtliche Neubildungen klassifiziert, ungeachtet dessen, ob sie funktionell aktiv sind oder nicht. Mit einer zusätzlichen Schlüsselnummer aus

Kapitel IV kann eine mit einer Neubildung zusammenhängende funktionelle Aktivität angegeben werden. So erhält z.B. katecholaminbildendes bösartiges Phäochromozytom der Nebenniere die Schlüsselnummer C74 und die zusätzliche Schlüsselnummer E27.5; basophiles Adenom der Hypophyse mit Cushing-Syndrom erhält die Schlüsselnummer D35.2 und die zusätzliche Schlüsselnummer E24.0.

**3. Morphologie**

Die bösartigen Neubildungen lassen sich in mehrere morphologische (histologische) Hauptgruppen unterteilen: Karzinome, einschließlich Plattenepithel- und Adenokarzinome, Sarkome, andere Weichteiltumoren einschließlich Mesotheliome, Lymphome (Hodgkin- und Non-Hodgkin-), Leukämien, sonstige näher bezeichnete und lokalisationsspezifische Arten sowie nicht näher bezeichnete Krebsarten. Krebs ist ein Oberbegriff für alle genannten Gruppen, der allerdings selten für die bösartigen Neubildungen des lymphatischen, blutbildenden und verwandten Gewebes benutzt wird. Die Bezeichnung „Karzinom" wird manchmal unkorrekterweise als Synonym für „Krebs" verwendet.

Im vorliegenden Kapitel II erfolgt die Klassifizierung der Neubildungen innerhalb großer Gruppen nach dem (biologischen bzw. biotischen) Verhalten, innerhalb dieser Gruppen hauptsächlich nach der Lokalisation. In einigen Ausnahmefällen wird die Morphologie in der Kategorien- und Subkategorien-Überschrift angegeben.

Für jene Benutzer, die den histologischen Typ von Neubildungen erfassen wollen, wird auf eine separate Morphologie-Klassifikation verwiesen, die in dem vorliegenden Band enthalten ist (siehe Morphologie der Neubildungen). Diese Morphologieschlüsselnummern wurden aus der 2. Ausgabe der Internationalen Klassifikation der Krankheiten für die Onkologie (ICD-O) abgeleitet, die eine zweiachsige Klassifikation darstellt mit je einem eigenständigen Kodiersystem für die Topographie und für die Morphologie. Die Morphologieschlüsselnummern sind sechsstellig, die ersten vier Stellen kennzeichnen den histologischen Typ, die fünfte Stelle gibt das Verhalten (Malignitätsgrad) an (bösartig primär, bösartig sekundär (metastatisch), in situ, gutartig, ungewiß, ob bösartig oder gutartig), und die sechste Stelle ist ein Schlüssel für die Einstufung des Differenzierungsgrades von soliden Tumoren, der auch als spezieller Schlüssel für Lymphome und Leukämien benutzt wird.

**4. Verwendung von Subkategorien in Kapitel II**

Es soll auf die spezielle Verwendung der Subkategorie .8 in diesem Kapitel hingewiesen werden [siehe Hinweis 5.]. Wo Subkategorien für „sonstige" erforderlich waren, wurden diese generell mit Subkategorie .7 bezeichnet.

**5. Bösartige Neubildungen mit Überlappung der Lokalisationsgrenzen und Verwendung der Subkategorie .8 (mehrere Teilbereiche überlappend)**

In den Kategorien C00–C75 sind primäre bösartige Neubildungen nach ihrem Ursprungsort klassifiziert. Viele dreistellige Kategorien sind außerdem nach aufgeführten Teilbereichen oder Subkategorien des betreffenden Organs unterteilt. Eine Neubildung, die zwei oder mehr aneinandergrenzende Teilbereiche innerhalb einer dreistelligen Kategorie überlappt und deren Ursprungsort nicht bestimmt werden kann, sollte entsprechend der Subkategorie .8 („mehrere Teilbereiche überlappend") klassifiziert werden, vorausgesetzt, daß die Kombination nicht speziell an anderer Stelle aufgeführt ist. Karzinom der Speiseröhre und des Magens wird beispielsweise speziell mit C16.0 (Kardia) klassifiziert, während Karzinom der Spitze und der Ventralfläche der Zunge mit C02.8 verschlüsselt werden sollte. Andererseits sollte Karzinom der Zungenspitze mit Ausdehnung auf die Ventralfläche mit C02.1 verschlüsselt werden, da der Ursprungsort, die Zungenspitze, bekannt ist. „Überlappend" bedeutet, daß die beteiligten Teilbereiche aneinandergrenzen. Obwohl numerisch aufeinanderfolgende Subkategorien häufig auch anatomisch aneinandergrenzen, ist dies jedoch nicht immer der Fall (z.B. Harnblase C67.–), so daß der Kodierer bei der Festlegung der topographischen Beziehungen möglicherweise auf anatomische Lehrbücher zurückgreifen muß.

Manchmal liegt eine Überlappung über die Grenzen der dreistelligen Kategorien innerhalb bestimmter Systeme vor; um dem Rechnung zu tragen, sind die folgenden Subkategorien vorgesehen:

| | |
|---|---|
| C02.8 | Zunge, mehrere Teilbereiche überlappend |
| C08.8 | Große Speicheldrüsen, mehrere Teilbereiche überlappend |
| C14.8 | Lippe, Mundhöhle und Pharynx, mehrere Teilbereiche überlappend |
| C21.8 | Rektum, Anus und Canalis analis, mehrere Teilbereiche überlappend |
| C24.8 | Gallenwege, mehrere Teilbereiche überlappend |
| C26.8 | Verdauungssystem, mehrere Teilbereiche überlappend |
| C39.8 | Atmungsorgane und intrathorakale Organe, mehrere Teilbereiche überlappend |
| C41.8 | Knochen und Gelenkknorpel, mehrere Teilbereiche überlappend |
| C49.8 | Bindegewebe und Weichteilgewebe, mehrere Teilbereiche überlappend |
| C57.8 | Weibliche Genitalorgane, mehrere Teilbereiche überlappend |
| C63.8 | Männliche Genitalorgane, mehrere Teilbereiche überlappend |
| C68.8 | Harnorgane, mehrere Teilbereiche überlappend |
| C72.8 | Zentralnervensystem, mehrere Teilbereiche überlappend |

Ein entsprechendes Beispiel ist Karzinom des Magens und des Dünndarmes, das die Schlüsselnummer C26.8 (Verdauungssystem, mehrere Teilbereiche überlappend) erhalten sollte.

### 6. Bösartige Neubildungen ektopen Gewebes

Bösartige Neubildungen ektopen Gewebes sind entsprechend der aufgeführten Lokalisation zu verschlüsseln, z.B. werden bösartige Neubildungen ektopen Pankreasgewebes entsprechend Kategorie C25.9, Pankreas, nicht näher bezeichnet, verschlüsselt.

### 7. Benutzung des Alphabetischen Verzeichnisses bei der Verschlüsselung von Neubildungen

Zusätzlich zur Lokalisation müssen bei der Verschlüsselung von Neubildungen auch die Morphologie und das Verhalten berücksichtigt werden. Bei der Klassifizierung von Neubildungen muß zunächst immer der Eintrag im Alphabetischen Verzeichnis nachgeschlagen werden, um die morphologische Bezeichnung zu erhalten.

In der Einleitung zu Band 3 (Alphabetisches Verzeichnis) werden allgemeine Hinweise zum richtigen Gebrauch des Alphabetischen Verzeichnisses gegeben. Die genaueren Anleitungen und Beispiele zu Neubildungen sollten berücksichtigt werden, um die Kategorien und Subkategorien des Kapitels II richtig zu benutzen.

**8. Benutzung der 2. Ausgabe der Internationalen Klassifikation der Krankheiten für die Onkologie (ICD-O)**

Für bestimmte morphologische Typen bietet das Kapitel II eine recht begrenzte oder überhaupt keine topographische Klassifikation. Der Topographie-Schlüssel der ICD-O verwendet für alle Neubildungen im wesentlichen die gleichen drei- und vierstelligen Kategorien wie das Kapitel II für bösartige Neubildungen (C00–C77, C80); dadurch wird eine genauere Verschlüsselung der Lokalisation anderer Neubildungen (bösartige sekundäre (metastatische), gutartige, in situ und ungewisse oder unbekannte) möglich.

Wer sowohl die Lokalisation als auch die Morphologie von Tumoren angeben will, z.B. Krebsregister, onkologische Krankenhäuser, Pathologie-Abteilungen und andere Einrichtungen, die sich mit Krebs befassen, dem wird daher empfohlen, die ICD-O zu benutzen.

# Bösartige Neubildungen (C00–C97)

## Bösartige Neubildungen der Lippe, der Mundhöhle und des Pharynx (C00–C14)

### C00 Bösartige Neubildung der Lippe
*Exkl.:* Lippenhaut (C43.0, C44.0)

**C00.0** **Äußere Oberlippe**
Oberlippe:
- Lippenrot
- Lippenrotgrenze
- o.n.A.

**C00.1** **Äußere Unterlippe**
Unterlippe:
- Lippenrot
- Lippenrotgrenze
- o.n.A.

**C00.2** **Äußere Lippe, nicht näher bezeichnet**
Lippenrotgrenze o.n.A.

**C00.3** **Oberlippe, Innenseite**
Oberlippe:
- Frenulum
- Mundhöhlenseite
- Schleimhaut
- Wangenseite

**C00.4** **Unterlippe, Innenseite**
Unterlippe:
- Frenulum
- Mundhöhlenseite
- Schleimhaut
- Wangenseite

**C00.5** **Lippe, nicht näher bezeichnet, Innenseite**
Lippe, ohne Angabe, ob Oberlippe oder Unterlippe:
- Frenulum
- Mundhöhlenseite
- Schleimhaut
- Wangenseite

**C00.6** **Lippenkommissur**
Mundwinkel

**C00.8** **Lippe, mehrere Teilbereiche überlappend**
[Siehe Hinweis 5 am Anfang dieses Kapitels]

**C00.9** **Lippe, nicht näher bezeichnet**

## C01 Bösartige Neubildung des Zungengrundes
Dorsalfläche der Zungenbasis
Fixierter Zungenteil o.n.A.
Hinteres Drittel der Zunge

## C02 Bösartige Neubildung sonstiger und nicht näher bezeichneter Teile der Zunge

**C02.0** **Zungenrücken**
Vordere zwei Drittel der Zunge, Dorsalfläche
*Exkl.:* Dorsalfläche der Zungenbasis (C01)

**C02.1** **Zungenrand**
Zungenspitze

**C02.2** **Zungenunterfläche**
Frenulum linguae
Vordere zwei Drittel der Zunge, Ventralfläche

C02.3 **Vordere zwei Drittel der Zunge, Bereich nicht näher bezeichnet**
Beweglicher Zungenteil o.n.A.
Mittleres Drittel der Zunge o.n.A.

C02.4 **Zungentonsille**
*Exkl.:* Tonsille o.n.A. (C09.9)

C02.8 **Zunge, mehrere Teilbereiche überlappend**
[Siehe Hinweis 5 am Anfang dieses Kapitels]
Bösartige Neubildung der Zunge, deren Ursprungsort nicht unter den Kategorien C01–C02.4 klassifiziert werden kann

C02.9 **Zunge, nicht näher bezeichnet**

### C03 Bösartige Neubildung des Zahnfleisches
*Inkl.:* Alveolar- (Kamm-) Mukosa
Gingiva
*Exkl.:* Bösartige odontogene Neubildungen (C41.0–C41.1)

C03.0 **Oberkieferzahnfleisch**

C03.1 **Unterkieferzahnfleisch**

C03.9 **Zahnfleisch, nicht näher bezeichnet**

### C04 Bösartige Neubildung des Mundbodens

C04.0 **Vorderer Teil des Mundbodens**
Von vorn bis zum Prämolar-Eckzahn-Übergang

C04.1 **Seitlicher Teil des Mundbodens**

C04.8 **Mundboden, mehrere Teilbereiche überlappend**
[Siehe Hinweis 5 am Anfang dieses Kapitels]

C04.9 **Mundboden, nicht näher bezeichnet**

### C05 Bösartige Neubildung des Gaumens

C05.0 **Harter Gaumen**

C05.1 **Weicher Gaumen**
*Exkl.:* Nasopharyngeale Fläche des weichen Gaumens (C11.3)

C05.2 **Uvula**

**C05.8** Gaumen, mehrere Teilbereiche überlappend
[Siehe Hinweis 5 am Anfang dieses Kapitels]

**C05.9** Gaumen, nicht näher bezeichnet

## C06 Bösartige Neubildung sonstiger und nicht näher bezeichneter Teile des Mundes

**C06.0** **Wangenschleimhaut**
Mundschleimhaut o.n.A.
Wange, innere

**C06.1** **Vestibulum oris**
Lippenumschlagsfalte (oben) (unten)
Wangenumschlagsfalte (oben) (unten)

**C06.2** **Retromolarregion**

**C06.8** **Sonstige und nicht näher bezeichnete Teile des Mundes, mehrere Teilbereiche überlappend**
[Siehe Hinweis 5 am Anfang dieses Kapitels]

**C06.9** **Mund, nicht näher bezeichnet**
Kleine Speicheldrüse, nicht näher bezeichnete Lokalisation
Mundhöhle o.n.A.

## C07 Bösartige Neubildung der Parotis

## C08 Bösartige Neubildung sonstiger und nicht näher bezeichneter großer Speicheldrüsen

*Exkl.:* Bösartige Neubildung der kleinen Speicheldrüsen, die entsprechend ihrer anatomischen Lokalisation klassifiziert werden
Bösartige Neubildung der kleinen Speicheldrüsen o.n.A. (C06.9)
Parotis (C07)

**C08.0** **Glandula submandibularis**
Glandula submaxillaris

**C08.1** **Glandula sublingualis**

**C08.8** **Große Speicheldrüse, mehrere Teilbereiche überlappend**
[Siehe Hinweis 5 am Anfang dieses Kapitels]
Bösartige Neubildung der großen Speicheldrüsen, deren Ursprungsort nicht unter den Kategorien C07–C08.1 klassifiziert werden kann

**C08.9** **Große Speicheldrüse, nicht näher bezeichnet**
Speicheldrüse (große) o.n.A.

## C09 Bösartige Neubildung der Tonsille
*Exkl.:* Rachentonsille (C11.1)
Zungentonsille (C02.4)

**C09.0** **Fossa tonsillaris**

**C09.1** **Gaumenbogen (vorderer) (hinterer)**

**C09.8** **Tonsille, mehrere Teilbereiche überlappend**
[Siehe Hinweis 5 am Anfang dieses Kapitels]

**C09.9** **Tonsille, nicht näher bezeichnet**
Tonsille:
- Gaumen-
- Schlund-
- o.n.A.

## C10 Bösartige Neubildung des Oropharynx
*Exkl.:* Tonsille (C09.–)

**C10.0** **Vallecula epiglottica**

**C10.1** **Vorderfläche der Epiglottis**
Epiglottis, freier Rand [Margo]
Plica(e) glosso-epiglottica(e)
*Exkl.:* Epiglottis (suprahyoidaler Anteil) o.n.A. (C32.1)

**C10.2** **Seitenwand des Oropharynx**

**C10.3** **Hinterwand des Oropharynx**

**C10.4** **Kiemengang**
Branchiogene Zyste [Lokalisation der Neubildung]

**C10.8** **Oropharynx, mehrere Teilbereiche überlappend**
[Siehe Hinweis 5 am Anfang dieses Kapitels]
Übergangsregion des Oropharynx

**C10.9** **Oropharynx, nicht näher bezeichnet**

## C11 Bösartige Neubildung des Nasopharynx

C11.0 **Obere Wand des Nasopharynx**
Dach des Nasopharynx

C11.1 **Hinterwand des Nasopharynx**
Adenoide Vegetationen
Rachentonsille

C11.2 **Seitenwand des Nasopharynx**
Pharyngeales Tubenostium
Recessus pharyngeus
Rosenmüller-Grube

C11.3 **Vorderwand des Nasopharynx**
Boden des Nasopharynx
Hinterrand des Nasenseptums und der Choanen
Nasopharyngeale (anteriore) (posteriore) Fläche des weichen Gaumens

C11.8 **Nasopharynx, mehrere Teilbereiche überlappend**
[Siehe Hinweis 5 am Anfang dieses Kapitels]

C11.9 **Nasopharynx, nicht näher bezeichnet**
Wand des Nasopharynx o.n.A.

## C12 Bösartige Neubildung des Recessus piriformis
Fossa piriformis

## C13 Bösartige Neubildung des Hypopharynx
*Exkl.:* Recessus piriformis (C12)

C13.0 **Regio postcricoidea**

C13.1 **Aryepiglottische Falte, hypopharyngeale Seite**
Aryepiglottische Falte:
- Randzone
- o.n.A.

*Exkl.:* Aryepiglottische Falte, laryngeale Seite (C32.1)

C13.2 **Hinterwand des Hypopharynx**

C13.8 **Hypopharynx, mehrere Teilbereiche überlappend**
[Siehe Hinweis 5 am Anfang dieses Kapitels]

**C13.9 Hypopharynx, nicht näher bezeichnet**
Wand des Hypopharynx o.n.A.

## C14 Bösartige Neubildung sonstiger und ungenau bezeichneter Lokalisationen der Lippe, der Mundhöhle und des Pharynx

*Exkl.:* Mundhöhle o.n.A. (C06.9)

**C14.0 Pharynx, nicht näher bezeichnet**

**C14.1 Laryngopharynx, so bezeichnet**

**C14.2 Lymphatischer Rachenring [Waldeyer]**

**C14.8 Lippe, Mundhöhle und Pharynx, mehrere Teilbereiche überlappend**
[Siehe Hinweis 5 am Anfang dieses Kapitels]
Bösartige Neubildung der Lippe, der Mundhöhle und des Pharynx, deren Ursprungsort nicht unter den Kategorien C00–C14.2 klassifiziert werden kann

# Bösartige Neubildungen der Verdauungsorgane (C15–C26)

## C15 Bösartige Neubildung des Ösophagus

*Hinweis:* Zwei Subklassifikationen stehen zur Auswahl:
.0–.2 nach der anatomischen Bezeichnung
.3–.5 nach dem Drittel
Es wird absichtlich von dem Grundsatz abgewichen, daß die Kategorien einander ausschließen sollten, da beide Einteilungen verwendet werden, die daraus resultierenden anatomischen Unterteilungen jedoch nicht übereinstimmen.

**C15.0 Zervikaler Ösophagus**

**C15.1 Thorakaler Ösophagus**

**C15.2 Abdominaler Ösophagus**

**C15.3 Ösophagus, oberes Drittel**

**C15.4 Ösophagus, mittleres Drittel**

**C15.5 Ösophagus, unteres Drittel**

**C15.8 Ösophagus, mehrere Teilbereiche überlappend**
[Siehe Hinweis 5 am Anfang dieses Kapitels]

C15.9 Ösophagus, nicht näher bezeichnet

## C16 Bösartige Neubildung des Magens

C16.0 **Kardia**
Ösophagogastrischer Übergang
Ösophagus und Magen
Ostium cardiacum
Speiseröhren-Magen-Übergang

C16.1 **Fundus ventriculi**

C16.2 **Corpus ventriculi**

C16.3 **Antrum pyloricum**
Magenvorhof

C16.4 **Pylorus**
Canalis pyloricus
Präpylorus

C16.5 **Kleine Kurvatur des Magens, nicht näher bezeichnet**
Kleine Kurvatur des Magens, nicht unter C16.1–C16.4 klassifizierbar

C16.6 **Große Kurvatur des Magens, nicht näher bezeichnet**
Große Kurvatur des Magens, nicht unter C16.0–C16.4 klassifizierbar

C16.8 **Magen, mehrere Teilbereiche überlappend**
[Siehe Hinweis 5 am Anfang dieses Kapitels]

C16.9 **Magen, nicht näher bezeichnet**
Magenkrebs o.n.A.

## C17 Bösartige Neubildung des Dünndarmes

C17.0 **Duodenum**

C17.1 **Jejunum**

C17.2 **Ileum**
*Exkl.:* Ileozäkalklappe [Bauhin] (C18.0)

C17.3 **Meckel-Divertikel**

C17.8 **Dünndarm, mehrere Teilbereiche überlappend**
[Siehe Hinweis 5 am Anfang dieses Kapitels]

C17.9 **Dünndarm, nicht näher bezeichnet**

## C18 Bösartige Neubildung des Dickdarmes

C18.0 **Zäkum**
Ileozäkalklappe [Bauhin]

C18.1 **Appendix vermiformis**

C18.2 **Colon ascendens**

C18.3 **Flexura coli dextra [hepatica]**

C18.4 **Colon transversum**

C18.5 **Flexura coli sinistra [lienalis]**

C18.6 **Colon descendens**

C18.7 **Colon sigmoideum**
Sigma (Flexur)
*Exkl.:* Rektosigmoid, Übergang (C19)

C18.8 **Kolon, mehrere Teilbereiche überlappend**
[Siehe Hinweis 5 am Anfang dieses Kapitels]

C18.9 **Kolon, nicht näher bezeichnet**
Dickdarm o.n.A.

## C19 Bösartige Neubildung am Rektosigmoid, Übergang
Kolon mit Rektum
Übergang vom Rektum zum Colon sigmoideum

## C20 Bösartige Neubildung des Rektums
Ampulla recti

## C21 Bösartige Neubildung des Anus und des Analkanals

C21.0 **Anus, nicht näher bezeichnet**
*Exkl.:* Anus:
- Haut (C43.5, C44.5)
- Rand (-Gebiet) (C43.5, C44.5)
Perianalhaut (C43.5, C44.5)

C21.1 **Analkanal**
Sphincter ani

C21.2 **Kloakenregion**

**C21.8 Rektum, Anus und Analkanal, mehrere Teilbereiche überlappend**
[Siehe Hinweis 5 am Anfang dieses Kapitels]
Anorektaler Übergang
Anorektum
Bösartige Neubildung des Rektums, des Anus und des Analkanals, deren Ursprungsort nicht unter den Kategorien C20–C21.2 klassifiziert werden kann

## C22 Bösartige Neubildung der Leber und der intrahepatischen Gallengänge

*Exkl.:* Gallenwege o.n.A. (C24.9)
Sekundäre bösartige Neubildung der Leber (C78.7)

**C22.0 Leberzellkarzinom**
Carcinoma hepatocellulare

**C22.1 Intrahepatisches Gallengangskarzinom**
Cholangiokarzinom

**C22.2 Hepatoblastom**

**C22.3 Angiosarkom der Leber**
Kupffer-Zell-Sarkom

**C22.4 Sonstige Sarkome der Leber**

**C22.7 Sonstige näher bezeichnete Karzinome der Leber**

**C22.9 Leber, nicht näher bezeichnet**

## C23 Bösartige Neubildung der Gallenblase

## C24 Bösartige Neubildung sonstiger und nicht näher bezeichneter Teile der Gallenwege

*Exkl.:* Intrahepatischer Gallengang (C22.1)

**C24.0 Extrahepatischer Gallengang**
Ductus:
- choledochus
- cysticus
- hepaticus
- hepaticus communis

Gallengang o.n.A.

**C24.1 Ampulla hepatopancreatica [Ampulla Vateri]**

**C24.8 Gallenwege, mehrere Teilbereiche überlappend**
[Siehe Hinweis 5 am Anfang dieses Kapitels]
Bösartige Neubildung der Gallenwege, deren Ursprungsort nicht unter den Kategorien C22.0–C24.1 klassifiziert werden kann
Bösartige Neubildung mit Beteiligung sowohl der intra- als auch der extrahepatischen Gallengänge

**C24.9 Gallenwege, nicht näher bezeichnet**

## C25 Bösartige Neubildung des Pankreas

**C25.0 Pankreaskopf**

**C25.1 Pankreaskörper**

**C25.2 Pankreasschwanz**

**C25.3 Ductus pancreaticus**

**C25.4 Endokriner Drüsenanteil des Pankreas**
Langerhans-Inseln

**C25.7 Sonstige Teile des Pankreas**
Pankreashals

**C25.8 Pankreas, mehrere Teilbereiche überlappend**
[Siehe Hinweis 5 am Anfang dieses Kapitels]

**C25.9 Pankreas, nicht näher bezeichnet**

## C26 Bösartige Neubildung sonstiger und ungenau bezeichneter Verdauungsorgane

*Exkl.:* Peritoneum und Retroperitoneum (C48.–)

**C26.0 Intestinaltrakt, Teil nicht näher bezeichnet**
Darm o.n.A.

**C26.1 Milz**
*Exkl.:* Hodgkin-Krankheit [Lymphogranulomatose] (C81.–)
Non-Hodgkin-Lymphom (C82–C85)

**C26.8 Verdauungssystem, mehrere Teilbereiche überlappend**
[Siehe Hinweis 5 am Anfang dieses Kapitels]
Bösartige Neubildung der Verdauungsorgane, deren Ursprungsort nicht unter den Kategorien C15–C26.1 klassifiziert werden kann
*Exkl.:* Speiseröhren-Magen-Übergang (C16.0)

**C26.9** **Ungenau bezeichnete Lokalisationen des Verdauungssystems**
Gastrointestinaltrakt o.n.A.
Verdauungskanal oder -trakt o.n.A.

# Bösartige Neubildungen der Atmungsorgane und sonstiger intrathorakaler Organe (C30–C39)

*Inkl.:* Mittelohr
*Exkl.:* Mesotheliom (C45.–)

## C30 Bösartige Neubildung der Nasenhöhle und des Mittelohres

**C30.0** **Nasenhöhle**
Conchae nasales
Naseninnenraum
Nasenknorpel
Nasenseptum
Vestibulum nasi

*Exkl.:* Bulbus olfactorius (C72.2)
Haut der Nase (C43.3, C44.3)
Hinterrand des Nasenseptums und der Choanen (C11.3)
Nase o.n.A. (C76.0)
Nasenbein (C41.0)

**C30.1** **Mittelohr**
Cellulae mastoideae
Innenohr
Tuba auditiva [Eustachio]

*Exkl.:* Gehörgang (äußerer) (C43.2, C44.2)
Haut des (äußeren) Ohres (C43.2, C44.2)
Knöcherner Gehörgang (Meatus) (C41.0)
Ohrknorpel (C49.0)

## C31 Bösartige Neubildung der Nasennebenhöhlen

**C31.0** **Sinus maxillaris [Kieferhöhle]**
Antrum maxillare [Highmore-Höhle]

| C31.1 | Sinus ethmoidalis [Siebbeinzellen] |
|---|---|
| C31.2 | Sinus frontalis [Stirnhöhle] |
| C31.3 | Sinus sphenoidalis [Keilbeinhöhle] |
| C31.8 | Nasennebenhöhlen, mehrere Teilbereiche überlappend<br>[Siehe Hinweis 5 am Anfang dieses Kapitels] |
| C31.9 | Nasennebenhöhle, nicht näher bezeichnet |

## C32 Bösartige Neubildung des Larynx

C32.0 **Glottis**
Lig. vocale [echtes Stimmband] o.n.A.
Ventriculus laryngis

C32.1 **Supraglottis**
Aryepiglottische Falte, laryngeale Seite
Epiglottis (suprahyoidaler Anteil) o.n.A.
Hintere (laryngeale) Fläche der Epiglottis
Plica vestibularis
Taschenband [Falsches Stimmband]
Vestibulum laryngis

*Exkl.:* Aryepiglottische Falte:
- hypopharyngeale Seite (C13.1)
- Randzone (C13.1)
- o.n.A. (C13.1)
Vorderfläche der Epiglottis (C10.1)

C32.2 **Subglottis**

C32.3 **Larynxknorpel**

C32.8 **Larynx, mehrere Teilbereiche überlappend**
[Siehe Hinweis 5 am Anfang dieses Kapitels]

C32.9 **Larynx, nicht näher bezeichnet**

## C33 Bösartige Neubildung der Trachea

## C34 Bösartige Neubildung der Bronchien und der Lunge

C34.0 **Hauptbronchus**
Carina tracheae
Hilus (Lunge)

C34.1　Oberlappen, Bronchus oder Lunge
C34.2　Mittellappen, Bronchus oder Lunge
C34.3　Unterlappen, Bronchus oder Lunge
C34.8　Bronchus und Lunge, mehrere Teilbereiche überlappend
[Siehe Hinweis 5 am Anfang dieses Kapitels]
C34.9　Bronchus oder Lunge, nicht näher bezeichnet

## C37　Bösartige Neubildung des Thymus

## C38　Bösartige Neubildung des Herzens, des Mediastinums und der Pleura
*Exkl.:*　Mesotheliom (C45.–)

C38.0　**Herz**
Perikard
*Exkl.:*　Große Gefäße (C49.3)
C38.1　**Vorderes Mediastinum**
C38.2　**Hinteres Mediastinum**
C38.3　**Mediastinum, Teil nicht näher bezeichnet**
C38.4　**Pleura**
C38.8　**Herz, Mediastinum und Pleura, mehrere Teilbereiche überlappend**
[Siehe Hinweis 5 am Anfang dieses Kapitels]

## C39　Bösartige Neubildung sonstiger und ungenau bezeichneter Lokalisationen des Atmungssystems und sonstiger intrathorakaler Organe
*Exkl.:*　Intrathorakal o.n.A. (C76.1)
　　　　Thorakal o.n.A. (C76.1)

C39.0　**Obere Atemwege, Teil nicht näher bezeichnet**
C39.8　**Atmungsorgane und sonstige intrathorakale Organe, mehrere Teilbereiche überlappend**
[Siehe Hinweis 5 am Anfang dieses Kapitels]
Bösartige Neubildung der Atmungsorgane und sonstiger intrathorakaler Organe, deren Ursprungsort nicht unter den Kategorien C30–C39.0 klassifiziert werden kann

**C39.9** Ungenau bezeichnete Lokalisationen des Atmungssystems
Respirationstrakt o.n.A.

# Bösartige Neubildungen des Knochens und des Gelenkknorpels (C40–C41)

*Exkl.:* Knochenmark o.n.A. (C96.7)
Synovialmembran (C49.–)

## C40 Bösartige Neubildung des Knochens und des Gelenkknorpels der Extremitäten

**C40.0** Skapula und lange Knochen der oberen Extremität

**C40.1** Kurze Knochen der oberen Extremität

**C40.2** Lange Knochen der unteren Extremität

**C40.3** Kurze Knochen der unteren Extremität

**C40.8** Knochen und Gelenkknorpel der Extremitäten, mehrere Teilbereiche überlappend
[Siehe Hinweis 5 am Anfang dieses Kapitels]

**C40.9** Knochen und Gelenkknorpel einer Extremität, nicht näher bezeichnet

## C41 Bösartige Neubildung des Knochens und des Gelenkknorpels sonstiger und nicht näher bezeichneter Lokalisationen

*Exkl.:* Knochen der Extremitäten (C40.–)
Knorpel:
- Extremitäten (C40.–)
- Larynx (C32.3)
- Nase (C30.0)
- Ohr (C49.0)

**C41.0** Knochen des Hirn- und Gesichtsschädels
Knochen der Augenhöhle
Oberkiefer
*Exkl.:* Karzinom jeden Typs, außer intraossären oder odontogenen Ursprungs:
- Oberkieferzahnfleisch (C03.0)
- Sinus maxillaris (C31.0)
- Unterkieferknochen (C41.1)

**C41.1  Mandibula**
Unterkieferknochen
*Exkl.:*  Karzinom jeden Typs, außer intraossären oder odontogenen Ursprungs:
- Unterkieferzahnfleisch (C03.1)
- Zahnfleisch o.n.A. (C03.9)

Oberkieferknochen (C41.0)

**C41.2  Wirbelsäule**
*Exkl.:*  Kreuzbein und Steißbein (C41.4)

**C41.3  Rippen, Sternum und Klavikula**

**C41.4  Beckenknochen**
Kreuzbein
Steißbein

**C41.8  Knochen und Gelenkknorpel, mehrere Teilbereiche überlappend**
[Siehe Hinweis 5 am Anfang dieses Kapitels]
Bösartige Neubildung des Knochens und des Gelenkknorpels, deren Ursprungsort nicht unter den Kategorien C40–C41.4 klassifiziert werden kann

**C41.9  Knochen und Gelenkknorpel, nicht näher bezeichnet**

# Melanom und sonstige bösartige Neubildungen der Haut (C43–C44)

## C43  Bösartiges Melanom der Haut

*Inkl.:*  Morphologieschlüsselnummern M872–M879 mit Malignitätsgrad /3

*Exkl.:*  Bösartiges Melanom der Haut der Genitalorgane (C51–C52, C60.–, C63.–)

**C43.0  Bösartiges Melanom der Lippe**
*Exkl.:*  Lippenrotgrenze (C00.0–C00.2)

**C43.1  Bösartiges Melanom des Augenlides, einschließlich Kanthus**

**C43.2  Bösartiges Melanom des Ohres und des äußeren Gehörganges**

**C43.3  Bösartiges Melanom sonstiger und nicht näher bezeichneter Teile des Gesichtes**

**C43.4  Bösartiges Melanom der behaarten Kopfhaut und des Halses**

| C43.5 | **Bösartiges Melanom des Rumpfes**
Anus:
- Haut
- Rand (-Gebiet)

Haut der Brustdrüse
Perianalhaut
*Exkl.:*    Anus o.n.A. (C21.0) |
|---|---|
| C43.6 | **Bösartiges Melanom der oberen Extremität, einschließlich Schulter** |
| C43.7 | **Bösartiges Melanom der unteren Extremität, einschließlich Hüfte** |
| C43.8 | **Melanom der Haut, mehrere Teilbereiche überlappend**
[Siehe Hinweis 5 am Anfang dieses Kapitels] |
| C43.9 | **Bösartiges Melanom der Haut, nicht näher bezeichnet**
Melanom (bösartig) o.n.A. |

## C44 Sonstige bösartige Neubildungen der Haut

*Inkl.:*    Bösartige Neubildung:
- Schweißdrüsen
- Talgdrüsen

*Exkl.:*    Bösartiges Melanom der Haut (C43.–)
Haut der Genitalorgane (C51–C52, C60.–, C63.–)
Kaposi-Sarkom (C46.–)

| C44.0 | **Lippenhaut**
Basalzellenkarzinom der Lippe
*Exkl.:*    Bösartige Neubildung der Lippe (C00.–) |
|---|---|
| C44.1 | **Haut des Augenlides, einschließlich Kanthus**
*Exkl.:*    Bindegewebe des Augenlides (C49.0) |
| C44.2 | **Haut des Ohres und des äußeren Gehörganges**
*Exkl.:*    Bindegewebe des Ohres (C49.0) |
| C44.3 | **Haut sonstiger und nicht näher bezeichneter Teile des Gesichtes** |
| C44.4 | **Haut der behaarten Kopfhaut und des Halses** |
| C44.5 | **Haut des Rumpfes**
Anus:
- Haut
- Rand (-Gebiet)

Haut der Brustdrüse
Perianalhaut
*Exkl.:*    Anus o.n.A. (C21.0) |

C44.6 Haut der oberen Extremität, einschließlich Schulter

C44.7 Haut der unteren Extremität, einschließlich Hüfte

C44.8 Haut, mehrere Teilbereiche überlappend
[Siehe Hinweis 5 am Anfang dieses Kapitels]

C44.9 Bösartige Neubildung der Haut, nicht näher bezeichnet

# Bösartige Neubildungen des mesothelialen Gewebes und des Weichteilgewebes (C45–C49)

## C45 Mesotheliom
*Inkl.:* Morphologieschlüsselnummer M905 mit Malignitätsgrad /3

C45.0 **Mesotheliom der Pleura**
*Exkl.:* Sonstige bösartige Neubildungen der Pleura (C38.4)

C45.1 **Mesotheliom des Peritoneums**
Mesenterium
Mesocolon
Omentum
Peritoneum (parietale) (viscerale)
*Exkl.:* Sonstige bösartige Neubildungen des Peritoneums (C48.–)

C45.2 **Mesotheliom des Perikards**
*Exkl.:* Sonstige bösartige Neubildungen des Perikards (C38.0)

C45.7 **Mesotheliom sonstiger Lokalisationen**

C45.9 **Mesotheliom, nicht näher bezeichnet**

## C46 Kaposi-Sarkom [Sarcoma idiopathicum multiplex haemorrhagicum]
*Inkl.:* Morphologieschlüsselnummer M9140 mit Malignitätsgrad /3

C46.0 Kaposi-Sarkom der Haut

C46.1 Kaposi-Sarkom des Weichteilgewebes

C46.2 Kaposi-Sarkom des Gaumens

C46.3 Kaposi-Sarkom der Lymphknoten

C46.7 Kaposi-Sarkom sonstiger Lokalisationen

| C46.8 | Kaposi-Sarkom mehrerer Organe |
|---|---|
| C46.9 | Kaposi-Sarkom, nicht näher bezeichnet |

## C47 Bösartige Neubildung der peripheren Nerven und des autonomen Nervensystems

*Inkl.:* Sympathische und parasympathische Nerven und Ganglien
*Exkl.:* Hirnnerven (C72.2–C72.5)

| C47.0 | Periphere Nerven des Kopfes, des Gesichtes und des Halses |
|---|---|
| | *Exkl.:* Periphere Nerven der Orbita (C69.6) |
| C47.1 | Periphere Nerven der oberen Extremität, einschließlich Schulter |
| C47.2 | Periphere Nerven der unteren Extremität, einschließlich Hüfte |
| C47.3 | Periphere Nerven des Thorax |
| C47.4 | Periphere Nerven des Abdomens |
| C47.5 | Periphere Nerven des Beckens |
| C47.6 | Periphere Nerven des Rumpfes, nicht näher bezeichnet |
| C47.8 | Periphere Nerven und autonomes Nervensystem, mehrere Teilbereiche überlappend |
| | [Siehe Hinweis 5 am Anfang dieses Kapitels] |
| C47.9 | Periphere Nerven und autonomes Nervensystem, nicht näher bezeichnet |

## C48 Bösartige Neubildung des Retroperitoneums und des Peritoneums

*Exkl.:* Kaposi-Sarkom (C46.1)
Mesotheliom (C45.–)

| C48.0 | Retroperitoneum |
|---|---|
| C48.1 | Näher bezeichnete Teile des Peritoneums |
| | Mesenterium |
| | Mesocolon |
| | Omentum |
| | Peritoneum: |
| | • parietale |
| | • viscerale |
| C48.2 | Peritoneum, nicht näher bezeichnet |
| C48.8 | Retroperitoneum und Peritoneum, mehrere Teilbereiche überlappend |
| | [Siehe Hinweis 5 am Anfang dieses Kapitels] |

## C49 Bösartige Neubildung sonstigen Bindegewebes und anderer Weichteilgewebe

*Inkl.:* Blutgefäß
Bursa
Faszie
Fett
Knorpel
Ligamentum, ausgenommen Bänder des Uterus
Lymphgefäß
Muskel
Sehnen (-Scheide)
Synovialmembran

*Exkl.:* Bindegewebe der Brustdrüse (C50.–)
Kaposi-Sarkom (C46.–)
Knorpel:
- Gelenk (C40–C41)
- Larynx (C32.3)
- Nase (C30.0)

Mesotheliom (C45.–)
Periphere Nerven und autonomes Nervensystem (C47.–)
Peritoneum (C48.–)
Retroperitoneum (C48.0)

**C49.0 Bindegewebe und andere Weichteilgewebe des Kopfes, des Gesichtes und des Halses**

Bindegewebe:
- Augenlid
- Ohr

*Exkl.:* Bindegewebe der Orbita (C69.6)

**C49.1 Bindegewebe und andere Weichteilgewebe der oberen Extremität, einschließlich Schulter**

**C49.2 Bindegewebe und andere Weichteilgewebe der unteren Extremität, einschließlich Hüfte**

**C49.3 Bindegewebe und andere Weichteilgewebe des Thorax**

Axilla
Große Gefäße
Zwerchfell

*Exkl.:* Brustdrüse (C50.–)
Herz (C38.0)
Mediastinum (C38.1–C38.3)
Thymus (C37)

| | |
|---|---|
| C49.4 | **Bindegewebe und andere Weichteilgewebe des Abdomens**<br>Bauchwand<br>Hypochondrium |
| C49.5 | **Bindegewebe und andere Weichteilgewebe des Beckens**<br>Damm<br>Gesäß<br>Leistengegend |
| C49.6 | **Bindegewebe und andere Weichteilgewebe des Rumpfes, nicht näher bezeichnet**<br>Rücken o.n.A. |
| C49.8 | **Bindegewebe und andere Weichteilgewebe, mehrere Teilbereiche überlappend**<br>[Siehe Hinweis 5 am Anfang dieses Kapitels]<br>Bösartige Neubildung des Bindegewebes und anderer Weichteilgewebe, deren Ursprungsort nicht unter den Kategorien C47–C49.6 klassifiziert werden kann |
| C49.9 | **Bindegewebe und andere Weichteilgewebe, nicht näher bezeichnet** |

## Bösartige Neubildung der Brustdrüse (C50)

**C50** **Bösartige Neubildung der Brustdrüse**

*Inkl.:* Bindegewebe der Brustdrüse
*Exkl.:* Haut der Brustdrüse (C43.5, C44.5)

| | |
|---|---|
| C50.0 | **Brustwarze und Warzenhof** |
| C50.1 | **Zentraler Drüsenkörper der Brustdrüse** |
| C50.2 | **Oberer innerer Quadrant der Brustdrüse** |
| C50.3 | **Unterer innerer Quadrant der Brustdrüse** |
| C50.4 | **Oberer äußerer Quadrant der Brustdrüse** |
| C50.5 | **Unterer äußerer Quadrant der Brustdrüse** |
| C50.6 | **Recessus axillaris der Brustdrüse** |
| C50.8 | **Brustdrüse, mehrere Teilbereiche überlappend**<br>[Siehe Hinweis 5 am Anfang dieses Kapitels] |
| C50.9 | **Brustdrüse, nicht näher bezeichnet** |

# Bösartige Neubildungen der weiblichen Genitalorgane (C51–C58)

*Inkl.:* Haut der weiblichen Genitalorgane

### C51 Bösartige Neubildung der Vulva

C51.0 **Labium majus**
Bartholin-Drüse [Glandula vestibularis major]

C51.1 **Labium minus**

C51.2 **Klitoris**

C51.8 **Vulva, mehrere Teilbereiche überlappend**
[Siehe Hinweis 5 am Anfang dieses Kapitels]

C51.9 **Vulva, nicht näher bezeichnet**
Äußere weibliche Genitalorgane o.n.A.
Pudendum femininum

### C52 Bösartige Neubildung der Vagina

### C53 Bösartige Neubildung der Cervix uteri

C53.0 **Endozervix**

C53.1 **Ektozervix**

C53.8 **Cervix uteri, mehrere Teilbereiche überlappend**
[Siehe Hinweis 5 am Anfang dieses Kapitels]

C53.9 **Cervix uteri, nicht näher bezeichnet**

### C54 Bösartige Neubildung des Corpus uteri

C54.0 **Isthmus uteri**
Unteres Uterinsegment

C54.1 **Endometrium**

C54.2 **Myometrium**

C54.3 **Fundus uteri**

C54.8 **Corpus uteri, mehrere Teilbereiche überlappend**
[Siehe Hinweis 5 am Anfang dieses Kapitels]

C54.9 Corpus uteri, nicht näher bezeichnet

## C55 Bösartige Neubildung des Uterus, Teil nicht näher bezeichnet

## C56 Bösartige Neubildung des Ovars

## C57 Bösartige Neubildung sonstiger und nicht näher bezeichneter weiblicher Genitalorgane

C57.0 **Tuba uterina [Falloppio]**
Eileiter
Ovidukt

C57.1 **Lig. latum uteri**

C57.2 **Lig. teres uteri**
Lig. rotundum

C57.3 **Parametrium**
Uterusband o.n.A.

C57.4 **Uterine Adnexe, nicht näher bezeichnet**

C57.7 **Sonstige näher bezeichnete weibliche Genitalorgane**
Wolff-Körper oder Wolff-Gang

C57.8 **Weibliche Genitalorgane, mehrere Teilbereiche überlappend**
[Siehe Hinweis 5 am Anfang dieses Kapitels]
Bösartige Neubildungen der weiblichen Genitalorgane, deren Ursprungsort nicht unter den Kategorien C51–C57.7, C58 klassifiziert werden kann
Tuboovarial
Uteroovarial

C57.9 **Weibliches Genitalorgan, nicht näher bezeichnet**
Weiblicher Urogenitaltrakt o.n.A.

## C58 Bösartige Neubildung der Plazenta
Chorionepitheliom o.n.A.
Chorionkarzinom o.n.A.
*Exkl.:* Blasenmole:
- bösartig (D39.2)
- invasiv (D39.2)
- o.n.A. (O01.9)

Chorioadenoma (destruens) (D39.2)

# Bösartige Neubildungen der männlichen Genitalorgane (C60–C63)

*Inkl.:* Haut der männlichen Genitalorgane

## C60 Bösartige Neubildung des Penis

C60.0 **Praeputium penis**
Vorhaut

C60.1 **Glans penis**

C60.2 **Penisschaft**
Corpus cavernosum

C60.8 **Penis, mehrere Teilbereiche überlappend**
[Siehe Hinweis 5 am Anfang dieses Kapitels]

C60.9 **Penis, nicht näher bezeichnet**
Penishaut o.n.A.

## C61 Bösartige Neubildung der Prostata

## C62 Bösartige Neubildung des Hodens

C62.0 **Dystoper Hoden**
Ektopischer Hoden [Lokalisation der Neubildung]
Retinierter Hoden [Lokalisation der Neubildung]

C62.1 **Deszendierter Hoden**
Skrotaler Hoden

C62.9 **Hoden, nicht näher bezeichnet**

## C63 Bösartige Neubildung sonstiger und nicht näher bezeichneter männlicher Genitalorgane

C63.0 **Nebenhoden [Epididymis]**

C63.1 **Samenstrang**

C63.2 **Skrotum**
Skrotalhaut

C63.7 **Sonstige näher bezeichnete männliche Genitalorgane**
Bläschendrüse [Samenbläschen]
Tunica vaginalis testis

C63.8 **Männliche Genitalorgane, mehrere Teilbereiche überlappend**
[Siehe Hinweis 5 am Anfang dieses Kapitels]
Bösartige Neubildungen der männlichen Genitalorgane, deren Ursprungsort nicht unter den Kategorien C60–C63.7 klassifiziert werden kann

C63.9 **Männliches Genitalorgan, nicht näher bezeichnet**
Männlicher Urogenitaltrakt o.n.A.

# Bösartige Neubildungen der Harnorgane (C64–C68)

### C64 Bösartige Neubildung der Niere, ausgenommen Nierenbecken
*Exkl.:* Nierenbecken (C65)
Nierenbeckenkelche (C65)

### C65 Bösartige Neubildung des Nierenbeckens
Nierenbeckenkelche
Nierenbecken-Ureter-Übergang

### C66 Bösartige Neubildung des Ureters
*Exkl.:* Ostium ureteris (C67.6)

### C67 Bösartige Neubildung der Harnblase

C67.0 **Trigonum vesicae**
C67.1 **Apex vesicae**
C67.2 **Laterale Blasenwand**
C67.3 **Vordere Blasenwand**
C67.4 **Hintere Blasenwand**

| C67.5 | **Blasenhals** |
|---|---|
| | Ostium urethrae internum |
| C67.6 | **Ostium ureteris** |
| C67.7 | **Urachus** |
| C67.8 | **Harnblase, mehrere Teilbereiche überlappend** |
| | [Siehe Hinweis 5 am Anfang dieses Kapitels] |
| C67.9 | **Harnblase, nicht näher bezeichnet** |

## C68 Bösartige Neubildung sonstiger und nicht näher bezeichneter Harnorgane

*Exkl.:* Urogenitaltrakt o.n.A.:
- männlich (C63.9)
- weiblich (C57.9)

**C68.0 Urethra**

*Exkl.:* Ostium urethrae internum (C67.5)

**C68.1 Paraurethrale Drüse**

**C68.8 Harnorgane, mehrere Teilbereiche überlappend**

[Siehe Hinweis 5 am Anfang dieses Kapitels]

Bösartige Neubildungen der Harnorgane, deren Ursprungsort nicht unter den Kategorien C64–C68.1 klassifiziert werden kann

**C68.9 Harnorgan, nicht näher bezeichnet**

Harnsystem o.n.A.

# Bösartige Neubildungen des Auges, des Gehirns und sonstiger Teile des Zentralnervensystems (C69–C72)

## C69 Bösartige Neubildung des Auges und der Augenanhangsgebilde

*Exkl.:* Augenlid (-Haut) (C43.1, C44.1)
Bindegewebe des Augenlides (C49.0)
N. opticus (C72.3)

**C69.0 Konjunktiva**

**C69.1 Kornea**

| | |
|---|---|
| C69.2 | **Retina** |
| C69.3 | **Chorioidea** |
| C69.4 | **Ziliarkörper** |
| | Augapfel |
| C69.5 | **Tränendrüse und Tränenwege** |
| | Ductus nasolacrimalis |
| | Tränensack |
| C69.6 | **Orbita** |
| | Bindegewebe der Orbita |
| | Extraokulärer Muskel |
| | Periphere Nerven der Orbita |
| | Retrobulbäres Gewebe |
| | Retrookuläres Gewebe |
| | *Exkl.:* Knochen der Augenhöhle (C41.0) |
| C69.8 | **Auge und Augenanhangsgebilde, mehrere Teilbereiche überlappend** |
| | [Siehe Hinweis 5 am Anfang dieses Kapitels] |
| C69.9 | **Auge, nicht näher bezeichnet** |

## C70 Bösartige Neubildung der Meningen

| | |
|---|---|
| C70.0 | **Hirnhäute** |
| C70.1 | **Rückenmarkhäute** |
| C70.9 | **Meningen, nicht näher bezeichnet** |

## C71 Bösartige Neubildung des Gehirns

*Exkl.:* Hirnnerven (C72.2–C72.5)
Retrobulbäres Gewebe (C69.6)

| | |
|---|---|
| C71.0 | **Zerebrum, ausgenommen Hirnlappen und Ventrikel** |
| | Corpus callosum |
| | Supratentoriell o.n.A. |
| C71.1 | **Frontallappen** |
| C71.2 | **Temporallappen** |
| C71.3 | **Parietallappen** |
| C71.4 | **Okzipitallappen** |
| C71.5 | **Hirnventrikel** |
| | *Exkl.:* IV. Ventrikel (C71.7) |

**C71.6** **Zerebellum**

**C71.7** **Hirnstamm**
Infratentoriell o.n.A.
IV. Ventrikel

**C71.8** **Gehirn, mehrere Teilbereiche überlappend**
[Siehe Hinweis 5 am Anfang dieses Kapitels]

**C71.9** **Gehirn, nicht näher bezeichnet**

## C72 Bösartige Neubildung des Rückenmarkes, der Hirnnerven und anderer Teile des Zentralnervensystems

*Exkl.:* Meningen (C70.–)
Periphere Nerven und autonomes Nervensystem (C47.–)

**C72.0** **Rückenmark**

**C72.1** **Cauda equina**

**C72.2** **N. olfactorius**
Bulbus olfactorius

**C72.3** **N. opticus**

**C72.4** **N. vestibulocochlearis**

**C72.5** **Sonstige und nicht näher bezeichnete Hirnnerven**
Hirnnerven o.n.A.

**C72.8** **Gehirn und andere Teile des Zentralnervensystems, mehrere Teilbereiche überlappend**
[Siehe Hinweis 5 am Anfang dieses Kapitels]
Bösartige Neubildung des Gehirns und anderer Teile des Zentralnervensystems, deren Ursprungsort nicht unter den Kategorien C70–C72.5 klassifiziert werden kann

**C72.9** **Zentralnervensystem, nicht näher bezeichnet**
Nervensystem o.n.A.

# Bösartige Neubildungen der Schilddrüse und sonstiger endokriner Drüsen (C73–C75)

**C73** **Bösartige Neubildung der Schilddrüse**

**C74** **Bösartige Neubildung der Nebenniere**

C74.0 Nebennierenrinde

C74.1 Nebennierenmark

C74.9 Nebenniere, nicht näher bezeichnet

**C75** **Bösartige Neubildung sonstiger endokriner Drüsen und verwandter Strukturen**

*Exkl.:* Endokriner Drüsenanteil des Pankreas (C25.4)
Hoden (C62.–)
Nebenniere (C74.–)
Ovar (C56)
Schilddrüse (C73)
Thymus (C37)

C75.0 Nebenschilddrüse

C75.1 Hypophyse

C75.2 Ductus craniopharyngealis

C75.3 Epiphyse [Glandula pinealis] [Zirbeldrüse]

C75.4 Glomus caroticum

C75.5 Glomus aorticum und sonstige Paraganglien

C75.8 Beteiligung mehrerer Drüsen, nicht näher bezeichnet

*Hinweis:* Sind bei Mehrfachbeteiligung die Lokalisationen bekannt, sollten sie einzeln verschlüsselt werden.

C75.9 Endokrine Drüse, nicht näher bezeichnet

# Bösartige Neubildungen ungenau bezeichneter Lokalisationen, sekundärer und nicht näher bezeichneter Lokalisationen (C76–C80)

### C76 Bösartige Neubildung sonstiger und ungenau bezeichneter Lokalisationen

*Exkl.:* Bösartige Neubildung:
- Lokalisation nicht näher bezeichnet (C80)
- lymphatisches, blutbildendes und verwandtes Gewebe (C81–C96)
- Urogenitaltrakt o.n.A.:
  - männlich (C63.9)
  - weiblich (C57.9)

**C76.0 Kopf, Gesicht und Hals**
Nase o.n.A.
Wange o.n.A.

**C76.1 Thorax**
Axilla o.n.A.
Intrathorakal o.n.A.
Thorakal o.n.A.

**C76.2 Abdomen**

**C76.3 Becken**
Leistengegend o.n.A.
Lokalisationen innerhalb des Beckens, mehrere Teilbereiche überlappend, wie z.B.:
- rektovaginal (Septum)
- rektovesikal (Septum)

**C76.4 Obere Extremität**

**C76.5 Untere Extremität**

**C76.7 Sonstige ungenau bezeichnete Lokalisationen**

**C76.8 Sonstige und ungenau bezeichnete Lokalisationen, mehrere Teilbereiche überlappend**
[Siehe Hinweis 5 am Anfang dieses Kapitels]

### C77 Sekundäre und nicht näher bezeichnete bösartige Neubildung der Lymphknoten

*Exkl.:* Bösartige Neubildung der Lymphknoten, als primär bezeichnet (C81–C88, C96.–)

| | |
|---|---|
| C77.0 | **Lymphknoten des Kopfes, des Gesichtes und des Halses** |
| | Supraklavikuläre Lymphknoten |
| C77.1 | **Intrathorakale Lymphknoten** |
| C77.2 | **Intraabdominale Lymphknoten** |
| C77.3 | **Axilläre Lymphknoten und Lymphknoten der oberen Extremität** |
| | Pektorale Lymphknoten |
| C77.4 | **Inguinale Lymphknoten und Lymphknoten der unteren Extremität** |
| C77.5 | **Intrapelvine Lymphknoten** |
| C77.8 | **Lymphknoten mehrerer Regionen** |
| C77.9 | **Lymphknoten, nicht näher bezeichnet** |

## C78 Sekundäre bösartige Neubildung der Atmungs- und Verdauungsorgane

| | |
|---|---|
| C78.0 | Sekundäre bösartige Neubildung der Lunge |
| C78.1 | Sekundäre bösartige Neubildung des Mediastinums |
| C78.2 | Sekundäre bösartige Neubildung der Pleura |
| C78.3 | Sekundäre bösartige Neubildung sonstiger und nicht näher bezeichneter Atmungsorgane |
| C78.4 | Sekundäre bösartige Neubildung des Dünndarmes |
| C78.5 | Sekundäre bösartige Neubildung des Dickdarmes und des Rektums |
| C78.6 | Sekundäre bösartige Neubildung des Retroperitoneums und des Peritoneums |
| | Aszites durch bösartige Neubildung o.n.A. |
| C78.7 | Sekundäre bösartige Neubildung der Leber |
| C78.8 | Sekundäre bösartige Neubildung sonstiger und nicht näher bezeichneter Verdauungsorgane |

## C79 Sekundäre bösartige Neubildung an sonstigen Lokalisationen

| | |
|---|---|
| C79.0 | Sekundäre bösartige Neubildung der Niere und des Nierenbeckens |
| C79.1 | Sekundäre bösartige Neubildung der Harnblase sowie sonstiger und nicht näher bezeichneter Harnorgane |

C79.2 Sekundäre bösartige Neubildung der Haut
C79.3 Sekundäre bösartige Neubildung des Gehirns und der Hirnhäute
C79.4 Sekundäre bösartige Neubildung sonstiger und nicht näher bezeichneter Teile des Nervensystems
C79.5 Sekundäre bösartige Neubildung des Knochens und des Knochenmarkes
C79.6 Sekundäre bösartige Neubildung des Ovars
C79.7 Sekundäre bösartige Neubildung der Nebenniere
C79.8 Sekundäre bösartige Neubildung sonstiger näher bezeichneter Lokalisationen

## C80 Bösartige Neubildung ohne Angabe der Lokalisation

Generalisierter:
- Krebs
- maligner Tumor

Karzinom
Karzinose
Krebs
Maligner Tumor
Multipler Krebs

nicht näher bezeichneter Lokalisation (primär) (sekundär)

Kachexie durch bösartige Neubildung
Primäre Lokalisation unbekannt

# Bösartige Neubildungen des lymphatischen, blutbildenden und verwandten Gewebes (C81–C96)

*Hinweis:* Bei der Auswahl der Bezeichnungen für Non-Hodgkin-Lymphome in den Kategorien C82–C85 hat man versucht, gebräuchliche Klassifikationen auf einen gemeinsamen Nenner zu bringen. Die in jenen Klassifikationen benutzten Begriffe erscheinen im Alphabetischen Verzeichnis, nicht jedoch in der Systematik. Eine genaue Übereinstimmung mit den Begriffen der Systematik ist nicht in allen Fällen möglich.

*Inkl.:* Morphologieschlüsselnummern M959–M994 mit Malignitätsgrad /3

*Exkl.:* Sekundäre und nicht näher bezeichnete bösartige Neubildung der Lymphknoten (C77.–)

## C81 Hodgkin-Krankheit [Lymphogranulomatose]

*Inkl.:* Morphologieschlüsselnummern M965–M966 mit Malignitätsgrad /3

C81.0 **Lymphozytenreiche Form**
Lymphozytär-histiozytäre Prädominanz

C81.1 **Nodulär-sklerosierende Form**

C81.2 **Gemischtzellige Form**

C81.3 **Lymphozytenarme Form**

C81.7 **Sonstige Typen der Hodgkin-Krankheit**

C81.9 **Hodgkin-Krankheit, nicht näher bezeichnet**

## C82 Follikuläres [noduläres] Non-Hodgkin-Lymphom

*Inkl.:* Follikuläres Non-Hodgkin-Lymphom mit oder ohne diffuse Bezirke
Morphologieschlüsselnummer M969 mit Malignitätsgrad /3

C82.0 **Kleinzellig, gekerbt, follikulär**

C82.1 **Gemischt klein- und großzellig, gekerbt, follikulär**

C82.2 **Großzellig, follikulär**

C82.7 **Sonstige Typen des follikulären Non-Hodgkin-Lymphoms**

C82.9 **Follikuläres Non-Hodgkin-Lymphom, nicht näher bezeichnet**
Noduläres Non-Hodgkin-Lymphom o.n.A.

## C83 Diffuses Non-Hodgkin-Lymphom

*Inkl.:* Morphologieschlüsselnummern M9593, M9595, M967–M968 mit Malignitätsgrad /3

C83.0 **Kleinzellig (diffus)**

C83.1 **Kleinzellig, gekerbt (diffus)**

C83.2 **Gemischt klein- und großzellig (diffus)**

C83.3 **Großzellig (diffus)**
Retikulumzellsarkom

C83.4 **Immunoblastisch (diffus)**

C83.5 **Lymphoblastisch (diffus)**

C83.6 Undifferenziert (diffus)
C83.7 Burkitt-Tumor
C83.8 Sonstige Typen des diffusen Non-Hodgkin-Lymphoms
C83.9 Non-Hodgkin-Lymphom, diffus, nicht näher bezeichnet

## C84 Periphere und kutane T-Zell-Lymphome

*Inkl.:* Morphologieschlüsselnummer M970 mit Malignitätsgrad /3

C84.0 Mycosis fungoides
C84.1 Sézary-Syndrom
C84.2 T-Zonen-Lymphom
C84.3 Lymphoepitheloides Lymphom
Lennert-Lymphom
C84.4 T-Zell-Lymphom, peripher
C84.5 Sonstige und nicht näher bezeichnete T-Zell-Lymphome
*Hinweis:* Wenn bei einem näher bezeichneten Lymphom die Abstammung oder die Beteiligung von T-Zellen angegeben ist, ist die genauere Bezeichnung zu verschlüsseln.

## C85 Sonstige und nicht näher bezeichnete Typen des Non-Hodgkin-Lymphoms

*Inkl.:* Morphologieschlüsselnummern M9590–M9592, M9594, M971 mit Malignitätsgrad /3

C85.0 Lymphosarkom
C85.1 B-Zell-Lymphom, nicht näher bezeichnet
*Hinweis:* Wenn bei einem näher bezeichneten Lymphom die Abstammung oder die Beteiligung von B-Zellen angegeben ist, ist die genauere Bezeichnung zu verschlüsseln.
C85.7 Sonstige näher bezeichnete Typen des Non-Hodgkin-Lymphoms
Bösartige:
• Retikuloendotheliose
• Retikulose
Mikrogliom
C85.9 Non-Hodgkin-Lymphom, Typ nicht näher bezeichnet
Bösartiges Lymphom o.n.A.
Lymphom o.n.A.
Non-Hodgkin-Lymphom o.n.A.

## C88 Bösartige immunproliferative Krankheiten

*Inkl.:* Morphologieschlüsselnummer M976 mit Malignitätsgrad /3

**C88.0** Makroglobulinämie Waldenström

**C88.1** Alpha-Schwerkettenkrankheit

**C88.2** Gamma-Schwerkettenkrankheit
Franklin-Krankheit

**C88.3** Immunproliferative Dünndarmkrankheit
Mukoassoziiertes Lymphom

**C88.7** Sonstige bösartige immunproliferative Krankheiten

**C88.9** Bösartige immunproliferative Krankheit, nicht näher bezeichnet
Immunproliferative Krankheit o.n.A.

## C90 Plasmozytom und bösartige Plasmazellen-Neubildungen

*Inkl.:* Morphologieschlüsselnummern M973, M9830 mit Malignitätsgrad /3

**C90.0** Plasmozytom [Multiples Myelom]
Kahler-Krankheit
Myelomatose
*Exkl.:* Solitäres Myelom (C90.2)

**C90.1** Plasmazellenleukämie

**C90.2** Plasmozytom, extramedullär
Bösartiger Plasmazellentumor o.n.A.
Plasmozytom o.n.A.
Solitäres Myelom

## C91 Lymphatische Leukämie

*Inkl.:* Morphologieschlüsselnummern M982, M9940–M9941 mit Malignitätsgrad /3

**C91.0** Akute lymphoblastische Leukämie
*Exkl.:* Akute Exazerbation einer chronischen lymphatischen Leukämie (C91.1)

**C91.1** Chronische lymphatische Leukämie

| C91.2 | Subakute lymphatische Leukämie |
| C91.3 | Prolymphozytäre Leukämie |
| C91.4 | Haarzellenleukämie |
| | Leukämische Retikuloendotheliose |
| C91.5 | T-Zellen-Leukämie beim Erwachsenen |
| C91.7 | Sonstige lymphatische Leukämie |
| C91.9 | Lymphatische Leukämie, nicht näher bezeichnet |

## C92 Myeloische Leukämie

*Inkl.:* Leukämie:
- granulozytär
- myelogen

Morphologieschlüsselnummern M986–M988, M9930 mit Malignitätsgrad /3

**C92.0 Akute myeloische Leukämie**

*Exkl.:* Akute Exazerbation einer chronischen myeloischen Leukämie (C92.1)

**C92.1 Chronische myeloische Leukämie**

**C92.2 Subakute myeloische Leukämie**

**C92.3 Myelosarkom**
Chlorom
Granulozytäres Sarkom

**C92.4 Akute promyelozytäre Leukämie**

**C92.5 Akute myelomonozytäre Leukämie**

**C92.7 Sonstige myeloische Leukämie**

**C92.9 Myeloische Leukämie, nicht näher bezeichnet**

## C93 Monozytenleukämie

*Inkl.:* Monozytoide Leukämie
Morphologieschlüsselnummer M989 mit Malignitätsgrad /3

**C93.0 Akute Monozytenleukämie**

*Exkl.:* Akute Exazerbation einer chronischen Monozytenleukämie (C93.1)

**C93.1 Chronische Monozytenleukämie**

C93.2 Subakute Monozytenleukämie
C93.7 Sonstige Monozytenleukämie
C93.9 Monozytenleukämie, nicht näher bezeichnet

## C94 Sonstige Leukämien näher bezeichneten Zelltyps

*Inkl.:* Morphologieschlüsselnummern M984, M9850, M9900, M9910, M9931–M9932 mit Malignitätsgrad /3

*Exkl.:* Leukämische Retikuloendotheliose (C91.4)
Plasmazellenleukämie (C90.1)

C94.0 **Akute Erythrämie und Erythroleukämie**
Akute erythrämische Myelose
Di-Guglielmo-Krankheit

C94.1 **Chronische Erythrämie**
Heilmeyer-Schöner-Krankheit

C94.2 **Akute Megakaryoblastenleukämie**
Leukämie:
- megakaryoblastisch (akut)
- megakaryozytär (akut)

C94.3 **Mastzellenleukämie**
C94.4 **Akute Panmyelose**
C94.5 **Akute Myelofibrose**
C94.7 **Sonstige näher bezeichnete Leukämien**
Lymphosarkomzellen-Leukämie

## C95 Leukämie nicht näher bezeichneten Zelltyps

*Inkl.:* Morphologieschlüsselnummer M980 mit Malignitätsgrad /3

C95.0 **Akute Leukämie nicht näher bezeichneten Zelltyps**
Blastzellenleukämie
Stammzellenleukämie

*Exkl.:* Akute Exazerbation einer nicht näher bezeichneten chronischen Leukämie (C95.1)

C95.1 **Chronische Leukämie nicht näher bezeichneten Zelltyps**
C95.2 **Subakute Leukämie nicht näher bezeichneten Zelltyps**
C95.7 **Sonstige Leukämie nicht näher bezeichneten Zelltyps**

C95.9 Leukämie, nicht näher bezeichnet

## C96 Sonstige und nicht näher bezeichnete bösartige Neubildungen des lymphatischen, blutbildenden und verwandten Gewebes

*Inkl.:* Morphologieschlüsselnummern M972, M974 mit Malignitätsgrad /3

C96.0 **Abt-Letterer-Siwe-Krankheit**
Abt-Letterer-Siwe-Krankheit
Retikuloendotheliose } ohne Lipoidspeicherung
Retikulose

C96.1 **Bösartige Histiozytose**
Mellulär histiozytäre Retikulose

C96.2 **Bösartiger Mastzelltumor**
Bösartige(s):
- Mastozytom
- Mastozytose
Mastzellsarkom
*Exkl.:* Mastozytose (der Haut) (Q82.2)
Mastzellenleukämie (C94.3)

C96.3 **Echtes histiozytäres Lymphom**

C96.7 **Sonstige näher bezeichnete bösartige Neubildungen des lymphatischen, blutbildenden und verwandten Gewebes**

C96.9 **Bösartige Neubildung des lymphatischen, blutbildenden und verwandten Gewebes, nicht näher bezeichnet**

# Bösartige Neubildungen als Primärtumoren an mehreren Lokalisationen (C97)

## C97 Bösartige Neubildungen als Primärtumoren an mehreren Lokalisationen

*Hinweis:* Für den Gebrauch dieser Kategorie sollten die Regeln und Richtlinien zur Verschlüsselung der Morbidität und Mortalität in Band 2 (Regelwerk) herangezogen werden.

# In-situ-Neubildungen (D00–D09)

*Hinweis:* Von vielen in-situ-Neubildungen wird angenommen, daß sie auf einer kontinuierlichen Skala der morphologischen Veränderung liegen, die von der Dysplasie bis hin zum invasiven Wachstum reicht. So gelten z.B. für zervikale intraepitheliale Neoplasie (CIN) drei Grade, von denen Grad III sowohl die hochgradige Dysplasie als auch das Carcinoma in situ umfaßt. Diese Einteilung wird auch für andere Organe verwendet, z.B. für Vulva und Vagina. Dem nachstehenden Abschnitt sind Beschreibungen des Grades III der intraepithelialen Neoplasie mit oder ohne Angabe einer hochgradigen Dysplasie zugeordnet; die Grade I und II sind als Dysplasien des betreffenden Organsystems klassifiziert und sollten mit einer Schlüsselnummer aus dem Kapitel des jeweiligen Körpersystems kodiert werden.

*Inkl.:* Bowen-Krankheit
Erythroplasie
Morphologieschlüsselnummern mit Malignitätsgrad /2
Erythroplasie Queyrat

## D00 Carcinoma in situ der Mundhöhle, des Ösophagus und des Magens

*Exkl.:* Melanoma in situ (D03.–)

**D00.0 Lippe, Mundhöhle und Pharynx**
Aryepiglottische Falte:
- hypopharyngeale Seite
- Randzone
- o.n.A.

Lippenrotgrenze

*Exkl.:* Aryepiglottische Falte, laryngeale Seite (D02.0)
Epiglottis:
- suprahyoidaler Anteil (D02.0)
- o.n.A. (D02.0)

Lippenhaut (D03.0, D04.0)

**D00.1 Ösophagus**

**D00.2 Magen**

## D01 Carcinoma in situ sonstiger und nicht näher bezeichneter Verdauungsorgane

*Exkl.:* Melanoma in situ (D03.–)

**D01.0 Kolon**
*Exkl.:* Rektosigmoid, Übergang (D01.1)

**D01.1 Rektosigmoid, Übergang**

**D01.2 Rektum**

**D01.3 Anus und Canalis analis**
*Exkl.:* Anus:
- Haut (D03.5, D04.5)
- Rand (-Gebiet) (D03.5, D04.5)

Perianalhaut (D03.5, D04.5)

**D01.4 Sonstige und nicht näher bezeichnete Teile des Darmes**
*Exkl.:* Ampulla hepatopancreatica [Ampulla Vateri] (D01.5)

**D01.5 Leber, Gallenblase und Gallengänge**
Ampulla hepatopancreatica [Ampulla Vateri]

**D01.7 Sonstige näher bezeichnete Verdauungsorgane**
Pankreas

**D01.9 Verdauungsorgan, nicht näher bezeichnet**

## D02 Carcinoma in situ des Mittelohres und des Atmungssystems

*Exkl.:* Melanoma in situ (D03.–)

**D02.0 Larynx**
Aryepiglottische Falte, laryngeale Seite
Epiglottis (suprahyoidaler Anteil)
*Exkl.:* Aryepiglottische Falte:
- hypopharyngeale Seite (D00.0)
- Randzone (D00.0)
- o.n.A. (D00.0)

**D02.1 Trachea**

**D02.2 Bronchus und Lunge**

**D02.3 Sonstige Teile des Atmungssystems**
Mittelohr
Nasenhöhlen
Nebenhöhlen
*Exkl.:* Nase:
- Haut (D03.3, D04.3)
- o.n.A. (D09.7)

Ohr (äußeres) (Haut) (D03.2, D04.2)

**D02.4 Atmungssystem, nicht näher bezeichnet**

## D03 Melanoma in situ

*Inkl.:* Morphologieschlüsselnummern M872–M879 mit Malignitätsgrad /2

**D03.0** Melanoma in situ der Lippe

**D03.1** Melanoma in situ des Augenlides, einschließlich Kanthus

**D03.2** Melanoma in situ des Ohres und des äußeren Gehörganges

**D03.3** Melanoma in situ sonstiger und nicht näher bezeichneter Teile des Gesichtes

**D03.4** Melanoma in situ der behaarten Kopfhaut und des Halses

**D03.5** Melanoma in situ des Rumpfes
Anus:
- Haut
- Rand (-Gebiet)

Brustdrüsen (Haut) (Weichteilgewebe)
Perianalhaut

**D03.6** Melanoma in situ der oberen Extremität, einschließlich Schulter

**D03.7** Melanoma in situ der unteren Extremität, einschließlich Hüfte

**D03.8** Melanoma in situ an sonstigen Lokalisationen

**D03.9** Melanoma in situ, nicht näher bezeichnet

## D04 Carcinoma in situ der Haut

*Exkl.:* Melanoma in situ (D03.–)
Erythroplasie Queyrat (Penis) o.n.A. (D07.4)

**D04.0 Lippenhaut**
*Exkl.:* Lippenrotgrenze (D00.0)

**D04.1 Haut des Augenlides, einschließlich Kanthus**

| | |
|---|---|
| D04.2 | Haut des Ohres und des äußeren Gehörganges |
| D04.3 | Haut sonstiger und nicht näher bezeichneter Teile des Gesichtes |
| D04.4 | Haut der behaarten Kopfhaut und des Halses |
| D04.5 | **Haut des Rumpfes**<br>Anus:<br>• Haut<br>• Rand (-Gebiet)<br>Haut der Brustdrüse<br>Perianalhaut<br>*Exkl.:* Anus o.n.A. (D01.3)<br>Haut der Genitalorgane (D07.–) |
| D04.6 | Haut der oberen Extremität, einschließlich Schulter |
| D04.7 | Haut der unteren Extremität, einschließlich Hüfte |
| D04.8 | Haut an sonstigen Lokalisationen |
| D04.9 | Haut, nicht näher bezeichnet |

## D05 Carcinoma in situ der Brustdrüse

*Exkl.:* Carcinoma in situ der Brustdrüsenhaut (D04.5)
Melanoma in situ der Brustdrüse (Haut) (D03.5)

| | |
|---|---|
| D05.0 | Lobuläres Carcinoma in situ |
| D05.1 | Carcinoma in situ der Milchgänge |
| D05.7 | Sonstiges Carcinoma in situ der Brustdrüse |
| D05.9 | Carcinoma in situ der Brustdrüse, nicht näher bezeichnet |

## D06 Carcinoma in situ der Cervix uteri

*Inkl.:* Zervikale intraepitheliale Neoplasie [CIN] III. Grades, mit oder ohne Angabe einer hochgradigen Dysplasie

*Exkl.:* Hochgradige Dysplasie der Cervix uteri o.n.A. (N87.2)
Melanoma in situ der Cervix uteri (D03.5)

| | |
|---|---|
| D06.0 | Endozervix |
| D06.1 | Ektozervix |
| D06.7 | Sonstige Teile der Cervix uteri |
| D06.9 | Cervix uteri, nicht näher bezeichnet |

## D07 Carcinoma in situ sonstiger und nicht näher bezeichneter Genitalorgane

*Exkl.:* Melanoma in situ (D03.5)

**D07.0 Endometrium**

**D07.1 Vulva**

Intraepitheliale Neoplasie der Vulva [VIN] III. Grades, mit oder ohne Angabe einer hochgradigen Dysplasie

*Exkl.:* Hochgradige Dysplasie der Vulva o.n.A. (N90.2)

**D07.2 Vagina**

Intraepitheliale Neoplasie der Vagina [VAIN] III. Grades, mit oder ohne Angabe einer hochgradigen Dysplasie

*Exkl.:* Hochgradige Dysplasie der Vagina o.n.A. (N89.2)

**D07.3 Sonstige und nicht näher bezeichnete weibliche Genitalorgane**

**D07.4 Penis**

Erythroplasie Queyrat o.n.A.

**D07.5 Prostata**

**D07.6 Sonstige und nicht näher bezeichnete männliche Genitalorgane**

## D09 Carcinoma in situ sonstiger und nicht näher bezeichneter Lokalisationen

*Exkl.:* Melanoma in situ (D03.-)

**D09.0 Harnblase**

**D09.1 Sonstige und nicht näher bezeichnete Harnorgane**

**D09.2 Auge**

*Exkl.:* Augenlidhaut (D04.1)

**D09.3 Schilddrüse und sonstige endokrine Drüsen**

*Exkl.:* Endokriner Drüsenanteil des Pankreas (D01.7)
Hoden (D07.6)
Ovar (D07.3)

**D09.7 Carcinoma in situ sonstiger näher bezeichneter Lokalisationen**

**D09.9 Carcinoma in situ, nicht näher bezeichnet**

# Gutartige Neubildungen (D10-D36)

*Inkl.:* Morphologieschlüsselnummern mit Malignitätsgrad /0

## D10 Gutartige Neubildung des Mundes und des Pharynx

**D10.0 Lippe**
Lippe (Frenulum labii) (Innenseite) (Schleimhaut) (Lippenrotgrenze)
*Exkl.:* Lippenhaut (D22.0, D23.0)

**D10.1 Zunge**
Zungentonsille

**D10.2 Mundboden**

**D10.3 Sonstige und nicht näher bezeichnete Teile des Mundes**
Kleine Speicheldrüse o.n.A.
*Exkl.:* Gutartige odontogene Neubildungen (D16.4–D16.5)
Lippenschleimhaut (D10.0)
Nasopharyngeale Oberfläche des weichen Gaumens (D10.6)

**D10.4 Tonsille**
Tonsille (Schlund-) (Gaumen-)
*Exkl.:* Fossa tonsillaris (D10.5)
Gaumenbögen (D10.5)
Rachentonsille (D10.6)
Zungentonsille (D10.1)

**D10.5 Sonstige Teile des Oropharynx**
Epiglottis, Vorderfläche
Fossa tonsillaris
Gaumenbögen
Vallecula
*Exkl.:* Epiglottis:
• suprahyoidaler Anteil (D14.1)
• o.n.A. (D14.1)

**D10.6 Nasopharynx**
Hinterrand des Nasenseptums und der Choanen
Rachentonsille

**D10.7 Hypopharynx**

**D10.9 Pharynx, nicht näher bezeichnet**

## D11 Gutartige Neubildung der großen Speicheldrüsen

*Exkl.:* Gutartige Neubildungen der kleinen Speicheldrüsen, die entsprechend ihrer anatomischen Lokalisation klassifiziert werden
Gutartige Neubildungen der kleinen Speicheldrüsen o.n.A. (D10.3)

**D11.0 Parotis**

**D11.7 Sonstige große Speicheldrüsen**
Glandula:
- sublingualis
- submandibularis

**D11.9 Große Speicheldrüse, nicht näher bezeichnet**

## D12 Gutartige Neubildung des Kolons, des Rektums, des Canalis analis und des Anus

**D12.0 Zäkum**
Ileozäkalklappe [Bauhin]

**D12.1 Appendix vermiformis**

**D12.2 Colon ascendens**

**D12.3 Colon transversum**
Flexura coli dextra [hepatica]
Flexura coli sinistra [lienalis]

**D12.4 Colon descendens**

**D12.5 Colon sigmoideum**

**D12.6 Kolon, nicht näher bezeichnet**
Adenomatose des Kolons
Dickdarm o.n.A.
Polyposis coli (hereditär)

**D12.7 Rektosigmoid, Übergang**

**D12.8 Rektum**

**D12.9 Canalis analis und Anus**
*Exkl.:* Anus:
- Haut (D22.5, D23.5)
- Rand (-Gebiet) (D22.5, D23.5)
Perianalhaut (D22.5, D23.5)

## D13 Gutartige Neubildung sonstiger und ungenau bezeichneter Teile des Verdauungssystems

**D13.0** Ösophagus

**D13.1** Magen

**D13.2** Duodenum

**D13.3** Sonstige und nicht näher bezeichnete Teile des Dünndarmes

**D13.4** Leber
Intrahepatische Gallengänge

**D13.5** Extrahepatische Gallengänge

**D13.6** Pankreas
*Exkl.:* Endokriner Drüsenanteil des Pankreas (D13.7)

**D13.7** Endokriner Drüsenanteil des Pankreas
Inselzelltumor
Insulinom

**D13.9** Ungenau bezeichnete Lokalisationen innerhalb des Verdauungssystems
Darm o.n.A.
Milz
Verdauungssystem o.n.A.

## D14 Gutartige Neubildung des Mittelohres und des Atmungssystems

**D14.0** **Mittelohr, Nasenhöhle und Nasennebenhöhlen**
Nasenknorpel
*Exkl.:* Bulbus olfactorius (D33.3)
Gehörgang (äußerer) (D22.2, D23.2)
Hinterrand des Nasenseptums und der Choanen (D10.6)
Knochen:
- Nase (D16.4)
- Ohr (D16.4)

Nase:
- Haut (D22.3, D23.3)
- o.n.A. (D36.7)

Ohr (äußeres) (Haut) (D22.2, D23.2)
Ohrknorpel (D21.0)
Polyp:
- Nase (Nasenhöhle) (J33.–)
- Nasennebenhöhle (J33.8)
- Ohr (Mittelohr) (H74.4)

**D14.1** **Larynx**
Epiglottis (suprahyoidaler Anteil)
*Exkl.:* Epiglottis, Vorderfläche (D10.5)
Stimmband- und Larynxpolyp (J38.1)

**D14.2** **Trachea**

**D14.3** **Bronchus und Lunge**

**D14.4** **Atmungssystem, nicht näher bezeichnet**

## D15 Gutartige Neubildung sonstiger und nicht näher bezeichneter intrathorakaler Organe

*Exkl.:* Mesotheliales Gewebe (D19.–)

**D15.0** **Thymus**

**D15.1** **Herz**
*Exkl.:* Große Gefäße (D21.3)

**D15.2** **Mediastinum**

**D15.7** **Sonstige näher bezeichnete intrathorakale Organe**

**D15.9** **Intrathorakales Organ, nicht näher bezeichnet**

## D16 Gutartige Neubildung des Knochens und des Gelenkknorpels

*Exkl.:* Bindegewebe:
- Augenlid (D21.0)
- Larynx (D14.1)
- Nase (D14.0)
- Ohr (D21.0)

Synovialmembran (D21.–)

**D16.0** Skapula und lange Knochen der oberen Extremität

**D16.1** Kurze Knochen der oberen Extremität

**D16.2** Lange Knochen der unteren Extremität

**D16.3** Kurze Knochen der unteren Extremität

**D16.4** Knochen des Hirn- und Gesichtsschädels
Knochen der Augenhöhle
Oberkiefer
*Exkl.:* Unterkieferknochen (D16.5)

**D16.5** Unterkieferknochen

**D16.6** Wirbelsäule
*Exkl.:* Kreuzbein und Steißbein (D16.8)

**D16.7** Rippen, Sternum und Klavikula

**D16.8** Knöchernes Becken
Hüftbeine
Kreuzbein
Steißbein

**D16.9** Knochen und Gelenkknorpel, nicht näher bezeichnet

## D17 Gutartige Neubildung des Fettgewebes

*Inkl.:* Morphologieschlüsselnummern M885–M888 mit Malignitätsgrad /0

**D17.0** Gutartige Neubildung des Fettgewebes der Haut und der Unterhaut des Kopfes, des Gesichtes und des Halses

**D17.1** Gutartige Neubildung des Fettgewebes der Haut und der Unterhaut des Rumpfes

**D17.2** Gutartige Neubildung des Fettgewebes der Haut und der Unterhaut der Extremitäten

**D17.3** Gutartige Neubildung des Fettgewebes der Haut und der Unterhaut an sonstigen und nicht näher bezeichneten Lokalisationen

**D17.4** Gutartige Neubildung des Fettgewebes der intrathorakalen Organe

**D17.5** Gutartige Neubildung des Fettgewebes der intraabdominalen Organe
*Exkl.:* Peritoneum und Retroperitoneum (D17.7)

**D17.6** Gutartige Neubildung des Fettgewebes des Samenstrangs

**D17.7** Gutartige Neubildung des Fettgewebes an sonstigen Lokalisationen
Peritoneum
Retroperitoneum

**D17.9** Gutartige Neubildung des Fettgewebes, nicht näher bezeichnet
Lipom o.n.A.

## D18 Hämangiom und Lymphangiom, jede Lokalisation
*Inkl.:* Morphologieschlüsselnummern M912–M917 mit Malignitätsgrad /0
*Exkl.:* Blauer Nävus oder Pigmentnävus (D22.-)

**D18.0** Hämangiom, jede Lokalisation
Angiom o.n.A.

**D18.1** Lymphangiom, jede Lokalisation

## D19 Gutartige Neubildung des mesothelialen Gewebes
*Inkl.:* Morphologieschlüsselnummer M905 mit Malignitätsgrad /0

**D19.0** Mesotheliales Gewebe der Pleura

**D19.1** Mesotheliales Gewebe des Peritoneums

**D19.7** Mesotheliales Gewebe an sonstigen Lokalisationen

**D19.9** Mesotheliales Gewebe, nicht näher bezeichnet
Gutartiges Mesotheliom o.n.A.

## D20 Gutartige Neubildung des Weichteilgewebes des Retroperitoneums und des Peritoneums
*Exkl.:* Gutartige Neubildung des Fettgewebes des Peritoneums und des Retroperitoneums (D17.7)
Mesotheliales Gewebe (D19.-)

**D20.0** Retroperitoneum

**D20.1** Peritoneum

## D21 Sonstige gutartige Neubildungen des Bindegewebes und anderer Weichteilgewebe

*Inkl.:* Blutgefäß
Bursa
Faszie
Fett
Knorpel
Ligamentum, ausgenommen Bänder des Uterus
Lymphgefäß
Muskel
Sehne
Sehnenscheide
Synovialmembran

*Exkl.:* Bindegewebe der Brustdrüse (D24)
Hämangiom (D18.0)
Knorpel:
- Gelenk (D16.-)
- Larynx (D14.1)
- Nase (D14.0)

Lymphangiom (D18.1)
Neubildung des Fettgewebes (D17.-)
Periphere Nerven und autonomes Nervensystem (D36.1)
Peritoneum (D20.1)
Retroperitoneum (D20.0)
Uterus:
- Ligamentum, jedes (D28.2)
- Leiomyom (D25.-)

**D21.0 Bindegewebe und andere Weichteilgewebe des Kopfes, des Gesichtes und des Halses**
Bindegewebe:
- Augenlid
- Ohr

*Exkl.:* Bindegewebe der Orbita (D31.6)

**D21.1 Bindegewebe und andere Weichteilgewebe der oberen Extremität, einschließlich Schulter**

**D21.2 Bindegewebe und andere Weichteilgewebe der unteren Extremität, einschließlich Hüfte**

**D21.3** **Bindegewebe und andere Weichteilgewebe des Thorax**
Axilla
Große Gefäße
Zwerchfell
*Exkl.:* Herz (D15.1)
Mediastinum (D15.2)
Thymus (D15.0)

**D21.4** **Bindegewebe und andere Weichteilgewebe des Abdomens**

**D21.5** **Bindegewebe und andere Weichteilgewebe des Beckens**
*Exkl.:* Uterus:
- Ligamentum, jedes (D28.2)
- Leiomyom (D25.–)

**D21.6** **Bindegewebe und andere Weichteilgewebe des Rumpfes, nicht näher bezeichnet**
Rücken o.n.A.

**D21.9** **Bindegewebe und andere Weichteilgewebe, nicht näher bezeichnet**

## D22 Melanozytennävus

*Inkl.:* Morphologieschlüsselnummern M872–M879 mit Malignitätsgrad /0
Naevus pilosus
Nävus:
- blauer
- Nävuszell-
- Pigment-
- o.n.A.

**D22.0** **Melanozytennävus der Lippe**

**D22.1** **Melanozytennävus des Augenlides, einschließlich Kanthus**

**D22.2** **Melanozytennävus des Ohres und des äußeren Gehörganges**

**D22.3** **Melanozytennävus sonstiger und nicht näher bezeichneter Teile des Gesichtes**

**D22.4** **Melanozytennävus der behaarten Kopfhaut und des Halses**

**D22.5** **Melanozytennävus des Rumpfes**
Anus:
- Haut
- Rand (-Gebiet)

Haut der Brustdrüse
Perianalhaut

D22.6 Melanozytennävus der oberen Extremität, einschließlich Schulter

D22.7 Melanozytennävus der unteren Extremität, einschließlich Hüfte

D22.9 Melanozytennävus, nicht näher bezeichnet

## D23 Sonstige gutartige Neubildungen der Haut
*Inkl.:* Gutartige Neubildung:
- Haarfollikel
- Schweißdrüsen
- Talgdrüsen

*Exkl.:* Gutartige Neubildung des Fettgewebes (D17.0–D17.3)
Melanozytennävus (D22.–)

D23.0 Lippenhaut
*Exkl.:* Lippenrotgrenze (D10.0)

D23.1 Haut des Augenlides, einschließlich Kanthus

D23.2 Haut des Ohres und des äußeren Gehörganges

D23.3 Haut sonstiger und nicht näher bezeichneter Teile des Gesichtes

D23.4 Haut der behaarten Kopfhaut und des Halses

D23.5 Haut des Rumpfes
Anus:
- Haut
- Rand (-Gebiet)

Haut der Brustdrüse
Perianalhaut
*Exkl.:* Anus o.n.A. (D12.9)
Haut der Genitalorgane (D28–D29)

D23.6 Haut der oberen Extremität, einschließlich Schulter

D23.7 Haut der unteren Extremität, einschließlich Hüfte

D23.9 Haut, nicht näher bezeichnet

## D24 Gutartige Neubildung der Brustdrüse
Brustdrüse:
- Bindegewebe
- Weichteile

*Exkl.:* Gutartige Mammadysplasie (N60.–)
Haut der Brustdrüse (D22.5, D23.5)

## D25 Leiomyom des Uterus

*Inkl.:* Fibromyom des Uterus
Gutartige Neubildungen des Uterus mit Morphologieschlüsselnummer M889 und Malignitätsgrad /0

D25.0 Submuköses Leiomyom des Uterus
D25.1 Intramurales Leiomyom des Uterus
D25.2 Subseröses Leiomyom des Uterus
D25.9 Leiomyom des Uterus, nicht näher bezeichnet

## D26 Sonstige gutartige Neubildungen des Uterus

D26.0 Cervix uteri
D26.1 Corpus uteri
D26.7 Sonstige Teile des Uterus
D26.9 Uterus, nicht näher bezeichnet

## D27 Gutartige Neubildung des Ovars

## D28 Gutartige Neubildung sonstiger und nicht näher bezeichneter weiblicher Genitalorgane

*Inkl.:* Adenomatöser Polyp
Haut der weiblichen Genitalorgane

D28.0 Vulva
D28.1 Vagina
D28.2 Tubae uterinae und Ligamenta
Lig. (latum) (teres) uteri
Tuba uterina [Falloppio]
D28.7 Sonstige näher bezeichnete weibliche Genitalorgane
D28.9 Weibliches Genitalorgan, nicht näher bezeichnet

## D29 Gutartige Neubildung der männlichen Genitalorgane

*Inkl.:* Haut der männlichen Genitalorgane

D29.0 Penis

**D29.1 Prostata**

*Exkl.:* Hyperplasie der Prostata (adenomatös) (N40)
Prostata:
- Adenom (N40)
- Hypertrophie (N40)
- Vergrößerung (N40)

**D29.2 Hoden**

**D29.3 Nebenhoden**

**D29.4 Skrotum**
Skrotalhaut

**D29.7 Sonstige männliche Genitalorgane**
Bläschendrüse [Samenbläschen]
Samenstrang
Tunica vaginalis testis

**D29.9 Männliches Genitalorgan, nicht näher bezeichnet**

## D30 Gutartige Neubildung der Harnorgane

**D30.0 Niere**

*Exkl.:* Nierenbecken (D30.1)
Nierenbeckenkelche (D30.1)

**D30.1 Nierenbecken**

**D30.2 Ureter**

*Exkl.:* Ostium ureteris (D30.3)

**D30.3 Harnblase**
Ostium ureteris
Ostium urethrae internum

**D30.4 Urethra**

*Exkl.:* Ostium urethrae internum (D30.3)

**D30.7 Sonstige Harnorgane**
Paraurethrale Drüsen

**D30.9 Harnorgan, nicht näher bezeichnet**
Harnsystem o.n.A.

## D31 Gutartige Neubildung des Auges und der Augenanhangsgebilde

*Exkl.:* Bindegewebe des Augenlides (D21.0)
Haut des Augenlides (D22.1, D23.1)
N. opticus (D33.3)

| | |
|---|---|
| D31.0 | Konjunktiva |
| D31.1 | Kornea |
| D31.2 | Retina |
| D31.3 | Chorioidea |
| D31.4 | Ziliarkörper |

Augapfel

D31.5 Tränendrüse und Tränenwege
Ductus nasolacrimalis
Tränensack

D31.6 Orbita, nicht näher bezeichnet
Bindegewebe der Orbita
Extraokuläre Muskeln
Periphere Nerven der Orbita
Retrobulbäres Gewebe
Retrookuläres Gewebe
*Exkl.:*   Knochen der Augenhöhle (D16.4)

D31.9 Auge, nicht näher bezeichnet

## D32 Gutartige Neubildung der Meningen

D32.0 Hirnhäute
D32.1 Rückenmarkhäute
D32.9 Meningen, nicht näher bezeichnet
Meningeom o.n.A.

## D33 Gutartige Neubildung des Gehirns und anderer Teile des Zentralnervensystems

*Exkl.:* Angiom (D18.0)
Meningen (D32.–)
Periphere Nerven und autonomes Nervensystem (D36.1)
Retrookuläres Gewebe (D31.6)

**D33.0 Gehirn, supratentoriell**
Zerebrum
Lobus:
- frontalis
- occipitalis
- parietalis
- temporalis

Ventrikel
*Exkl.:* IV. Ventrikel (D33.1)

**D33.1 Gehirn, infratentoriell**
Hirnstamm
Zerebellum
IV. Ventrikel

**D33.2 Gehirn, nicht näher bezeichnet**

**D33.3 Hirnnerven**
Bulbus olfactorius

**D33.4 Rückenmark**

**D33.7 Sonstige näher bezeichnete Teile des Zentralnervensystems**

**D33.9 Zentralnervensystem, nicht näher bezeichnet**
Nervensystem (ZNS) o.n.A.

## D34 Gutartige Neubildung der Schilddrüse

## D35 Gutartige Neubildung sonstiger und nicht näher bezeichneter endokriner Drüsen

*Exkl.:* Endokriner Drüsenanteil des Pankreas (D13.7)
Hoden (D29.2)
Ovar (D27)
Thymus (D15.0)

**D35.0 Nebenniere**

**D35.1 Nebenschilddrüse**

**D35.2 Hypophyse**

**D35.3 Ductus craniopharyngealis**

**D35.4 Epiphyse [Glandula pinealis] [Zirbeldrüse]**

**D35.5 Glomus caroticum**

**D35.6 Glomus aorticum und sonstige Paraganglien**

D35.7　Sonstige näher bezeichnete endokrine Drüsen
D35.8　Beteiligung mehrerer Drüsen
D35.9　Endokrine Drüse, nicht näher bezeichnet

### D36　Gutartige Neubildung an sonstigen und nicht näher bezeichneten Lokalisationen

D36.0　Lymphknoten

D36.1　Periphere Nerven und autonomes Nervensystem
*Exkl.:*　Periphere Nerven der Orbita (D31.6)

D36.7　Sonstige näher bezeichnete Lokalisationen
Nase o.n.A.

D36.9　Gutartige Neubildung an nicht näher bezeichneter Lokalisation

## Neubildungen mit unsicherem oder unbekanntem Verhalten (D37–D48)

*Hinweis:*　In den Kategorien D37–D48 sind Neubildungen mit unsicherem oder unbekanntem Verhalten nach ihrem Ursprungsort klassifiziert, d.h. es bestehen Zweifel daran, ob die Neubildung bösartig oder gutartig ist. Solchen Neubildungen ist in der Klassifikation der Morphologie der Neubildungen der Malignitätsgrad /1 zugeordnet.

### D37　Neubildung unsicheren oder unbekannten Verhaltens der Mundhöhle und der Verdauungsorgane

D37.0　Lippe, Mundhöhle und Pharynx
Aryepiglottische Falte:
- hypopharyngeale Seite
- Randzone
- o.n.A.

Große und kleine Speicheldrüsen
Lippenrotgrenze
*Exkl.:*　Aryepiglottische Falte, laryngeale Seite (D38.0)
　　　　Epiglottis:
　　　　　• suprahyoidaler Anteil (D38.0)
　　　　　• o.n.A. (D38.0)
　　　　Lippenhaut (D48.5)

**D37.1 Magen**

**D37.2 Dünndarm**

**D37.3 Appendix vermiformis**

**D37.4 Kolon**

**D37.5 Rektum**
Rektosigmoid, Übergang

**D37.6 Leber, Gallenblase und Gallengänge**
Ampulla hepatopancreatica [Ampulla Vateri]

**D37.7 Sonstige Verdauungsorgane**
Anus o.n.A.
Canalis analis
Darm o.n.A.
Ösophagus
Pankreas
Sphincter ani
*Exkl.:* Anus:
- Haut (D48.5)
- Rand (-Gebiet) (D48.5)
Perianalhaut (D48.5)

**D37.9 Verdauungsorgan, nicht näher bezeichnet**

## D38 Neubildung unsicheren oder unbekannten Verhaltens des Mittelohres, der Atmungsorgane und der intrathorakalen Organe
*Exkl.:* Herz (D48.7)

**D38.0 Larynx**
Aryepiglottische Falte, laryngeale Seite
Epiglottis (suprahyoidaler Anteil)
*Exkl.:* Aryepiglottische Falte:
- hypopharyngeale Seite (D37.0)
- Randzone (D37.0)
- o.n.A. (D37.0)

**D38.1 Trachea, Bronchus und Lunge**

**D38.2 Pleura**

**D38.3 Mediastinum**

**D38.4 Thymus**

**D38.5** **Sonstige Atmungsorgane**
Mittelohr
Nasenhöhlen
Nasenknorpel
Nasennebenhöhlen
*Exkl.:* Nase:
- Haut (D48.5)
- o.n.A. (D48.7)

Ohr (äußeres) (Haut) (D48.5)

**D38.6** **Atmungsorgan, nicht näher bezeichnet**

## D39 Neubildung unsicheren oder unbekannten Verhaltens der weiblichen Genitalorgane

**D39.0** **Uterus**

**D39.1** **Ovar**

**D39.2** **Plazenta**
Blasenmole:
- bösartig
- invasiv

Chorioadenoma destruens
*Exkl.:* Blasenmole o.n.A. (O01.9)

**D39.7** **Sonstige weibliche Genitalorgane**
Haut der weiblichen Genitalorgane

**D39.9** **Weibliches Genitalorgan, nicht näher bezeichnet**

## D40 Neubildung unsicheren oder unbekannten Verhaltens der männlichen Genitalorgane

**D40.0** **Prostata**

**D40.1** **Hoden**

**D40.7** **Sonstige männliche Genitalorgane**
Haut der männlichen Genitalorgane

**D40.9** **Männliches Genitalorgan, nicht näher bezeichnet**

## D41 Neubildung unsicheren oder unbekannten Verhaltens der Harnorgane

**D41.0** Niere
*Exkl.:* Nierenbecken (D41.1)

**D41.1** Nierenbecken

**D41.2** Ureter

**D41.3** Urethra

**D41.4** Harnblase

**D41.7** Sonstige Harnorgane

**D41.9** Harnorgan, nicht näher bezeichnet

## D42 Neubildung unsicheren oder unbekannten Verhaltens der Meningen

**D42.0** Hirnhäute

**D42.1** Rückenmarkhäute

**D42.9** Meningen, nicht näher bezeichnet

## D43 Neubildung unsicheren oder unbekannten Verhaltens des Gehirns und des Zentralnervensystems
*Exkl.:* Periphere Nerven und autonomes Nervensystem (D48.2)

**D43.0** Gehirn, supratentoriell
Zerebrum
Lobus:
- frontalis
- occipitalis
- parietalis
- temporalis

Ventrikel
*Exkl.:* IV. Ventrikel (D43.1)

**D43.1** Gehirn, infratentoriell
Hirnstamm
Zerebellum
IV. Ventrikel

**D43.2** Gehirn, nicht näher bezeichnet

| D43.3 | Hirnnerven |
|---|---|
| D43.4 | Rückenmark |
| D43.7 | Sonstige Teile des Zentralnervensystems |
| D43.9 | Zentralnervensystem, nicht näher bezeichnet |
|  | Nervensystem (ZNS) o.n.A. |

## D44 Neubildung unsicheren oder unbekannten Verhaltens der endokrinen Drüsen

*Exkl.:* Endokriner Drüsenanteil des Pankreas (D37.7)
Hoden (D40.1)
Ovar (D39.1)
Thymus (D38.4)

| D44.0 | Schilddrüse |
|---|---|
| D44.1 | Nebenniere |
| D44.2 | Nebenschilddrüse |
| D44.3 | Hypophyse |
| D44.4 | Ductus craniopharyngealis |
| D44.5 | Epiphyse [Glandula pinealis] [Zirbeldrüse] |
| D44.6 | Glomus caroticum |
| D44.7 | Glomus aorticum und sonstige Paraganglien |
| D44.8 | Beteiligung mehrerer Drüsen |
|  | Multiple endokrine Adenomatose |
| D44.9 | Endokrine Drüse, nicht näher bezeichnet |

## D45 Polycythaemia vera
Morphologieschlüsselnummer M9950 mit Malignitätsgrad /1

## D46 Myelodysplastische Syndrome
*Inkl.:* Morphologieschlüsselnummer M998 mit Malignitätsgrad /1

| D46.0 | Refraktäre Anämie ohne Ringsideroblasten, so bezeichnet |
|---|---|
| D46.1 | Refraktäre Anämie mit Ringsideroblasten |
| D46.2 | Refraktäre Anämie mit Blastenüberschuß |

**D46.3** Refraktäre Anämie mit Blastenüberschuß in Transformation
**D46.4** Refraktäre Anämie, nicht näher bezeichnet
**D46.7** Sonstige myelodysplastische Syndrome
**D46.9** Myelodysplastisches Syndrom, nicht näher bezeichnet
Myelodysplasie o.n.A.
Präleukämie (-Syndrom) o.n.A.

## D47 Sonstige Neubildungen unsicheren oder unbekannten Verhaltens des lymphatischen, blutbildenden und verwandten Gewebes
*Inkl.:* Morphologieschlüsselnummern M974, M976, M996–M997 mit Malignitätsgrad /1

**D47.0** Histiozyten- und Mastzelltumor unsicheren oder unbekannten Verhaltens
Mastozytom o.n.A.
Mastzelltumor o.n.A.
*Exkl.:* Mastozytose (der Haut) (Q82.2)

**D47.1** Chronische myeloproliferative Krankheit
Myelofibrose (mit myeloider Metaplasie)
Myeloproliferative Krankheit, nicht näher bezeichnet
Myelosklerose (megakaryozytär) mit myeloider Metaplasie

**D47.2** Monoklonale Gammopathie

**D47.3** Essentielle (hämorrhagische) Thrombozythämie
Idiopathische hämorrhagische Thrombozythämie

**D47.7** Sonstige näher bezeichnete Neubildungen unsicheren oder unbekannten Verhaltens des lymphatischen, blutbildenden und verwandten Gewebes

**D47.9** Neubildung unsicheren oder unbekannten Verhaltens des lymphatischen, blutbildenden und verwandten Gewebes, nicht näher bezeichnet
Lymphoproliferative Krankheit o.n.A.

## D48 Neubildung unsicheren oder unbekannten Verhaltens an sonstigen und nicht näher bezeichneten Lokalisationen

*Exkl.:* Neurofibromatose (nicht bösartig) (Q85.0)

**D48.0 Knochen und Gelenkknorpel**

*Exkl.:* Bindegewebe des Augenlides (D48.1)
Knorpel:
- Larynx (D38.0)
- Nase (D38.5)
- Ohr (D48.1)

Synovialmembran (D48.1)

**D48.1 Bindegewebe und andere Weichteilgewebe**

Bindegewebe:
- Augenlid
- Ohr

*Exkl.:* Bindegewebe der Brustdrüse (D48.6)
Knorpel:
- Gelenk (D48.0)
- Larynx (D38.0)
- Nase (D38.5)

**D48.2 Periphere Nerven und autonomes Nervensystem**

*Exkl.:* Periphere Nerven der Orbita (D48.7)

**D48.3 Retroperitoneum**

**D48.4 Peritoneum**

**D48.5 Haut**

Anus:
- Haut
- Rand (-Gebiet)

Haut der Brustdrüse
Perianalhaut

*Exkl.:* Anus o.n.A. (D37.7)
Haut der Genitalorgane (D39.7, D40.7)
Lippenrotgrenze (D37.0)

**D48.6 Brustdrüse**

Bindegewebe der Brustdrüse
Cystosarcoma phyllodes

*Exkl.:* Haut der Brustdrüse (D48.5)

**D48.7** **Sonstige näher bezeichnete Lokalisationen**
Auge
Herz
Periphere Nerven der Orbita
*Exkl.:* Augenlidhaut (D48.5)
Bindegewebe (D48.1)

**D48.9** **Neubildung unsicheren oder unbekannten Verhaltens, nicht näher bezeichnet**
Neoplasma o.n.A.
Neubildung o.n.A.
Tumor o.n.A.

# KAPITEL III

# Krankheiten des Blutes und der blutbildenden Organe sowie bestimmte Störungen mit Beteiligung des Immunsystems
# (D50-D89)

*Exkl.:* Angeborene Fehlbildungen, Deformitäten und Chromosomenanomalien (Q00–Q99)
Autoimmunkrankheit (systemisch) o.n.A. (M35.9)
Bestimmte Zustände, die ihren Ursprung in der Perinatalperiode haben (P00–P96)
Endokrine, Ernährungs- und Stoffwechselkrankheiten (E00–E90)
HIV-Krankheit (B20–B24)
Komplikationen der Schwangerschaft, der Geburt und des Wochenbettes (O00–O99)
Neubildungen (C00–D48)
Symptome und abnorme klinische und Laborbefunde, anderenorts nicht klassifiziert (R00–R99)
Verletzungen, Vergiftungen und bestimmte andere Folgen äußerer Ursachen (S00–T98)

**Dieses Kapitel gliedert sich in folgende Gruppen:**

D50–D53  Alimentäre Anämien
D55–D59  Hämolytische Anämien
D60–D64  Aplastische und sonstige Anämien
D65–D69  Koagulopathien, Purpura und sonstige hämorrhagische Diathesen
D70–D77  Sonstige Krankheiten des Blutes und der blutbildenden Organe
D80–D89  Bestimmte Störungen mit Beteiligung des Immunsystems

**Dieses Kapitel enthält die folgenden Sternschlüsselnummern:**

D63*  Anämie bei chronischen, anderenorts klassifizierten Krankheiten
D77*  Sonstige Krankheiten des Blutes und der blutbildenden Organe bei anderenorts klassifizierten Krankheiten

# Alimentäre Anämien
(D50-D53)

## D50 Eisenmangelanämie
*Inkl.:* Anämie:
- hypochrom
- sideropenisch

**D50.0 Eisenmangelanämie nach Blutverlust (chronisch)**
Posthämorrhagische Anämie (chronisch)
*Exkl.:* Akute Blutungsanämie (D62)
Angeborene Anämie durch fetalen Blutverlust (P61.3)

**D50.1 Sideropenische Dysphagie**
Kelly-Paterson-Syndrom
Plummer-Vinson-Syndrom

**D50.8 Sonstige Eisenmangelanämien**

**D50.9 Eisenmangelanämie, nicht näher bezeichnet**

## D51 Vitamin-B12-Mangelanämie
*Exkl.:* Vitamin-B12-Mangel (E53.8)

**D51.0 Vitamin-B12-Mangelanämie durch Mangel an Intrinsic-Faktor**
Anämie:
- Addison-
- Biermer-
- perniziös (angeboren)

Angeborener Mangel an Intrinsic-Faktor

**D51.1 Vitamin-B12-Mangelanämie durch selektive Vitamin-B12-Malabsorption mit Proteinurie**
Imerslund-Gräsbeck-Syndrom
Megaloblastäre hereditäre Anämie

**D51.2 Transcobalamin-II-Mangel**

**D51.3 Sonstige alimentäre Vitamin-B12-Mangelanämie**
Vitamin-B12-Mangelanämie strikter Vegetarier

**D51.8 Sonstige Vitamin-B12-Mangelanämien**

**D51.9 Vitamin-B12-Mangelanämie, nicht näher bezeichnet**

## D52 Folsäure-Mangelanämie

**D52.0** **Alimentäre Folsäure-Mangelanämie**
Alimentäre megaloblastäre Anämie

**D52.1** **Arzneimittelinduzierte Folsäure-Mangelanämie**
Soll die Substanz angegeben werden, ist eine zusätzliche Schlüsselnummer (Kapitel XX) zu benutzen.

**D52.8** **Sonstige Folsäure-Mangelanämien**

**D52.9** **Folsäure-Mangelanämie, nicht näher bezeichnet**
Folsäure-Mangelanämie o.n.A.

## D53 Sonstige alimentäre Anämien

*Inkl.:* Megaloblastäre Anämie, resistent gegenüber Vitamin-B12- oder Folsäure-Therapie

**D53.0** **Eiweißmangelanämie**
Aminosäuremangelanämie
Anämie bei Orotazidurie
*Exkl.:* Lesch-Nyhan-Syndrom (E79.1)

**D53.1** **Sonstige megaloblastäre Anämien, anderenorts nicht klassifiziert**
Megaloblastäre Anämie o.n.A.
*Exkl.:* Di-Guglielmo-Krankheit (C94.0)

**D53.2** **Skorbutanämie**
*Exkl.:* Skorbut (E54)

**D53.8** **Sonstige näher bezeichnete alimentäre Anämien**
Anämie in Verbindung mit Mangel an:
- Kupfer
- Molybdän
- Zink

*Exkl.:* Alimentäre Mangelzustände ohne Angabe einer Anämie, z.B.:
- Kupfermangel (E61.0)
- Molybdänmangel (E61.5)
- Zinkmangel (E60)

**D53.9 Alimentäre Anämie, nicht näher bezeichnet**
Einfache chronische Anämie
*Exkl.:* Anämie o.n.A. (D64.9)

# Hämolytische Anämien (D55–D59)

## D55 Anämie durch Enzymdefekte
*Exkl.:* Arzneimittelinduzierte Enzymmangelanämie (D59.2)

**D55.0 Anämie durch Glukose-6–Phosphat-Dehydrogenase[G6PD]-Mangel**
Favismus
G6PD-Mangelanämie

**D55.1 Anämie durch sonstige Störungen des Glutathionstoffwechsels**
Anämie (durch):
- Enzymmangel mit Bezug zum Hexosemonophosphat[HMP]-Shunt, ausgenommen G6PD-Mangel
- hämolytisch, nichtsphärozytär (hereditär), Typ I

**D55.2 Anämie durch Störungen glykolytischer Enzyme**
Anämie (durch):
- hämolytisch, nichtsphärozytär (hereditär), Typ II
- Hexokinase-Mangel
- Pyruvatkinase[PK]-Mangel
- Triosephosphat-Isomerase-Mangel

**D55.3 Anämie durch Störungen des Nukleotidstoffwechsels**

**D55.8 Sonstige Anämien durch Enzymdefekte**

**D55.9 Anämie durch Enzymdefekte, nicht näher bezeichnet**

## D56 Thalassämie

**D56.0 Alpha-Thalassämie**
*Exkl.:* Hydrops fetalis durch hämolytische Krankheit (P56.–)

**D56.1 Beta-Thalassämie**
Cooley-Anämie
Schwere Beta-Thalassämie
Sichelzell(en)-Beta-Thalassämie
Thalassaemia:
- intermedia
- major

**D56.2 Delta-Beta-Thalassämie**

**D56.3 Thalassämie-Erbanlage**

**D56.4 Hereditäre Persistenz fetalen Hämoglobins [HPFH]**

**D56.8 Sonstige Thalassämien**

**D56.9 Thalassämie, nicht näher bezeichnet**
Mittelmeeranämie (mit sonstiger Hämoglobinopathie)
Thalassämie/Thalassaemia (minor) (gemischt) (mit sonstiger Hämoglobinopathie)

## D57 Sichelzellenkrankheiten

*Exkl.:* Sichelzell(en)-Beta-Thalassämie (D56.1)
Sonstige Hämoglobinopathien (D58.–)

**D57.0 Sichelzellenanämie mit Krisen**
Hb-SS-Krankheit mit Krisen

**D57.1 Sichelzellenanämie ohne Krisen**
Sichelzellen:
- Anämie
- Krankheit } o.n.A.
- Störung

**D57.2 Doppelt heterozygote Sichelzellenkrankheiten**
Krankheit:
- Hb-SC
- Hb-SD
- Hb-SE

**D57.3 Sichelzell-Erbanlage**
Hb-S-Erbanlage
Heterozygotes Hämoglobin S

**D57.8 Sonstige Sichelzellenkrankheiten**

## D58 Sonstige hereditäre hämolytische Anämien

**D58.0 Hereditäre Sphärozytose**
Angeborener (sphärozytärer) hämolytischer Ikterus
Hämolytischer (familiärer) Ikterus
Minkowski-Chauffard-Gänsslen-Syndrom

**D58.1 Hereditäre Elliptozytose**
Elliptozytose (angeboren)
Ovalozytose (angeboren) (hereditär)

**D58.2 Sonstige Hämoglobinopathien**
Anomales Hämoglobin o.n.A.
Hämoglobinopathie o.n.A.
Hämolytische Anämie durch instabile Hämoglobine
Krankheit:
- Hb-C
- Hb-D
- Hb-E

Kongenitale Heinz-Körper-Anämie

*Exkl.:* Familiäre Polyglobulie [Polyzythämie] (D75.0)
Hb-M-Krankheit (D74.0)
Hereditäre Persistenz fetalen Hämoglobins [HPFH] (D56.4)
Höhenpolyglobulie (D75.1)
Methämoglobinämie (D74.–)

**D58.8 Sonstige näher bezeichnete hereditäre hämolytische Anämien**
Stomatozytose

**D58.9 Hereditäre hämolytische Anämie, nicht näher bezeichnet**

## D59 Erworbene hämolytische Anämien

**D59.0 Arzneimittelinduzierte autoimmunhämolytische Anämie**
Soll die Substanz angegeben werden, ist eine zusätzliche Schlüsselnummer (Kapitel XX) zu benutzen.

**D59.1 Sonstige autoimmunhämolytische Anämien**
Autoimmunhämolytische Krankheit (Kälteautoantikörper-Typ) (Wärmeautoantikörper-Typ)
Chronische Kälteagglutininkrankheit
Hämolytische Anämie:
- Kälteautoantikörper-Typ (sekundär) (symptomatisch)
- Wärmeautoantikörper-Typ (sekundär) (symptomatisch)

Kälteagglutinin-:
- Hämoglobinurie
- Krankheit

*Exkl.:* Evans-Syndrom (D69.3)
Hämolytische Krankheit beim Feten und Neugeborenen (P55.–)
Paroxysmale Kältehämoglobinurie (D59.6)

**D59.2 Arzneimittelinduzierte nicht-autoimmunhämolytische Anämie**
Arzneimittelinduzierte Enzymmangelanämie
Soll die Substanz angegeben werden, ist eine zusätzliche Schlüsselnummer (Kapitel XX) zu benutzen.

**D59.3 Hämolytisch-urämisches Syndrom**

**D59.4 Sonstige nicht-autoimmunhämolytische Anämien**
Hämolytische Anämie:
- mechanisch
- mikroangiopathisch
- toxisch

Soll die äußere Ursache angegeben werden, ist eine zusätzliche Schlüsselnummmer (Kapitel XX) zu benutzen.

**D59.5 Paroxysmale nächtliche Hämoglobinurie [Marchiafava-Micheli]**
*Exkl.:* Hämoglobinurie o.n.A. (R82.3)

**D59.6 Hämoglobinurie durch Hämolyse infolge sonstiger äußerer Ursachen**
Hämoglobinurie:
- Belastungs-
- Marsch-
- paroxysmale Kälte-

Soll die äußere Ursache angegeben werden, ist eine zusätzliche Schlüsselnummer (Kapitel XX) zu benutzen.

*Exkl.:* Hämoglobinurie o.n.A. (R82.3)

**D59.8 Sonstige erworbene hämolytische Anämien**

**D59.9 Erworbene hämolytische Anämie, nicht näher bezeichnet**
Idiopathische hämolytische Anämie, chronisch

# Aplastische und sonstige Anämien (D60–D64)

## D60 Erworbene isolierte aplastische Anämie [Erythroblastopenie] [pure red cell aplasia]

*Inkl.:* Isolierte aplastische Anämie (erworben) (beim Erwachsenen) (bei Thymom)

**D60.0** Chronische erworbene isolierte aplastische Anämie

**D60.1** Transitorische erworbene isolierte aplastische Anämie

**D60.8** Sonstige erworbene isolierte aplastische Anämien

**D60.9** Erworbene isolierte aplastische Anämie, nicht näher bezeichnet

## D61 Sonstige aplastische Anämien

*Exkl.:* Agranulozytose (D70)

**D61.0** Angeborene aplastische Anämie
Blackfan-Diamond-Anämie
Familiäre hypoplastische Anämie
Fanconi-Anämie
Isolierte aplastische Anämie:
- angeboren
- im Kindesalter
- primär

Panzytopenie mit Fehlbildungen

**D61.1** Arzneimittelinduzierte aplastische Anämie
Soll die Substanz angegeben werden, ist eine zusätzliche Schlüsselnummer (Kapitel XX) zu benutzen.

**D61.2** Aplastische Anämie infolge sonstiger äußerer Ursachen
Soll die äußere Ursache angegeben werden, ist eine zusätzliche Schlüsselnummer (Kapitel XX) zu benutzen.

**D61.3** Idiopathische aplastische Anämie

**D61.8** Sonstige näher bezeichnete aplastische Anämien

**D61.9** Aplastische Anämie, nicht näher bezeichnet
Hypoplastische Anämie o.n.A.
Knochenmarkinsuffizienz
Panmyelopathie
Panmyelophthise

## D62 Akute Blutungsanämie
*Exkl.:* Angeborene Anämie durch fetalen Blutverlust (P61.3)

## D63* Anämie bei chronischen, anderenorts klassifizierten Krankheiten

**D63.0*** Anämie bei Neubildungen (C00–D48†)

**D63.8*** Anämie bei sonstigen chronischen, anderenorts klassifizierten Krankheiten

## D64 Sonstige Anämien
*Exkl.:* Refraktäre Anämie:
- mit Blastenüberschuß (D46.2)
- mit Blastenüberschuß in Transformation (D46.3)
- mit Ringsideroblasten (D46.1)
- ohne Ringsideroblasten (D46.0)
- o.n.A. (D46.4)

**D64.0 Hereditäre sideroachrestische Anämie**
X-chromosomal-gebundene hypochrome sideroachrestische Anämie

**D64.1 Sekundäre sideroachrestische Anämie (krankheitsbedingt)**
Soll die Krankheit angegeben werden, ist eine zusätzliche Schlüsselnummer zu benutzen.

**D64.2 Sekundäre sideroachrestische Anämie durch Arzneimittel oder Toxine**
Soll die äußere Ursache angegeben werden, ist eine zusätzliche Schlüsselnummer (Kapitel XX) zu benutzen.

**D64.3 Sonstige sideroachrestische [sideroblastische] Anämien**
Sideroachrestische Anämie:
- pyridoxinsensibel, anderenorts nicht klassifiziert
- o.n.A.

**D64.4 Kongenitale dyserythropoietische Anämie**
Dyshäm(at)opoietische Anämie (angeboren)
*Exkl.:* Blackfan-Diamond-Anämie (D61.0)
Di-Guglielmo-Krankheit (C94.0)

**D64.8 Sonstige näher bezeichnete Anämien**
Infantile Pseudoleukämie
Leukoerythroblastische Anämie

**D64.9 Anämie, nicht näher bezeichnet**

## Koagulopathien, Purpura und sonstige hämorrhagische Diathesen (D65–D69)

### D65 Disseminierte intravasale Gerinnung [Defibrinationssyndrom]
Afibrinogenämie, erworben
Diffuse oder disseminierte intravasale Gerinnung [DIC]
Fibrinolyseblutung, erworben
Purpura:
- fibrinolytisch
- fulminans

Verbrauchskoagulopathie

*Exkl.:* Als Komplikation bei(m):
- Abort, Extrauteringravidität oder Molenschwangerschaft (O00–O07, O08.1)
- Neugeborenen (P60)
- Schwangerschaft, Geburt oder Wochenbett (O45.0, O46.0, O67.0, O72.3)

### D66 Hereditärer Faktor-VIII-Mangel
Faktor-VIII-Mangel (mit Funktionsstörung)
Hämophilie:
- A
- klassisch
- o.n.A.

*Exkl.:* Faktor-VIII-Mangel mit Störung der Gefäßendothelfunktion (D68.0)

### D67 Hereditärer Faktor-IX-Mangel
Christmas disease
Hämophilie B
Mangel:
- Faktor-IX (mit Funktionsstörung)
- Plasma-Thromboplastin-Komponente [PTC]

## D68 Sonstige Koagulopathien

*Exkl.:* Als Komplikation bei(m):
- Abort, Extrauteringravidität oder Molenschwangerschaft (O00–O07, O08.1)
- Schwangerschaft, Geburt oder Wochenbett (O45.0, O46.0, O67.0, O72.3)

**D68.0 Willebrand-Jürgens-Syndrom**
Angiohämophilie
Faktor-VIII-Mangel mit Störung der Gefäßendothelfunktion
Vaskuläre Hämophilie
*Exkl.:* Faktor-VIII-Mangel:
- mit Funktionsstörung (D66)
- o.n.A. (D66)
Kapillarbrüchigkeit (hereditär) (D69.8)

**D68.1 Hereditärer Faktor-XI-Mangel**
Hämophilie C
Plasma-Thromboplastin-Antecedent[PTA]-Mangel

**D68.2 Hereditärer Mangel an sonstigen Gerinnungsfaktoren**
Angeborene Afibrinogenämie
Dysfibrinogenämie (angeboren)
Hypoprokonvertinämie
Mangel an Faktor:
- I [Fibrinogen]
- II [Prothrombin]
- V [Proakzelerin] [Plasma-Ac-Globulin] [Labiler Faktor]
- VII [Prokonvertin] [Stabiler Faktor]
- X [Stuart-Prower-Faktor]
- XII [Hageman-Faktor]
- XIII [Fibrinstabilisierender Faktor]
Owren-Krankheit

**D68.3 Hämorrhagische Diathese durch zirkulierende Antikoagulantien**
Hyperheparinämie
Vermehrung von:
- Antithrombin
- Anti-VIIIa
- Anti-IXa
- Anti-Xa
- Anti-XIa

Soll das verabreichte Antikoagulans angegeben werden, ist eine zusätzliche Schlüsselnummer (Kapitel XX) zu benutzen.

**D68.4 Erworbener Mangel an Gerinnungsfaktoren**
Gerinnungsfaktormangel durch:
- Leberkrankheit
- Vitamin-K-Mangel

*Exkl.:* Vitamin-K-Mangel beim Neugeborenen (P53)

**D68.8 Sonstige näher bezeichnete Koagulopathien**
Vorhandensein von Inhibitor des systemischen Lupus erythematodes [SLE]

**D68.9 Koagulopathie, nicht näher bezeichnet**

## D69 Purpura und sonstige hämorrhagische Diathesen

*Exkl.:* Benigne Purpura hyper(gamma)globulinaemica (D89.0)
Essentielle (hämorrhagische) Thrombozythämie (D47.3)
Kryoglobulinämische Purpura (D89.1)
Purpura fulminans (D65)
Thrombotisch-thrombozytopenische Purpura (M31.1)

**D69.0 Purpura anaphylactoides**
Allergische Vaskulitis
Purpura:
- allergica

nichtthrombozytopenisch:
- hämorrhagisch
- idiopathisch
- Schoenlein-Henoch
- vaskulär

**D69.1 Qualitative Thrombozytendefekte**
Bernard-Soulier-Syndrom [Riesenthrombozyten-Syndrom]
Glanzmann- (Naegeli-) Syndrom
Grey-platelet-Syndrom [Syndrom der grauen Thrombozyten]
Thrombasthenie (hämorrhagisch) (hereditär)
Thrombozytopathie
*Exkl.:* Willebrand-Jürgens-Syndrom (D68.0)

**D69.2 Sonstige nichtthrombozytopenische Purpura**
Purpura:
- senilis
- simplex
- o.n.A.

**D69.3 Idiopathische thrombozytopenische Purpura**
Evans-Syndrom
Werlhof-Krankheit

**D69.4 Sonstige primäre Thrombozytopenie**
*Exkl.:* Thrombozytopenie mit Radiusaplasie (Q87.2)
Transitorische Thrombozytopenie beim Neugeborenen (P61.0)
Wiskott-Aldrich-Syndrom (D82.0)

**D69.5 Sekundäre Thrombozytopenie**
Soll die äußere Ursache angegeben werden, ist eine zusätzliche Schlüsselnummer (Kapitel XX) zu benutzen.

**D69.6 Thrombozytopenie, nicht näher bezeichnet**

**D69.8 Sonstige näher bezeichnete hämorrhagische Diathesen**
Kapillarbrüchigkeit (hereditär)
Vaskuläre Pseudohämophilie

**D69.9 Hämorrhagische Diathese, nicht näher bezeichnet**

# Sonstige Krankheiten des Blutes und der blutbildenden Organe (D70-D77)

## D70 Agranulozytose

Agranulocytosis infantilis hereditaria
Angina agranulocytotica
Kostmann-Syndrom
Neutropenie:
- angeboren
- arzneimittelinduziert
- periodisch
- splenogen (primär)
- toxisch
- zyklisch
- o.n.A.

Neutropenische Splenomegalie
Soll bei Arzneimittelinduktion die Substanz angegeben werden, ist eine zusätzliche Schlüsselnummer (Kapitel XX) zu benutzen.

*Exkl.:* Transitorische Neutropenie beim Neugeborenen (P61.5)

## D71 Funktionelle Störungen der neutrophilen Granulozyten

Angeborene Dysphagozytose
Chronische Granulomatose (im Kindesalter)
Defekt des Membranrezeptorenkomplexes [CR3]
Progressive septische Granulomatose

## D72 Sonstige Krankheiten der Leukozyten

*Exkl.:* Basophilie (D75.8)
Myelodysplastische Syndrome (D46.-)
Neutropenie (D70)
Präleukämie (-Syndrom) (D46.9)
Störungen des Immunsystems (D80-D89)

**D72.0 Genetisch bedingte Leukozytenanomalien**
Anomalie (Granulation) (Granulozyten) oder Syndrom:
- Alder-
- May-Hegglin-
- Pelger-Huët-

Hereditär:
- Leukomelanopathie

leukozytär:
- Hypersegmentation
- Hyposegmentation

*Exkl.:* Chediak- (Steinbrinck-) Higashi-Syndrom (E70.3)

**D72.1 Eosinophilie**
Eosinophilie:
- allergisch
- hereditär

**D72.8 Sonstige näher bezeichnete Krankheiten der Leukozyten**
Leukämoide Reaktion:
- lymphozytär
- monozytär
- myelozytär

Leukozytose
Lympho(zyto)penie
Lymphozytose (symptomatisch)
Monozytose (symptomatisch)
Plasmozytose

**D72.9 Krankheit der Leukozyten, nicht näher bezeichnet**

## D73 Krankheiten der Milz

**D73.0 Hyposplenismus**
Asplenie nach Splenektomie
Atrophie der Milz
*Exkl.:* Asplenie (angeboren) (Q89.0)

**D73.1 Hypersplenismus**
*Exkl.:* Splenomegalie:
- angeboren (Q89.0)
- o.n.A. (R16.1)

**D73.2 Chronisch kongestive Splenomegalie**

**D73.3 Abszeß der Milz**

**D73.4 Zyste der Milz**

**D73.5 Infarzierung der Milz**
Milzruptur, nichttraumatisch
Milztorsion
*Exkl.:* Traumatische Milzruptur (S36.0)

**D73.8 Sonstige Krankheiten der Milz**
Fibrose der Milz o.n.A.
Perisplenitis
Splenitis o.n.A.

**D73.9 Krankheit der Milz, nicht näher bezeichnet**

## D74 Methämoglobinämie

**D74.0 Angeborene Methämoglobinämie**
Angeborener NADH-Methämoglobinreduktase-Mangel
Hämoglobin-M[Hb-M]-Krankheit
Methämoglobinämie, hereditär

**D74.8 Sonstige Methämoglobinämien**
Erworbene Methämoglobinämie (mit Sulfhämoglobinämie)
Toxische Methämoglobinämie
Soll die äußere Ursache angegeben werden, ist eine zusätzliche Schlüsselnummer (Kapitel XX) zu benutzen.

**D74.9 Methämoglobinämie, nicht näher bezeichnet**

## D75 Sonstige Krankheiten des Blutes und der blutbildenden Organe

*Exkl.:* Hypergammaglobulinämie o.n.A. (D89.2)
Lymphadenitis:
- akut (L04.–)
- chronisch (I88.1)
- mesenterial (akut) (chronisch) (I88.0)
- o.n.A. (I88.9)

Vergrößerte Lymphknoten (R59.–)

**D75.0 Familiäre Erythrozytose**
Polyglobulie [Polyzythämie]:
- familiär
- gutartig

*Exkl.:* Hereditäre Ovalozytose (D58.1)

**D75.1 Sekundäre Polyglobulie [Polyzythämie]**
Polyglobulie:
durch:
- Aufenthalt in großer Höhe
- Erythropoietin
- Hämokonzentration
- Streß
- emotionell
- erworben
- hypoxämisch
- relativ
- renal

*Exkl.:* Polycythaemia vera (D45)
Polyglobulie beim Neugeborenen (P61.1)

**D75.2 Essentielle Thrombozytose**
*Exkl.:* Essentielle (hämorrhagische) Thrombozythämie (D47.3)

**D75.8 Sonstige näher bezeichnete Krankheiten des Blutes und der blutbildenden Organe**
Basophilie

**D75.9 Krankheit des Blutes und der blutbildenden Organe, nicht näher bezeichnet**

## D76 Bestimmte Krankheiten mit Beteiligung des lymphoretikulären Gewebes und des retikulohistiozytären Systems

*Exkl.:* Abt-Letterer-Siwe-Krankheit (C96.0)
Bösartige Histiozytose (C96.1)
Retikuloendotheliose oder Retikulose:
- bösartig (C85.7)
- histiozytär medullär (C96.1)
- leukämisch (C91.4)
- lipomelanotisch (I89.8)
- ohne Lipidspeicherung (C96.0)

**D76.0 Langerhans-Zell-Histiozytose, anderenorts nicht klassifiziert**
Eosinophiles Granulom
Hand-Schüller-Christian-Krankheit
Histiozytosis X (chronisch)

**D76.1 Hämophagozytäre Lymphohistiozytose**
Familiäre hämophagozytäre Retikulose
Histiozytosen mononukleärer Phagozyten, ausgenommen der Langerhans-Zellen o.n.A.

**D76.2 Hämophagozytäres Syndrom bei Infektionen**
Soll der Infektionserreger oder die Infektionskrankheit angegeben werden, ist eine zusätzliche Schlüsselnummer zu benutzen.

**D76.3 Sonstige Histiozytose-Syndrome**
Retikulohistiozytom (Riesenzellen)
Sinushistiozytose mit massiver Lymphadenopathie
Xanthogranulom

## D77* Sonstige Krankheiten des Blutes und der blutbildenden Organe bei anderenorts klassifizierten Krankheiten
Fibrose der Milz bei Schistosomiasis [Bilharziose] (B65.-†)

# Bestimmte Störungen mit Beteiligung des Immunsystems (D80–D89)

*Inkl.:* Defekte im Komplementsystem
Immundefekte, ausgenommen HIV-Krankheit
   [Humane Immundefizienz-Viruskrankheit]
Sarkoidose

*Exkl.:* Autoimmunkrankheit (systemisch) o.n.A. (M35.9)
Funktionelle Störungen der neutrophilen Granulozyten (D71)
HIV-Krankheit (B20–B24)

## D80 Immundefekt mit vorherrschendem Antikörpermangel

**D80.0 Hereditäre Hypogammaglobulinämie**
Autosomal-rezessive Agammaglobulinämie (Schweizer Typ)
X-chromosomal-gebundene Agammaglobulinämie [Bruton] (mit Wachstumshormonmangel)

**D80.1 Nichtfamiliäre Hypogammaglobulinämie**
Agammaglobulinämie mit Immunglobulin-positiven B-Lymphozyten
Common variable-Agammaglobulinämie [CVAgamma]
Hypogammaglobulinämie o.n.A.

**D80.2 Selektiver Immunglobulin-A[IgA]-Mangel**

**D80.3 Selektiver Mangel an Immunglobulin-G[IgG]-Subklassen**

| | |
|---|---|
| D80.4 | Selektiver Immunglobulin-M[IgM]-Mangel |
| D80.5 | Immundefekt bei erhöhtem Immunglobulin M[IgM] |
| D80.6 | Antikörpermangel bei Normo- oder Hypergammaglobulinämie |
| D80.7 | Transitorische Hypogammaglobulinämie im Kindesalter |
| D80.8 | Sonstige Immundefekte mit vorherrschendem Antikörpermangel<br>Kappa-Leichtketten-Defekt |
| D80.9 | Immundefekt mit vorherrschendem Antikörpermangel, nicht näher bezeichnet |

## D81 Kombinierte Immundefekte

*Exkl.:* Autosomal-rezessive Agammaglobulinämie (Schweizer Typ) (D80.0)

| | |
|---|---|
| D81.0 | Schwerer kombinierter Immundefekt [SCID] mit retikulärer Dysgenesie |
| D81.1 | Schwerer kombinierter Immundefekt [SCID] mit niedriger T- und B-Zellen-Zahl |
| D81.2 | Schwerer kombinierter Immundefekt [SCID] mit niedriger oder normaler B-Zellen-Zahl |
| D81.3 | Adenosindesaminase[ADA]-Mangel |
| D81.4 | Nezelof-Syndrom |
| D81.5 | Purinnucleosid-Phosphorylase[PNP]-Mangel |
| D81.6 | Haupthistokompatibilitäts-Komplex, Klasse-I-Defekt [MHC-Klasse-I-Defekt]<br>Bare-lymphocyte-Syndrom |
| D81.7 | Haupthistokompatibilitäts-Komplex, Klasse-II-Defekt [MHC-Klasse-II-Defekt] |
| D81.8 | Sonstige kombinierte Immundefekte<br>Biotinabhängiger Carboxylase-Mangel |
| D81.9 | Kombinierter Immundefekt, nicht näher bezeichnet<br>Schwerer kombinierter Immundefekt [SCID] o.n.A. |

## D82 Immundefekt in Verbindung mit anderen schweren Defekten

*Exkl.:* Ataxia teleangiectatica [Louis-Bar-Syndrom] (G11.3)

**D82.0 Wiskott-Aldrich-Syndrom**
Immundefekt mit Thrombozytopenie und Ekzem

**D82.1 Di-George-Syndrom**
Syndrom des vierten Kiemenbogens
Thymus:
- Alymphoplasie
- Aplasie oder Hypoplasie mit Immundefekt

**D82.2 Immundefekt mit disproportioniertem Minderwuchs**

**D82.3 Immundefekt mit hereditär defekter Reaktion auf Epstein-Barr-Virus**
X-chromosomal-gebundene lymphoproliferative Krankheit

**D82.4 Hyperimmunglobulin-E[IgE]-Syndrom**

**D82.8 Immundefekte in Verbindung mit anderen näher bezeichneten schweren Defekten**

**D82.9 Immundefekt in Verbindung mit schwerem Defekt, nicht näher bezeichnet**

## D83 Variabler Immundefekt [common variable immunodeficiency]

**D83.0 Variabler Immundefekt mit überwiegenden Abweichungen der B-Zellen-Zahl und -Funktion**

**D83.1 Variabler Immundefekt mit überwiegenden immunregulatorischen T-Zell-Störungen**

**D83.2 Variabler Immundefekt mit Autoantikörpern gegen B- oder T-Zellen**

**D83.8 Sonstige variable Immundefekte**

**D83.9 Variabler Immundefekt, nicht näher bezeichnet**

## D84 Sonstige Immundefekte

**D84.0 Lymphozytenfunktion-Antigen-1[LFA-1]-Defekt**

**D84.1 Defekte im Komplementsystem**
C1-Esterase-Inhibitor[C1-INH]-Mangel

**D84.8 Sonstige näher bezeichnete Immundefekte**

**D84.9 Immundefekt, nicht näher bezeichnet**

## D86 Sarkoidose

**D86.0** Sarkoidose der Lunge

**D86.1** Sarkoidose der Lymphknoten

**D86.2** Sarkoidose der Lunge mit Sarkoidose der Lymphknoten

**D86.3** Sarkoidose der Haut

**D86.8** Sarkoidose an sonstigen oder kombinierten Lokalisationen
Iridozyklitis bei Sarkoidose (H22.1*)
Febris uveoparotidea [Heerfordt-Syndrom]
Multiple Hirnnervenlähmung bei Sarkoidose (G53.2*)
Sarkoid:
- Arthropathie† (M14.8*)
- Myokarditis† (I41.8*)
- Myositis† (M63.3*)

**D86.9** Sarkoidose, nicht näher bezeichnet

## D89 Sonstige Störungen mit Beteiligung des Immunsystems, anderenorts nicht klassifiziert

*Exkl.:* Hyperglobulinämie o.n.A. (R77.1)
Monoklonale Gammopathie (D47.2)
Versagen und Abstoßung eines Transplantates (T86.-)

**D89.0** Polyklonale Hypergammaglobulinämie
Benigne Purpura hyper(gamma)globulinaemica [Waldenström]
Polyklonale Gammopathie o.n.A.

**D89.1** Kryoglobulinämie
Kryoglobulinämie:
- essentiell
- gemischt
- idiopathisch
- primär
- sekundär

Kryoglobulinämische:
- Purpura
- Vaskulitis

**D89.2** Hypergammaglobulinämie, nicht näher bezeichnet

**D89.8** Sonstige näher bezeichnete Störungen mit Beteiligung des Immunsystems, anderenorts nicht klassifiziert

**D89.9 Störung mit Beteiligung des Immunsystems, nicht näher bezeichnet**
Immunkrankheit o.n.A.

# KAPITEL IV

# Endokrine, Ernährungs- und Stoffwechselkrankheiten (E00–E90)

*Hinweis:* Alle Neubildungen, ob funktionell aktiv oder nicht, sind in Kapitel II klassifiziert. Zutreffende Schlüsselnummern dieser Krankheitsklasse (d.h. E05.8, E07.0, E16–E31, E34.-) können zusätzlich benutzt werden zur Angabe der funktionellen Aktivität einer Neubildung, eines ektopen endokrinen Gewebes sowie der Über- oder Unterfunktion endokriner Drüsen durch Neubildungen oder sonstige anderenorts klassifizierte Zustände.

*Exkl.:* Komplikationen der Schwangerschaft, der Geburt und des Wochenbettes (O00–O99)
Symptome und abnorme klinische und Laborbefunde, die anderenorts nicht klassifiziert sind (R00–R99)
Transitorische endokrine und Stoffwechselstörungen, die für den Feten und das Neugeborene spezifisch sind (P70–P74)

**Dieses Kapitel gliedert sich in folgende Gruppen:**

E00–E07  Krankheiten der Schilddrüse
E10–E14  Diabetes mellitus
E15–E16  Sonstige Störungen der Blutglukose-Regulation und der inneren Sekretion des Pankreas
E20–E35  Krankheiten sonstiger endokriner Drüsen
E40–E46  Mangelernährung
E50–E64  Sonstige alimentäre Mangelzustände
E65–E68  Adipositas und sonstige Überernährung
E70–E90  Stoffwechselstörungen

**Dieses Kapitel enthält die folgenden Sternschlüsselnummern:**

E35*  Störungen der endokrinen Drüsen bei anderenorts klassifizierten Krankheiten
E90*  Ernährungs- und Stoffwechselstörungen bei anderenorts klassifizierten Krankheiten

# Krankheiten der Schilddrüse (E00-E07)

## E00 Angeborenes Jodmangelsyndrom

*Inkl.:* Endemische Krankheitszustände durch direkten umweltbedingten Jodmangel oder infolge mütterlichen Jodmangels. Einige dieser Krankheitszustände gehen aktuell nicht mehr mit einer Hypothyreose einher, sind jedoch Folge unzureichender Schilddrüsenhormonsekretion des Feten in der Entwicklungsphase. Umweltbedingte strumigene Substanzen können beteiligt sein.

Soll eine damit verbundene geistige Retardierung angegeben werden, ist eine zusätzliche Schlüsselnummer (F70–F79) zu benutzen.

*Exkl.:* Subklinische Jodmangel-Hypothyreose (E02)

**E00.0 Angeborenes Jodmangelsyndrom, neurologischer Typ**
Endemischer Kretinismus, neurologischer Typ

**E00.1 Angeborenes Jodmangelsyndrom, myxödematöser Typ**
Endemischer Kretinismus:
- hypothyreot
- myxödematöser Typ

**E00.2 Angeborenes Jodmangelsyndrom, gemischter Typ**
Endemischer Kretinismus, gemischter Typ

**E00.9 Angeborenes Jodmangelsyndrom, nicht näher bezeichnet**
Angeborene Jodmangel-Hypothyreose o.n.A.
Endemischer Kretinismus o.n.A.

## E01 Jodmangelbedingte Schilddrüsenkrankheiten und verwandte Zustände

*Exkl.:* Angeborenes Jodmangelsyndrom (E00.–)
Subklinische Jodmangel-Hypothyreose (E02)

**E01.0 Jodmangelbedingte diffuse Struma (endemisch)**

**E01.1 Jodmangelbedingte mehrknotige Struma (endemisch)**
Jodmangelbedingte knotige Struma

**E01.2 Jodmangelbedingte Struma (endemisch), nicht näher bezeichnet**
Endemische Struma o.n.A.

**E01.8** **Sonstige jodmangelbedingte Schilddrüsenkrankheiten und verwandte Zustände**
Erworbene Jodmangel-Hypothyreose o.n.A.

## E02 Subklinische Jodmangel-Hypothyreose

## E03 Sonstige Hypothyreose

*Exkl.:* Hypothyreose nach medizinischen Maßnahmen (E89.0)
Jodmangelbedingte Hypothyreose (E00–E02)

**E03.0** **Angeborene Hypothyreose mit diffuser Struma**
Struma congenita (nichttoxisch):
- parenchymatös
- o.n.A.

*Exkl.:* Transitorische Struma congenita mit normaler Funktion (P72.0)

**E03.1** **Angeborene Hypothyreose ohne Struma**
Angeboren:
- Atrophie der Schilddrüse
- Hypothyreose o.n.A.

Aplasie der Schilddrüse (mit Myxödem)

**E03.2** **Hypothyreose durch Arzneimittel oder andere exogene Substanzen**
Soll die äußere Ursache angegeben werden, ist eine zusätzliche Schlüsselnummer (Kapitel XX) zu benutzen.

**E03.3** **Postinfektiöse Hypothyreose**

**E03.4** **Atrophie der Schilddrüse (erworben)**
*Exkl.:* Angeborene Atrophie der Schilddrüse (E03.1)

**E03.5** **Myxödemkoma**

**E03.8** **Sonstige näher bezeichnete Hypothyreose**

**E03.9** **Hypothyreose, nicht näher bezeichnet**
Myxödem o.n.A.

## E04 Sonstige nichttoxische Struma

*Exkl.:* Jodmangelbedingte Struma (E00–E02)
Struma congenita:
- diffus (E03.0)
- parenchymatös (E03.0)
- o.n.A. (E03.0)

**E04.0 Nichttoxische diffuse Struma**
Struma, nichttoxisch:
- diffusa (colloides)
- simplex

**E04.1 Nichttoxischer solitärer Schilddrüsenknoten**
Nichttoxische einknotige Struma
Schilddrüsenknoten (zystisch) o.n.A.
Struma nodosa colloides (cystica)

**E04.2 Nichttoxische mehrknotige Struma**
Mehrknotige (zystische) Struma o.n.A.
Zystische Struma o.n.A.

**E04.8 Sonstige näher bezeichnete nichttoxische Struma**

**E04.9 Nichttoxische Struma, nicht näher bezeichnet**
Struma nodosa (nichttoxisch) o.n.A.
Struma o.n.A.

## E05 Hyperthyreose [Thyreotoxikose]

*Exkl.:* Chronische Thyreoiditis mit transitorischer Hyperthyreose (E06.2)
Hyperthyreose beim Neugeborenen (P72.1)

**E05.0 Hyperthyreose mit diffuser Struma**
Basedow-Krankheit [Morbus Basedow]
Toxische diffuse Struma
Toxische Struma o.n.A.

**E05.1 Hyperthyreose mit toxischem solitärem Schilddrüsenknoten**
Hyperthyreose mit toxischer einknotiger Struma

**E05.2 Hyperthyreose mit toxischer mehrknotiger Struma**
Toxische Struma nodosa o.n.A.

**E05.3 Hyperthyreose durch ektopisches Schilddrüsengewebe**

**E05.4 Hyperthyreosis factitia**

**E05.5** **Thyreotoxische Krise**

**E05.8** **Sonstige Hyperthyreose**
Überproduktion von Thyreotropin
Soll die äußere Ursache angegeben werden, ist eine zusätzliche Schlüsselnummer (Kapitel XX) zu benutzen.

**E05.9** **Hyperthyreose, nicht näher bezeichnet**
Hyperthyreose o.n.A.
Thyreotoxische Herzkrankheit† (I43.8*)

## E06 Thyreoiditis

*Exkl.:* Postpartale Thyreoiditis (O90.5)

**E06.0** **Akute Thyreoiditis**
Abszeß der Schilddrüse
Thyreoiditis:
- eitrig
- pyogen

Soll der Infektionserreger angegeben werden, ist eine zusätzliche Schlüsselnummer (B95–B97) zu benutzen.

**E06.1** **Subakute Thyreoiditis**
Thyreoiditis:
- de-Quervain-
- granulomatös
- nichteitrig
- Riesenzell-

*Exkl.:* Autoimmunthyreoiditis (E06.3)

**E06.2** **Chronische Thyreoiditis mit transitorischer Hyperthyreose**
*Exkl.:* Autoimmunthyreoiditis (E06.3)

**E06.3** **Autoimmunthyreoiditis**
Hashimoto-Thyreoiditis
Hashitoxikose (transitorisch)
Lymphozytäre Thyreoiditis
Struma lymphomatosa [Hashimoto]

**E06.4** **Arzneimittelinduzierte Thyreoiditis**
Soll die Substanz angegeben werden, ist eine zusätzliche Schlüsselnummer (Kapitel XX) zu benutzen.

**E06.5 Sonstige chronische Thyreoiditis**
Thyreoiditis:
chronisch:
- fibrös
- o.n.A.
- eisenhart
- Riedel-Struma

**E06.9 Thyreoiditis, nicht näher bezeichnet**

### E07 Sonstige Krankheiten der Schilddrüse

**E07.0 Hypersekretion von Kalzitonin**
C-Zellenhyperplasie der Schilddrüse
Hypersekretion von Thyreokalzitonin

**E07.1 Dyshormogene Struma**
Familiäre dyshormogene Struma
Pendred-Syndrom

> *Exkl.:* Transitorische Struma congenita mit normaler Funktion (P72.0)

**E07.8 Sonstige näher bezeichnete Krankheiten der Schilddrüse**
Abnormität des Thyreoglobulin
Euthyroid-Sick-Syndrom
Schilddrüse:
- Blutung
- Infarzierung

**E07.9 Krankheit der Schilddrüse, nicht näher bezeichnet**

# Diabetes mellitus
# (E10–E14)

Soll bei Arzneimittelinduktion die Substanz angegeben werden, ist eine zusätzliche Schlüsselnummer (Kapitel XX) zu benutzen.

Die folgenden 4. Stellen sind bei den Kategorien E10–E14 zu benutzen:

**.0 Mit Koma**
Diabetisches Koma:
- hyperosmolar
- hypoglykämisch
- mit oder ohne Ketoazidose

Hyperglykämisches Koma o.n.A.

**.1 Mit Ketoazidose**
Diabetisch:
- Azidose  } ohne Angabe eines Komas
- Ketoazidose

**.2† Mit Nierenkomplikationen**
Diabetische Nephropathie (N08.3*)
Intrakapilläre Glomerulonephrose (N08.3*)
Kimmelstiel-Wilson-Syndrom (N08.3*)

**.3† Mit Augenkomplikationen**
Diabetisch:
- Katarakt (H28.0*)
- Retinopathie (H36.0*)

**.4† Mit neurologischen Komplikationen**
Diabetisch:
- Amyotrophie (G73.0*)
- autonome Neuropathie (G99.0*)
- Mononeuropathie (G59.0*)
- Polyneuropathie (G63.2*)
- autonome Polyneuropathie (G99.0*)

**.5 Mit peripheren vaskulären Komplikationen**
Diabetisch:
- Gangrän
- periphere Angiopathie (I79.2*)
- Ulkus

**.6 Mit sonstigen näher bezeichneten Komplikationen**
Diabetische Arthropathie (M14.2*)
Neuropathische diabetische Arthropathie (M14.6*)

**.7 Mit multiplen Komplikationen**

**.8 Mit nicht näher bezeichneten Komplikationen**

**.9 Ohne Komplikationen**

## E10 Insulinabhängiger Diabetes mellitus

[4. Stellen siehe am Anfang dieser Krankheitsgruppe]

*Inkl.:* Diabetes mellitus:
- juveniler Typ
- labil [brittle]
- mit Ketoseneigung
- Typ I

*Exkl.:* Diabetes mellitus:
- beim Neugeborenen (P70.2)
- in Verbindung mit Fehl- oder Mangelernährung (E12.-)
- während der Schwangerschaft, der Geburt oder des Wochenbettes (O24.-)

Gestörte Glukosetoleranz (R73.0)
Glukosurie:
- renal (E74.8)
- o.n.A. (R81)

Postoperative Hypoinsulinämie (E89.1)

## E11 Nicht insulinabhängiger Diabetes mellitus

[4. Stellen siehe am Anfang dieser Krankheitsgruppe]

*Inkl.:* Diabetes (mellitus) (ohne Adipositas) (mit Adipositas):
- Alters-
- Erwachsenentyp
- ohne Ketoseneigung
- stabil
- Typ II

Nicht insulinabhängiger Diabetes beim Jugendlichen

*Exkl.:* Diabetes mellitus:
- beim Neugeborenen (P70.2)
- in Verbindung mit Fehl- oder Mangelernährung (E12.-)
- während der Schwangerschaft, der Geburt oder des Wochenbettes (O24.-)

Gestörte Glukosetoleranz (R73.0)
Glukosurie:
- renal (E74.8)
- o.n.A. (R81)

Postoperative Hypoinsulinämie (E89.1)

## E12 Diabetes mellitus in Verbindung mit Fehl- oder Mangelernährung

[4. Stellen siehe am Anfang dieser Krankheitsgruppe]

*Inkl.:* Diabetes mellitus in Verbindung mit Fehl- oder Mangelernährung:
- insulinabhängig
- nicht insulinabhängig

*Exkl.:* Diabetes mellitus beim Neugeborenen (P70.2)
Diabetes mellitus während der Schwangerschaft, der Geburt oder des Wochenbettes (O24.-)
Gestörte Glukosetoleranz (R73.0)
Glukosurie:
- renal (E74.8)
- o.n.A. (R81)

Postoperative Hypoinsulinämie (E89.1)

## E13 Sonstiger näher bezeichneter Diabetes mellitus

[4. Stellen siehe am Anfang dieser Krankheitsgruppe]

*Exkl.:* Diabetes mellitus:
- beim Neugeborenen (P70.2)
- in Verbindung mit Fehl- oder Mangelernährung (E12.-)
- insulinabhängig (E10.-)
- nicht insulinabhängig (E11.-)
- während der Schwangerschaft, der Geburt oder des Wochenbettes (O24.-)

Gestörte Glukosetoleranz (R73.0)
Glukosurie:
- renal (E74.8)
- o.n.A. (R81)

Postoperative Hypoinsulinämie (E89.1)

**E14** **Nicht näher bezeichneter Diabetes mellitus**
[4. Stellen siehe am Anfang dieser Krankheitsgruppe]
*Inkl.:* Diabetes mellitus o.n.A.
*Exkl.:* Diabetes mellitus:
- beim Neugeborenen (P70.2)
- in Verbindung mit Fehl- oder Mangelernährung (E12.-)
- insulinabhängig (E10.-)
- nicht insulinabhängig (E11.-)
- während der Schwangerschaft, der Geburt oder des Wochenbettes (O24.-)

Gestörte Glukosetoleranz (R73.0)
Glukosurie:
- renal (E74.8)
- o.n.A. (R81)

Postoperative Hypoinsulinämie (E89.1)

# Sonstige Störungen der Blutglukose-Regulation und der inneren Sekretion des Pankreas (E15-E16)

**E15** **Hypoglykämisches Koma, nichtdiabetisch**
Arzneimittelinduziertes Insulinkoma beim Nichtdiabetiker
Hyperinsulinismus mit hypoglykämischem Koma
Hypoglykämisches Koma o.n.A.
Soll bei Arzneimittelinduktion die Substanz angegeben werden, ist eine zusätzliche Schlüsselnummer (Kapitel XX) zu benutzen.

**E16** **Sonstige Störungen der inneren Sekretion des Pankreas**

**E16.0** **Arzneimittelinduzierte Hypoglykämie ohne Koma**
Soll die Substanz angegeben werden, ist eine zusätzliche Schlüsselnummer (Kapitel XX) zu benutzen.

**E16.1 Sonstige Hypoglykämie**
Enzephalopathie durch hypoglykämisches Koma
Funktionelle Hypoglykämie, ohne Anstieg des Insulinspiegels
Hyperinsulinismus:
- funktionell
- o.n.A.

Hyperplasie der Betazellen der Langerhans-Inseln o.n.A.

**E16.2 Hypoglykämie, nicht näher bezeichnet**

**E16.3 Erhöhte Glukagonsekretion**
Hyperplasie des endokrinen Drüsenanteils des Pankreas mit Glukagonüberproduktion

**E16.8 Sonstige näher bezeichnete Störungen der inneren Sekretion des Pankreas**
Erhöhte Sekretion von:
- pankreatischem Polypeptid
- Somatostatin
- Somatotropin-Releasing-Hormon [SRH] [GHRH]
- vasoaktivem gastrointestinalem Polypeptid

aus dem endokrinen Drüsenanteil des Pankreas

Hypergastrinämie
Zollinger-Ellison-Syndrom

**E16.9 Störung der inneren Sekretion des Pankreas, nicht näher bezeichnet**
Hyperplasie des endokrinen Drüsenanteils des Pankreas o.n.A.
Inselzellhyperplasie o.n.A.

# Krankheiten sonstiger endokriner Drüsen (E20–E35)

*Exkl.:* Galaktorrhoe (N64.3)
Gynäkomastie (N62)

## E20 Hypoparathyreoidismus

*Exkl.:* Di-George-Syndrom (D82.1)
Hypoparathyreoidismus nach medizinischen Maßnahmen (E89.2)
Tetanie o.n.A. (R29.0)
Transitorischer Hypoparathyreoidismus beim Neugeborenen (P71.4)

**E20.0 Idiopathischer Hypoparathyreoidismus**

**E20.1 Pseudohypoparathyreoidismus**

**E20.8 Sonstiger Hypoparathyreoidismus**

**E20.9 Hypoparathyreoidismus, nicht näher bezeichnet**
Parathyreogene Tetanie

## E21 Hyperparathyreoidismus und sonstige Krankheiten der Nebenschilddrüse

*Exkl.:* Osteomalazie:
- im Erwachsenenalter (M83.–)
- im Kindes- und Jugendalter (E55.0)

**E21.0 Primärer Hyperparathyreoidismus**
Hyperplasie der Nebenschilddrüse
Osteodystrophia fibrosa cystica generalisata [von-Recklinghausen-Krankheit des Knochens]

**E21.1 Sekundärer Hyperparathyreoidismus, anderenorts nicht klassifiziert**

*Exkl.:* Sekundärer Hyperparathyreoidismus renalen Ursprungs (N25.8)

**E21.2 Sonstiger Hyperparathyreoidismus**

*Exkl.:* Familiäre hypokalziurische Hyperkalziämie (E83.5)

**E21.3 Hyperparathyreoidismus, nicht näher bezeichnet**

**E21.4 Sonstige näher bezeichnete Krankheiten der Nebenschilddrüse**

**E21.5 Krankheit der Nebenschilddrüse, nicht näher bezeichnet**

## E22 Überfunktion der Hypophyse

*Exkl.:* Cushing-Syndrom (E24.–)
Nelson-Tumor (E24.1)
Überproduktion von:
- ACTH der Adenohypophyse (E24.0)
- ACTH, nicht in Verbindung mit Cushing-Krankheit (E27.0)
- Thyreotropin (E05.8)

**E22.0 Akromegalie und hypophysärer Riesenwuchs**
Arthropathie in Verbindung mit Akromegalie† (M14.5*)
Überproduktion von Somatotropin [Wachstumshormon]

*Exkl.:* Erhöhte Sekretion von Somatotropin-Releasing-Hormon aus dem endokrinen Drüsenanteil des Pankreas (E16.8)
Konstitutionell:
- Hochwuchs (E34.4)
- Riesenwuchs (E34.4)

**E22.1 Hyperprolaktinämie**
Soll bei Arzneimittelinduktion die Substanz angegeben werden, ist eine zusätzliche Schlüsselnummer (Kapitel XX) zu benutzen.

**E22.2 Syndrom der inadäquaten Sekretion von Adiuretin**

**E22.8 Sonstige Überfunktion der Hypophyse**
Zentral ausgelöste Pubertas praecox

**E22.9 Überfunktion der Hypophyse, nicht näher bezeichnet**

## E23 Unterfunktion und andere Störungen der Hypophyse

*Inkl.:* Aufgeführte Zustände, unabhängig davon, ob die Störung in der Hypophyse oder im Hypothalamus liegt.
*Exkl.:* Hypopituitarismus nach medizinischen Maßnahmen (E89.3)

**E23.0 Hypopituitarismus**
Fertiler Eunuchoidismus
Hypogonadotroper Hypogonadismus
Hypophysäre Kachexie
Hypophysärer Minderwuchs
Hypophyseninsuffizienz o.n.A.
Hypophysennekrose (postpartal)
Idiopathischer Mangel an Somatotropin [Wachstumshormon]
Isolierter Mangel an:
- Gonadotropin
- Hypophysenhormon
- Somatotropin

Kallmann-Syndrom
Lorain-Minderwuchs
Panhypopituitarismus
Simmonds-Sheehan-Syndrom

**E23.1 Arzneimittelinduzierter Hypopituitarismus**
Soll die Substanz angegeben werden, ist eine zusätzliche Schlüsselnummer (Kapitel) XX zu benutzen.

**E23.2 Diabetes insipidus**
*Exkl.:* Renaler Diabetes insipidus (N25.1)

**E23.3 Hypothalamische Dysfunktion, anderenorts nicht klassifiziert**
*Exkl.:* Prader-Willi-Syndrom (Q87.1)
Silver-Russell-Syndrom (Q87.1)

**E23.6 Sonstige Störungen der Hypophyse**
Abszeß der Hypophyse
Dystrophia adiposogenitalis

**E23.7 Störung der Hypophyse, nicht näher bezeichnet**

## E24 Cushing-Syndrom

**E24.0 Hypophysäres Cushing-Syndrom**
Hypophysärer Hyperadrenokortizismus
Morbus Cushing
Überproduktion von ACTH der Adenohypophyse

**E24.1 Nelson-Tumor**

**E24.2 Arzneimittelinduziertes Cushing-Syndrom**
Soll die Substanz angegeben werden, ist eine zusätzliche Schlüsselnummer (Kapitel XX) zu benutzen.

**E24.3 Ektopisches ACTH-Syndrom**
Cushing-Syndrom als Folge von ektopischem ACTH-bildendem Tumor

**E24.4 Alkoholinduziertes Pseudo-Cushing-Syndrom**

**E24.8 Sonstiges Cushing-Syndrom**

**E24.9 Cushing-Syndrom, nicht näher bezeichnet**

## E25 Adrenogenitale Störungen

*Inkl.:* Adrenaler Pseudohermaphroditismus femininus
Adrenogenitale Syndrome mit Virilisierung oder Feminisierung, erworben oder durch Nebennierenrindenhyperplasie mit Hormonsynthesestörung infolge angeborenen Enzymmangels
Heterosexuelle Pseudopubertas praecox femininus
Isosexuelle Pseudopubertas praecox masculinus
Macrogenitosomia praecox beim männlichen Geschlecht
Sexuelle Frühreife bei Nebennierenrindenhyperplasie beim männlichen Geschlecht
Virilisierung (bei der Frau)

**E25.0 Angeborene adrenogenitale Störungen in Verbindung mit Enzymmangel**
Angeborene Nebennierenrindenhyperplasie
Angeborenes adrenogenitales Salzverlustsyndrom
21–Hydroxylase-Mangel

**E25.8 Sonstige adrenogenitale Störungen**
Idiopathische adrenogenitale Störung
Soll bei Arzneimittelinduktion die Substanz angegeben werden, ist eine zusätzliche Schlüsselnummer (Kapitel XX) zu benutzen.

**E25.9 Adrenogenitale Störung, nicht näher bezeichnet**
Adrenogenitales Syndrom o.n.A.

## E26 Hyperaldosteronismus

**E26.0 Primärer Hyperaldosteronismus**
Conn-Syndrom
Primärer Aldosteronismus durch Nebennierenrindenhyperplasie (beidseitig)

**E26.1 Sekundärer Hyperaldosteronismus**

**E26.8 Sonstiger Hyperaldosteronismus**
Bartter-Syndrom

**E26.9 Hyperaldosteronismus, nicht näher bezeichnet**

## E27 Sonstige Krankheiten der Nebenniere

**E27.0 Sonstige Nebennierenrindenüberfunktion**
Überproduktion von ACTH, nicht in Verbindung mit Cushing-Krankheit
Vorzeitige Adrenarche
*Exkl.:* Cushing-Syndrom (E24.–)

**E27.1 Primäre Nebennierenrindeninsuffizienz**
Addison-Krankheit
Autoimmunadrenalitis
*Exkl.:* Amyloidose (E85.–)
Tuberkulöse Addison-Krankheit (A18.7)
Waterhouse-Friderichsen-Syndrom (A39.1)

**E27.2 Addison-Krise**
Akute Nebennierenrindeninsuffizienz
Nebennierenrinden-Krise

**E27.3 Arzneimittelinduzierte Nebennierenrindeninsuffizienz**
Soll die Substanz angegeben werden, ist eine zusätzliche Schlüsselnummer (Kapitel XX) zu benutzen.

**E27.4 Sonstige und nicht näher bezeichnete Nebennierenrindeninsuffizienz**
Hypoaldosteronismus
Nebennieren:
- Blutung
- Infarzierung

Nebennierenrindeninsuffizienz o.n.A.
*Exkl.:* Adrenoleukodystrophie [Addison-Schilder-Syndrom] (E71.3)
Waterhouse-Friderichsen-Syndrom (A39.1)

**E27.5 Nebennierenmarküberfunktion**
Hypersekretion von Katecholaminen
Nebennierenmarkhyperplasie

**E27.8 Sonstige näher bezeichnete Krankheiten der Nebenniere**
Abnormität des kortisolbindenden Globulins [Transcortin]

**E27.9 Krankheit der Nebenniere, nicht näher bezeichnet**

## E28 Ovarielle Dysfunktion

*Exkl.:* Isolierter Gonadotropinmangel (E23.0)
Ovarialinsuffizienz nach medizinischen Maßnahmen (E89.4)

**E28.0 Östrogenüberschuß**
Soll bei Arzneimittelinduktion die Substanz angegeben werden, ist eine zusätzliche Schlüsselnummer (Kapitel XX) zu benutzen.

**E28.1 Androgenüberschuß**
Hypersekretion ovarieller Androgene
Soll bei Arzneimittelinduktion die Substanz angegeben werden, ist eine zusätzliche Schlüsselnummer (Kapitel XX) zu benutzen.

**E28.2 Syndrom polyzystischer Ovarien**
Stein-Leventhal-Syndrom
Syndrom sklerozystischer Ovarien

**E28.3 Primäre Ovarialinsuffizienz**
Östrogenverminderung
Syndrom resistenter Ovarien
Vorzeitige Menopause o.n.A.
*Exkl.:* Menopause und Klimakterium bei der Frau (N95.1)
Reine Gonadendysgenesie (Q99.1)
Turner-Syndrom (Q96.–)

**E28.8 Sonstige ovarielle Dysfunktion**
Ovarielle Überfunktion o.n.A.

**E28.9 Ovarielle Dysfunktion, nicht näher bezeichnet**

## E29 Testikuläre Dysfunktion

*Exkl.:* Androgenresistenz-Syndrom (E34.5)
Azoospermie oder Oligozoospermie o.n.A. (N46)
Isolierter Gonadotropinmangel (E23.0)
Klinefelter-Syndrom (Q98.0–Q98.2, Q98.4)
Testikuläre Feminisierung (Syndrom) (E34.5)
Testikuläre Unterfunktion nach medizinischen Maßnahmen (E89.5)

**E29.0 Testikuläre Überfunktion**
Hypersekretion von testikulären Hormonen

**E29.1 Testikuläre Unterfunktion**
Biosynthesestörung des testikulären Androgens o.n.A.
Testikulärer Hypogonadismus o.n.A.
5-α-Reduktase-Mangel (mit Pseudohermaphroditismus masculinus)
Soll bei Arzneimittelinduktion die Substanz angegeben werden, ist eine zusätzliche Schlüsselnummer (Kapitel XX) zu benutzen.

**E29.8 Sonstige testikuläre Dysfunktion**

**E29.9 Testikuläre Dysfunktion, nicht näher bezeichnet**

## E30 Pubertätsstörungen, anderenorts nicht klassifiziert

**E30.0 Verzögerte Pubertät [Pubertas tarda]**
Konstitutionelle Verzögerung der Pubertät
Verzögerte sexuelle Entwicklung

**E30.1 Vorzeitige Pubertät [Pubertas praecox]**
Vorzeitige Menarche
*Exkl.:* Angeborene Nebennierenrindenhyperplasie (E25.0)
Heterosexuelle Pseudopubertas praecox femininus (E25.–)
Isosexuelle Pseudopubertas praecox masculinus (E25.–)
McCune-Albright-Syndrom (Q78.1)
Zentral ausgelöste Pubertas praecox (E22.8)

**E30.8 Sonstige Pubertätsstörungen**
Vorzeitige Thelarche

**E30.9 Pubertätsstörung, nicht näher bezeichnet**

## E31 Polyglanduläre Dysfunktion

*Exkl.:* Ataxia teleangiectatica [Louis-Bar-Syndrom] (G11.3)
Dystrophia myotonica [Curschmann-Batten-Steinert-Syndrom] (G71.1)
Pseudohypoparathyreoidismus (E20.1)

**E31.0 Autoimmune polyglanduläre Insuffizienz**
Schmidt-Syndrom

**E31.1 Polyglanduläre Überfunktion**
*Exkl.:* Multiple endokrine Adenomatose (D44.8)

**E31.8 Sonstige polyglanduläre Dysfunktion**

**E31.9 Polyglanduläre Dysfunktion, nicht näher bezeichnet**

## E32 Krankheiten des Thymus

*Exkl.:* Aplasie oder Hypoplasie mit Immundefekt (D82.1)
Myasthenia gravis (G70.0)

**E32.0 Persistierende Thymushyperplasie**
Thymushypertrophie

**E32.1 Abszeß des Thymus**

**E32.8 Sonstige Krankheiten des Thymus**

**E32.9 Krankheit des Thymus, nicht näher bezeichnet**

## E34 Sonstige endokrine Störungen

*Exkl.:* Pseudohypoparathyreoidismus (E20.1)

**E34.0 Karzinoid-Syndrom**
*Hinweis:* Kann als zusätzliche Schlüsselnummer angegeben werden, um die mit einem Karzinoid zusammenhängende funktionelle Aktivität auszuweisen.

**E34.1 Sonstige Hypersekretion intestinaler Hormone**

**E34.2 Ektopische Hormonsekretion, anderenorts nicht klassifiziert**

**E34.3 Minderwuchs, anderenorts nicht klassifiziert**
Minderwuchs:
- konstitutionell
- Laron-Typ
- psychosozial
- o.n.A.

*Exkl.:* Disproportionierter Minderwuchs bei Immundefekt (D82.2)
Minderwuchs:
- achondroplastisch (Q77.4)
- alimentär (E45)
- bei spezifischen Dysmorphie-Syndromen – Verschlüsselung des Syndroms – siehe Alphabetisches Verzeichnis
- hypochondroplastisch (Q77.4)
- hypophysär (E23.0)
- renal (N25.0)

Progerie (E34.8)
Silver-Russel-Syndrom (Q87.1)

**E34.4 Konstitutioneller Hochwuchs**
Konstitutioneller Riesenwuchs

**E34.5 Androgenresistenz-Syndrom**
Periphere Hormonrezeptorstörung
Pseudohermaphroditismus masculinus mit Androgenresistenz
Reifenstein-Syndrom
Testikuläre Feminisierung (Syndrom)

**E34.8 Sonstige näher bezeichnete endokrine Störungen**
Dysfunktion des Corpus pineale [Epiphyse]
Progerie

**E34.9 Endokrine Störung, nicht näher bezeichnet**
Endokrine Störung o.n.A.
Hormonelle Störung o.n.A.

## E35* Störungen der endokrinen Drüsen bei anderenorts klassifizierten Krankheiten

**E35.0\* Krankheiten der Schilddrüse bei anderenorts klassifizierten Krankheiten**
Tuberkulose der Schilddrüse (A18.8†)

**E35.1\* Krankheiten der Nebennieren bei anderenorts klassifizierten Krankheiten**
Tuberkulöse Addison-Krankheit (A18.7†)
Waterhouse-Friderichsen-Syndrom (durch Meningokokken) (A39.1†)

**E35.8\*** **Krankheiten sonstiger endokriner Drüsen bei anderenorts klassifizierten Krankheiten**

# Mangelernährung
# (E40–E46)

*Hinweis:* Der Grad der Unterernährung wird gewöhnlich mittels des Gewichtes ermittelt und in Standardabweichungen vom Mittelwert der entsprechenden Bezugspopulation dargestellt. Liegen eine oder mehrere vorausgegangene Messungen vor, so ist eine fehlende Gewichtszunahme bei Kindern bzw. eine Gewichtsabnahme bei Kindern oder Erwachsenen in der Regel ein Anzeichen für eine Mangelernährung.

Liegt nur eine Messung vor, so stützt sich die Diagnose auf Annahmen und ist ohne weitere klinische Befunde oder Laborergebnisse nicht endgültig. In jenen außergewöhnlichen Fällen, bei denen kein Gewichtswert vorliegt, sollte man sich auf klinische Befunde verlassen. Bei Gewichtswerten unterhalb des Mittelwertes der Bezugspopulation besteht mit hoher Wahrscheinlichkeit dann eine erhebliche Unterernährung, wenn der Meßwert 3 oder mehr Standardabweichungen unter dem Mittelwert der Bezugspopulation liegt; mit hoher Wahrscheinlichkeit eine mäßige Unterernährung, wenn der Meßwert zwischen 2 und weniger als 3 Standardabweichungen unter diesem Mittelwert liegt, und mit hoher Wahrscheinlichkeit eine leichte Unterernährung, wenn der Meßwert zwischen 1 und weniger als 2 Standardabweichungen unter diesem Mittelwert liegt.

*Exkl.:* Alimentäre Anämien (D50–D53)
Folgen der Energie- und Eiweißmangelernährung (E64.0)
Hungertod (T73.0)
Intestinale Malabsorption (K90.–)
Kachexie infolge HIV-Krankheit [Slim disease] (B22.2)

### E40 Kwashiorkor
Erhebliche Mangelernährung mit alimentärem Ödem und Pigmentstörung der Haut und der Haare.

*Exkl.:* Kwashiorkor-Marasmus (E42)

### E41 Alimentärer Marasmus
Erhebliche Mangelernährung mit Marasmus
*Exkl.:* Kwashiorkor-Marasmus (E42)

### E42 Kwashiorkor-Marasmus
Erhebliche Energie- und Eiweißmangelernährung [wie unter E43 aufgeführt]:
- intermediäre Form
- mit Anzeichen von Kwashiorkor und Marasmus gleichzeitig

### E43 Nicht näher bezeichnete erhebliche Energie- und Eiweißmangelernährung
Erheblicher Gewichtsverlust [Unterernährung] [Kachexie] bei Kindern oder Erwachsenen oder fehlende Gewichtszunahme bei Kindern, die zu einem Gewichtswert führen, der mindestens 3 Standardabweichungen unter dem Mittelwert der Bezugspopulation liegt (oder eine ähnliche Abweichung in anderen statistischen Verteilungen). Wenn nur eine Gewichtsmessung vorliegt, besteht mit hoher Wahrscheinlichkeit eine erhebliche Unterernährung, wenn der Gewichtswert 3 oder mehr Standardabweichungen unter dem Mittelwert der Bezugspopulation liegt.

Hungerödem

### E44 Energie- und Eiweißmangelernährung mäßigen und leichten Grades

#### E44.0 Mäßige Energie- und Eiweißmangelernährung
Gewichtsverlust bei Kindern oder Erwachsenen oder fehlende Gewichtszunahme bei Kindern, die zu einem Gewichtswert führen, der 2 oder mehr, aber weniger als 3 Standardabweichungen unter dem Mittelwert der Bezugspopulation liegt (oder einer ähnlichen Abweichung in anderen statistischen Verteilungen). Wenn nur eine Gewichtsmessung vorliegt, besteht mit hoher Wahrscheinlichkeit eine mäßige Energie- und Eiweißmangelernährung, wenn der Gewichtswert 2 oder mehr, aber weniger als 3 Standardabweichungen unter dem Mittelwert der Bezugspopulation liegt.

#### E44.1 Leichte Energie-und Eiweißmangelernährung
Gewichtsverlust bei Kindern oder Erwachsenen oder fehlende Gewichtszunahme bei Kindern, die zu einem Gewichtswert führen, der 1 oder mehr, aber weniger als 2 Standardabweichungen unter dem Mittelwert der Bezugspopulation liegt (oder einer ähnlichen Abweichung in anderen statistischen Verteilungen). Wenn nur eine Gewichtsmessung vorliegt, besteht mit hoher Wahrscheinlichkeit eine leichte Energie- und Eiweißmangelernährung, wenn der Gewichtswert 1 oder mehr, aber weniger als 2 Standardabweichungen unter dem Mittelwert der Bezugspopulation liegt.

**E45** **Entwicklungsverzögerung durch Energie- und Eiweißmangelernährung**
Alimentär:
- Entwicklungshemmung
- Minderwuchs

Körperliche Retardation durch Mangelernährung

**E46** **Nicht näher bezeichnete Energie- und Eiweißmangelernährung**
Mangelernährung o.n.A.
Störung der Protein-Energie-Balance o.n.A.

## Sonstige alimentäre Mangelzustände (E50–E64)

*Exkl.:* Alimentäre Anämien (D50–D53)

**E50** **Vitamin-A-Mangel**
  *Exkl.:* Folgen des Vitamin-A-Mangels (E64.1)

**E50.0** **Vitamin-A-Mangel mit Xerosis conjunctivae**

**E50.1** **Vitamin-A-Mangel mit Bitot-Flecken und Xerosis conjunctivae**
Bitot-Flecke beim Kleinkind

**E50.2** **Vitamin-A-Mangel mit Hornhautxerose**

**E50.3** **Vitamin-A-Mangel mit Hornhautulzeration und Hornhautxerose**

**E50.4** **Vitamin-A-Mangel mit Keratomalazie**

**E50.5** **Vitamin-A-Mangel mit Nachtblindheit**

**E50.6** **Vitamin-A-Mangel mit xerophthalmischen Narben der Hornhaut**

**E50.7** **Sonstige Manifestationen des Vitamin-A-Mangels am Auge**
Xerophthalmie o.n.A.

**E50.8** **Sonstige Manifestationen des Vitamin-A-Mangels**
Keratosis follicularis } durch Vitamin-A-Mangel† (L86*)
Xerodermie

**E50.9** **Vitamin-A-Mangel, nicht näher bezeichnet**
Hypovitaminose A o.n.A.

## E51 Thiaminmangel

*Exkl.:* Folgen des Thiaminmangels (E64.8)

**E51.1 Beriberi**
Beriberi:
- feuchte Form† (I98.8*)
- trockene Form

**E51.2 Wernicke-Enzephalopathie**

**E51.8 Sonstige Manifestationen des Thiaminmangels**

**E51.9 Thiaminmangel, nicht näher bezeichnet**

## E52 Niazinmangel [Pellagra]

Mangel:
- Niazin (Tryptophan)
- Nikotinsäureamid

Pellagra (alkoholbedingt)

*Exkl.:* Folgen des Niazinmangels (E64.8)

## E53 Mangel an sonstigen Vitaminen des Vitamin-B-Komplexes

*Exkl.:* Folgen des Vitamin-B-Mangels (E64.8)
Vitamin-B12-Mangelanämie (D51.–)

**E53.0 Riboflavinmangel**
Ariboflavinose

**E53.1 Pyridoxinmangel**
Vitamin-B6-Mangel

*Exkl.:* Pyridoxinsensible sideroachrestische Anämie (D64.3)

**E53.8 Mangel an sonstigen näher bezeichneten Vitaminen des Vitamin-B-Komplexes**
Mangel:
- Biotin
- Cobalamin
- Folat
- Folsäure
- Pantothensäure
- Vitamin $B_{12}$
- Zyanocobalamin

**E53.9 Vitamin-B-Mangel, nicht näher bezeichnet**

## E54 Askorbinsäuremangel
Vitamin-C-Mangel
Skorbut
*Exkl.:* Folgen des Vitamin-C-Mangels (E64.2)
Skorbutanämie (D53.2)

## E55 Vitamin-D-Mangel
*Exkl.:* Folgen der Rachitis (E64.3)
Osteomalazie beim Erwachsenen (M83.–)
Osteoporose (M80–M81)

**E55.0 Floride Rachitis**
Osteomalazie:
- im Jugendalter
- im Kindesalter

*Exkl.:* Rachitis (bei):
- Crohn-Krankheit (K50.–)
- inaktiv (E64.3)
- renal (N25.0)
- Vitamin-D-resistent (E83.3)
- Zöliakie (K90.0)

**E55.9 Vitamin-D-Mangel, nicht näher bezeichnet**
Avitaminose D

## E56 Sonstige Vitaminmangelzustände
*Exkl.:* Folgen sonstiger Vitaminmangelzustände (E64.8)

**E56.0 Vitamin-E-Mangel**

**E56.1 Vitamin-K-Mangel**
*Exkl.:* Gerinnungsfaktormangel durch Vitamin-K-Mangel (D68.4)
Vitamin-K-Mangel beim Neugeborenen (P53)

**E56.8 Mangel an sonstigen Vitaminen**

**E56.9 Vitaminmangel, nicht näher bezeichnet**

## E58 Alimentärer Kalziummangel
*Exkl.:* Folgen des Kalziummangels (E64.8)
Störungen des Kalziumstoffwechsels (E83.5)

## E59 Alimentärer Selenmangel
Keshan-Krankheit
*Exkl.:* Folgen des Selenmangels (E64.8)

## E60 Alimentärer Zinkmangel

## E61 Mangel an sonstigen Spurenelementen
Soll bei Arzneimittelinduktion die Substanz angegeben werden, ist eine zusätzliche Schlüsselnummer (Kapitel XX) zu benutzen.
*Exkl.:* Folgen von Mangelernährung und sonstigen alimentären Mangelzuständen (E64.-)
Jodmangel in Verbindung mit Krankheiten der Schilddrüse (E00–E02)
Störungen des Mineralstoffwechsels (E83.-)

E61.0 **Kupfermangel**
E61.1 **Eisenmangel**
*Exkl.:* Eisenmangelanämie (D50.-)
E61.2 **Magnesiummangel**
E61.3 **Manganmangel**
E61.4 **Chrommangel**
E61.5 **Molybdänmangel**
E61.6 **Vanadiummangel**
E61.7 **Mangel an mehreren Spurenelementen**
E61.8 **Mangel an sonstigen näher bezeichneten Spurenelementen**
E61.9 **Mangel an Spurenelement, nicht näher bezeichnet**

## E63 Sonstige alimentäre Mangelzustände
*Exkl.:* Dehydratation (E86)
Ernährungsprobleme beim Neugeborenen (P92.-)
Folgen von Mangelernährung und sonstigen alimentären Mangelzuständen (E64.-)
Gedeihstörung (R62.8)

E63.0 **Mangel an essentiellen Fettsäuren [EFA]**
E63.1 **Unausgewogene Zusammensetzung der Nahrung**

| | |
|---|---|
| E63.8 | Sonstige näher bezeichnete alimentäre Mangelzustände |
| E63.9 | Alimentärer Mangelzustand, nicht näher bezeichnet<br>Alimentäre Kardiomyopathie o.n.A.† (I43.2*) |

## E64 Folgen von Mangelernährung oder sonstigen alimentären Mangelzuständen

| | |
|---|---|
| E64.0 | Folgen der Energie- und Eiweißmangelernährung<br>*Exkl.:* Entwicklungsverzögerung durch Energie- und Eiweißmangelernährung (E45) |
| E64.1 | Folgen des Vitamin-A-Mangels |
| E64.2 | Folgen des Vitamin-C-Mangels |
| E64.3 | Folgen der Rachitis |
| E64.8 | Folgen sonstiger alimentärer Mangelzustände |
| E64.9 | Folgen von nicht näher bezeichnetem alimentären Mangelzustand |

# Adipositas und sonstige Überernährung (E65-E68)

## E65 Lokalisierte Adipositas
Fettpolster

## E66 Adipositas
*Exkl.:* Dystrophia adiposogenitalis (E23.6)
Lipomatose o.n.A. (E88.2)
Lipomatosis dolorosa [Dercum-Krankheit] (E88.2)
Prader-Willi-Syndrom (Q87.1)

| | |
|---|---|
| E66.0 | Adipositas durch übermäßige Kalorienzufuhr |
| E66.1 | Arzneimittelinduzierte Adipositas<br>Soll die Substanz angegeben werden, ist eine zusätzliche Schlüsselnummer (Kapitel XX) zu benutzen. |
| E66.2 | Übermäßige Adipositas mit alveolärer Hypoventilation<br>Pickwick-Syndrom |

**E66.8** **Sonstige Adipositas**
Krankhafte Adipositas

**E66.9** **Adipositas, nicht näher bezeichnet**
Einfache Adipositas o.n.A.

### E67 Sonstige Überernährung

*Exkl.:* Folgen der Überernährung (E68)
Überernährung o.n.A. (R63.2)

**E67.0** **Hypervitaminose A**
**E67.1** **Hyperkarotinämie**
**E67.2** **Megavitamin-$B_6$-Syndrom**
Hypervitaminose B6
**E67.3** **Hypervitaminose D**
**E67.8** **Sonstige näher bezeichnete Überernährung**

### E68 Folgen der Überernährung

# Stoffwechselstörungen (E70–E90)

*Exkl.:* Androgenresistenz-Syndrom (E34.5)
Angeborene Nebennierenrindenhyperplasie (E25.0)
Ehlers-Danlos-Syndrom (Q79.6)
Hämolytische Anämien als Folge von Enzymdefekten (D55.–)
Marfan-Syndrom (Q87.4)
5-α-Reduktase-Mangel (E29.1)

### E70 Störungen des Stoffwechsels aromatischer Aminosäuren

**E70.0** **Klassische Phenylketonurie**
**E70.1** **Sonstige Hyperphenylalaninämien**

**E70.2 Störungen des Tyrosinstoffwechsels**
Alkaptonurie
Hypertyrosinämie
Ochronose
Tyrosinämie
Tyrosinose

**E70.3 Albinismus**
Albinismus:
- okulär
- okulokutan

Chediak- (Steinbrinck-) Higashi-Syndrom
Cross-McKusick-Breen-Syndrom
Hermansky-Pudlak-Syndrom

**E70.8 Sonstige Störungen des Stoffwechsels aromatischer Aminosäuren**
Störungen:
- Histidinstoffwechsel
- Tryptophanstoffwechsel

**E70.9 Störung des Stoffwechsels aromatischer Aminosäuren, nicht näher bezeichnet**

## E71 Störungen des Stoffwechsels verzweigter Aminosäuren und des Fettsäurestoffwechsels

**E71.0 Ahornsirup (Harn-) Krankheit**

**E71.1 Sonstige Störungen des Stoffwechsels verzweigter Aminosäuren**
Hyperleuzin-Isoleuzinämie
Hypervalinämie
Isovalerianazidämie
Methylmalonazidämie
Propionazidämie

**E71.2 Störung des Stoffwechsels verzweigter Aminosäuren, nicht näher bezeichnet**

**E71.3 Störungen des Fettsäurestoffwechsels**
Adrenoleukodystrophie [Addison-Schilder-Syndrom]
Mangel an Muskel-Carnitin-Palmitoyltransferase
*Exkl.:* Refsum-Krankheit (G60.1)
Schilder-Krankheit (G37.0)
Zellweger-Syndrom (Q87.8)

## E72 Sonstige Störungen des Aminosäurestoffwechsels

*Exkl.:* Abnorme Befunde ohne manifeste Krankheit (R70–R89)
Gicht (M10.-)
Störungen:
- Fettsäurestoffwechsel (E71.3)
- Purin- und Pyrimidinstoffwechsel (E79.-)
- Stoffwechsel aromatischer Aminosäuren (E70.-)
- Stoffwechsel verzweigter Aminosäuren (E71.0–E71.2)

**E72.0 Störungen des Aminosäuretransportes**
De-Toni-Debré-Fanconi-Komplex
Hartnup-Krankheit
Lowe-Syndrom
Zystinose
Zystinurie
*Exkl.:* Störungen des Tryptophanstoffwechsels (E70.8)

**E72.1 Störungen des Stoffwechsels schwefelhaltiger Aminosäuren**
Homozystinurie
Methioninämie
Sulfitoxidasemangel
Zystathioninurie
*Exkl.:* Transcobalamin-II-Mangel (D51.2)

**E72.2 Störungen des Harnstoffzyklus**
Argininämie
Argininbernsteinsäure-Krankheit
Hyperammonämie
Zitrullinämie
*Exkl.:* Störungen des Ornithinstoffwechsels (E72.4)

**E72.3 Störungen des Lysin- und Hydroxylysinstoffwechsels**
Glutaminazidurie
Hydroxylysinämie
Hyperlysinämie

**E72.4 Störungen des Ornithinstoffwechsels**
Ornithinämie (Typ I, II)

**E72.5 Störungen des Glyzinstoffwechsels**
Hyperhydroxyprolinämie
Hyperprolinämie (Typ I, II)
Nichtketotische Hyperglyzinämie
Sarkosinämie

**E72.8 Sonstige näher bezeichnete Störungen des Aminosäurestoffwechsels**
Störungen:
- β-Aminosäurestoffwechsel
- γ-Glutamylzyklus

**E72.9 Störung des Aminosäurestoffwechsels, nicht näher bezeichnet**

## E73 Laktoseintoleranz

**E73.0 Angeborener Laktasemangel**

**E73.1 Sekundärer Laktasemangel**

**E73.8 Sonstige Laktoseintoleranz**

**E73.9 Laktoseintoleranz, nicht näher bezeichnet**

## E74 Sonstige Störungen des Kohlenhydratstoffwechsels

*Exkl.:* Diabetes mellitus (E10–E14)
Erhöhte Glukagonsekretion (E16.3)
Hypoglykämie o.n.A. (E16.2)
Mukopolysaccharidose (E76.0–E76.3)

**E74.0 Glykogenspeicherkrankheit [Glykogenose]**
Andersen-Krankheit
Cardiomegalia glycogenica
Cori-Krankheit
Forbes-Krankheit
Hers-Krankheit
Leberphosphorylasemangel
McArdle-Krankheit
Phosphofruktokinase-Mangel
Pompe-Krankheit
Von-Gierke-Krankheit

**E74.1 Störungen des Fruktosestoffwechsels**
Essentielle Fruktosurie
Fruktose-1,6–diphosphatase-Mangel
Hereditäre Fruktoseintoleranz

**E74.2 Störungen des Galaktosestoffwechsels**
Galaktokinasemangel
Galaktosämie

**E74.3** **Sonstige Störungen der intestinalen Kohlenhydratabsorption**
Glukose-Galaktose-Malabsorption
Saccharasemangel
*Exkl.:* Laktoseintoleranz (E73.–)

**E74.4** **Störungen des Pyruvatstoffwechsels und der Glukoneogenese**
Mangel an:
- Phosphoenolpyruvat-Carboxykinase
- Pyruvatcarboxylase
- Pyruvatdehydrogenase

*Exkl.:* Bei Anämie (D55.–)

**E74.8** **Sonstige näher bezeichnete Störungen des Kohlenhydratstoffwechsels**
Essentielle Pentosurie
Oxalose
Oxalurie
Renale Glukosurie

**E74.9** **Störung des Kohlenhydratstoffwechsels, nicht näher bezeichnet**

## E75 Störungen des Sphingolipidstoffwechsels und sonstige Störungen der Lipidspeicherung

*Exkl.:* Mukolipidose, Typ I-III (E77.0–E77.1)
Refsum-Krankheit (G60.1)

**E75.0** **$GM_2$-Gangliosidose**
Sandhoff-Krankheit
Tay-Sachs-Krankheit
GM2-Gangliosidose:
- adulte Form
- juvenile Form
- o.n.A.

**E75.1** **Sonstige Gangliosidosen**
Gangliosidose:
- $GM_1$-
- $GM_3$-
- o.n.A.

Mukolipidose IV

E75.2 **Sonstige Sphingolipidosen**
Fabry- (Anderson-) Krankheit
Farber-Krankheit
Gaucher-Krankheit
Krabbe-Krankheit
Metachromatische Leukodystrophie
Niemann-Pick-Krankheit
Sulfatasemangel
*Exkl.:* Adrenoleukodystrophie [Addison-Schilder-Syndrom] (E71.3)

E75.3 **Sphingolipidose, nicht näher bezeichnet**

E75.4 **Neuronale Zeroidlipofuszinose**
Batten-Kufs-Syndrom
Bielschowsky-Dollinger-Syndrom
Spielmeyer-Vogt-Krankheit

E75.5 **Sonstige Störungen der Lipidspeicherung**
Wolman-Krankheit
Zerebrotendinöse Xanthomatose [van-Bogaert-Scherer-Epstein-Syndrom]

E75.6 **Störung der Lipidspeicherung, nicht näher bezeichnet**

## E76 Störungen des Glykosaminoglykan-Stoffwechsels

E76.0 **Mukopolysaccharidose, Typ I**
Hurler-Scheie-Variante
Pfaundler-Hurler-Krankheit
Scheie-Krankheit

E76.1 **Mukopolysaccharidose, Typ II**
Hunter-Krankheit

E76.2 **Sonstige Mukopolysaccharidosen**
β-Glukuronidase-Mangel
Maroteaux-Lamy-Krankheit (leicht) (schwer)
Morquio-Krankheit (Sonderformen) (klassisch)
Mukopolysaccharidose, Typen III, IV, VI, VII
Sanfilippo-Krankheit (Typ B) (Typ C) (Typ D)

E76.3 **Mukopolysaccharidose, nicht näher bezeichnet**

**E76.8 Sonstige Störungen des Glykosaminoglykan-Stoffwechsels**

**E76.9 Störung des Glykosaminoglykan-Stoffwechsels, nicht näher bezeichnet**

## E77 Störungen des Glykoproteinstoffwechsels

**E77.0 Defekte der posttranslationalen Modifikation lysosomaler Enzyme**
Mukolipidose II [I-Zell-Krankheit]
Mukolipidose III [Pseudo-Hurler-Polydystrophie]

**E77.1 Defekte beim Glykoproteinabbau**
Aspartylglukosaminurie
Fukosidose
Mannosidose
Sialidose [Mukolipidose I]

**E77.8 Sonstige Störungen des Glykoproteinstoffwechsels**

**E77.9 Störung des Glykoproteinstoffwechsels, nicht näher bezeichnet**

## E78 Störungen des Lipoproteinstoffwechsels und sonstige Lipidämien

*Exkl.:* Sphingolipidose (E75.0–E75.3)

**E78.0 Reine Hypercholesterinämie**
Familiäre Hypercholesterinämie
Hyperbetalipoproteinämie
Hyperlipidämie, Gruppe A
Hyperlipoproteinämie Typ IIa nach Fredrickson
Hyperlipoproteinämie vom Low-density-lipoprotein-Typ [LDL]

**E78.1 Reine Hypertriglyzeridämie**
Endogene Hypertriglyzeridämie
Hyperlipidämie, Gruppe B
Hyperlipoproteinämie Typ IV nach Fredrickson
Hyperlipoproteinämie vom Very-low-density-lipoprotein-Typ [VLDL]
Hyperpräbetalipoproteinämie

**E78.2 Gemischte Hyperlipidämie**
Hyperbetalipoproteinämie mit Präbetalipoproteinämie
Hypercholesterinämie mit endogener Hypertriglyzeridämie
Hyperlipidämie, Gruppe C
Hyperlipoproteinämie Typ IIb oder III nach Fredrickson
Lipoproteinämie mit breiter Beta-Bande [Floating-Betalipoproteinämie]
Tubo-eruptives Xanthom
Xanthoma tuberosum
*Exkl.:* Zerebrotendinöse Xanthomatose [van-Bogaert-Scherer-Epstein-Syndrom] (E75.5)

**E78.3 Hyperchylomikronämie**
Gemischte Hypertriglyzeridämie
Hyperlipidämie, Gruppe D
Hyperlipoproteinämie Typ I oder V nach Fredrickson

**E78.4 Sonstige Hyperlipidämien**
Familiäre kombinierte Hyperlipidämie

**E78.5 Hyperlipidämie, nicht näher bezeichnet**

**E78.6 Lipoproteinmangel**
A-Beta-Lipoproteinämie
High-density-Lipoproteinmangel
Hypoalphalipoproteinämie
Hypobetalipoproteinämie (familiär)
Lezithin-Cholesterin-Azyltransferase-Mangel
Tangier-Krankheit

**E78.8 Sonstige Störungen des Lipoproteinstoffwechsels**

**E78.9 Störung des Lipoproteinstoffwechsels, nicht näher bezeichnet**

# E79 Störungen des Purin- und Pyrimidinstoffwechsels

*Exkl.:* Anämie bei Orotazidurie (D53.0)
Gicht (M10.–)
Kombinierte Immundefekte (D81.–)
Nierenstein (N20.0)
Xeroderma pigmentosum (Q82.1)

**E79.0 Hyperurikämie ohne Zeichen von entzündlicher Arthritis und tophischer Gicht**
Asymptomatische Hyperurikämie

**E79.1 Lesch-Nyhan-Syndrom**

E79.8 **Sonstige Störungen des Purin- und Pyrimidinstoffwechsels**
Hereditäre Xanthinurie

E79.9 **Störung des Purin- und Pyrimidinstoffwechsels, nicht näher bezeichnet**

## E80 Störungen des Porphyrin- und Bilirubinstoffwechsels

*Inkl.:* Defekte von Katalase und Peroxidase

E80.0 **Hereditäre erythropoetische Porphyrie**
Angeborene erythropoetische Porphyrie
Erythropoetische Protoporphyrie

E80.1 **Porphyria cutanea tarda**

E80.2 **Sonstige Porphyrie**
Hereditäre Koproporphyrie
Porphyrie:
- akut intermittierend (hepatisch)
- o.n.A.

Soll die äußere Ursache angegeben werden, ist eine zusätzliche Schlüsselnummer (Kapitel XX) zu benutzen.

E80.3 **Defekte von Katalase und Peroxidase**
Akatalasämie [Takahara-Syndrom] [Akatalasie]

E80.4 **Gilbert-Meulengracht-Syndrom**

E80.5 **Crigler-Najjar-Syndrom**

E80.6 **Sonstige Störungen des Bilirubinstoffwechsels**
Dubin-Johnson-Syndrom
Rotor-Syndrom

E80.7 **Störung des Bilirubinstoffwechsels, nicht näher bezeichnet**

## E83 Störungen des Mineralstoffwechsels

*Exkl.:* Alimentärer Mineralmangel (E58–E61)
Krankheiten der Nebenschilddrüse (E20–E21)
Vitamin-D-Mangel (E55.–)

E83.0 **Störungen des Kupferstoffwechsels**
Menkes-Syndrom (kinky hair) (steely hair)
Wilson-Krankheit

**E83.1 Störungen des Eisenstoffwechsels**
Hämochromatose
*Exkl.:* Anämie:
- Eisenmangel- (D50.–)
- sideroachrestisch (D64.0–D64.3)

**E83.2 Störungen des Zinkstoffwechsels**
Acrodermatitis enteropathica

**E83.3 Störungen des Phosphorstoffwechsels**
Familiäre Hypophosphatämie
Hypophosphatasie
Mangel an saurer Phosphatase
Vitamin-D-resistente:
- Osteomalazie
- Rachitis

*Exkl.:* Osteomalazie beim Erwachsenen (M83.–)
Osteoporose (M80–M81)

**E83.4 Störungen des Magnesiumstoffwechsels**
Hypermagnesiämie
Hypomagnesiämie

**E83.5 Störungen des Kalziumstoffwechsels**
Familiäre hypokalziurische Hyperkalziämie
Idiopathische Hyperkalziurie

*Exkl.:* Chondrokalzinose (M11.1–M11.2)
Hyperparathyreoidismus (E21.0–E21.3)

**E83.8 Sonstige Störungen des Mineralstoffwechsels**

**E83.9 Störung des Mineralstoffwechsels, nicht näher bezeichnet**

## E84 Zystische Fibrose

*Inkl.:* Mukoviszidose

**E84.0 Zystische Fibrose mit Lungenmanifestationen**

**E84.1 Zystische Fibrose mit Darmmanifestationen**
Mekoniumileus† (P75*)

**E84.8 Zystische Fibrose mit sonstigen Manifestationen**
Zystische Fibrose mit kombinierten Manifestationen

**E84.9 Zystische Fibrose, nicht näher bezeichnet**

## E85 Amyloidose

*Exkl.:* Alzheimer-Krankheit (G30.–)

**E85.0 Nichtneuropathische heredofamiliäre Amyloidose**
Familiäres Mittelmeerfieber
Hereditäre amyloide Nephropathie

**E85.1 Neuropathische heredofamiliäre Amyloidose**
Amyloide Polyneuropathie (Portugiesischer Typ)

**E85.2 Heredofamiliäre Amyloidose, nicht näher bezeichnet**

**E85.3 Sekundäre systemische Amyloidose**
Amyloidose in Verbindung mit Hämodialyse

**E85.4 Organbegrenzte Amyloidose**
Lokalisierte Amyloidose

**E85.8 Sonstige Amyloidose**

**E85.9 Amyloidose, nicht näher bezeichnet**

## E86 Volumenmangel

Dehydratation
Depletion des Plasmavolumens oder der extrazellulären Flüssigkeit
Hypovolämie

*Exkl.:* Dehydratation beim Neugeborenen (P74.1)
Hypovolämischer Schock:
- postoperativ (T81.1)
- traumatisch (T79.4)
- o.n.A. (R57.1)

## E87 Sonstige Störungen des Wasser- und Elektrolythaushaltes sowie des Säure-Basen-Gleichgewichts

**E87.0 Hyperosmolalität und Hypernatriämie**
Natriumüberschuß
Vermehrtes Vorhandensein von Natrium

**E87.1 Hypoosmolalität und Hyponatriämie**
Natriummangel
*Exkl.:* Syndrom der inadäquaten Sekretion von Adiuretin (E22.2)

**E87.2 Azidose**
Azidose:
- Laktat-
- metabolisch
- respiratorisch
- o.n.A.

*Exkl.:* Diabetische Azidose (E10–E14, vierte Stelle .1)

**E87.3 Alkalose**
Alkalose:
- metabolisch
- respiratorisch
- o.n.A.

**E87.4 Gemischte Störung des Säure-Basen-Gleichgewichts**

**E87.5 Hyperkaliämie**
Kaliumüberschuß
Vermehrtes Vorhandensein von Kalium

**E87.6 Hypokaliämie**
Kaliummangel

**E87.7 Flüssigkeitsüberschuß**
*Exkl.:* Ödem (R60.–)

**E87.8 Sonstige Störungen des Wasser- und Elektrolythaushaltes, anderenorts nicht klassifiziert**
Hyperchlorämie
Hypochlorämie
Störung des Elektrolythaushaltes o.n.A.

## E88 Sonstige Stoffwechselstörungen
Soll bei Arzneimittelinduktion die Substanz angegeben werden, ist eine zusätzliche Schlüsselnummer (Kapitel XX) zu benutzen.

*Exkl.:* Histiozytosis X (chronisch) (D76.0)

**E88.0 Störungen des Plasmaprotein-Stoffwechsels, anderenorts nicht klassifiziert**
$\alpha_1$-Antitrypsinmangel
Bisalbuminämie

*Exkl.:* Makroglobulinämie Waldenström (C88.0)
Monoklonale Gammopathie (D47.2)
Polyklonale Hypergammaglobulinämie (D89.0)
Störungen des Lipoproteinstoffwechsels (E78.–)

**E88.1** **Lipodystrophie, anderenorts nicht klassifiziert**
Lipodystrophie o.n.A.
*Exkl.:* Whipple-Krankheit (K90.8)

**E88.2** **Lipomatose, anderenorts nicht klassifiziert**
Lipomatose o.n.A.
Lipomatosis dolorosa [Dercum-Krankheit]

**E88.8** **Sonstige näher bezeichnete Stoffwechselstörungen**
Benigne symmetrische Lipomatose [Launois-Bensaude-Adenolipomatose]
Trimethylaminurie

**E88.9** **Stoffwechselstörung, nicht näher bezeichnet**

## E89 Endokrine und Stoffwechselstörungen nach medizinischen Maßnahmen, anderenorts nicht klassifiziert

**E89.0** **Hypothyreose nach medizinischen Maßnahmen**
Hypothyreose nach Bestrahlung
Postoperative Hypothyreose

**E89.1** **Hypoinsulinämie nach medizinischen Maßnahmen**
Hyperglykämie nach Pankreatektomie
Postoperative Hypoinsulinämie

**E89.2** **Hypoparathyreoidismus nach medizinischen Maßnahmen**
Parathyreoprive Tetanie

**E89.3** **Hypopituitarismus nach medizinischen Maßnahmen**
Hypopituitarismus nach Strahlentherapie

**E89.4** **Ovarialinsuffizienz nach medizinischen Maßnahmen**

**E89.5** **Testikuläre Unterfunktion nach medizinischen Maßnahmen**

**E89.6** **Nebennierenrinden- (Nebennierenmark-) Unterfunktion nach medizinischen Maßnahmen**

**E89.8** **Sonstige endokrine oder Stoffwechselstörungen nach medizinischen Maßnahmen**

**E89.9** **Endokrine oder Stoffwechselstörung nach medizinischen Maßnahmen, nicht näher bezeichnet**

## E90* Ernährungs- und Stoffwechselstörungen bei anderenorts klassifizierten Krankheiten

# KAPITEL V

# Psychische und Verhaltensstörungen (F00–F99)

*Inkl.:* Störungen der psychischen Entwicklung.
*Exkl.:* Symptome und abnorme klinische und Laborbefunde, die anderenorts nicht klassifiziert sind (R00–R99)

**Dieses Kapitel gliedert sich in folgende Gruppen:**

F00–F09 Organische, einschließlich symptomatischer psychischer Störungen
F10–F19 Psychische und Verhaltensstörungen durch psychotrope Substanzen
F20–F29 Schizophrenie, schizotype und wahnhafte Störungen
F30–F39 Affektive Störungen
F40–F48 Neurotische, Belastungs- und somatoforme Störungen
F50–F59 Verhaltensauffälligkeiten mit körperlichen Störungen und Faktoren
F60–F69 Persönlichkeits- und Verhaltensstörungen
F70–F79 Intelligenzminderung
F80–F89 Entwicklungsstörungen
F90–F98 Verhaltens- und emotionale Störungen mit Beginn in der Kindheit und Jugend
F99 Nicht näher bezeichnete psychische Störungen

**Dieses Kapitel enthält die folgenden Sternschlüsselnummern:**

F00* Demenz bei Alzheimer-Krankheit
F02* Demenz bei anderenorts klassifizierten Krankheiten

# Organische, einschließlich symptomatischer psychischer Störungen
# (F00 – F09)

Dieser Abschnitt umfaßt eine Reihe psychischer Krankheiten mit nachweisbarer Ätiologie in einer zerebralen Krankheit, einer Hirnverletzung oder einer anderen Schädigung, die zu einer Hirnfunktionsstörung führt. Die Funktionsstörung kann primär sein, wie bei Krankheiten, Verletzungen oder Störungen, die das Gehirn direkt oder in besonderem Maße betreffen; oder sekundär wie bei systemischen Krankheiten oder Störungen, die das Gehirn als eines von vielen anderen Organen oder Körpersystemen betreffen.

Demenz (F00–F03) ist ein Syndrom als Folge einer meist chronischen oder fortschreitenden Krankheit des Gehirns mit Störung vieler höherer kortikaler Funktionen, einschließlich Gedächtnis, Denken, Orientierung, Auffassung, Rechnen, Lernfähigkeit, Sprache und Urteilsvermögen. Das Bewußtsein ist nicht getrübt. Die kognitiven Beeinträchtigungen werden gewöhnlich von Veränderungen der emotionalen Kontrolle, des Sozialverhaltens oder der Motivation begleitet, gelegentlich treten diese auch eher auf. Dieses Syndrom kommt bei Alzheimer-Krankheit, bei zerebrovaskulären Störungen und bei anderen Zustandsbildern vor, die primär oder sekundär das Gehirn betreffen.

Soll eine zugrundeliegende Krankheit angegeben werden, ist eine zusätzliche Schlüsselnummer zu benutzen.

### F00* Demenz bei Alzheimer-Krankheit (G30.–†)
Die Alzheimer-Krankheit ist eine primär degenerative zerebrale Krankheit mit unbekannter Ätiologie und charakteristischen neuropathologischen und neurochemischen Merkmalen. Sie beginnt meist schleichend und entwickelt sich langsam aber stetig über einen Zeitraum von mehreren Jahren.

### F00.0* Demenz bei Alzheimer-Krankheit, mit frühem Beginn (Typ 2) (G30.0†)
Demenz bei Alzheimer-Krankheit mit Beginn vor dem 65. Lebensjahr. Der Verlauf weist eine vergleichsweise rasche Verschlechterung auf, es bestehen deutliche und vielfältige Störungen der höheren kortikalen Funktionen.

Alzheimer-Krankheit, Typ 2
Präsenile Demenz vom Alzheimer-Typ
Primär degenerative Demenz vom Alzheimer-Typ, präseniler Beginn

**F00.1*** **Demenz bei Alzheimer-Krankheit, mit spätem Beginn (Typ 1) (G30.1†)**
Demenz bei Alzheimer-Krankheit mit Beginn nach dem 65. Lebensjahr, meist in den späten 70er Jahren oder danach, mit langsamer Progredienz und mit Gedächtnisstörungen als Hauptmerkmal.

Alzheimer-Krankheit, Typ 1
Primär degenerative Demenz Alzheimer-Typ, seniler Beginn
Senile Demenz vom Alzheimer-Typ (SDAT)

**F00.2*** **Demenz bei Alzheimer-Krankheit, atypische oder gemischte Form (G30.8†)**
Atypische Demenz vom Alzheimer-Typ

**F00.9** **Demenz bei Alzheimer-Krankheit, nicht näher bezeichnet (G30.9†)**

## F01  Vaskuläre Demenz

Die vaskuläre Demenz ist das Ergebnis einer Infarzierung des Gehirns als Folge einer vaskulären Krankheit, einschließlich der zerebrovaskulären Hypertonie. Die Infarkte sind meist klein, kumulieren aber in ihrer Wirkung. Der Beginn liegt gewöhnlich im späteren Lebensalter.

*Inkl.:*   Arteriosklerotische Demenz

**F01.0** **Vaskuläre Demenz mit akutem Beginn**
Diese entwickelt sich meist sehr schnell nach einer Reihe von Schlaganfällen als Folge von zerebrovaskulärer Thrombose, Embolie oder Blutung. In seltenen Fällen kann eine einzige massive Infarzierung die Ursache sein.

**F01.1** **Multiinfarkt-Demenz**
Sie beginnt allmählich, nach mehreren vorübergehenden ischämischen Episoden (TIA), die eine Anhäufung von Infarkten im Hirngewebe verursachen.

Vorwiegend kortikale Demenz

**F01.2** **Subkortikale vaskuläre Demenz**
Hierzu zählen Fälle mit Hypertonie in der Anamnese und ischämischen Herden im Marklager der Hemisphären. Im Gegensatz zur Demenz bei Alzheimer-Krankheit, an die das klinische Bild erinnert, ist die Hirnrinde gewöhnlich intakt.

**F01.3** **Gemischte kortikale und subkortikale vaskuläre Demenz**

**F01.8** **Sonstige vaskuläre Demenz**

**F01.9** **Vaskuläre Demenz, nicht näher bezeichnet**

## F02*  Demenz bei anderenorts klassifizierten Krankheiten

Formen der Demenz, bei denen eine andere Ursache als die Alzheimer- Krankheit oder eine zerebrovaskuläre Krankheit vorliegt oder vermutet wird. Sie kann in jedem Lebensalter auftreten, selten jedoch im höheren Alter.

**F02.0\*** **Demenz bei Pick-Krankheit (G31.0†)**
Eine progrediente Demenz mit Beginn im mittleren Lebensalter, charakterisiert durch frühe, langsam fortschreitende Persönlichkeitsänderung und Verlust sozialer Fähigkeiten. Die Krankheit ist gefolgt von Beeinträchtigungen von Intellekt, Gedächtnis und Sprachfunktionen mit Apathie, Euphorie und gelegentlich auch extrapyramidalen Phänomenen.

**F02.1\*** **Demenz bei Creutzfeldt-Jakob-Krankheit (A81.0†)**
Eine progrediente Demenz mit vielfältigen neurologischen Symptomen als Folge spezifischer neuropathologischer Veränderungen, die vermutlich durch ein übertragbares Agens verursacht werden. Beginn gewöhnlich im mittleren oder höheren Lebensalter, Auftreten jedoch in jedem Erwachsenenalter möglich. Der Verlauf ist subakut und führt innerhalb von ein bis zwei Jahren zum Tode.

**F02.2\*** **Demenz bei Chorea Huntington (G10†)**
Eine Demenz, die im Rahmen einer ausgeprägten Hirndegeneration auftritt. Die Störung ist autosomal dominant erblich. Die Symptomatik beginnt typischerweise im dritten und vierten Lebensjahrzehnt. Bei langsamer Progredienz führt die Krankheit meist innerhalb von 10–15 Jahren zum Tode.

Demenz bei Huntington-Krankheit

**F02.3\*** **Demenz bei Primärem Parkinson-Syndrom (G20†)**
Eine Demenz, die sich im Verlauf einer Parkinson-Krankheit entwickelt. Bisher konnten allerdings noch keine charakteristischen klinischen Merkmale beschrieben werden.

Demenz bei:
- Paralysis agitans
- Parkinsonismus oder Parkinson-Krankheit

**F02.4\*** **Demenz bei HIV-Krankheit [Humane Immundefizienz-Viruskrankheit] (B22.0†)**
Eine Demenz, die sich im Verlauf einer HIV-Krankheit entwickelt, ohne gleichzeitige andere Krankheit oder Störung, die das klinische Bild erklären könnte.

**F02.8\*** **Demenz bei anderenorts klassifizierten Krankheitsbildern**
Demenz bei:
- Enzephalopathie (G93.4†)
- Epilepsie (G40.–†)
- hepatolentikulärer Degeneration [M. Wilson] (E83.0†)
- Hyperkalziämie (E83.5†)
- Hypothyreose, erworben (E01†, E03.–†)
- Intoxikationen (T36–T65†)
- Multipler Sklerose (G35†)
- Neurosyphilis (A52.1†)
- Niazin-Mangel [Pellagra] (E52†)
- Panarteriitis nodosa (M30.0†)
- Schädelhirntrauma (einschließlich „dementia pugilistica") (T90.–†)
- systemischem Lupus erythematodes (M32.–†)
- Trypanosomiasis (B56.–†, B57.–†)
- Vitamin-B12–Mangel (E53.8†)
- zerebraler Lipidstoffwechselstörung (E75.–†)

## F03 Nicht näher bezeichnete Demenz

Präsenil:
- Demenz o.n.A.
- Psychose o.n.A.

Primäre degenerative Demenz o.n.A.
Senil:
Demenz:
- depressiver oder paranoider Typus
- o.n.A.
- Psychose o.n.A.

*Exkl.:* Senile Demenz mit Delir oder akutem Verwirrtheitszustand (F05.1)
Senilität o.n.A. (R54)

## F04 Organisches amnestisches Syndrom, nicht durch Alkohol oder andere psychotrope Substanzen bedingt

Ein Syndrom mit deutlichen Beeinträchtigungen des Kurz- und Langzeitgedächtnisses, bei erhaltenem Immediatgedächtnis. Es finden sich eine eingeschränkte Fähigkeit, neues Material zu erlernen und zeitliche Desorientierung. Konfabulation kann ein deutliches Merkmal sein, aber Wahrnehmung und andere kognitive Funktionen einschließlich Intelligenz, sind gewöhnlich intakt. Die Prognose ist abhängig vom Verlauf der zugrundeliegenden Läsion.

Korsakow-Psychose oder -Syndrom, nicht alkoholbedingt

*Exkl.:* Amnesie:
- anterograd (R41.1)
- dissoziativ (F44.0)
- retrograd (R41.2)
- o.n.A. (R41.3)

Korsakow-Syndrom:
- alkoholbedingt oder nicht näher bezeichnet (F10.6)
- durch andere psychotrope Substanzen bedingt (F11–F19, 4. Stelle .6)

## F05 Delir, nicht durch Alkohol oder andere psychotrope Substanzen bedingt

Ein ätiologisch unspezifisches, hirnorganisches Syndrom, das charakterisiert ist durch gleichzeitig bestehende Störungen des Bewußtseins und der Aufmerksamkeit, der Wahrnehmung, des Denkens, des Gedächtnisses, der Psychomotorik, der Emotionalität und des Schlaf-Wach-Rhythmus. Die Dauer ist sehr unterschiedlich und der Schweregrad reicht von leicht bis zu sehr schwer.

*Inkl.:* Akut:
- exogener Reaktionstyp
- psychoorganisches Syndrom

Akut oder subakut:
- hirnorganisches Syndrom
- Psychose bei Infektionskrankheit
- Verwirrtheitszustand (nicht alkoholbedingt)

*Exkl.:* Delirium tremens, alkoholbedingt oder nicht näher bezeichnet (F10.4)

**F05.0 Delir ohne Demenz**

**F05.1 Delir bei Demenz**
Diese Kodierung soll für Krankheitsbilder verwendet werden, die die oben erwähnten Kriterien erfüllen, sich aber im Verlauf einer Demenz entwickeln (F00–F03).

**F05.8 Sonstige Formen des Delirs**
Delir mit gemischter Ätiologie

**F05.9 Delir, nicht näher bezeichnet**

## F06 Andere psychische Störungen aufgrund einer Schädigung oder Funktionsstörung des Gehirns oder einer körperlichen Krankheit

Diese Kategorie umfaßt verschiedene Krankheitsbilder, die ursächlich mit einer Hirnfunktionsstörung in Zusammenhang stehen als Folge von primär zerebralen Krankheiten, systemischen Krankheiten, die sekundär das Gehirn betreffen, exogenen toxischen Substanzen oder Hormonen, endokrinen Störungen oder anderen körperlichen Krankheiten.

*Exkl.:* In Verbindung mit Demenz, wie unter F00–F03 beschrieben
Psychische Störung mit Delir (F05.–)
Störungen durch Alkohol oder andere psychotrope Substanzen (F10–F19)

## F06.0 Organische Halluzinose

Eine Störung mit ständigen oder immer wieder auftretenden, meist optischen oder akustischen Halluzinationen bei klarer Bewußtseinslage. Sie können vom Patienten als Halluzinationen erkannt werden. Die Halluzinationen können wahnhaft verarbeitet werden, Wahn dominiert aber nicht das klinische Bild. Die Krankheitseinsicht kann erhalten bleiben.

Organisch bedingtes halluzinatorisches Zustandsbild (nicht alkoholbedingt)

*Exkl.:* Alkoholhalluzinose (F10.5)
Schizophrenie (F20.–)

## F06.1 Organische katatone Störung

Eine Störung mit verminderter (Stupor) oder gesteigerter (Erregung) psychomotorischer Aktivität in Verbindung mit katatonen Symptomen. Das Erscheinungsbild kann zwischen den beiden Extremen der psychomotorischen Störung wechseln.

*Exkl.:* Katatone Schizophrenie (F20.2)
Stupor:
- dissoziativ (F44.2)
- o.n.A. (R40.1)

## F06.2 Organische wahnhafte [schizophreniforme] Störung

Eine Störung, bei der anhaltende oder immer wieder auftretende Wahnideen das klinische Bild bestimmen. Die Wahnideen können von Halluzinationen begleitet werden. Einige Merkmale, die auf Schizophrenie hinweisen, wie bizarre Halluzinationen oder Denkstörungen, können vorliegen.

Paranoide und paranoid-halluzinatorische organisch bedingte Zustandsbilder
Schizophreniforme Psychose bei Epilepsie

*Exkl.:* Akute vorübergehende psychotische Störungen (F23.–)
Anhaltende wahnhafte Störungen (F22.–)
Durch psychotrope Substanzen induzierte psychotische Störungen (F11–F19, 4. Stelle .5)
Schizophrenie (F20.–)

## F06.3 Organische affektive Störungen

Störungen, die durch eine Veränderung der Stimmung oder des Affektes charakterisiert sind, meist zusammen mit einer Veränderung der gesamten Aktivitätslage. Depressive, hypomanische, manische oder bipolare Zustandsbilder (F30–F32) sind möglich, entstehen jedoch als Folge einer organischen Störung.

*Exkl.:* Nichtorganische oder nicht näher bezeichnete affektive Störungen (F30–F39)

## F06.4 Organische Angststörung

Eine Störung, charakterisiert durch die wesentlichen deskriptiven Merkmale einer generalisierten Angststörung (F41.1), einer Panikstörung (F41.0) oder einer Kombination von beiden, jedoch als Folge einer organischen Störung.

*Exkl.:* Nichtorganisch bedingte oder nicht näher bezeichnete Angststörungen (F41.–)

**F06.5 Organische dissoziative Störung**
Eine Störung, charakterisiert durch den teilweisen oder völligen Verlust der normalen Integration von Erinnerungen an die Vergangenheit, des Identitätsbewußtseins und der unmittelbaren Wahrnehmungen sowie der Kontrolle von Körperbewegungen (F44.–), jedoch als Folge einer organischen Störung.

*Exkl.:* Nichtorganisch bedingte oder nicht näher bezeichnete dissoziative Störungen [Konversionsstörungen] (F44.–)

**F06.6 Organische emotional labile [asthenische] Störung**
Eine Störung, charakterisiert durch Affektdurchlässigkeit oder -labilität, Ermüdbarkeit sowie eine Vielzahl körperlicher Mißemfindungen (z.b. Schwindel) und Schmerzen, jedoch als Folge einer organischen Störung.

*Exkl.:* Nichtorganisch bedingte oder nicht näher bezeichnete somatoforme Störungen (F45.–)

**F06.7 Leichte kognitive Störung**
Eine Störung, die charakterisiert ist durch Gedächtnisstörungen, Lernschwierigkeiten und die verminderte Fähigkeit, sich längere Zeit auf eine Aufgabe zu konzentrieren. Oft besteht ein Gefühl geistiger Ermüdung bei dem Versuch, Aufgaben zu lösen. Objektiv erfolgreiches Lernen wird subjektiv als schwierig empfunden. Keines dieser Symptome ist so schwerwiegend, daß die Diagnose einer Demenz (F00–F03) oder eines Delirs (F05.–) gestellt werden kann. Die Diagnose sollte nur in Verbindung mit einer körperlichen Krankheit gestellt und bei Vorliegen einer anderen psychischen oder Verhaltensstörung aus dem Abschnitt F10–F99 nicht verwandt werden. Diese Störung kann vor, während oder nach einer Vielzahl von zerebralen oder systemischen Infektionen oder anderen körperlichen Krankheiten auftreten. Der direkte Nachweis einer zerebralen Beteiligung ist aber nicht notwendig. Die Störung wird vom postenzephalitischen (F07.1) und vom postkonkussionellem Syndrom (F07.2) durch seine andere Ätiologie, die wenig variablen, insgesamt leichteren Symptome und die zumeist kürzere Dauer unterschieden.

**F06.8 Sonstige näher bezeichnete organische psychische Störungen aufgrund einer Schädigung oder Funktionsstörung des Gehirns oder einer körperlichen Krankheit**
Epileptische Psychose o.n.A.

**F06.9 Nicht näher bezeichnete organische psychische Störung aufgrund einer Schädigung oder Funktionsstörung des Gehirns oder einer körperlichen Krankheit**
Hirnorganisches Syndrom o.n.A.
Organische psychische Störung o.n.A.

## F07 Persönlichkeits- und Verhaltensstörung aufgrund einer Krankheit, Schädigung oder Funktionsstörung des Gehirns
Eine Veränderung der Persönlichkeit oder des Verhaltens kann Rest- oder Begleiterscheinung einer Krankheit, Schädigung oder Funktionsstörung des Gehirns sein.

## F07.0 Organische Persönlichkeitsstörung

Diese Störung ist charakterisiert durch eine auffällige Veränderung des gewohnten prämorbiden Verhaltensmusters und betrifft die Äußerung von Affekten, Bedürfnissen und Impulsen. Eine Beeinträchtigung der kognitiven Fähigkeiten, des Denkvermögens und ein verändertes Sexualverhalten können ebenfalls Teil des klinischen Bildes sein.

Frontalhirnsyndrom
Leukotomiesyndrom
Lobotomiesyndrom
Organisch:
- Pseudopsychopathie
- pseudoretardierte Persönlichkeit

Persönlichkeitsstörung bei limbischer Epilepsie

*Exkl.:* Andauernde Persönlichkeitsänderung nach:
- Extrembelastung (F62.0)
- psychiatrischer Krankheit (F62.1)

Organisches Psychosyndrom nach Schädelhirntrauma (F07.2)
Persönlichkeitsstörungen (F60–F61)
Postenzephalitisches Syndrom (F07.1)

## F07.1 Postenzephalitisches Syndrom

Anhaltende unspezifische und uneinheitliche Verhaltensänderung nach einer viralen oder bakteriellen Enzephalitis. Das Syndrom ist reversibel; dies stellt den Hauptunterschied zu den organisch bedingten Persönlichkeitsstörungen dar.

*Exkl.:* Organische Persönlichkeitsstörung (F07.0)

## F07.2 Organisches Psychosyndrom nach Schädelhirntrauma

Das Syndrom folgt einem Schädeltrauma, das meist schwer genug ist, um zur Bewußtlosigkeit zu führen. Es besteht aus einer Reihe verschiedenartiger Symptome, wie Kopfschmerzen, Schwindel, Erschöpfung, Reizbarkeit, Schwierigkeiten bei Konzentration und geistigen Leistungen, Gedächtnisstörungen, Schlafstörungen und verminderter Belastungsfähigkeit für Streß, emotionale Reize oder Alkohol.

Postkontusionelles Syndrom (Enzephalopathie)
Posttraumatisches (organisches) Psychosyndrom, nicht psychotisch

## F07.8 Sonstige organische Persönlichkeits- und Verhaltensstörungen aufgrund einer Krankheit, Schädigung oder Funktionsstörung des Gehirns

Rechts-hemisphärische organische affektive Störung

## F07.9 Nicht näher bezeichnete organische Persönlichkeits- und Verhaltensstörung aufgrund einer Krankheit, Schädigung oder Funktionsstörung

Organisches Psychosyndrom

### F09 Nicht näher bezeichnete organische oder symptomatische Störung
Psychose:
- organische o.n.A.
- symptomatische o.n.A.

*Exkl.:*   Nicht näher bezeichnete Psychose (F29)


# Psychische und Verhaltensstörungen durch psychotrope Substanzen (F10-F19)

Dieser Abschnitt enthält eine Vielzahl von Störungen unterschiedlichen Schweregrades und mit verschiedenen klinischen Erscheinungsbildern; die Gemeinsamkeit besteht im Gebrauch einer oder mehrerer psychotroper Substanzen (mit oder ohne ärztliche Verordnung). Die verursachenden Substanzen werden durch die 3. Stelle, die klinischen Erscheinungsbilder durch die 4. Stelle kodiert; diese können je nach Bedarf allen psychotropen Substanzen zugeordnet werden. Es muß aber berücksichtigt werden, daß nicht alle Kodierungen der vierten Stelle für alle Substanzen sinnvoll anzuwenden sind.

Die Identifikation der psychotropen Stoffe soll auf der Grundlage möglichst vieler Informationsquellen erfolgen, wie die eigenen Angaben des Patienten, die Analyse von Blutproben oder von anderen Körperflüssigkeiten, charakteristische körperliche oder psychische Symptome, klinische Merkmale und Verhalten sowie andere Befunde, wie die im Besitz des Patienten befindlichen Substanzen oder fremdanamnestische Angaben. Viele Betroffene nehmen mehrere Substanzarten zu sich. Die Hauptdiagnose soll möglichst nach der Substanz oder Substanzklasse erfolgen, die das gegenwärtige klinische Syndrom verursacht oder im wesentlichen dazu beigetragen hat. Zusatzdiagnosen sollen kodiert werden, wenn andere Substanzen oder Substanzklassen Intoxikationen (4. Stelle .0), schädlichen Gebrauch (4. Stelle .1), Abhängigkeit (4. Stelle .2) und andere Störungen (4. Stelle .3–.9).

Nur wenn die Substanzaufnahme chaotisch und wahllos verläuft, oder wenn Bestandteile verschiedener Substanzen untrennbar vermischt sind, soll die Diagnose „Störung durch multiplen Substanzgebrauch (F19.–)" gestellt werden.

*Exkl.:*   Mißbrauch von nichtabhängigkeitserzeugenden Substanzen (F55)

Die folgenden .4 Stellen sind bei den Kategorien F10–F19 zu benutzen:

### .0 Akute Intoxikation
Ein Zustandsbild nach Aufnahme einer psychotropen Substanz mit Störungen von Bewußtseinslage, kognitiven Fähigkeiten, Wahrnehmung, Affekt und Verhalten oder anderer psychophysiologischer Funktionen und Reaktionen. Die Störungen stehen in einem direkten Zusammenhang mit den akuten pharmakologischen Wirkungen der Substanz und nehmen bis zur vollständigen Wiederherstellung mit der Zeit ab, ausgenommen in den Fällen, bei denen Gewebeschäden oder andere Komplikationen aufgetreten sind. Komplikationen können ein Trauma, Aspiration von Erbrochenem, Delir, Koma, Krampfanfälle und andere medizinische Folgen sein. Die Art dieser Komplikationen hängt von den pharmakologischen Eigenschaften der Substanz und der Aufnahmeart ab.

Akuter Rausch bei Alkoholabhängigkeit
Pathologischer Rausch
Rausch o.n.A.
Trance und Besessenheitszustände bei Intoxikation mit psychotropen Substanzen
„Horrortrip" (Angstreise) bei halluzinogenen Substanzen

### .1 Schädlicher Gebrauch
Konsum psychotroper Substanzen, der zu Gesundheitsschädigung führt. Diese kann als körperliche Störung auftreten, etwa in Form einer Hepatitis nach Selbstinjektion der Substanz oder als psychische Störung z.B. als depressive Episode durch massiven Alkoholkonsum.

Mißbrauch psychotroper Substanzen

### .2 Abhängigkeitssyndrom
Eine Gruppe von Verhaltens-, kognitiven und körperlichen Phänomenen, die sich nach wiederholtem Substanzgebrauch entwickeln. Typischerweise besteht ein starker Wunsch, die Substanz einzunehmen, Schwierigkeiten den Konsum zu kontrollieren und anhaltender Substanzgebrauch trotz schädlicher Folgen. Dem Substanzgebrauch wird Vorrang vor anderen Aktivitäten und Verpflichtungen gegeben. Es entwickelt sich eine Toleranzerhöhung und manchmal ein körperliches Entzugssyndrom.

Das Abhängigkeitssyndrom kann sich auf einen einzelnen Stoff beziehen (z.B. Tabak, Alkohol oder Diazepam), auf eine Substanzgruppe (z.B. opiatähnliche Substanzen), oder auch auf ein weites Spektrum pharmakologisch unterschiedlicher Substanzen.

Chronischer Alkoholismus
Dipsomanie
Nicht näher bezeichnete Drogensucht

### .3 Entzugssyndrom
Es handelt sich um eine Gruppe von Symptomen unterschiedlicher Zusammensetzung und Schwere, nach absolutem oder relativem Entzug einer psychotropen Substanz, die anhaltend konsumiert worden ist. Beginn und Verlauf des Entzugssyndroms sind zeitlich begrenzt und abhängig von der Substanzart und der Dosis, die unmittelbar vor der Beendigung oder Reduktion des Konsums verwendet worden ist. Das Entzugssyndrom kann durch symptomatische Krampfanfälle kompliziert werden.

## .4 Entzugssyndrom mit Delir

Ein Zustandsbild, bei dem das Entzugssyndrom (siehe 4. Stelle .3) durch ein Delir, (siehe Kriterien für F05.–) kompliziert wird. Symptomatische Krampfanfälle können ebenfalls auftreten. Wenn organische Faktoren eine beträchtliche Rolle in der Ätiologie spielen, sollte das Zustandsbild unter F05.8 klassifiziert werden.

Delirium tremens (alkoholbedingt)

## .5 Psychotische Störung

Eine Gruppe psychotischer Phänomene, die während oder nach dem Substanzgebrauch auftreten, aber nicht durch eine akute Intoxikation erklärt werden können und auch nicht Teil eines Entzugssyndroms sind. Die Störung ist durch Halluzinationen (typischerweise akustische, oft aber auf mehr als einem Sinnesgebiet), Wahrnehmungsstörungen, Wahnideen (häufig paranoide Gedanken oder Verfolgungsideen), psychomotorische Störungen (Erregung oder Stupor) sowie abnorme Affekte gekennzeichnet, die von intensiver Angst bis zur Ekstase reichen können. Das Sensorium ist üblicherweise klar, jedoch kann das Bewußtsein bis zu einem gewissen Grad eingeschränkt sein, wobei jedoch keine ausgeprägte Verwirrtheit auftritt.

Alkoholhalluzinose
Alkoholische Paranoia
Alkoholischer Eifersuchtswahn
Alkoholpsychose o.n.A.

*Exkl.:* Durch Alkohol oder psychoaktive Substanzen bedingter Restzustand und verzögert auftretende psychotische Störung (F10–F19, 4. Stelle .7)

## .6 Amnestisches Syndrom

Ein Syndrom, das mit einer ausgeprägten andauernden Beeinträchtigung des Kurz- und Langzeitgedächtnisses einhergeht. Das Immediatgedächtnis ist gewöhnlich erhalten und das Kurzzeitgedächtnis ist mehr gestört als das Langzeitgedächtnis. Die Störungen des Zeitgefühls und des Zeitgitters sind meist deutlich, ebenso wie die Lernschwierigkeiten. Konfabulationen können ausgeprägt sein, sind jedoch nicht in jedem Fall vorhanden. Andere kognitive Funktionen sind meist relativ gut erhalten, die amnestischen Störungen sind im Verhältnis zu anderen Beeinträchtigungen besonders ausgeprägt.

Alkohol- oder substanzbedingte amnestische Störung
Durch Alkohol oder andere psychotrope Substanzen bedingte Korsakowpsychose
Nicht näher bezeichnetes Korsakow-Syndrom

*Exkl.:* Nicht alkoholbedingte(s) Korsakow-Psychose oder -Syndrom (F04)

## .7 Restzustand und verzögert auftretende psychotische Störung

Eine Störung, bei der alkohol- oder substanzbedingte Veränderungen der kognitiven Fähigkeiten, des Affektes, der Persönlichkeit oder des Verhaltens über einen Zeitraum hinaus bestehen, in dem noch eine direkte Substanzwirkung angenommen werden kann.

Der Beginn dieser Störung sollte in unmittelbarem Zusammenhang mit dem Gebrauch der psychotropen Substanz stehen. Beginnt das Zustandsbild nach dem Substanzgebrauch, ist ein sicherer und genauer Nachweis notwendig, daß der Zustand auf Effekte der psychotropen Substanz zurückzuführen ist. Nachhallphänomene (Flashbacks) unterscheiden sich von einem psychotischen Zustandsbild durch ihr episodisches Auftreten, durch ihre meist kurze Dauer und das Wiederholen kürzlich erlebter alkohol- oder substanzbedingter Erlebnisse.

Alkoholdemenz o.n.A.
Chronisches hirnorganisches Syndrom bei Alkoholismus
Demenz und andere leichtere Formen anhaltender Beeinträchtigung der kognitiven Fähigkeiten
Nachhallzustände (Flashbacks)
Posthalluzinogene Wahrnehmungsstörung
Residuale affektive Störung
Residuale Störung der Persönlichkeit und des Verhaltens
Verzögert auftretende psychotische Störung durch psychotrope Substanzen bedingt

*Exkl.:* Alkohol- oder substanzbedingt:
- Korsakow-Syndrom (F10–F19, 4. Stelle .6)
- psychotischer Zustand (F10–F19, 4. Stelle .5)

.8 **Sonstige durch Alkohol oder psychotrope Substanzen bedingte psychische und Verhaltensstörungen**

.9 **Nicht näher bezeichnete alkohol- oder substanzbedingte psychische und Verhaltensstörung**

## F10.- Störungen durch Alkohol
[4. Stellen siehe am Anfang dieser Gruppe]

## F11.- Störungen durch Opioide
[4. Stellen siehe am Anfang dieser Gruppe]

## F12.- Störungen durch Cannabinoide
[4. Stellen siehe am Anfang dieser Gruppe]

## F13.- Störungen durch Sedativa oder Hypnotika
[4. Stellen siehe am Anfang dieser Gruppe]

### F14.- Störungen durch Kokain
[4. Stellen siehe am Anfang dieser Gruppe]

### F15.- Störungen durch andere Stimulanzien einschließlich Koffein
[4. Stellen siehe am Anfang dieser Gruppe]

### F16.- Störungen durch Halluzinogene
[4. Stellen siehe am Anfang dieser Gruppe]

### F17.- Störungen durch Tabak
[4. Stellen siehe am Anfang dieser Gruppe]

### F18.- Störungen durch flüchtige Lösungsmittel
[4. Stellen siehe am Anfang dieser Gruppe]

### F19.- Störungen durch multiplen Substanzgebrauch und Konsum anderer psychotroper Substanzen
[4. Stellen siehe am Anfang dieser Gruppe]

Diese Kategorie ist beim Konsum von zwei oder mehr psychotropen Substanzen zu verwenden, wenn nicht entschieden werden kann, welche Substanz die Störung ausgelöst hat. Diese Kategorie ist außerdem zu verwenden, wenn nur eine oder keine der konsumierten Substanzen nicht sicher zu identifizieren oder unbekannt sind, da viele Konsumenten oft selbst nicht genau wissen, was sie einnehmen.

*Inkl.:*   Mißbrauch von Substanzen o.n.A.

# Schizophrenie, schizotype und wahnhafte Störungen (F20–F29)

In diesem Abschnitt finden sich die Schizophrenie als das wichtigste Krankheitsbild dieser Gruppe, die schizotype Störung, die anhaltenden wahnhaften Störungen und eine größere Gruppe akuter vorübergehender psychotischer Störungen. Schizoaffektive Störungen werden trotz ihrer umstrittenen Natur weiterhin hier aufgeführt.

## F20 Schizophrenie

Die schizophrenen Störungen sind im allgemeinen durch grundlegende und charakteristische Störungen von Denken und Wahrnehmung sowie inadäquate oder verflachte Affekte gekennzeichnet. Die Bewußtseinsklarheit und intellektuellen Fähigkeiten sind in der Regel nicht beeinträchtigt, obwohl sich im Laufe der Zeit gewisse kognitive Defizite entwickeln können. Die wichtigsten psychopathologischen Phänomene sind Gedankenlautwerden, Gedankeneingebung oder Gedankenentzug, Gedankenausbreitung, Wahnwahrnehmung, Kontrollwahn, Beeinflussungswahn oder das Gefühl des Gemachten, Stimmen, die in der dritten Person den Patienten kommentieren oder über ihn sprechen, Denkstörungen und Negativsymptome.

Der Verlauf der schizophrenen Störungen kann entweder kontinuierlich episodisch mit zunehmender oder stabilen Defiziten sein, oder es können eine oder mehrere Episoden mit vollständiger oder unvollständiger Remission auftreten.

Die Diagnose Schizophrenie soll bei ausgeprägten depressiven oder manischen Symptomen nicht gestellt werden, es sei denn, schizophrene Symptome wären der affektiven Störung vorausgegangen. Ebensowenig ist eine Schizophrenie bei eindeutiger Gehirnerkrankung, während einer Intoxikation oder während eines Entzugssyndroms zu diagnostizieren. Ähnliche Störungen bei Epilepsie oder anderen Hirnerkrankungen sollen unter F06.2 kodiert werden, die durch psychotrope Substanzen bedingten psychotischen Störungen unter F10–F19, 4. Stelle .5.

*Exkl.:* Schizophrene Reaktion (F23.2)
Schizophrenie:
- akut (undifferenziert) (F23.2)
- zyklisch (F25.2)
Schizotype Störung (F21)

### F20.0 Paranoide Schizophrenie

Die paranoide Schizophrenie ist durch beständige, häufig paranoide Wahnvorstellungen gekennzeichnet, meist begleitet von akustischen Halluzinationen und Wahrnehmungsstörungen. Störungen der Stimmung, des Antriebs und der Sprache, katatone Symptome fehlen entweder oder sind wenig auffallend.

Paraphrene Schizophrenie

*Exkl.:* Paranoia (F22.0)
Paranoider Involutionszustand (F22.8)

**F20.1 Hebephrene Schizophrenie**

Eine Form der Schizophrenie, bei der die affektiven Veränderungen im Vordergrund stehen, Wahnvorstellungen und Halluzinationen flüchtig und bruchstückhaft auftreten, das Verhalten verantwortungslos und unvorhersehbar ist und Manierismen häufig sind. Die Stimmung ist flach und unangemessen. Das Denken ist desorganisiert, die Sprache zerfahren. Der Kranke neigt dazu, sich sozial zu isolieren. Wegen der schnellen Entwicklung der Minussymptomatik, besonders von Affektverflachung und Antriebsverlust, ist die Prognose zumeist schlecht. Eine Hebephrenie soll in aller Regel nur bei Jugendlichen oder jungen Erwachsenen diagnostiziert werden.

Desintegrative Schizophrenie
Hebephrenie

**F20.2 Katatone Schizophrenie**

Die katatone Schizophrenie ist gekennzeichnet von den im Vordergrund stehenden psychomotorischen Störungen, die zwischen Extremen wie Erregung und Stupor sowie Befehlsautomatismus und Negativismus alternieren können. Zwangshaltungen und -stellungen können lange Zeit beibehalten werden. Episodenhafte schwere Erregungszustände können ein Charakteristikum dieses Krankheitsbildes sein. Die katatonen Phänomene können mit einem traumähnlichen (oneiroiden) Zustand mit lebhaften szenischen Halluzinationen verbunden sein.

Katatoner Stupor
Schizophren:
- Flexibilitas cerea
- Katalepsie
- Katatonie

**F20.3 Undifferenzierte Schizophrenie**

Diese Kategorie soll für psychotische Zustandsbilder verwendet werden, welche die allgemeinen diagnostischen Kriterien der Schizophrenie (F20) erfüllen, ohne einer der Unterformen von F20.0–F20.2 zu entsprechen, oder die Merkmale von mehr als einer aufweisen ohne daß bestimmte diagnostische Charakteristika eindeutig überwiegen.

Atypische Schizophrenie

*Exkl.:* Akute schizophreniforme psychotische Störung (F23.2)
Chronische undifferenzierte Schizophrenie (F20.5)
Postschizophrene Depression (F20.4)

## F20.4 Postschizophrene Depression

Eine unter Umständen länger anhaltende depressive Episode, die im Anschluß an eine schizophrene Krankheit auftritt. Einige „positive" oder „negative" schizophrene Symptome müssen noch vorhanden sein, beherrschen aber das klinische Bild nicht mehr. Diese depressiven Zustände sind mit einem erhöhten Suizidrisiko verbunden.

Wenn der Patient keine schizophrenen Symptome mehr aufweist, sollte eine depressive Episode diagnostiziert werden (F32.–). Wenn floride schizophrene Symptome noch im Vordergrund stehen, sollte die entsprechende schizophrene Unterform (F20.0–F20.3) diagnostiziert werden.

## F20.5 Schizophrenes Residuum

Ein chronisches Stadium in der Entwicklung einer schizophrenen Krankheit, bei welchem eine eindeutige Verschlechterung von einem frühen zu einem späteren Stadium vorliegt und das durch langandauernde, jedoch nicht unbedingt irreversible „negative" Symptome charakterisiert ist. Hierzu gehören psychomotorische Verlangsamung, verminderte Aktivität, Affektverflachung, Passivität und Initiativemangel, qualitative und quantitative Sprachverarmung, geringe nonverbale Kommunikation durch Gesichtsausdruck, Blickkontakt, Modulation der Stimme und Körperhaltung, Vernachlässigung der Körperpflege und nachlassende soziale Leistungsfähigkeit.

Chronische undifferenzierte Schizophrenie
Restzustand
Schizophrener Residualzustand

## F20.6 Schizophrenia simplex

Eine Störung mit schleichender Progredienz von merkwürdigem Verhalten, mit einer Einschränkung, gesellschaftliche Anforderungen zu erfüllen und mit Verschlechterung der allgemeinen Leistungsfähigkeit. Die charakteristische Negativsymptomatik des schizophrenen Residuums (Affektverflachung und Antriebsminderung) entwickelt sich ohne vorhergehende produktive psychotische Symptome.

## F20.8 Sonstige Schizophrenie

Schizophreniform:
- Psychose o.n.A.
- Störung o.n.A.

Zönästhetische (zönästhopathische) Schizophrenie

*Exkl.:* Kurze schizophreniforme Störungen (F23.2)

## F20.9 Schizophrenie, nicht näher bezeichnet

## F21 Schizotype Störung

Eine Störung mit exzentrischem Verhalten und Anomalien des Denkens und der Stimmung, die schizophren wirken, obwohl nie eindeutige und charakteristische schizophrene Symptome aufgetreten sind. Es kommen vor: ein kalter Affekt, Anhedonie und seltsames und exzentrisches Verhalten, Tendenz zu sozialem Rückzug, paranoische oder bizarre Ideen, die aber nicht bis zu eigentlichen Wahnvorstellungen gehen, zwanghaftes Grübeln, Denk- und Wahrnehmungsstörungen, gelegentlich vorübergehende, quasipsychotische Episoden mit intensiven Illusionen, akustischen oder anderen Halluzinationen und wahnähnlichen Ideen, meist ohne äußere Veranlassung. Es läßt sich kein klarer Beginn feststellen; Entwicklung und Verlauf entsprechen gewöhnlich einer Persönlichkeitsstörung.

Latente schizophrene Reaktion
Schizophrenie:
- Borderline
- latent
- präpsychotisch
- prodromal
- pseudoneurotisch
- pseudopsychopathisch

Schizotype Persönlichkeitsstörung

*Exkl.:* Asperger-Syndrom (F84.5)
Schizoide Persönlichkeitsstörung (F60.1)

## F22 Anhaltende wahnhafte Störungen

Diese Gruppe enthält eine Reihe von Störungen, bei denen ein langandauernder Wahn das einzige oder das am meisten ins Auge fallende klinische Charakteristikum darstellt, und die nicht als organisch, schizophren oder affektiv klassifiziert werden können. Wahnhafte Störungen, die nur wenige Monate angedauert haben, sollten wenigstens vorläufig unter F23.– kodiert werden.

### F22.0 Wahnhafte Störung

Eine Störung charakterisiert durch die Entwicklung eines einzelnen Wahns oder mehrerer aufeinander bezogener Wahninhalte, die im allgemeinen lange, manchmal lebenslang, andauern. Der Inhalt des Wahns oder des Wahnsystems ist sehr unterschiedlich. Eindeutige und anhaltende akustische Halluzinationen (Stimmen), schizophrene Symptome wie Kontrollwahn oder Affektverflachung und eine eindeutige Gehirnerkrankung sind nicht mit der Diagnose vereinbar. Gelegentliche oder vorübergehende akustische Halluzinationen schließen besonders bei älteren Patienten die Diagnose jedoch nicht aus, solange diese Symptome nicht typisch schizophren erscheinen und nur einen kleinen Teil des klinischen Bildes ausmachen.

Paranoia
Paranoid:
- Psychose
- Zustand

Sensitiver Beziehungswahn
Späte Paraphrenie

*Exkl.:* Paranoid:
- Persönlichkeitsstörung (F60.0)
- psychogene Psychose (F23.3)
- Reaktion (F23.3)
- Schizophrenie (F20.0)

**F22.8 Sonstige anhaltende wahnhafte Störungen**
Hierbei handelt es sich um Störungen, bei denen ein Wahn oder Wahnsysteme von anhaltenden Stimmen oder von schizophrenen Symptomen begleitet werden, die aber nicht die Diagnose Schizophrenie (F20.-) erfüllen.

Paranoides Zustandsbild im Involutionsalter
Querulantenwahn (Paranoia querulans)
Wahnhafte Dysmorphophobie

**F22.9 Anhaltende wahnhafte Störung, nicht näher bezeichnet**

## F23 Akute vorübergehende psychotische Störungen

Eine heterogene Gruppe von Störungen, die durch den akuten Beginn der psychotischen Symptome, wie Wahnvorstellungen, Halluzinationen und anderen Wahrnehmungsstörungen, und durch eine schwere Störung des normalen Verhaltens charakterisiert sind. Der akute Beginn wird als Crescendo-Entwicklung eines eindeutig abnormen klinischen Bildes innerhalb von 2 Wochen oder weniger definiert. Bei diesen Störungen gibt es keine Hinweise für eine organische Verursachung. Ratlosigkeit und Verwirrtheit kommen häufig vor, die zeitliche, örtliche und personale Desorientiertheit ist jedoch nicht andauernd oder schwer genug, um die Kriterien für ein organisch verursachtes Delir (F05.-) zu erfüllen. Eine vollständige Besserung erfolgt in der Regel innerhalb weniger Monate, oft bereits nach wenigen Wochen oder nur Tagen. Wenn die Störung weiterbesteht, wird eine Änderung der Kodierung notwendig. Die Störung kann im Zusammenhang mit einer akuten Belastung stehen, definiert als belastendes Ereignis ein oder zwei Wochen vor Beginn der Störung.

## F23.0 Akute polymorphe psychotische Störung ohne Symptome einer Schizophrenie

Eine akute psychotische Störung, bei der Halluzinationen, Wahnphänomene und Wahrnehmungsstörungen vorhanden, aber sehr unterschiedlich ausgeprägt sind und von Tag zu Tag oder sogar von Stunde zu Stunde zu wechseln. Häufig findet sich auch emotionales Aufgewühltsein mit intensiven vorübergehenden Glücksgefühlen und Ekstase oder Angst und Reizbarkeit. Die Vielgestaltigkeit und und Unbeständigkeit sind für das gesamte klinische Bild charakteristisch; die psychotischen Merkmale erfüllen nicht die Kriterien für Schizophrenie (F20.-). Diese Störungen beginnen abrupt, entwickeln sich rasch innerhalb weniger Tage und zeigen häufig eine schnelle und anhaltende Rückbildung der Symptome ohne Rückfall. Wenn die Symptome andauern, sollte die Diagnose in anhaltende wahnhafte Störung (F22.-) geändert werden.

Bouffée délirante ohne Symptome einer Schizophrenie oder nicht näher bezeichnet
Zykloide Psychose ohne Symptome einer Schizophrenie oder nicht näher bezeichnet

## F23.1 Akute polymorphe psychotische Störung mit Symptomen einer Schizophrenie

Eine akute psychotische Störung mit vielgestaltigem und unbeständigem klinischem Bild, wie unter F23.0 beschrieben; trotz dieser Unbeständigkeit aber sind in der überwiegenden Zeit auch einige für die Schizophrenie typische Symptome vorhanden. Wenn die schizophrenen Symptome andauern, ist die Diagnose in Schizophrenie (F20.-) zu ändern.

Bouffée délirante mit Symptomen einer Schizophrenie
Zykloide Psychose mit Symptomen einer Schizophrenie

## F23.2 Akute schizophreniforme psychotische Störung

Eine akute psychotische Störung, bei der die psychotischen Symptome vergleichsweise stabil sind und die Kriterien für Schizophrenie (F20.-) erfüllen, aber weniger als einen Monat bestanden haben. Die polymorphen, unbeständigen Merkmale, die unter F23.0 beschrieben wurden, fehlen. Wenn die schizophrenen Symptome andauern, ist die Diagnose in Schizophrenie (F20.-) zu ändern.

Akute (undifferenzierte) Schizophrenie
Kurze schizophreniforme:
- Psychose
- Störung

Oneirophrenie
Schizophrene Reaktion

*Exkl.:* Organische wahnhafte [schizophreniforme] Störung (F06.2)
Schizophreniforme Störung o.n.A. (F20.8)

## F23.3 Sonstige akute vorwiegend wahnhafte psychotische Störungen

Es handelt sich um eine akute pychotische Störung, bei der verhältnismäßig stabile Wahnphänomene oder Halluzinationen die hauptsächlichen klinischen Merkmale darstellen, aber nicht die Kriterien für eine Schizophrenie erfüllen (F20.–). Wenn die Wahnphänomene andauern, ist die Diagnose in anhaltende wahnhafte Störung (F22.–) zu ändern.

Paranoide Reaktion
Psychogene paranoide Psychose

## F23.8 Sonstige akute vorübergehende psychotische Störungen

Hier sollen alle anderen nicht näher bezeichneten akuten psychotischen Störungen, ohne Anhalt für eine organische Ursache, klassifiziert werden und die nicht die Kriterien für F23.0–F23.3 erfüllen.

## F23.9 Akute vorübergehende psychotische Störungen, nicht näher bezeichnet

Kurze reaktive Psychose o.n.A.
Reaktive Psychose

# F24 Induzierte wahnhafte Störung

Es handelt sich um eine wahnhafte Störung, die von zwei Personen mit einer engen emotionalen Bindung geteilt wird. Nur eine von beiden leidet unter einer echten psychotischen Störung; die Wahnvorstellungen bei dem Anderen sind induziert und werden bei der Trennung des Paares meist aufgegeben.

Folie à deux
Induziert:
- paranoide Störung
- psychotische Störung

# F25 Schizoaffektive Störungen

Episodische Störungen, bei denen sowohl affektive als auch schizophrene Symptome auftreten, aber die weder die Kriterien für Schizophrenie noch für eine depressive oder manische Episode erfüllen. Andere Zustandsbilder, bei denen affektive Symptome eine vorher bestehende Schizophrenie überlagern, oder bei denen sie mit anderen anhaltenden Wahnkrankheiten gemeinsam auftreten oder alternieren, sind unter F20–F29 zu kodieren. Parathyme psychotische Symptome bei affektiven Störungen rechtfertigen die Diagnose einer schizoaffektiven Störung nicht.

## F25.0 Schizoaffektive Störung, gegenwärtig manisch

Eine Störung, bei der sowohl schizophrene als auch manische Symptome vorliegen und deshalb weder die Diagnose einer Schizophrenie noch einer manischen Episode gerechtfertigt ist. Diese Kategorie ist sowohl für einzelne Episoden als auch für rezidivierende Störungen zu verwenden, bei denen die Mehrzahl der Episoden schizomanisch ist.

Schizoaffektive Psychose, manischer Typ
Schizophreniforme Psychose, manischer Typ

**F25.1 Schizoaffektive Störung, gegenwärtig depressiv**
Eine Störung, bei der sowohl schizophrene als auch depressive Symptome vorliegen und deshalb weder die Diagnose einer Schizophrenie noch einer depressiven Episode gerechtfertigt ist. Diese Kategorie ist sowohl für einzelne Episoden als auch für rezidivierende Störungen zu verwenden, bei denen die Mehrzahl der Episoden schizodepressiv ist.

Schizoaffektive Psychose, depressiver Typ
Schizophreniforme Psychose, depressiver Typ

**F25.2 Gemischte schizoaffektive Störung**
Gemischte schizophrene und affektive Psychose
Zyklische Schizophrenie

**F25.8 Sonstige schizoaffektive Störungen**

**F25.9 Schizoaffektive Störung, nicht näher bezeichnet**
Schizoaffektive Psychose o.n.A

## F28 Sonstige nichtorganische psychotische Störungen
Hier sind wahnhafte oder halluzinatorische Störungen zu kodieren, die nicht die Kriterien für Schizophrenie (F20.–), für anhaltende wahnhafte Störungen (F22.–), für akute vorübergehende psychotische Störungen (F23.–), für psychotische Formen der manischen Episode (F30.2) oder für eine schwere depressive Episode (F32.3) erfüllen.

Chronisch halluzinatorische Psychose

## F29 Nicht näher bezeichnete nichtorganische Psychose
Psychose o.n.A.

*Exkl.:* Organische oder symtomatische Psychose o.n.A. (F09)
Psychische Störung o.n.A. (F99)

# Affektive Störungen (F30–F39)

Dieser Block enthält Störungen deren Hauptsymptome in einer Veränderung der Stimmung oder der Affektivität entweder zur Depression – mit oder ohne begleitender Angst – oder zur gehobenen Stimmung bestehen. Dieser Stimmungswechsel wird meist von einer Veränderung des allgemeinen Aktivitätsniveaus begleitet. Die meisten anderen Symptome beruhen hierauf oder sind im Zusammenhang mit dem Stimmungs- und Aktivitätswechsel leicht zu verstehen. Die meisten dieser Störungen neigen zu Rückfällen. Der Beginn der einzelnen Episoden ist oft mit belastenden Ereignissen oder Situationen in Zusammenhang zu bringen.

## F30 Manische Episode

Alle Untergruppen dieser Kategorie dürfen nur für eine einzelne Episode verwendet werden. Hypomanische oder manische Episoden bei Betroffenen, die früher eine oder mehrere affektive (depressive, hypomanische, manische oder gemischte) Episoden hatten, sind unter bipolarer affektiver Störung (F31.-) zu klassifizieren.

*Inkl.:* Bipolare Störung, einzelne manische Episode

### F30.0 Hypomanie

Eine Störung, charakterisiert durch eine anhaltende, leicht gehobene Stimmung, gesteigerten Antrieb und Aktivität und in der Regel auch ein auffallendes Gefühl von Wohlbefinden und körperlicher und seelischer Leistungsfähigkeit. Gesteigerte Geselligkeit, Gesprächigkeit, übermäßige Vertraulichkeit, gesteigerte Libido und vermindertes Schlafbedürfnis sind häufig vorhanden, aber nicht in dem Ausmaß, daß sie zu einem Abbruch der Berufstätigkeit oder zu sozialer Ablehnung führen. Reizbarkeit, Selbstüberschätzung und flegelhaftes Verhalten können an die Stelle der häufigen euphorischen Geselligkeit treten. Die Störungen der Stimmung und des Verhaltens werden nicht von Halluzinationen oder Wahn begleitet.

### F30.1 Manie ohne psychotische Symptome

Die Stimmung ist situationsinadäquat gehoben und kann zwischen sorgloser Heiterkeit und fast unkontrollierbarer Erregung schwanken. Die gehobene Stimmung ist mit vermehrtem Antrieb verbunden, dies führt zu Überaktivität, Rededrang und vermindertem Schlafbedürfnis. Die Aufmerksamkeit kann nicht mehr aufrechterhalten werden, es kommt oft zu starker Ablenkbarkeit. Die Selbsteinschätzung ist mit Größenideen oder übertriebenem Optimismus häufig weit überhöht. Der Verlust normaler sozialer Hemmungen kann zu einem leichtsinnigen, rücksichtslosen oder in Bezug auf die Umstände unpassenden und persönlichkeitsfremdem Verhalten führen.

### F30.2 Manie mit psychotischen Symptomen

Zusätzlich zu dem unter F30.1 beschriebenen klinischen Bild treten Wahn (zumeist Größenwahn) oder Halluzinationen (zumeist Stimmen, die unmittelbar zum Betroffenen sprechen) auf. Die Erregung, die ausgeprägte körperliche Aktivität und die Ideenflucht können so extrem sein, daß der Betroffene für eine normale Kommunikation unzugänglich wird.

Manie mit parathymen psychotischen Symptomen
Manie mit synthymen psychotischen Symptomen
Manischer Stupor

### F30.8 Sonstige manische Episoden

### F30.9 Manische Episode, nicht näher bezeichnet

Manie o.n.A.

## F31 Bipolare affektive Störung

Hierbei handelt es sich um eine Störung, die durch wenigstens zwei Episoden charakterisiert ist, in denen Stimmung und Aktivitätsniveau des Betroffenen deutlich gestört sind. Diese Störung besteht einmal in gehobener Stimmung, vermehrtem Antrieb und Aktivität (Hypomanie oder Manie), dann wieder in einer Stimmungssenkung und vermindertem Antrieb und Aktivität (Depression). Wiederholte hypomanische oder manische Episoden sind ebenfalls als bipolar zu klassifizieren (F31.8).

*Inkl.:* Manisch-depressiv:
- Krankheit
- Psychose
- Reaktion

*Exkl.:* Bipolare affektive Störung, einzelne manische Episode (F30.-)
Zyklothymia (F34.0)

### F31.0 Bipolare affektive Störung, gegenwärtig hypomanische Episode

Der betroffene Patient ist gegenwärtig hypomanisch (siehe F30.0) und hatte wenigstens eine weitere affektive Episode (hypomanisch, manisch, depressiv oder gemischt) in der Anamnese.

### F31.1 Bipolare affektive Störung, gegenwärtig manische Episode ohne psychotische Symptome

Der betroffene Patient ist gegenwärtig manisch, ohne psychotische Symptome (siehe F30.1) und hatte wenigstens eine weitere affektive Episode (hypomanisch, manisch, depressiv oder gemischt) in der Anamnese.

### F31.2 Bipolare affektive Störung, gegenwärtig manische Episode mit psychotischen Symptomen

Der betroffene Patient ist gegenwärtig manisch, mit psychotischen Symptomen (F30.2) und hatte wenigstens eine weitere affektive Episode (hypomanisch, manisch, depressiv oder gemischt) in der Anamnese.

### F31.3 Bipolare affektive Störung, gegenwärtig mittelgradige oder leichte depressive Episode

Der betroffene Patient ist gegenwärtig depressiv, wie bei einer leichten oder mittelgradigen depressiven Episode (siehe F32.0 oder F32.1) und hatte wenigstens eine eindeutig diagnostizierte hypomanische, manische oder gemischte Episode in der Anamnese.

### F31.4 Bipolare affektive Störung, gegenwärtig schwere depressive Episode ohne psychotische Symptome

Der betroffene Patient ist gegenwärtig depressiv, wie bei einer schweren depressiven Episode ohne psychotische Symptome (siehe F32.2) und hatte wenigstens eine eindeutig diagnostizierte hypomanische, manische oder gemischte Episode in der Anamnese.

### F31.5 Bipolare affektive Psychose, gegenwärtig schwere depressive Episode mit psychotischen Symptomen

Der betroffene Patient ist gegenwärtig depressiv, wie bei einer schweren depressiven Episode mit psychotischen Symptomen (siehe F32.3) und hatte wenigstens eine eindeutig diagnostizierte hypomanische, manische oder gemischte Episode in der Anamnese.

**F31.6 Bipolare affektive Psychose, gegenwärtig gemischte Episode**
Der betroffene Patient hatte wenigstens eine eindeutig diagnostizierte hypomanische, manische, depressive oder gemischte affektive Episode in der Anamnese und zeigt gegenwärtig entweder eine Kombination oder einen raschen Wechsel von manischen und depressiven Symptomen.

*Exkl.:* Einzelne gemischte affektive Episode (F38.0)

**F31.7 Bipolare affektive Psychose, gegenwärtig remittiert**
Der betroffene Patient hatte wenigstens eine eindeutig diagnostizierte hypomanische, manische oder gemischte affektive Episode und wenigstens eine weitere affektive Episode (hypomanisch, manisch, depressiv oder gemischt) in der Anamnese; in den letzten Monaten und gegenwärtig besteht keine deutliche Störung der Stimmung. Auch Remissionen während einer prophylaktischen Behandlung sollen hier kodiert werden.

**F31.8 Sonstige bipolare affektive Störungen**
Bipolare II Störung
Rezidivierende manische Episoden

**F31.9 Bipolare affektive Störung, nicht näher bezeichnet**

## F32 Depressive Episode

Bei den typischen leichten (F32.0), mittelgradigen (F32.1) oder schweren (F32.2 und F32.3) Episoden, leidet der betroffene Patient unter einer gedrückten Stimmung und einer Verminderung von Antrieb und Aktivität. Die Fähigkeit zu Freude, das Interesse und die Konzentration sind vermindert. Ausgeprägte Müdigkeit kann nach jeder kleinsten Anstrengung auftreten. Der Schlaf ist meist gestört, der Appetit vermindert. Selbstwertgefühl und Selbstvertrauen sind fast immer beeinträchtigt. Sogar bei der leichten Form kommen Schuldgefühle oder Gedanken über eigene Wertlosigkeit vor. Die gedrückte Stimmung verändert sich von Tag zu Tag wenig, reagiert nicht auf Lebensumstände und kann von sogenannten „somatischen" Symptomen begleitet werden, wie Interessenverlust oder Verlust der Freude, Früherwachen, Morgentief, deutliche psychomotorische Hemmung, Agitiertheit, Appetitverlust, Gewichtsverlust und Libidoverlust. Abhängig von Anzahl und Schwere der Symptome ist eine depressive Episode als leicht, mittelgradig oder schwer zu bezeichnen.

*Inkl.:* Einzelne Episoden von:
- depressiver Reaktion
- psychogener Depression
- reaktiver Depression (F32.0, F32.1, F32.2)

*Exkl.:* Anpassungsstörungen (F43.2)
depressive Episode in Verbindung mit Störungen des Sozialverhaltens (F91.–, F92.0)
rezidivierende depressive Störung (F33.–)

### F32.0 Leichte depressive Episode
Gewöhnlich sind mindestens zwei oder drei der oben angegebenen Symptome vorhanden. Der betroffene Patient ist im allgemeinen davon beeinträchtigt, aber oft in der Lage, die meisten Aktivitäten fortzusetzen.

### F32.1 Mittelgradige depressive Episode
Gewöhnlich sind vier oder mehr der oben angegebenen Symptome vorhanden und der betroffene Patient hat meist große Schwierigkeiten, alltägliche Aktivitäten fortzusetzen.

### F32.2 Schwere depressive Episode ohne psychotische Symptome
Eine depressive Episode mit mehreren oben angegebenen, quälenden Symptomen. Typischerweise bestehen ein Verlust des Selbstwertgefühls und Gefühle von Wertlosigkeit und Schuld. Suizidgedanken und -handlungen sind häufig und meist liegen einige somatische Symptome vor.

Einzelne Episode einer agitierten Depression
Einzelne Episode einer majoren Depression [major depression] ohne
    psychotische Symptome
Einzelne Episode einer vitalen Depression ohne psychotische Symptome

### F32.3 Schwere depressive Episode mit psychotischen Symptomen
Eine schwere depressive Episode, wie unter F32.2 beschrieben, bei der aber Halluzinationen, Wahnideen, psychomotorische Hemmung oder ein Stupor so schwer ausgeprägt sind, daß alltägliche soziale Aktivitäten unmöglich sind und Lebensgefahr durch Suizid und mangelhafte Flüssigkeits- und Nahrungsaufnahme bestehen kann. Halluzinationen und Wahn können, müssen aber nicht, synthym sein.

Einzelne Episoden:
- majore Depression [major depression] mit psychotischen Symptomen
- psychogene depressive Psychose
- psychotische Depression
- reaktive depressive Psychose

### F32.8 Sonstige depressive Episoden
Atypische Depression
Einzelne Episoden der „larvierten" Depression o.n.A.

### F32.9 Depressive Episode, nicht näher bezeichnet
Depression o.n.A.
Depressive Störung o.n.A.

## F33 Rezidivierende depressive Störung
Hierbei handelt es sich um eine Störung, die durch wiederholte depressive Episoden (F32.-) charakterisiert ist. In der Anamnese finden sich dabei keine unabhängigen Episoden mit gehobener Stimmung und vermehrtem Antrieb (Manie). Kurze Episoden von leicht gehobener Stimmung und Überaktivität (Hypomanie) können allerdings unmittelbar nach einer depressiven Episode, manchmal durch eine antidepressive Behandlung mitbedingt, aufgetreten sein. Die schwereren Formen der rezidivierenden depressiven Störung (F33.2 und .3) haben viel mit den früheren Konzepten der manisch-depressiven Krankheit, der Melancholie, der vitalen Depression und der endogenen Depression gemeinsam. Die erste Episode kann in jedem Alter zwischen Kindheit und Senium auftreten, der Beginn kann akut oder schleichend sein, die Dauer reicht von wenigen Wochen bis zu vielen Monaten. Das Risiko, daß ein Patient mit

rezidivierender depressiver Störung eine manische Episode entwickelt, wird niemals vollständig aufgehoben, gleichgültig, wieviele depressive Episoden aufgetreten sind. Bei Auftreten einer manischen Episode ist die Diagnose in bipolare affektive Störung zu ändern (F31.–).

*Inkl.:* Rezidivierende Episoden (F33.0 oder F33.1):
- depressive Reaktion
- psychogene Depression
- reaktive Depression

Saisonale depressive Störung

*Exkl.:* Rezidivierende kurze depressive Episoden (F38.1)

## F33.0 Rezidivierende depressive Störung, gegenwärtig leichte Episode

Eine Störung, die durch wiederholte depressive Episoden gekennzeichnet ist, wobei die gegenwärtige Episode leicht ist (siehe F32.0), ohne Manie in der Anamnese.

## F33.1 Rezidivierende depressive Störung, gegenwärtig mittelgradige Episode

Eine Störung, die durch wiederholte depressive Episoden gekennzeichnet ist, wobei die gegenwärtige Episode mittelgradig ist (siehe F32.1), ohne Manie in der Anamnese.

## F33.2 Rezidivierende depressive Störung, gegenwärtig schwere Episode ohne psychotische Symptome

Eine Störung, die durch wiederholte depressive Episoden gekennzeichnet ist, wobei die gegenwärtige Episode schwer ist, ohne psychotische Symptome (siehe F32.2) und ohne Manie in der Anamnese.

Endogene Depression ohne psychotische Symptome
Manisch-depressive Psychose, depressive Form, ohne psychotische Symptome
Rezidivierende majore Depression [major depression], ohne psychotische Symptome
Rezidivierende vitale Depression, ohne psychotische Symptome

## F33.3 Rezidivierende depressive Störung, gegenwärtig schwere Episode mit psychotischen Symptomen

Eine Störung, die durch wiederholte depressive Episoden gekennzeichnet ist; die gegenwärtige Episode ist schwer, mit psychotischen Symptomen (siehe F32.3), ohne vorhergehende manische Episoden.

Endogene Depression mit psychotischen Symptomen
Manisch-depressive Psychose, depressive Form, mit psychotischen Symptomen
Rezidivierende schwere Episoden:
- majore Depression [major depression] mit psychotischen Symptomen
- psychogene depressive Psychose
- psychotische Depression
- reaktive depressive Psychose

**F33.4 Rezidivierende depressive Störung, gegenwärtig remittiert**
Die Kriterien für eine der oben beschriebenen Störungen F33.0–F33.3 sind in der Anamnese erfüllt, aber in den letzten Monaten bestehen keine depressiven Symptome.

**F33.8 Sonstige rezidivierende depressive Störungen**

**F33.9 Rezidivierende depressive Störung, nicht näher bezeichnet**
Monopolare Depression o.n.A.

## F34 Anhaltende affektive Störungen

Hierbei handelt es sich um anhaltende und meist fluktuierende Stimmungsstörungen, bei denen die Mehrzahl der einzelnen Episoden nicht ausreichend schwer genug sind, um als hypomanische oder auch nur leichte depressive Episoden gelten zu können. Da sie jahrelang, manchmal den größeren Teil des Erwachsenenlebens, andauern, ziehen sie beträchtliches subjektives Leiden und Beeinträchtigungen nach sich. Gelegentlich können rezidivierende oder einzelne manische oder depressive Episoden eine anhaltende affektive Störung überlagern.

**F34.0 Zyklothymia**
Hierbei handelt es sich um eine andauernde Instabilität der Stimmung mit zahlreichen Perioden von Depression und leicht gehobener Stimmung (Hypomanie), von denen aber keine ausreichend schwer und anhaltend genug ist, um die Kriterien für eine bipolare affektive Störung (F31.–) oder rezidivierende depressive Störung (F33.–) zu erfüllen. Diese Störung kommt häufig bei Verwandten von Patienten mit bipolarer affektiver Störung vor. Einige Patienten mit Zyklothymia entwickeln schließlich selbst eine bipolare affektive Störung.

Affektive Persönlichkeit(sstörung)
Zykloide Persönlichkeit
Zyklothyme Persönlichkeit

**F34.1 Dysthymia**
Hierbei handelt es sich um eine chronische, wenigstens mehrere Jahre andauernde depressive Verstimmung, die weder schwer noch hinsichtlich einzelner Episoden anhaltend genug ist, um die Kriterien einer schweren, mittelgradigen oder leichten rezidivierenden depressiven Störung (F33.–) zu erfüllen.

Anhaltende ängstliche Depression
Depressiv:
• Neurose
• Persönlichkeit(sstörung)
Neurotische Depression

*Exkl.:* Ängstliche Depression (leicht, aber nicht anhaltend) (F41.2)

**F34.8 Sonstige anhaltende affektive Störungen**

**F34.9 Anhaltende affektive Störungen, nicht näher bezeichnet**

## F38 Andere affektive Störungen
Hierbei handelt es sich um eine Restkategorie für Stimmungsstörungen, die die Kriterien der oben genannten Kategorien F30–F34 in Bezug auf Ausprägung und Dauer nicht erfüllen.

**F38.0 Andere einzelne affektive Störungen**
Gemischte affektive Episode

**F38.1 Andere rezidivierende affektive Störungen**
Rezidivierende kurze depressive Episoden

**F38.8 Sonstige näher bezeichnete affektive Störungen**

## F39 Nicht näher bezeichnete affektive Störung
Affektive Psychose o.n.A.

# Neurotische, Belastungs- und somatoforme Störungen (F40–F48)

*Exkl.:* In Verbindung mit einer Störung des Sozialverhaltens (F91.–, F92.8)

## F40 Phobische Störungen
Eine Gruppe von Störungen, bei der Angst ausschließlich oder überwiegend durch eindeutig definierte, eigentlich ungefährliche, Situationen hervorgerufen wird. In der Folge werden diese Situationen typischerweise vermieden oder mit Furcht ertragen. Die Befürchtungen des Patienten können sich auf Einzelsymptome wie Herzklopfen oder Schwächegefühl beziehen, häufig gemeinsam mit sekundären Ängsten vor dem Sterben, Kontrollverlust oder dem Gefühl, wahnsinnig zu werden. Allein die Vorstellung, daß die phobische Situation eintreten könnte, erzeugt meist schon Erwartungsangst. Phobische Angst tritt häufig gleichzeitig mit Depression auf. Ob zwei Diagnosen, phobische Störung und depressive Episode, erforderlich sind, richtet sich nach dem zeitlichen Verlauf beider Zustandsbilder und nach therapeutischen Erwägungen zum Zeitpunkt der Konsultation.

**F40.0 Agoraphobie**
Eine relativ gut definierte Gruppe von Phobien, mit Befürchtungen, das Haus zu verlassen, Geschäfte zu betreten, in Menschenmengen und auf öffentlichen Plätzen zu sein, alleine mit Bahn, Bus oder Flugzeug zu reisen. Eine Panikstörung kommt als häufiges Merkmal bei gegenwärtigen oder zurückliegenden Episoden vor. Depressive und zwanghafte Symptome sowie soziale Phobien sind als zusätzliche Merkmale gleichfalls häufig vorhanden. Die Vermeidung der phobischen Situation steht oft im Vordergrund und einige Agoraphobiker erleben nur wenig Angst, da sie die phobischen Situationen meiden können.

Agoraphobie ohne Panikstörung in der Anamnese
Panikstörung mit Agoraphobie

## F40.1 Soziale Phobien

Furcht vor prüfender Betrachtung durch andere Menschen, die zu Vermeidung sozialer Situationen führt. Umfassendere soziale Phobien sind in der Regel mit niedrigem Selbstwertgefühl und Furcht vor Kritik verbunden. Sie können sich in Beschwerden wie Erröten, Händezittern, Übelkeit oder Drang zum Wasserlassen äußern. Dabei meint die betreffende Person manchmal, daß eine dieser sekundären Manifestationen der Angst das primäre Problem darstellt. Die Symptome können sich bis zu Panikattakken steigern.

Anthropophobie
Soziale Neurose

## F40.2 Spezifische (isolierte) Phobien

Phobien, die auf eng umschriebene Situationen wie Nähe von bestimmten Tieren, Höhen, Donner, Dunkelheit, Fliegen, geschlossene Räume, Urinieren oder Defäzieren auf öffentlichen Toiletten, Genuß bestimmter Speisen, Zahnarztbesuch oder auf den Anblick von Blut oder Verletzungen beschränkt sind. Obwohl die auslösende Situation streng begrenzt ist, kann sie Panikzustände wie bei Agoraphobie oder sozialer Phobie hervorrufen.

Akrophobie
Einfache Phobie
Klaustrophobie
Tierphobien

*Exkl.:*   Dysmorphophobie (nicht wahnhaft) (F45.2)
Nosophobie (F45.2)

## F40.8 Sonstige phobische Störungen

## F40.9 Phobische Störung, nicht näher bezeichnet

Phobie o.n.A.
Phobischer Zustand o.n.A.

## F41 Andere Angststörungen

Bei diesen Störungen stellen Manifestationen der Angst die Hauptsymptome dar, ohne auf eine bestimmte Umgebungssituation bezogen zu sein. Depressive und Zwangssymptome, sogar einige Elemente phobischer Angst können vorhanden sein, vorausgesetzt, sie sind eindeutig sekundär oder weniger ausgeprägt.

Psychische und Verhaltensstörungen

**F41.0 Panikstörung [episodisch paroxysmale Angst]**
Das wesentliche Kennzeichen sind wiederkehrende schwere Angstattaken (Panik), die sich nicht auf eine spezifische Situation oder besondere Umstände beschränken und deshalb auch nicht vorhersehbar sind. Wie bei anderen Angsterkrankungen zählen zu den wesentlichen Symptomen plötzlich auftretendes Herzklopfen, Brustschmerz, Erstickungsgefühle, Schwindel und Entfremdungsgefühle (Depersonalisation oder Derealisation). Oft entsteht sekundär auch die Furcht zu Sterben, vor Kontrollverlust oder die Angst, wahnsinnig zu werden. Die Panikstörung soll nicht als Hauptdiagnose verwendet werden, wenn der Betroffene bei Beginn der Panikattacken an einer depressiven Störung leidet. Unter diesen Umständen sind die Panikattacken wahrscheinlich sekundäre Folge der Depression.

Panikattacke
Panikzustand

*Exkl.:* Panikstörung mit Agoraphobie (F40.0)

**F41.1 Generalisierte Angststörung**
Die Angst ist generalisiert und anhaltend. Sie ist nicht auf bestimmte Umgebungsbedingungen beschränkt, oder auch nur besonders betont in solchen Situationen, sie ist vielmehr „frei flottierend". Die wesentlichen Symptome sind variabel, Beschwerden wie ständige Nervosität, Zittern, Muskelspannung, Schwitzen, Benommenheit, Herzklopfen, Schwindelgefühle oder Oberbauchbeschwerden gehören zu diesem Bild. Häufig wird die Befürchtung geäußert, der Patient selbst oder ein Angehöriger könnten demnächst erkranken oder einen Unfall haben.

Angstneurose
Angstreaktion
Angstzustand

*Exkl.:* Neurasthenie (F48.0)

**F41.2 Angst und depressive Störung, gemischt**
Diese Kategorie soll bei gleichzeitigem Bestehen von Angst und Depression Verwendung finden, jedoch nur, wenn keine der beiden Störungen eindeutig vorherrscht und keine für sich genommen eine eigenständige Diagnose rechtfertigt. Treten ängstliche und depressive Symptome in so starker Ausprägung auf, daß sie einzelne Diagnosen rechtfertigen, sollen beide Diagnosen gestellt und auf diese Kategorie verzichtet werden.

Ängstliche Depression (leicht oder nicht anhaltend)

**F41.3 Andere gemischte Angststörungen**
Angstsymptome gemischt mit Merkmalen anderer Störungen in F42–F48. Kein Symptom ist allein schwer genug um die Diagnose einer anderen Störung zu stellen.

**F41.8 Sonstige spezifische Angststörungen**
Angsthysterie

**F41.9 Nicht näher bezeichnete Angststörung**
Angst o.n.A.

## F42 Zwangsstörung

Wesentliche Kennzeichen sind wiederkehrende Zwangsgedanken und Zwangshandlungen. Zwangsgedanken sind Ideen, Vorstellungen oder Impulse, die den Patienten immer wieder stereotyp beschäftigen. Sie sind fast immer quälend, der Patient versucht häufig erfolglos, Widerstand zu leisten. Die Gedanken werden als zur eigenen Person gehörig erlebt, selbst wenn sie als unwillkürlich und häufig abstoßend empfunden werden. Zwangshandlungen oder -rituale sind Stereotypien, die ständig wiederholt werden. Sie werden weder als angenehm empfunden, noch dienen sie dazu, an sich nützliche Aufgaben zu erfüllen. Der Patient erlebt sie oft als Vorbeugung gegen ein objektiv unwahrscheinliches Ereignis, das ihr Schaden bringen oder bei dem sie selbst Unheil anrichten könnte. Im allgemeinen wird dieses Verhalten als sinnlos und ineffektiv erlebt, es wird immer wieder versucht, dagegen anzugehen. Angst ist meist ständig vorhanden. Werden Zwangshandlungen unterdrückt, verstärkt sich die Angst deutlich.

*Inkl.:* Anankastische Neurose
Zwangsneurose

*Exkl.:* Zwangspersönlichkeit(sstörung) (F60.5)

### F42.0 Vorwiegend Zwangsgedanken oder Grübelzwang

Diese können die Form von zwanghaften Ideen, bildhaften Vorstellungen oder Zwangsimpulsen annehmen, die fast immer für die betreffende Person quälend sind. Manchmal sind diese Ideen eine endlose Überlegung unwägbarer Alternativen, häufig verbunden mit der Unfähigkeit, einfache, aber notwendige Entscheidungen des täglichen Lebens zu treffen. Die Beziehung zwischen Grübelzwängen und Depression ist besonders eng. Eine Zwangsstörung ist nur dann zu diagnostizieren, wenn der Grübelzwang nicht während einer depressiven Episode auftritt und anhält.

### F42.1 Vorwiegend Zwangshandlungen [Zwangsrituale]

Die meisten Zwangshandlungen beziehen sich auf Reinlichkeit (besonders Händewaschen), wiederholte Kontrollen, die garantieren, daß sich eine möglicherweise gefährliche Situation nicht entwickeln kann oder übertriebene Ordnung und Sauberkeit. Diesem Verhalten liegt die Furcht vor einer Gefahr zugrunde, die den Patienten bedroht oder von ihm ausgeht; das Ritual ist ein wirkungsloser oder symbolischer Versuch, diese Gefahr abzuwenden.

### F42.2 Zwangsgedanken und -handlungen, gemischt
### F42.8 Sonstige Zwangsstörungen
### F42.9 Zwangsstörung, nicht näher bezeichnet

## F43 Reaktionen auf schwere Belastungen und Anpassungsstörungen

Die Störungen dieses Abschnittes unterscheiden sich von den übrigen nicht nur aufgrund der Symptomatologie und des Verlaufs, sondern auch durch die Angabe von ein oder zwei ursächlichen Faktoren: ein außergewöhnlich belastendes Lebensereignis, das eine akute Belastungsreaktion hervorruft, oder eine besondere Veränderung im Leben, die zu einer anhaltend unangenehmen Situation geführt hat und eine Anpassungsstörung hervorruft. Obwohl weniger schwere psychosoziale Belastungen („life events") den Beginn und das Erscheinungsbild auch zahlreicher anderer Störungen dieses Kapitels auslösen und beeinflußen können, ist ihre ätiologische Bedeutung doch nicht immer ganz klar. In jedem Fall hängt sie zusammen mit der individuellen, häufig idiosynkratischen Vulnerabilität, das heißt, die Lebensereignisse sind weder notwendig noch ausreichend, um das Auftreten und die Art der Krankheit zu erklären. Im Gegensatz dazu entstehen die hier aufgeführten Störungen immer als direkte Folge der akuten schweren Belastung oder des kontinuierlichen Traumas. Das belastende Ereignis oder die andauernden, unangenehmen Umstände sind primäre und ausschlaggebende Kausalfaktoren, und die Störung wäre ohne ihre Einwirkung nicht entstanden. Die Störungen dieses Abschnittes können insofern als Anpassungsstörungen bei schwerer oder kontinuierlicher Belastung angesehen werden, als sie erfolgreiche Bewältigungsstrategien behindern und aus diesem Grunde zu Problemen der sozialen Funktionsfähigkeit führen.

### F43.0 Akute Belastungsreaktion

Eine vorübergehende Störung, die sich bei einem psychisch nicht manifest gestörten Menschen als Reaktion auf eine außergewöhnliche physische oder psychische Belastung entwickelt, und die im allgemeinen innerhalb von Stunden oder Tagen abklingt. Die individuelle Vulnerabilität und die zur Verfügung stehenden Bewältigungsmechanismen (Coping-Strategien) spielen bei Auftreten und Schweregrad der akuten Belastungsreaktionen eine Rolle. Die Symptomatik zeigt typischerweise ein gemischtes und wechselndes Bild, beginnend mit einer Art von „Betäubung", mit einer gewissen Bewußtseinseinengung und eingeschränkten Aufmerksamkeit, einer Unfähigkeit, Reize zu verarbeiten und Desorientiertheit. Diesem Zustand kann ein weiteres Sichzurückziehen aus der Umweltsituation folgen (bis hin zu dissoziativem Stupor, siehe F44.2) oder aber ein Unruhezustand und Überaktivität (wie Fluchtreaktion oder Fugue). Vegetative Zeichen panischer Angst wie Tachykardie, Schwitzen und Erröten treten zumeist auf. Die Symptome erscheinen im allgemeinen innerhalb von Minuten nach dem belastenden Ereignis und gehen innerhalb von zwei oder drei Tagen, oft innerhalb von Stunden zurück. Teilweise oder vollständige Amnesie (siehe F44.0) bezüglich dieser Episode kann vorkommen. Wenn die Symptome andauern, sollte eine Änderung der Diagnose in Erwägung gezogen werden.

Akut:
- Belastungsreaktion
- Krisenreaktion

Kriegsneurose
Krisenzustand
Psychischer Schock

## F43.1 Posttraumatische Belastungsstörung

Diese entsteht als eine verzögerte oder protrahierte Reaktion auf ein belastendes Ereignis oder eine Situation kürzerer oder längerer Dauer, mit außergewöhnlicher Bedrohung oder katastrophenartigem Ausmaß, die bei fast jedem eine tiefe Verzweiflung hervorrufen würde. Prädisponierende Faktoren wie bestimmte, z.B. zwanghafte oder asthenische Persönlichkeitszüge oder neurotische Krankheiten in der Vorgeschichte können die Schwelle für die Entwicklung dieses Syndroms senken und seinen Verlauf erschweren, aber die letztgenannten Faktoren sind weder notwendig noch ausreichend, um das Auftreten der Störung zu erklären. Typische Merkmale sind das wiederholte Erleben des Traumas in sich aufdrängenden Erinnerungen (Nachhallerinnerungen, flashbacks), Träumen oder Alpträumen, die vor dem Hintergrund eines andauernden Gefühls von Betäubtsein und emotionaler Stumpfheit auftreten. Ferner finden sich Gleichgültigkeit gegenüber anderen Menschen, Teilnahmslosigkeit der Umgebung gegenüber, Freudlosigkeit sowie Vermeidung von Aktivitäten und Situationen, die Erinnerungen an das Trauma wachrufen könnten. Meist tritt ein Zustand von vegetativer Übererregtheit mit Vigilanzsteigerung, einer übermäßigen Schreckhaftigkeit und Schlafstörung auf. Angst und Depression sind häufig mit den genannten Symptomen und Merkmalen assoziiert und Suizidgedanken sind nicht selten. Der Beginn folgt dem Trauma mit einer Latenz, die wenige Wochen bis Monate dauern kann. Der Verlauf ist wechselhaft, in der Mehrzahl der Fälle kann jedoch eine Heilung erwartet werden. In wenigen Fällen nimmt die Störung über viele Jahre einen chronischen Verlauf und geht dann in eine andauernde Persönlichkeitsänderung (F62.0) über.

Traumatische Neurose

## F43.2 Anpassungsstörungen

Hierbei handelt es sich um Zustände von subjektiver Bedrängnis und emotionaler Beeinträchtigung, die im allgemeinen soziale Funktionen und Leistungen behindern und während des Anpassungsprozesses nach einer entscheidenden Lebensveränderung oder nach belastenden Lebensereignissen auftreten. Die Belastung kann das soziale Netz des Betroffenen beschädigt haben (wie bei einem Trauerfall oder Trennungserlebnissen) oder das weitere Umfeld sozialer Unterstützung oder sozialer Werte (wie bei Emigration oder nach Flucht). Sie kann auch in einem größeren Entwicklungsschritt oder einer Krise bestehen (wie Schulbesuch, Elternschaft, Mißerfolg, Erreichen eines ersehnten Zieles und Ruhestand). Die individuelle Prädisposition oder Vulnerabilität spielt bei dem möglichen Auftreten und bei der Form der Anpassungsstörung eine bedeutsame Rolle; es ist aber dennoch davon auszugehen, daß das Krankheitsbild ohne die Belastung nicht entstanden wäre. Die Anzeichen sind unterschiedlich und umfassen depressive Stimmung, Angst oder Sorge (oder eine Mischung von diesen). Außerdem kann ein Gefühl bestehen, mit den alltäglichen Gegebenheiten nicht zurechtzukommen, diese nicht vorausplanen oder fortsetzen zu können. Störungen des Sozialverhaltens können insbesondere bei Jugendlichen ein zusätzliches Symptom sein.

Hervorstechendes Merkmal kann eine kurze oder längere depressive Reaktion oder eine Störung anderer Gefühle und des Sozialverhaltens sein.

Hospitalismus bei Kindern
Kulturschock
Trauerreaktion

*Exkl.:*   Trennungsangst in der Kindheit (F93.0)

**F43.8 Sonstige Reaktionen auf schwere Belastung**

**F43.9 Reaktion auf schwere Belastung, nicht näher bezeichnet**

## F44 Dissoziative Störungen [Konversionsstörungen]

Das allgemeine Kennzeichen der dissoziativen oder Konversionstörungen besteht in teilweisem oder völligen Verlust der normalen Integration der Erinnerung an die Vergangenheit, des Identitätsbewußtseins, der Wahrnehmung unmittelbarer Empfindungen sowie der Kontrolle von Körperbewegungen. Alle dissoziativen Störungen neigen nach einigen Wochen oder Monaten zur Remission, besonders wenn der Beginn mit einem traumatisierenden Lebensereignis verbunden ist. Eher chronische Störungen, besonders Lähmungen und Gefühlsstörungen, entwickeln sich, wenn der Beginn mit unlösbaren Problemen oder interpersonalen Schwierigkeiten verbunden ist. Diese Störungen wurden früher als verschiedene Formen der „Konversionsneurose oder Hysterie" klassifiziert. Sie werden als ursächlich psychogen angesehen, in enger zeitlicher Verbindung mit traumatisierenden Ereignissen, unlösbaren oder unerträglichen Konflikten oder gestörten Beziehungen. Die Symptome verkörpern häufig das Konzept der betroffenen Person, wie sich eine körperliche Krankheit manifestieren müßte. Körperliche Untersuchung und Befragungen geben keinen Hinweis auf eine bekannte somatische oder neurologische Krankheit. Zusätzlich ist der Funktionsverlust offensichtlich Ausdruck emotionaler Konflikte oder Bedürfnisse. Die Symptome können sich in enger Beziehung zu psychischer Belastung entwickeln und erscheinen oft plötzlich. Nur Störungen der körperlichen Funktionen, die normalerweise unter willentlicher Kontrolle stehen und Verlust der sinnlichen Wahrnehmung sind hier eingeschlossen. Störungen mit Schmerz und anderen komplexen körperlichen Empfindungen, die durch das vegetative Nervensystem vermittelt werden, sind unter Somatisierungsstörungen (F45.0) zu klassifizieren. Die Möglichkeit eines späteren Auftretens ernsthafter körperlicher oder psychiatrischer Störungen muß immer mitbedacht werden.

Hysterie
Hysterische Psychose
Konversionhysterie
Konversionsreaktion

*Exkl.:* Simulation [bewußte Simulation] (Z76.5)

## F44.0 Dissoziative Amnesie

Das wichtigste Kennzeichen ist der Verlust der Erinnerung für meist wichtige aktuelle Ereignisse, die nicht durch eine organische psychische Störung bedingt ist und für den eine übliche Vergeßlichkeit oder Ermüdung als Erklärung nicht ausreicht. Die Amnesie bezieht sich meist auf traumatische Ereignisse wie Unfälle oder unerwartete Trauerfälle und ist in der Regel unvollständig und selektiv. Eine vollständige und generalisierte Amnesie ist selten, dann gewöhnlich Symptom einer Fugue (F44.1) und auch als solche zu klassifizieren. Die Diagnose sollte nicht bei hirnorganischen Störungen, Intoxikationen oder extremer Erschöpfung gestellt werden.

*Exkl.:* Alkohol- oder sonstige substanzbedingte amnestische Störung (F10–F19, 4. Stelle .6)
Amnesie:
- anterograd (R41.1)
- retrograd (R41.1)
- o.n.A. (R41.3)

Nicht alkoholbedingtes organisches amnestisches Syndrom (F04)
Postiktale Amnesie bei Epilepsie (G40.–)

## F44.1 Dissoziative Fugue

Eine dissoziative Fugue ist eine zielgerichtete Ortsveränderung, die über die gewöhnliche Alltagsmobilität hinausgeht. Darüber hinaus zeigt sie alle Kennzeichen einer dissoziativen Amnesie (F44.0). Obwohl für die Zeit der Fugue eine Amnesie besteht, kann das Verhalten des Patienten während dieser Zeit auf unabhängige Beobachter vollständig normal wirken.

*Exkl.:* Postiktale Fugue bei Epilepsie (G40.–)

## F44.2 Dissoziativer Stupor

Dissoziativer Stupor wird aufgrund einer beträchtlichen Verringerung oder des Fehlens von willkürlichen Bewegungen und normalen Reaktionen auf äußere Reize wie Licht, Geräusche oder Berührung diagnostiziert. Dabei lassen Befragung und Untersuchung keinen Anhalt für eine körperliche Ursache erkennen. Zusätzliche Hinweise auf die psychogene Verursachung geben kurz vorhergegangene belastende Ereignisse oder Probleme.

*Exkl.:* Organische katatone Störung (F06.1)
Stupor:
- depressiv (F31–F33)
- kataton (F20.2)
- manisch (F30.2)
- o.n.A. (R40.1)

**F44.3 Trance- und Besessenheitszustände**

Bei diesen Störungen tritt ein zeitweiliger Verlust der persönlichen Identität und der vollständigen Wahrnehmung der Umgebung auf. Hier sind nur Trancezustände zu klassifizieren, die unfreiwillig oder ungewollt sind, und die außerhalb von religiösen oder kulturell akzeptierten Situationen auftreten.

*Exkl.:* Zustandsbilder bei:
- Intoxikation mit psychotropen Substanzen (F10–F19, 4. Stelle .0)
- organischem Psychosyndrom nach Schädelhirntrauma (F07.2)
- organischer Persönlichkeitsstörung (F07.0)
- Schizophrenie (F20.-)
- vorübergehenden akuten psychotischen Störungen (F23.-)

**F44.4 Dissoziative Bewegungsstörungen**

Die häufigsten Formen zeigen den vollständigen oder teilweisen Verlust der Bewegungsfähigkeit eines oder mehrerer Körperglieder. Sie haben große Ähnlichkeit mit fast jeder Form von Ataxie, Apraxie, Akinesie, Aphonie, Dysarthrie, Dyskinesie, Anfällen oder Lähmungen.

Psychogen:
- Aphonie
- Dysphonie

**F44.5 Dissoziative Krampfanfälle**

Dissoziative Krampfanfälle können epileptischen Anfällen bezüglich ihrer Bewegungen sehr stark ähneln. Zungenbiß, Verletzungen beim Sturz oder Urinkontinenz sind jedoch selten. Ein Bewußtseinsverlust fehlt oder es findet sich stattdessen ein stupor- oder tranceähnlicher Zustand.

**F44.6 Dissoziative Sensibilitäts- und Empfindungsstörungen**

Die Grenzen anästhetischer Hautareale entsprechen oft eher den Vorstellungen des Patienten über Körperfunktionen als medizinischen Tatsachen. Es kann auch unterschiedliche Ausfälle der sensorischen Modalitäten geben, die nicht Folge einer neurologischen Läsion sein können. Sensorische Ausfälle können von Klagen über Parästhesien begleitet sein. Vollständige Seh- oder Hörverluste bei dissoziativen Störungen sind selten.

Psychogene Schwerhörigkeit oder Taubheit

**F44.7 Dissoziative Störungen [Konversionsstörungen], gemischt**

Kombinationen der unter F44.0–F44.6 beschriebenen Störungen.

**F44.8 Sonstige dissoziative Störungen [Konversionsstörungen]**

Ganser-Syndrom
Multiple Persönlichkeit(sstörung)
Psychogen:
- Dämmerzustand
- Verwirrtheit

**F44.9 Dissoziative Störung [Konversionsstörung], nicht näher bezeichnet**

## F45 Somatoforme Störungen

Das Charakteristikum ist die wiederholte Darbietung körperlicher Symptome in Verbindung mit hartnäckigen Forderungen nach medizinischen Untersuchungen trotz wiederholter negativer Ergebnisse und Versicherung der Ärzte, daß die Symptome nicht körperlich begründbar sind. Wenn somatische Störungen vorhanden sind, erklären sie nicht die Art und das Ausmaß der Symptome, das Leiden und die innerliche Beteiligung des Patienten.

*Exkl.:* Ausreißen der Haare (F98.4)
Daumenlutschen (F98.8)
Dissoziative Störungen (F44.–)
Lallen (F80.0)
Lispeln (F80.8)
Nägelkauen (F98.8)
Psychologische oder Verhaltensfaktoren bei anderenorts klassifizierten Störungen und Krankheiten (F54)
Sexuelle Funktionsstörungen, nicht verursacht durch eine organische Störung oder Krankheit (F52.–)
Ticstörungen (im Kindes- und Jugendalter) (F95.–)
Tourette-Syndrom (F95.2)
Trichotillomanie (F63.3)

### F45.0 Somatisierungsstörung

Charakteristisch sind multiple, wiederholt auftretende und häufig wechselnde körperliche Symptome, die wenigstens zwei Jahre bestehen. Die meisten Patienten haben eine lange und komplizierte Patienten-Karriere hinter sich, sowohl in der Primärversorgung als auch in spezialisierten medizinischen Einrichtungen, wo viele negative Untersuchungen und ergebnislose explorative Operationen durchgeführt sein können. Die Symptome können sich auf jeden Körperteil oder jedes System des Körpers beziehen. Der Verlauf der Störung ist chronisch und fluktuierend und häufig mit einer langdauernden Störung des sozialen, interpersonalen und familiären Verhaltens verbunden. Eine kurzdauernde (weniger als zwei Jahre) und weniger auffallende Symptomatik wird besser unter F45.1 klassifiziert (undifferenzierte Somatisierungsstörung).

Multiple psychosomatische Störung

*Exkl.:* Simulation [bewußte Simulation] (Z76.5)

### F45.1 Undifferenzierte Somatisierungsstörung

Wenn die körperlichen Beschwerden zahlreich, unterschiedlich und hartnäckig sind, aber das vollständige und typische klinische Bild einer Somatisierungsstörung nicht erfüllt ist, ist die Diagnose undifferenzierte Somatisierungsstörung zu erwägen.

Undifferenzierte psychosomatische Störung

### F45.2 Hypochondrische Störung

Vorherrschendes Kennzeichen ist eine beharrliche Beschäftigung mit der Möglichkeit, an einer oder mehreren schweren und fortschreitender körperlicher Krankheiten zu leiden. Die Patienten manifestieren anhaltende körperliche Beschwerden oder anhaltende Beschäftigung mit ihren körperlichen Phänomenen. Normale oder allgemeine Körperwahrnehmungen und Symptome werden von dem betreffenden Patienten oft als abnorm und belastend interpretiert und die Aufmerksamkeit meist auf nur ein oder zwei Organe oder Organsysteme des Körpers fokussiert. Depression und Angst finden sich häufig und können dann zusätzliche Diagnosen rechtfertigen.

Dysmorphophobie (nicht wahnhaft)
Hypochondrie
Hypochondrische Neurose
Körperdysmorphophobe Störung
Nosophobie

*Exkl.:* Auf die körperlichen Funktionen oder die Körperform fixierte Wahnphänomene (F22.–)
Wahnhafte Dysmorphophobie (F22.8)

**F45.3 Somatoforme autonome Funktionstörung**

Die Symptome werden vom Patienten so geschildert, als beruhten sie auf der körperlichen Krankheit eines Systems oder eines Organs, das weitgehend oder vollständig vegetativ innerviert und kontrolliert wird, so etwa des kardiovaskulären, des gastrointestinalen, des respiratorischen oder des urogenitalen Systems. Es finden sich meist zwei Symptomgruppen, die beide nicht auf eine körperliche Krankheit des betreffenden Organs oder Systems hinweisen. Die erste Gruppe umfaßt Beschwerden, die auf objektivierbaren Symptomen der vegetativen Stimulation beruhen wie etwa Herzklopfen, Schwitzen, Erröten, Zittern. Sie sind Ausdruck der Furcht vor und Beeinträchtigung durch eine(r) somatische(n) Störung. Die zweite Gruppe beinhaltet subjektive Beschwerden unspezifischer und wechselnder Natur, wie flüchtige Schmerzen, Brennen, Schwere, Enge und Gefühle, aufgebläht oder auseinandergezogen zu werden, die vom Patienten einem spezifischen Organ oder System zugeordnet werden.

Da-Costa-Syndrom
Herzneurose
Magenneurose
Neurozirkulatorische Asthenie
Psychogene Formen:
- Aerophagie
- Colon irritabile
- Diarrhoe
- Dyspepsie
- Dysurie
- erhöhte Miktionshäufigkeit
- Flatulenz
- Husten
- Hyperventilation
- Pylorospasmen
- Singultus

*Exkl.:* Psychische und Verhaltenseinflüsse bei anderenorts klassifizierten Störungen oder Krankheiten (F54)

## F45.4 Anhaltende somatoforme Schmerzstörung

Die vorherrschende Beschwerde ist ein andauernder, schwerer und quälender Schmerz, der durch einen physiologischen Prozeß oder eine körperliche Störung nicht vollständig erklärt werden kann. Er tritt in Verbindung mit emotionalen Konflikten oder psychosozialen Belastungen auf, die schwerwiegend genug sein sollten, um als entscheidende ursächliche Faktoren gelten zu können. Die Folge ist meist eine beträchtlich gesteigerte persönliche oder medizinische Hilfe und Unterstützung. Schmerzzustände mit vermutlich psychogenem Ursprung, die im Verlauf depressiver Störungen oder einer Schizophrenie auftreten, sollten hier nicht berücksichtigt werden.

Psychalgie
Psychogen:
- Kopfschmerz
- Rückenschmerz

Somatoforme Schmerzstörung

*Exkl.:* Rückenschmerzen o.n.A. (M54.9)
Schmerz:
- akut (R52.0)
- chronisch (R52.2)
- therapieresistent (R52.1)
- o.n.A. (R52.9)

Spannungskopfschmerz (G44.2)

## F45.8 Sonstige somatoforme Störungen

Hier sollten alle anderen Störungen der Wahrnehmung, der Körperfunktion und des Krankheitsverhaltens klassifiziert werden, die nicht durch das vegetative Nervensystem vermittelt werden, die auf spezifische Teile oder Systeme des Körpers begrenzt sind und mit belastenden Ereignissen oder Problemen eng in Verbindung stehen.

Psychogen:
- Dysmenorrhoe
- Dysphagie, einschließlich „Globus hystericus"
- Pruritus
- Tortikollis
- Zähneknirschen

## F45.9 Somatoforme Störung, nicht näher bezeichnet
Psychosomatische Störung o.n.A.

# F48 Andere neurotische Störungen

## F48.0 Neurasthenie

Im Erscheinungsbild zeigen sich beträchtliche kulturelle Unterschiede. Zwei Hauptformen überschneiden sich beträchtlich. Bei einer Form ist das Hauptcharakteristikum die Klage über vermehrte Müdigkeit nach geistigen Anstrengungen, häufig verbunden mit abnehmender Arbeitsleistung oder Effektivität bei der Bewältigung täglicher Aufgaben. Die geistige Ermüdbarkeit wird typischerweise als unangenehmes Eindringen ablenkender Assoziationen oder Erinnerungen beschrieben, als Konzentrationsschwäche und allgemein ineffektives Denken. Bei der anderen Form liegt das Schwergewicht auf Gefühlen körperlicher Schwäche und Erschöpfung nach nur geringer Anstrengung, begleitet von muskulären und anderen Schmerzen und der Unfähigkeit, sich zu entspannen. Bei beiden Formen finden sich eine ganze Reihe von anderen unangenehmen körperlichen Empfindungen wie Schwindelgefühl, Spannungskopfschmerz und allgemeine Unsicherheit. Sorge über abnehmendes geistiges und körperliches Wohlbefinden, Reizbarkeit, Freudlosigkeit, Depression und Angst sind häufig. Der Schlaf ist oft in der ersten und mittleren Phase gestört, es kann aber auch Hypersomnie im Vordergrund stehen.

Ermüdungssyndrom

Soll eine vorausgegangene Krankheit angegeben werden, ist eine zusätzliche Schlüsselnummer zu benutzen.

*Exkl.:* Asthenie o.n.A. (R53)
Benigne myalgische Enzephalomyelitis (postvirales Erschöpfungssyndrom) (G93.3)
Burn-out-Syndrom (Z73.0)
Psychasthenie (F48.8)
Unwohlsein und Ermüdung (R53)

## F48.1 Depersonalisations- und Derealisationssyndrom

Eine seltene Störung, bei der ein Patient spontan beklagt, das seine geistige Aktivität, sein Körper oder die Umgebung sich in ihrer Qualität verändert haben, und unwirklich, wie in weiter Ferne oder automatisiert erlebt werden. Neben vielen anderen Phänomenen und Symptomen klagen die Patienten am häufigsten über den Verlust von Emotionen, über Entfremdung und Loslösung vom eigenen Denken, vom Körper oder von der umgebenden realen Welt. Trotz der dramatischen Form dieser Erfahrungen ist sich der betreffende Patient der Unwirklichkeit dieser Veränderung bewußt. Das Sensorium ist normal ,die Möglichkeiten des emotionalen Ausdrucks intakt. Depersonalisations- und Derealisationsphänomene können im Rahmen einer schizophrenen, depressiven, phobischen oder Zwangsstörung auftreten. In solchen Fällen sollte die Diagnose der im Vordergrund stehenden Störung gestellt werden.

## F48.8 Sonstige neurotische Störungen

Beschäftigungsneurose, einschließlich Schreibkrämpfe
Briquet-Syndrom
Dhat-Syndrom
Psychasthenie
Psychasthenische Neurose
Psychogene Synkope

## F48.9 Neurotische Störung, nicht näher bezeichnet

Neurose o.n.A.

# Verhaltensauffälligkeiten mit körperlichen Störungen und Faktoren (F50–F59)

## F50 Eßstörungen

*Exkl.:* Anorexia o.a.A. (R63.0)
Fütterschwierigkeiten und Betreuungsfehler (R63.3)
Fütterstörung im Kleinkind- und Kindesalter (F98.2)
Polyphagie (R63.2)

### F50.0 Anorexia nervosa

Die Anorexia ist durch einen absichtlich selbst herbeigeführten oder aufrechterhaltenen Gewichtsverlust charakterisiert. Am häufigsten ist die Störung bei heranwachsenden Mädchen und jungen Frauen; heranwachsende Jungen und junge Männer, Kinder vor der Pubertät und Frauen bis zur Menopause können ebenfalls betroffen sein. Die Krankheit ist mit einer spezifischen Psychopathologie verbunden, wobei die Angst vor einem dicken Körper und einer schlaffen Körperform als eine tiefverwurzelte überwertige Idee besteht, und die Betroffenen eine sehr niedrige Gewichtsschwelle für sich selbst festlegen. Es liegt meist Unterernährung unterschiedlichen Schweregrades vor, die sekundär zu endokrinen und metabolischen Veränderungen und zu körperlichen Funktionsstörungen führt. Zu den Symptomen gehören eingeschränkte Nahrungsauswahl, übertriebene körperliche Aktivitäten, selbstinduziertes Erbrechen und Abführen und der Gebrauch von Appetitzüglern und Diuretika.

*Exkl.:* Appetitverlust (R63.0)
Psychogener Appetitverlust (F50.8)

### F50.1 Atypische Anorexia nervosa

Es handelt sich um Störungen, die einige Kriterien der Anorexia nervosa erfüllen, das gesamte klinische Bild rechtfertigt die Diagnose jedoch nicht. Zum Beispiel können die Schlüsselsymptome wie deutliche Angst vor dem zu Dicksein oder die Ammenorrhoe fehlen, trotz eines erheblichen Gewichtsverlustes und gewichtsreduzierendem Verhalten. Die Diagnose ist bei einer bekannten körperlichen Krankheit mit Gewichtsverlust nicht zu stellen.

### F50.2 Bulimia nervosa

Ein Syndrom, das durch wiederholte Anfälle von Heißhunger und eine übertriebene Beschäftigung mit der Kontrolle des Körpergewichts charakterisiert ist. Dies führt zu einem Verhaltensmuster von Eßanfällen und Erbrechen oder Gebrauch von Abführmitteln. Viele psychische Merkmale dieser Störung ähneln denen der Anorexia nervosa, so die übertriebene Sorge um Körperform und Gewicht. Wiederholtes Erbrechen kann zu Elektrolytstörungen und körperlichen Komplikationen führen. Häufig läßt sich in der Anamnese eine frühere Episode einer Anorexia nervosa mit einem Intervall von einigen Monaten bis zu mehreren Jahren nachweisen.

Bulimie o.n.A.
Hyperorexia nervosa

### F50.3 Atypische Bulimia nervosa
Es handelt sich um Störungen, die einige Kriterien der Bulimia nervosa erfüllen, das gesamte klinische Bild rechtfertigt die Diagnose jedoch nicht. Zum Beispiel können wiederholte Eßanfälle und übermäßiger Gebrauch von Abführmitteln auftreten ohne signifikante Gewichtsveränderungen, oder es fehlt die typische übertriebene Sorge um Körperform und Gewicht.

### F50.4 Eßattacken bei anderen psychischen Störungen
Übermäßiges Essen als Reaktion auf belastendende Ereignisse, wie etwa Trauerfälle, Unfälle und Geburt.

Psychogene Eßattacken

*Exkl.:* Übergewicht (E66.–)

### F50.5 Erbrechen bei anderen psychischen Störungen
Wiederholtes Erbrechen bei dissoziativen Störungen (F44.–) und Hypochondrie (F45.2) und Erbrechen, das nicht unter andere Zustandsbilder außerhalb des Kapitels V klassifiziert werden kann. Diese Subkategorie kann zusätzlich zu O21.– (exzessives Erbrechen in der Schwangerschaft) verwendet werden, wenn hauptsächlich emotionale Faktoren wiederholte Übelkeit und Erbrechen verursachen.

Psychogenes Erbrechen

*Exkl.:* Erbrechen o.n.A. (R11)
Übelkeit (R11)

### F50.8 Sonstige Eßstörungen
Pica bei Erwachsenen
Psychogener Appetitverlust

*Exkl.:* Pica im Kindesalter (F98.3)

### F50.9 Eßstörung, nicht näher bezeichnet

## F51 Nichtorganische Schlafstörungen
In vielen Fällen ist eine Schlafstörung Symptom einer anderen psychischen oder körperlichen Krankheit. Ob eine Schlafstörung bei einem bestimmten Patienten ein eigenständiges Krankheitsbild oder einfach Merkmal einer anderen Krankheit (klassifiziert anderenorts in Kapitel V oder in anderen Kapiteln) ist, sollte auf der Basis des klinischen Erscheinungsbildes, des Verlaufs sowie aufgrund therapeutischer Erwägungen und Prioritäten zum Zeitpunkt der Konsultation entschieden werden. Wenn die Schlafstörung eine der Hauptbeschwerden darstellt und als eigenständiges Zustandsbild aufgefaßt wird, dann soll diese Kodierung gemeinsam mit dazugehörenden Diagnosen verwendet werden, welche die Psychopathologie und Pathophysiologie des gegebenen Falles beschreiben. Diese Kategorie umfaßt nur Schlafstörungen, bei denen emotionale Ursachen als primärer Faktor aufgefaßt werden, und die nicht durch anderenorts klassifizierte körperliche Störungen verursacht werden.

*Exkl.:* Schlafstörungen (organisch) (G47.–)

## F51.0 Nichtorganische Insomnie

Insomnie ist ein Zustandsbild mit einer ungenügenden Dauer und Qualität des Schlafes, das über einen beträchtlichen Zeitraum besteht und Einschlafstörungen, Durchschlafstörungen und frühmorgendliches Erwachen einschließt. Insomie ist ein häufiges Symptom vieler psychischer und somatischer Störungen und soll daher nur zusätzlich klassifiziert werden, wenn sie das klinische Bild beherrscht.

*Exkl.:* Insomnie (organisch) (G47.0)

## F51.1 Nichtorganische Hypersomnie

Hypersomnie ist definiert entweder als Zustand exzessiver Schläfrigkeit während des Tages und Schlafattacken (die nicht durch eine inadäquate Schlafdauer erklärbar sind) oder durch verlängerte Übergangszeiten bis zum Wachzustand nach dem Aufwachen. Bei Fehlen einer organischen Ursache für die Hypersomnie, ist dieses Zustandsbild gewöhnlich mit anderen psychischen Störungen verbunden.

*Exkl.:* Hypersomnie (organisch) (G47.1)
Narkolepsie (G47.4)

## F51.2 Nichtorganische Störung des Schlaf-Wach-Rhythmus

Eine Störung des Schlaf-Wach-Rhythmus ist definiert als Mangel an Synchronizität zwischen dem individuellen Schlaf-Wach-Rhythmus und dem erwünschten Schlaf-Wach-Rhythmus der Umgebung. Dies führt zu Klagen über Schlaflosigkeit und Hypersomnie.

Psychogene Umkehr:
- Schlafrhythmus
- Tag-Nacht-Rhythmus
- 24–Stunden-Rhythmus

*Exkl.:* Störungen des Schlaf-Wach-Rhythmus (organisch) (G47.2)

## F51.3 Schlafwandeln [Somnambulismus]

Schlafwandeln oder Somnambulismus ist ein Zustand veränderter Bewußtseinslage, in dem Phänomene von Schlaf und Wachsein kombiniert sind. Während einer schlafwandlerischen Episode verläßt die betreffende Person das Bett, häufig während des ersten Drittels des Nachtschlafes, geht umher, zeigt ein herabgesetztes Bewußtsein, verminderte Reaktivität und Geschicklichkeit. Nach dem Erwachen besteht meist keine Erinnerung an das Schlafwandeln mehr.

## F51.4 Pavor nocturnus

Nächtliche Episoden äußerster Furcht und Panik mit heftigem Schreien, Bewegungen und starker autonomer Erregung. Die betroffene Person setzt sich oder steht mit einem Panikschrei auf, gewöhnlich während des ersten Drittels des Nachtschlafes. Häufig stürzt sie zur Tür wie um zu entfliehen, meist aber ohne den Raum zu verlasssen. Nach dem Erwachen fehlt die Erinnerung an das Geschehen oder ist auf ein oder zwei bruchstückhafte bildhafte Vorstellungen begrenzt.

**F51.5 Alpträume (Angstträume)**
Traumerleben voller Angst oder Furcht, mit sehr detaillierter Erinnerung an den Trauminhalt. Dieses Traumerleben ist sehr lebhaft, Themen sind die Bedrohung des Lebens, der Sicherheit oder der Selbstachtung. Oft besteht eine Wiederholung gleicher oder ähnlicher erschreckender Alptraumthemen. Während einer typischen Episode besteht eine autonome Stimulation aber kein wahrnehmbares Schreien oder Körperbewegungen. Nach dem Aufwachen wird der Patient rasch lebhaft und orientiert.

Angsttraumstörung

**F51.8 Sonstige nichtorganische Schlafstörungen**

**F51.9 Nichtorganische Schlafstörung, nicht näher bezeichnet**
Emotional bedingte Schlafstörung o.n.A.

## F52 Sexuelle Funktionsstörungen, nicht verursacht durch eine organische Störung oder Krankheit
Sexuelle Funktionsstörungen verhindern die von der betroffenen Person gewünschte sexuelle Beziehung. Die sexuellen Reaktionen sind psychosomatische Prozesse, d.h. bei der Entstehung von sexuellen Funktionsstörungen sind gewöhnlich sowohl psychologische als auch somatische Prozesse beteiligt.

*Exkl.:* Dhat-Syndrom (F48.8)

**F52.0 Mangel oder Verlust von sexuellem Verlangen**
Der Verlust des sexuellen Verlangens ist das Grundproblem und beruht nicht auf anderen sexuellen Störungen wie Erektionsstörungen oder Dyspareunie.

Frigidität
Sexuelle Hypoaktivität

**F52.1 Sexuelle Aversion und mangelnde sexuelle Befriedigung**
Entweder ist der Bereich sexueller Partnerbeziehungen mit so großer Furcht oder Angst verbunden, daß sexuelle Aktivitäten vermieden werden (sexuelle Aversion) oder sexuelle Reaktionen verlaufen normal und ein Orgasmus wird erlebt, aber ohne die entsprechende Lust daran (Mangel an sexueller Befriedigung).

Anhedonie (sexuelle)

**F52.2 Versagen genitaler Reaktionen**
Das Hauptproblem ist bei Männern die Erektionsstörung. (Schwierigkeit, eine für einen befriedigenden Geschlechtsverkehr notwendige Erektion zu erlangen oder aufrecht zu erhalten). Bei Frauen ist das Hauptproblem mangelnde oder fehlende vaginale Lubrikation.

Erektionsstörung (beim Mann)
Psychogene Impotenz
Störung der sexuellen Erregung bei der Frau
*Exkl.:* Impotenz organischen Ursprungs (N48.4)

**F52.3 Orgasmusstörung**
Der Orgasmus tritt nicht oder nur stark verzögert ein.

Gehemmter Orgasmus (weiblich) (männlich)
Psychogene Anorgasmie

**F52.4 Ejaculatio praecox**
Unfähigkeit, die Ejakulation ausreichend zu kontrollieren, damit der Geschlechtsverkehr für beide Partner befriedigend ist.

**F52.5 Nichtorganischer Vaginismus**
Spasmus der die Vagina umgebenden Beckenbodenmuskulatur, wodurch der Introitus vaginae verschlossen wird. Die Immission des Penis ist unmöglich oder schmerzhaft.

Psychogener Vaginismus

*Exkl.:* Vaginismus (organisch) (N94.2)

**F52.6 Nichtorganische Dyspareunie**
Eine Dyspareunie (Schmerzen während des Sexualverkehrs) tritt sowohl bei Frauen als auch bei Männern auf. Sie kann häufig einem lokalen krankhaften Geschehen zugeordnet werden und sollte dann unter der entsprechenden Störung klassifiziert werden. Diese Kategorie sollte nur dann verwendet werden, wenn keine andere primäre nichtorganische Sexualstörung vorliegt (z.B. Vaginismus oder mangelnde/fehlende vaginale Lubrikation).

Psychogene Dyspareunie

*Exkl.:* Dyspareunie (organisch) (N94.1)

**F52.7 Gesteigertes sexuelles Verlangen**
Nymphomanie
Satyriasis

**F52.8 Sonstige sexuelle Funktionsstörungen, nicht verursacht durch eine organische Störung oder Krankheit**

**F52.9 Nicht näher bezeichnete sexuelle Funktionsstörung, nicht verursacht durch eine organische Störung oder Krankheit**

## F53 Psychische oder Verhaltensstörungen im Wochenbett, anderenorts nicht klassifiziert

Hier sind nur psychische Störungen im Zusammenhang mit dem Wochenbett zu klassifizieren (Beginn innerhalb von sechs Wochen nach der Geburt), die nicht die Kriterien für anderenorts im Kapitel V (F) klassifizierte Störungen erfüllen. Hier wird verschlüsselt, entweder weil nur ungenügende Informationen verfügbar sind, oder weil man annimmt, daß spezielle zusätzliche klinische Aspekte vorliegen, die ihre Klassifikation an anderer Stelle unangemessen erscheinen lassen.

**F53.0 Leichte psychische und Verhaltensstörungen im Wochenbett, anderenorts nicht klassifiziert**

Depression:
- postnatal o.n.A.
- postpartum o.n.A.

**F53.1 Schwere psychische und Verhaltensstörungen im Wochenbett, anderenorts nicht klassifiziert**

Puerperalpsychose o.n.A.

**F53.8 Sonstige psychische und Verhaltensstörungen im Wochenbett, anderenorts nicht klassifiziert**

**F53.9 Psychische Störung im Wochenbett, nicht näher bezeichnet**

## F54 Psychologische Faktoren oder Verhaltensfaktoren bei anderenorts klassifizierten Krankheiten

Diese Kategorie sollte verwendet werden, um psychische Faktoren und Verhaltenseinflüsse zu erfassen, die eine wesentliche Rolle in der Ätiologie körperlicher Krankheiten spielen, die in anderen Kapiteln der ICD-10 klassifiziert werden. Die sich hierbei ergebenen psychischen Störungen sind meist leicht, oft langanhaltend (wie Sorgen, emotionale Konflikte, ängstliche Erwartung) und rechtfertigen nicht die Zuordnung zu einer der anderen Kategorien des Kapitels V.

Psychische Faktoren, die körperliche Störungen bewirken
Beispiele für den Gebrauch dieser Kategorie sind:
- Asthma F54 und J45.-
- Colitis ulcerosa F54 und K51.-
- Dermatitis F54 und L23–L25
- Magenulkus F54 und K25.-
- Mukomembranöse Kolitis F54 und K58.-
- Urtikaria F54 und L50.-

Soll eine assoziierte körperliche Krankheit angegeben werden, ist eine zusätzliche Schlüsselnummer zu benutzen.

*Exkl.:*   Spannungskopfschmerz (G44.2)

### F55 | Mißbrauch von nichtabhängigkeitserzeugenden Substanzen

Eine große Zahl von Arzneimitteln und Naturheilmitteln können mißbraucht werden. Die wichtigsten Gruppen sind: 1. Psychotrope Substanzen, die keine Abhängigkeit hervorrufen, z.B. Antidepressiva, 2. Laxanzien, 3. Analgetika, die ohne ärztliche Verordnung erworben werden können, z.B. Aspirin und Paracetamol. Der anhaltende Gebrauch dieser Substanzen ist oft mit unnötigen Kontakten mit medizinischen und anderen Hilfseinrichtungen verbunden und manchmal von schädlichen körperlichen Auswirkungen der Substanzen begleitet.

Der Versuch, dem Gebrauch der Substanz entgegenzusteuern oder ihn zu verbieten, stößt oft auf Widerstand. Bei Laxanzien und Analgetika führt der Mißbrauch trotz Warnungen vor (oder sogar trotz der Entwicklung derselben) zu körperlichen Schäden, wie Nierenfunktions- oder Elektrolytstörungen. Obwohl die betreffende Person ein starkes Verlangen nach der Substanz hat, entwickeln sich keine Abhängigkeit bzw. Entzugssymptome wie bei den unter F10–F19 klassifizierten psychotropen Substanzen.

Laxanziengewöhnung
Mißbrauch von:
- Antazida
- Pflanzen oder Naturheilmitteln
- Steroiden oder Hormonen
- Vitaminen

*Exkl.:* Mißbrauch psychotroper Substanzen (F10–F19)

### F59 | Nicht näher bezeichnete Verhaltensauffälligkeiten bei körperlichen Störungen und Faktoren

Psychogene körperliche Funktionsstörung o.n.A.

# Persönlichkeits- und Verhaltensstörungen (F60–F69)

Dieser Abschnitt enthält eine Reihe von klinisch wichtigen, meist länger anhaltenden Zustandsbildern und Verhaltensmustern. Sie sind Ausdruck des charakteristischen, individuellen Lebensstils, des Verhältnisses zur eigenen Person und zu anderen Menschen. Einige dieser Zustandsbilder und Verhaltensmuster entstehen als Folge konstitutioneller Faktoren und sozialer Erfahrungen schon früh im Verlauf der individuellen Entwicklung, während andere erst später im Leben erworben werden. Die spezifischen Persönlichkeitsstörungen (F60.-), die kombinierten und anderen Persönlichkeitsstörungen (F61.-) und die Persönlichkeitsänderungen (F62.-) sind tief verwurzelte, anhaltende Verhaltensmuster, die sich in starren Reaktionen auf unterschiedliche persönliche und soziale Lebenslagen zeigen. Sie verkörpern gegenüber der Mehrheit der betreffenden Bevölkerung deutliche Abweichungen im Wahrnehmen, Denken, Fühlen und in den Beziehungen zu anderen. Solche Verhaltensmuster sind meistens stabil und beziehen sich auf vielfältige

Bereiche des Verhaltens und der psychologischen Funktionen. Häufig gehen sie mit einem unterschiedlichen Ausmaß persönlichen Leidens und gestörter sozialer Funktionsfähigkeit einher.

## F60 Spezifische Persönlichkeitsstörungen

Es handelt sich um schwere Störungen der Persönlichkeit und des Verhaltens der betroffenen Person, die nicht direkt auf eine Hirnschädigung oder -krankheit oder auf eine andere psychiatrische Störung zurückzuführen sind. Sie erfassen verschiedene Persönlichkeitsbereiche und gehen beinahe immer mit persönlichen und sozialen Beeinträchtigungen einher. Persönlichkeitsstörungen treten meist in der Kindheit oder in der Adoleszenz in Erscheinung und bestehen während des Erwachsenenalters weiter.

### F60.0 Paranoide Persönlichkeitsstörung

Diese Persönlichkeitsstörung ist durch übertriebene Empfindlichkeit gegenüber Zurückweisung, Nachtragen von Kränkungen, durch Mißtrauen, sowie eine Neigung, Erlebtes zu verdrehen gekennzeichnet, indem neutrale oder freundliche Handlungen anderer als feindlich oder verächtlich mißgedeutet werden, wiederkehrende unberechtigte Verdächtigungen hinsichtlich der sexuellen Treue des Ehegatten oder Sexualpartners, schließlich durch streitsüchtiges und beharrliches Bestehen auf eigenen Rechten. Diese Personen können zu überhöhtem Selbstwertgefühl und häufiger, übertriebener Selbstbezogenheit neigen.

Persönlichkeit(sstörung):
- expansiv-paranoid
- fanatisch
- paranoid
- querulatorisch
- sensitiv paranoid

*Exkl.:* Paranoia (F22.0)
Paranoia querulans (F22.8)
Paranoid:
- Psychose (F22.0)
- Schizophrenie (F20.0)
- Zustand (F22.0)

## F60.1 Schizoide Persönlichkeitsstörung

Eine Persönlichkeitsstörung, die durch einen Rückzug von affektiven, sozialen und anderen Kontakten mit übermäßiger Vorliebe für Phantasie, einzelgängerisches Verhalten und in sich gekehrte Zurückhaltung gekennzeichnet ist. Es besteht nur ein begrenztes Vermögen, Gefühle auszudrücken und Freude zu erleben.

*Exkl.:* Asperger-Syndrom (F84.5)
Schizoide Störung des Kindesalters (F84.5)
Schizophrenie (F20.–)
Schizotype Störung (F21)
Wahnhafte Störung (F22.0)

## F60.2 Dissoziale Persönlichkeitsstörung

Eine Persönlichkeitsstörung, die durch eine Mißachtung sozialer Verpflichtungen und herzloses Unbeteiligtsein an Gefühlen für andere gekennzeichnet ist. Zwischen dem Verhalten und den herrschenden sozialen Normen besteht eine erhebliche Diskrepanz. Das Verhalten erscheint durch nachteilige Erlebnisse einschließlich Bestrafung nicht änderungsfähig. Es besteht eine geringe Frustrationstoleranz und eine niedrige Schwelle für aggressives, auch gewalttätiges Verhalten, eine Neigung, andere zu beschuldigen oder vordergründige Rationalisierungen für das Verhalten anzubieten, durch das der betreffende Patient in einen Konflikt mit der Gesellschaft geraten ist.

Persönlichkeit(sstörung):
- amoralisch
- antisozial
- asozial
- psychopathisch
- soziopathisch

*Exkl.:* Emotional instabile Persönlichkeit(sstörung) (F60.3)
Störungen des Sozialverhaltens (F91.–)

## F60.3 Emotional instabile Persönlichkeitsstörung

Eine Persönlichkeitsstörung mit deutlicher Tendenz, Impulse ohne Berücksichtigung von Konsequenzen auszuagieren, verbunden mit unvorhersehbarer und launenhafter Stimmung. Es besteht eine Neigung zu emotionalen Ausbrüchen und eine Unfähigkeit, impulshaftes Verhalten zu kontrollieren. Ferner besteht eine Tendenz zu streitsüchtigem Verhalten und zu Konflikten mit anderen, insbesondere wenn impulsive Handlungen durchkreuzt oder behindert werden. Zwei Erscheinungsformen können unterschieden werden: Ein impulsiver Typus, vorwiegend gekennzeichnet durch emotionale Instabilität und mangelnde Impulskontrolle; und ein Borderline-Typus, zusätzlich gekennzeichnet durch Störungen des Selbstbildes, der Ziele und der inneren Präferenzen, durch ein chronisches Gefühl von Leere, durch intensive, aber unbeständige Beziehungen und eine Neigung zu selbstdestruktivem Verhalten mit parasuizidalen Handlungen und Suizidversuchen.

Persönlichkeit(sstörung):
- aggressiv
- Borderline
- reizbar (explosiv)

*Exkl.:* Dissoziale Persönlichkeitsstörung (F60.2)

## F60.4 Histrionische Persönlichkeitsstörung

Eine Persönlichkeitsstörung, die durch oberflächliche und labile Affektivität, Dramatisierung, einen theatralischen, übertriebenen Ausdruck von Gefühlen, durch Suggestibilität, Egozentrik, Genußsucht, Mangel an Rücksichtnahme, erhöhte Kränkbarkeit und ein dauerndes Verlangen nach Anerkennung, äußeren Reizen und Aufmerksamkeit gekennzeichnet ist.

Persönlichkeit(sstörung):
- hysterisch
- infantil

## F60.5 Anankastische (zwanghafte) Persönlichkeitsstörung

Eine Persönlichkeitsstörung, die durch Gefühle von Zweifel, Perfektionismus, übertriebener Gewissenhaftigkeit, ständigen Kontrollen, Halsstarrigkeit, Vorsicht und Starrheit gekennzeichnet ist. Es können beharrliche und unerwünschte Gedanken oder Impulse auftreten, die nicht die Schwere einer Zwangsstörung erreichen.

Zwanghafte Persönlichkeit(sstörung)
Zwangspersönlichkeit(sstörung)

*Exkl.:* Zwangsstörung (F42.–)

## F60.6 Ängstliche [vermeidende] Persönlichkeitsstörung

Eine Persönlichkeitsstörung, die durch Gefühle von Anspannung und Besorgtheit, Unsicherheit und Minderwertigkeit gekennzeichnet ist. Es besteht eine andauernde Sehnsucht nach Zuneigung und Akzeptiertwerden, eine Überempfindlichkeit gegenüber Zurückweisung und Kritik mit eingeschränkter Beziehungsfähigkeit. Die betreffende Person neigt zur Überbetonung potentieller Gefahren oder Risiken alltäglicher Situationen bis zur Vermeidung bestimmter Aktivitäten.

## F60.7 Abhängige (asthenische) Persönlichkeitsstörung

Personen mit dieser Persönlichkeitsstörung verlassen sich bei kleineren oder größeren Lebensentscheidungen passiv auf andere Menschen. Die Störung ist ferner durch große Trennungsangst, Gefühle von Hilflosigkeit und Inkompetenz, durch eine Neigung, sich den Wünschen älterer und anderer unterzuordnen sowie durch ein Versagen gegenüber den Anforderungen des täglichen Lebens gekennzeichnet. Die Kraftlosigkeit kann sich im intellektuellen emotionalen Bereich zeigen; bei Schwierigkeiten besteht die Tendenz, die Verantwortung anderen zuzuschieben.

Persönlichkeit(sstörung):
- asthenisch
- inadaequat
- passiv
- selbstschädigend

**F60.8 Sonstige spezifische Persönlichkeitsstörungen**
Persönlichkeit(sstörung):
- exzentrisch
- haltlos
- narzißtisch
- passiv-aggressiv
- psychoneurotisch
- unreif

**F60.9 Persönlichkeitsstörung, nicht näher bezeichnet**
Charakterneurose o.n.A.
Pathologische Persönlichkeit o.n.A.

## F61 Kombinierte und andere Persönlichkeitsstörungen

Diese Kategorie ist vorgesehen für Persönlichkeitsstörungen, die häufig zu Beeinträchtigungen führen, aber nicht die spezifischen Symptombilder der in F60.– beschriebenen Störungen aufweisen. Daher sind sie häufig schwieriger als die Störungen in F60 zu diagnostizieren.

Beispiele:
- Kombinierte Persönlichkeitsstörungen mit Merkmalen aus verschiedenen der unter F60.– aufgeführten Störungen, jedoch ohne ein vorherrschendes Symptombild, das eine genauere Diagnose ermöglichen würde.
- Störende Persönlichkeisänderungen, die nicht in F60.– oder F62.2 einzuordnen sind, und Zweitdiagnosen zu bestehenden Affekt- oder Angststörung sind.

*Exkl.:*   Akzentuierte Persönlichkeitszüge (Z73.1)

## F62 Andauernde Persönlichkeitsänderungen, nicht Folge einer Schädigung oder Krankheit des Gehirns

Persönlichkeits- und Verhaltensstörungen ohne vorbestehende Persönlichkeitsstörung nach extremer oder übermässiger, anhaltender Belastung oder schweren psychiatrischen Krankheiten. Diese Diagnosen sollten nur dann gestellt werden, wenn Hinweise auf eine eindeutige und andauernde Veränderung in der Wahrnehmung sowie im Verhalten und Denken bezüglich der Umwelt und der eigenen Person vorliegen. Die Persönlichkeitsänderung sollte deutlich ausgeprägt sein und mit einem unflexiblen und fehlangepaßten Verhalten verbunden sein, das vor der pathogenen Erfahrung nicht bestanden hat. Die Änderung sollte nicht Ausdruck einer anderen psychischen Störung oder Residualsymptom einer vorangegangenen psychischen Störung sein.

*Exkl.:*   Persönlichkeits- und Verhaltensstörung aufgrund einer Krankheit, Schädigung oder Funktionsstörung des Gehirns (F07.–)

## Psychische und Verhaltensstörungen

**F62.0 Andauernde Persönlichkeitsänderung nach Extrembelastung**

Eine andauernde, wenigstens über zwei Jahre bestehende Persönlichkeitsänderung kann einer Belastung katastrophalen Ausmaßes folgen. Die Belastung muß extrem sein, daß die Vulnerabilität der betreffenden Person als Erklärung für die tiefgreifende Auswirkung auf die Persönlichkeit nicht in Erwägung gezogen werden muß. Die Störung ist durch eine feindliche oder mißtrauische Haltung gegenüber der Welt, durch sozialen Rückzug, Gefühle der Leere oder Hoffnungslosigkeit, ein chronisches Gefühl der Anspannung wie bei ständigem Bedrohtsein und Entfremdungsgefühl, gekennzeichnet. Eine posttraumatische Belastungsstörung (F43.1) kann dieser Form der Persönlichkeitsänderung vorausgegangen sein.

Persönlichkeitsänderungen nach:
- andauerndem Ausgesetztsein lebensbedrohlicher Situationen, etwa als Opfer von Terrorismus
- andauernder Gefangenschaft mit unmittelbarer Todesgefahr
- Folter
- Katastrophen
- Konzentrationslagererfahrungen

*Exkl.:* Posttraumatische Belastungsstörung (F43.1)

**F62.1 Andauernde Persönlichkeitsänderung nach psychischer Krankheit**

Eine auf der traumatischen Erfahrung einer schweren psychiatrischen Krankheit beruhende, wenigstens über zwei Jahre bestehende Persönlichkeitsänderung. Die Änderung kann nicht durch eine vorbestehende Persönlichkeitsstörung erklärt werden und sollte vom Residualzustand einer Schizophrenie und anderen Zustandsbildern unvollständiger Rückbildung einer vorausgegangenen psychischen Störung unterschieden werden. Die Störung ist gekennzeichnet durch eine hochgradige Abhängigkeit sowie Anspruchs- und Erwartungshaltung gegenüber anderen, eine Überzeugung, durch die Krankheit verändert oder stigmatisiert worden zu sein. Dies führt zu einer Unfähigkeit, enge und vertrauensvolle persönliche Beziehungen aufzunehmen und beizubehalten, sowie zu sozialer Isolation. Ferner finden sich Passivität, verminderte Interessen und Vernachlässigung von Freizeitbeschäftigungen, ständige Beschwerden über das Kranksein, oft verbunden mit hypochondrischen Klagen und kränkelndem Verhalten, dysphorische oder labile Stimmung, die nicht auf dem Vorliegen einer gegenwärtigen psychischen Störung oder einer vorausgegangenen psychischen Störung mit affektiven Residualsymptomen beruht. Schließlich bestehen seit längerer Zeit Probleme in der sozialen und beruflichen Funktionsfähigkeit.

**F62.8 Sonstige andauernde Persönlichkeitsänderungen**

Persönlichkeitsänderung bei chronischem Schmerzsyndrom

**F62.9 Andauernde Persönlichkeitsänderung, nicht näher bezeichnet**

## F63 Abnorme Gewohnheiten und Störungen der Impulskontrolle

In dieser Kategorie sind verschiedene nicht an anderer Stelle klassifizierbare Verhaltensstörungen zusammengefaßt. Sie sind durch wiederholte Handlungen ohne vernünftige Motivation gekennzeichnet, die nicht kontrolliert werden können und die meist die Interessen des betroffenen Patienten oder anderer Menschen schädigen. Der betroffene Patient berichtet von impulshaftem Verhalten. Die Ursachen dieser Störungen sind unklar, sie sind wegen deskriptiver Ähnlichkeiten hier gemeinsam aufgeführt, nicht weil sie andere wichtige Merkmale teilen.

*Exkl.:* Abnorme Gewohnheiten und Störungen der Impulskontrolle, die das sexuelle Verhalten betreffen (F65.-)
Gewohnheitsmäßiger exzessiver Gebrauch von Alkohol oder psychotropen Substanzen (F10–F19)

### F63.0 Pathologisches Spielen

Die Störung besteht in häufigem und wiederholtem episodenhaften Glücksspiel, das die Lebensführung des betroffenen Patienten beherrscht und zum Verfall der sozialen, beruflichen, materiellen und familiären Werte und Verpflichtungen führt.

Zwanghaftes Spielen

*Exkl.:* Exzessives Spielen manischer Patienten (F30.-)
Spielen bei dissozialer Persönlichkeitsstörung (F60.2)
Spielen und Wetten o.n.A. (Z72.6)

### F63.1 Pathologische Brandstiftung [Pyromanie]

Die Störung ist durch häufige tatsächliche oder versuchte Brandstiftung an Gebäuden oder anderem Eigentum ohne verständliches Motiv und durch eine anhaltende Beschäftigung der betroffenen Person mit Feuer und Brand charakterisiert. Das Verhalten ist häufig mit wachsender innerer Spannung vor der Handlung und starker Erregung sofort nach ihrer Ausführung verbunden.

*Exkl.:* Brandstiftung:
- als Grund zur Beobachtung wegen des Verdachtes einer psychischen Störung (Z03.2)
- bei Intoxikation mit Alkohol oder psychotropen Substanzen (F10–F19, 4. Stelle .0)
- bei organischen psychischen Störungen (F00–F09)
- bei Schizophrenie (F20.-)
- bei Störungen des Sozialverhaltens (F91.-)
- durch Erwachsene mit dissozialer Persönlichkeitsstörung (F60.2)

### F63.2 Pathologisches Stehlen [Kleptomanie]
Die Störung charakterisiert wiederholtes Versagen Impulsen zu widerstehen, Dinge zu stehlen, die nicht dem persönlichen Gebrauch oder der Bereicherung dienen. Stattdessen werden die Gegenstände weggeworfen, weggegeben oder gehortet. Dieses Verhalten ist meist mit wachsender innerer Spannung vor der Handlung und einem Gefühl von Befriedigung während und sofort nach der Tat verbunden.

*Exkl.:* Ladendiebstahl als Grund zur Beobachtung wegen des Verdachtes einer psychischen Störung (Z03.2)
Organische psychische Störungen (F00–F09)
Stehlen bei depressiver Störung (F31–F33)

### F63.3 Trichotillomanie
Bei dieser Störung kommt es nach immer wieder mißlungenem Versuch, sich gegen Impulse zum Ausreißen der Haare zu wehren, zu einem beachtlichen Haarverlust. Das Ausreißen der Haare ist häufig mit dem Gefühl wachsender Spannung verbunden und einem anschließenden Gefühl von Erleichterung und Befriedigung. Diese Diagnose soll nicht gestellt werden, wenn zuvor eine Hautentzündung bestand oder wenn das Ausreißen der Haare eine Reaktion auf ein Wahnphänomen oder eine Halluzination ist.

*Exkl.:* Stereotype Bewegungsstörung mit Haarzupfen (F98.4)

### F63.8 Sonstige abnorme Gewohnheiten und Störungen der Impulskontrolle
In diese Kategorie fallen andere Arten sich dauernd wiederholenden unangepaßten Verhaltens, die nicht Folge eines erkennbaren psychiatrischen Syndroms sind und bei denen der betroffene Patient den Impulsen, das pathologische Verhalten auszuführen, nicht widerstehen kann. Nach einer vorausgehenden Periode mit Anspannung folgt während des Handlungsablaufs ein Gefühl der Erleichterung.

Störung mit intermittierend auftretender Reizbarkeit

### F63.9 Abnorme Gewohnheit und Störung der Impulskontrolle, nicht näher bezeichnet

## F64 Störungen der Geschlechtsidentität

### F64.0 Transsexualismus
Der Wunsch, als Angehöriger des anderen Geschlechtes zu leben und anerkannt zu werden. Dieser geht meist mit Unbehagen oder dem Gefühl der Nichtzugehörigkeit zum eigenen anatomischen Geschlecht einher. Es besteht der Wunsch nach chirurgischer und hormoneller Behandlung, um den eigenen Körper dem bevorzugten Geschlecht soweit wie möglich anzugleichen.

### F64.1 Transvestitismus unter Beibehaltung beider Geschlechtsrollen
Tragen gegengeschlechtlicher Kleidung, um die zeitweilige Erfahrung der Zugehörigkeit zum anderen Geschlecht zu erleben. Der Wunsch nach dauerhafter Geschlechtsumwandlung oder chirurgischer Korrektur besteht nicht; der Kleiderwechsel ist nicht von sexueller Erregung begleitet.

Störung der Geschlechtsidentität in der Adoleszenz oder im Erwachsenenalter, nicht transsexueller Typus

*Exkl.:* Fetischistischer Transvestitismus (F65.1)

**F64.2 Störung der Geschlechtsidentität des Kindesalters**

Diese Störung zeigt sich während der frühen Kindheit, immer lange vor der Pubertät. Sie ist durch ein anhaltendes und starkes Unbehagen über das zugefallene Geschlecht gekennzeichnet, zusammen mit dem Wunsch oder der ständigen Beteuerung, zum anderen Geschlecht zu gehören. Es besteht eine andauernde Beschäftigung mit der Kleidung oder den Aktivitäten des anderen Geschlechtes und eine Ablehnung des eigenen Geschlechtes. Die Diagnose erfordert eine tiefgreifende Störung der normalen Geschlechtsidentität; eine bloße Knabenhaftigkeit bei Mädchen und ein mädchenhaftes Verhalten bei Jungen sind nicht ausreichend. Geschlechtsidentitätsstörungen bei Personen, welche die Pubertät erreicht haben oder gerade erreichen, sind nicht hier, sondern unter F66.- zu klassifizieren.

*Exkl.:* Ichdystone Sexualorientierung (F66.1)
Sexuelle Reifungskrise (F66.0)

**F64.8 Sonstige Störungen der Geschlechtsidentität**

**F64.9 Störung der Geschlechtsidentität, nicht näher bezeichnet**
Störung der Geschlechtsrolle o.n.A.

## F65 Störungen der Sexualpräferenz

*Inkl.:* Paraphilie

**F65.0 Fetischismus**

Gebrauch toter Objekte als Stimuli für die sexuelle Erregung und Befriedigung. Viele Fetische stellen eine Erweiterung des menschlichen Körpers dar, z.B. Kleidungsstücke oder Schuhwerk. Andere gebräuchliche Beispiele sind Gegenstände aus Gummi, Plastik oder Leder. Die Fetischobjekte haben individuell wechselnde Bedeutung. In einigen Fällen dienen sie lediglich der Verstärkung der auf üblichem Wege erreichten sexuellen Erregung (z.B. wenn der Partner ein bestimmtes Kleidungsstück tragen soll).

**F65.1 Fetischistischer Transvestitismus**

Zur Erreichung sexueller Erregung wird Kleidung des anderen Geschlechts getragen; damit wird der Anschein erweckt, daß es sich um eine Person des anderen Geschlechts handelt. Fetischistischer Transvestismus unterscheidet sich vom transsexuellem Transvestitismus durch die deutliche Kopplung an sexuelle Erregung und das starke Verlangen, die Kleidung nach dem eingetretenen Orgasmus und dem Nachlassen der sexuellen Erregung abzulegen. Er kann als eine frühere Phase in der Entwicklung eines Transsexualismus auftreten.

Transvestitischer Fetischismus

**F65.2 Exhibitionismus**

Die wiederkehrende oder anhaltende Neigung, die eigenen Genitalien vor meist gegengeschlechtlichen Fremden in der Öffentlichkeit zu entblößen, ohne zu einem näheren Kontakt aufzufordern oder diesen zu wünschen. Meist wird das Zeigen von sexueller Erregung begleitet und im allgemeinen kommt es zu nachfolgender Masturbation.

**F65.3 Voyeurismus**
Wiederkehrender oder anhaltender Drang, anderen Menschen bei sexuellen Aktivitäten oder intimen Tätigkeiten z.B. Entkleiden, zuzusehen ohne Wissen der beobachteten Person. Zumeist führt dies beim Beobachtenden zu sexueller Erregung und Masturbation.

**F65.4 Pädophilie**
Sexuelle Präferenz für Kinder, Jungen oder Mädchen oder Kinder beiderlei Geschlechts, die sich meist in der Vorpubertät oder in einem frühen Stadium der Pubertät befinden.

**F65.5 Sadomasochismus**
Es werden sexuelle Aktivitäten mit Zufügung von Schmerzen, Erniedrigung oder Fesseln bevorzugt. Wenn die betroffene Person diese Art der Stimulation erleidet, handelt es sich um Masochismus; wenn sie sie jemand anderem zufügt, um Sadismus. Oft empfindet die betroffene Person sowohl bei masochistischen als auch sadistischen Aktivitäten sexuelle Erregung.

Masochismus
Sadismus

**F65.6 Multiple Störungen der Sexualpräferenz**
In manchen Fällen bestehen bei einer Person mehrere abnorme sexuelle Präferenzen, ohne daß eine im Vordergrund steht. Die häufigste Kombination ist Fetischismus, Transvestitismus und Sadomasochismus.

**F65.8 Sonstige Störungen der Sexualpräferenz**
Hier sind eine Vielzahl anderer sexueller Präferenzen und Aktivitäten zu klassifizieren wie obszöne Telefonanrufe, Pressen des eigenen Körpers an andere Menschen zur sexuellen Stimulation in Menschenansammlungen, sexuelle Handlungen an Tieren, Strangulieren und Nutzung der Anoxie zur Steigerung der sexuellen Erregung.

Frotteurismus
Nekrophilie

**F65.9 Störung der Sexualpräferenz, nicht näher bezeichnet**
Sexuelle Deviation o.n.A.

## F66 Psychische und Verhaltensstörungen in Verbindung mit der sexuellen Entwicklung und Orientierung

*Hinweis:* Die Richtung der sexuellen Orientierung selbst ist nicht als Störung anzusehen.

**F66.0 Sexuelle Reifungskrise**
Die betroffene Person leidet unter einer Unsicherheit hinsichtlich ihrer Geschlechtsidentität oder sexuellen Orientierung, mit Ängsten oder Depressionen. Meist kommt dies bei Heranwachsenden vor, die sich hinsichtlich ihrer homo-, hetero- oder bisexuellen Orientierung nicht sicher sind; oder bei Menschen, die nach einer Zeit scheinbar stabiler sexueller Orientierung, oftmals in einer lange dauernden Beziehung, die Erfahrung machen, daß sich ihre sexuelle Orientierung ändert.

**F66.1 Ichdystone Sexualorientierung**
Die Geschlechtsidentität oder sexuelle Ausrichtung (heterosexuell, homosexuell, bisexuell oder präpubertär) ist eindeutig, aber die betroffene Person hat den Wunsch, daß diese wegen begleitender psychischer oder Verhaltensstörungen anders wäre und unterzieht sich möglicherweise einer Behandlung, um diese zu ändern.

**F66.2 Sexuelle Beziehungsstörung**
Die Geschlechtsidentität oder sexuelle Orientierung (heterosexuell, homosexuell oder bisexuell) bereitet bei der Aufnahme oder Aufrechterhaltung einer Beziehung mit einem Sexualpartner Probleme.

**F66.8 Sonstige psychische und Verhaltensstörungen in Verbindung mit der sexuellen Entwicklung und Orientierung**

**F66.9 Psychische und Verhaltensstörung in Verbindung mit der sexuellen Entwicklung und Orientierung, nicht näher bezeichnet**

## F68 Andere Persönlichkeits- und Verhaltensstörungen

**F68.0 Entwicklung körperlicher Symptome aus psychischen Gründen**
Körperliche Symptome, vereinbar mit und ursprünglich verursacht durch eine belegbare körperliche Störung, Krankheit oder Behinderung werden wegen des psychischen Zustandes der betroffenen Person aggraviert oder halten länger an. Der betroffene Patient ist meist durch die Schmerzen oder die Behinderung beeinträchtigt; sie wird beherrscht von mitunter berechtigten Sorgen über längerdauernde oder zunehmende Behinderung oder Schmerzen.

Rentenneurose

**F68.1 Artifizielle Störung (absichtliches Erzeugen oder Vortäuschen von körperlichen oder psychischen Symptomen oder Behinderungen)**
Der betroffene Patient täuscht Symptome wiederholt ohne einleuchtenden Grund vor und kann sich sogar, um Symptome oder klinische Zeichen hervorzurufen, absichtlich selbstbeschädigen. Die Motivation ist unklar, vermutlich besteht das Ziel, die Krankenrolle einzunehmen. Die Störung ist oft mit deutlichen Persönlichkeits- und Beziehungsstörungen kombiniert.

Durch Institutionen wandernder Patient [peregrinating patient]
Hospital-hopper-Syndrom
Münchhausen-Syndrom

*Exkl.:* Dermatitis factitia (L98.1)
Vortäuschung von Krankheit mit (offensichtlicher Motivation) (Z76.5)

**F68.8 Sonstige näher bezeichnete Persönlichkeits- und Verhaltensstörungen**
Charakterstörung o.n.A.
Störung zwischenmenschlicher Beziehung o.n.A.

## F69 Nicht näher bezeichnete Persönlichkeits- und Verhaltensstörung

# Intelligenzminderung (F70–F79)

Ein Zustand von verzögerter oder unvollständiger Entwicklung der geistigen Fähigkeiten; besonders beeinträchtigt sind Fertigkeiten, die sich in der Entwicklungsperiode manifestieren und die zum Intelligenzniveau beitragen, wie Kognition, Sprache, motorische und soziale Fähigkeiten. Eine Intelligenzminderung kann allein oder zusammen mit jeder anderen psychischen oder körperlichen Störung auftreten.

Der Schweregrad einer Intelligenzminderung wird übereinstimmungsgemäß anhand standardisierter Intelligenztests festgestellt. Diese können durch Skalen zur Einschätzung der sozialen Anpassung in der jeweiligen Umgebung erweitert werden. Diese Meßmethoden erlauben eine ziemlich genaue Beurteilung der Intelligenzminderung. Die Diagnose hängt aber auch von der Beurteilung der allgemeinen intellektuellen Funktionsfähigkeit durch einen erfahrenen Diagnostiker ab.

Intellektuelle Fähigkeiten und soziale Anpassung können sich verändern. Sie können sich, wenn auch nur in geringem Maße, durch Übung und Rehabilitation verbessern. Die Diagnose sollte sich immer auf das gegenwärtige Funktionsniveau beziehen.

Die folgenden 4. Stellen sind bei den Kategorien F70–F79 zu benutzen, wenn das Ausmaß der Verhaltensstörung angegeben werden soll:

.0 **Keine oder geringfügige Verhaltensstörung**

.1 **Deutliche Verhaltensstörung, die Beobachtung oder Behandlung erfordert**

.8 **Sonstige Verhaltensstörung**

.9 **Nicht näher bezeichnete Verhaltensstörung**

Sollten begleitende Zustandsbilder, wie Autismus, andere Entwicklungsstörungen, Epilepsie, Störungen des Sozialverhaltens oder schwere körperliche Behinderung angegeben werden, sind zusätzliche Schlüsselnummern zu benutzen.

## F70 Leichte Intelligenzminderung

IQ-Bereich von 50–69 (bei Erwachsenen Intelligenzalter von 9 bis unter 12 Jahren). Lernschwierigkeiten in der Schule. Viele Erwachsene können arbeiten, gute soziale Beziehungen unterhalten und ihren Beitrag zur Gesellschaft leisten.

*Inkl.:* Debilität
Leichte geistige Behinderung

### F71  Mittelgradige Intelligenzminderung

IQ-Bereich von 35–49 (bei Erwachsenen Intelligenzalter von 6 bis unter 9 Jahren). Deutliche Entwicklungsverzögerung in der Kindheit. Die meisten können aber ein gewisses Maß an Unabhängigkeit erreichen und eine ausreichende Kommunikationsfähigkeit und Ausbildung erwerben. Erwachsene brauchen in unterschiedlichem Ausmaß Unterstützung im täglichen Leben und bei der Arbeit.

*Inkl.:* Mittelgradige geistige Behinderung

### F72  Schwere Intelligenzminderung

IQ-Bereich von 20–34 (bei Erwachsenen Intelligenzalter von 3 bis unter 6 Jahren). Andauernde Unterstützung ist notwendig.

*Inkl.:* Schwere geistige Behinderung

### F73  Schwerste Intelligenzminderung

IQ unter 20 (bei Erwachsenen Intelligenzalter unter 3 Jahren). Die eigene Versorgung, Kontinenz, Kommunikation und Beweglichkeit sind hochgradig beeinträchtigt.

*Inkl.:* Schwerste geistige Behinderung

### F78  Andere Intelligenzminderung

### F79  Nicht näher bezeichnete Intelligenzminderung

*Inkl.:* Geistig:
- Behinderung o.n.A.
- Defizite o.n.A.

# Entwicklungsstörungen
# (F80–F89)

Die in diesem Abschnitt zusammengefaßten Störungen haben folgende Gemeinsamkeiten:

a) Beginn ausnahmslos im Kleinkindalter oder in der Kindheit;

b) eine Entwicklungseinschränkung oder -verzögerung von Funktionen, die eng mit der biologischen Reifung des Zentralnervensystems verknüpft sind;

c) stetiger Verlauf ohne Remissionen und Rezidive.

In den meisten Fällen sind unter anderem die Sprache, die visuellräumlichen Fertigkeiten und die Bewegungskoordination betroffen. In der Regel bestand die Verzögerung oder Schwäche vom frühestmöglichen Erkennungszeitpunkt an. Mit dem Älterwerden der Kinder vermindern sich die Störungen zunehmend, wenn auch geringere Defizite oft im Erwachsenenalter zurückbleiben.

## F80 Umschriebene Entwicklungsstörungen des Sprechens und der Sprache

Es handelt sich um Störungen, bei denen die normalen Muster des Spracherwerbs von frühen Entwicklungsstadien an beeinträchtigt sind. Die Störungen können nicht direkt neurologischen Störungen oder Veränderungen des Sprachablaufs, sensorischen Beeinträchtigungen, Intelligenzminderung oder Umweltfaktoren zugeordnet werden. Umschriebene Entwicklungsstörungen des Sprechens und der Sprache ziehen oft sekundäre Folgen nach sich, wie Schwierigkeiten beim Lesen und Rechtschreiben, Störungen im Bereich der zwischenmenschlichen Beziehungen, im emotionalen und Verhaltensbereich.

### F80.0 Artikulationsstörung

Eine umschriebene Entwicklungsstörung, bei der die Artikulation des Kindes unterhalb des seinem Intelligenzalter angemessenen Niveaus liegt, seine sprachlichen Fähigkeiten jedoch im Normbereich liegen.

Dyslalie
Entwicklungsbedingte Artikulationsstörung
Funktionelle Artikulationsstörung
Lallen
Phonologische Entwicklungsstörung

*Exkl.:* Artikulationsschwäche (bei):
- Aphasie o.n.A. (R47.0)
- Apraxie (R48.2)
- mit einer Entwicklungsstörung der Sprache:
  - expressiv (F80.1)
  - rezeptiv (F80.2)
- Hörverlust (H90–H91)
- Intelligenzminderung (F70–F79)

**F80.1 Expressive Sprachstörung**

Eine umschriebene Entwicklungsstörung, bei der die Fähigkeit des Kindes, die expressiv gesprochene Sprache zu gebrauchen, deutlich unterhalb des seinem Intelligenzalter angemessenen Niveaus liegt, das Sprachverständnis liegt jedoch im Normbereich. Störungen der Artikulation können vorkommen.

Entwicklungsbedingte Dysphasie oder Aphasie, expressiver Typ

*Exkl.:* Dysphasie und Aphasie o.n.A. (R47.0)
Elektiver Mutismus (F94.0)
Entwicklungsbedingte Dysphasie oder Aphasie, rezeptiver Typ (F80.2)
Erworbene Aphasie mit Epilepsie [Landau-Kleffner-Syndrom] (F80.3)
Intelligenzminderung (F70–F79)
Tiefgreifende Entwicklungsstörungen (F84.–)

**F80.2 Rezeptive Sprachstörung**

Eine umschriebene Entwicklungsstörung, bei der das Sprachverständnis des Kindes unterhalb des seinem Intelligenzalter angemessenen Niveaus liegt. In praktisch allen Fällen ist auch die expressive Sprache deutlich beeinflußt, Störungen in der Wort-Laut-Produktion sind häufig.

Angeborene fehlende akustische Wahrnehmung
Entwicklungsbedingt:
- Dysphasie oder Aphasie, rezeptiver Typ
- Wernicke-Aphasie

Worttaubheit

*Exkl.:* Autismus (F84.0–F84.1)
Dysphasie und Aphasie:
- expressiver Typ (F80.1)
- o.n.A. (R47.0)
Elektiver Mutismus (F94.0)
Erworbene Aphasie mit Epilepsie [Landau-Kleffner-Syndrom] (F80.3)
Intelligenzminderung (F70–F79)
Sprachentwicklungsverzögerung infolge von Schwerhörigkeit oder Taubheit (H90–H91)

**F80.3 Erworbene Aphasie mit Epilepsie [Landau-Kleffner-Syndrom]**

Eine Störung, bei der ein Kind, welches vorher normale Fortschritte in der Sprachentwicklung gemacht hatte, sowohl rezeptive als auch expressive Sprachfertigkeiten verliert, die allgemeine Intelligenz aber erhalten bleibt. Der Beginn der Störung wird von paroxysmalen Auffälligkeiten im EEG begleitet und in der Mehrzahl der Fälle auch von epileptischen Anfällen. Typischerweise liegt der Beginn im Alter von 3–7 Jahren mit einem Verlust der Sprachfertigkeiten innerhalb von Tagen oder Wochen. Der zeitliche Zusammenhang zwischen dem Beginn der Krampfanfälle und dem Verlust der Sprache ist variabel, wobei das eine oder das andere um ein paar Monate bis zu zwei Jahren vorausgehen kann. Als möglicher Grund für diese Störung ist ein entzündlicher enzephalitischer Prozeß zu vermuten. Etwa zwei Drittel der Patienten behalten einen mehr oder weniger rezeptiven Sprachdefekt.

*Exkl.:* Aphasie bei anderen desintegrativen Störungen des Kindesalters (F84.2–F84.3)
Aphasie bei Autismus (F84.0–F84.1)
Aphasie o.n.A. (R47.0)

### F80.8 Sonstige Entwicklungsstörungen des Sprechens oder der Sprache Lispeln

### F80.9 Entwicklungsstörung des Sprechens oder der Sprache, nicht näher bezeichnet
Sprachstörung o.n.A.

## F81 Umschriebene Entwicklungsstörungen schulischer Fertigkeiten

Es handelt sich um Störungen, bei denen die normalen Muster des Fertigkeitserwerbs von frühen Entwicklungstadien an gestört sind. Dies ist nicht einfach Folge eines Mangels an Gelegenheit zu lernen; sie ist auch nicht allein als Folge einer Intelligenzminderung oder irgendeiner erworbenen Hirnschädigung oder -krankheit aufzufassen.

### F81.0 Lese- und Rechtschreibstörung

Das Hauptmerkmal ist eine umschriebene und bedeutsame Beeinträchtigung in der Entwicklung der Lesefertigkeiten, die nicht allein durch das Entwicklungsalter, Visusprobleme oder unangemessene Beschulung erklärbar ist. Das Leseverständnis, die Fähigkeit, gelesene Worte wiederzuerkennen, vorzulesen und Leistungen für welche Lesefähigkeit nötig ist, können sämtlich betroffen sein. Bei umschriebenen Lesestörungen sind Rechtschreibstörungen häufig und persistieren oft bis in die Adoleszenz, auch wenn einige Fortschritte im Lesen gemacht werden. Umschriebene Entwicklungsstörungen des Lesens gehen Entwicklungsstörungen des Sprechens oder der Sprache voraus. Während der Schulzeit sind begleitende Störungen im emotionalen und Verhaltensbereich häufig.

Entwicklungsdyslexie
Umschriebene Lesestörung
„Leserückstand"

*Exkl.:* Alexie o.n.A. (R48.0)
Dyslexie o.n.A. (R48.0)
Leseverzögerung infolge emotionaler Störung (F93.–)

**F81.1 Isolierte Rechtschreibstörung**
Es handelt sich um eine Störung, deren Hauptmerkmal in einer umschriebenen und bedeutsamen Beeinträchtigung der Entwicklung von Rechtschreibfertigkeiten besteht, ohne Vorgeschichte einer Lesestörung. Sie ist nicht allein durch ein zu niedriges Intelligenzalter, durch Visusprobleme oder unangemessene Beschulung erklärbar. Die Fähigkeiten, mündlich zu buchstabieren und Wörter korrekt zu schreiben, sind beide betroffen.

Umschriebene Verzögerung der Rechtschreibfähigkeit (ohne Lesestörung)

*Exkl.:* Agraphie o.n.A. (R48.8)
Rechtschreibschwierigkeiten:
- durch inadäquaten Unterricht (Z55.8)
- mit Lesestörung (F81.0)

**F81.2 Rechenstörung**
Diese Störung besteht in einer umschriebenen Beeinträchtigung von Rechenfertigkeiten, die nicht allein durch eine allgemeine Intelligenzminderung oder eine unangemessene Beschulung erklärbar ist. Das Defizit betrifft vor allem die Beherrschung grundlegender Rechenfertigkeiten, wie Addition, Subtraktion, Multiplikation und Division, weniger die höheren mathematischen Fertigkeiten, die für Algebra, Trigonometrie, Geometrie oder Differential- und Integralrechnung benötigt werden.

Entwicklungsbedingtes Gerstmann-Syndrom
Entwicklungsstörung des Rechnens
Entwicklungs-Akalkulie

*Exkl.:* Akalkulie o.n.A. (R48.8)
Kombinierte Störung schulischer Fertigkeiten (F81.3)
Rechenschwierigkeiten, hauptsächlich durch inadäquaten Unterricht (Z55.8)

**F81.3 Kombinierte Störungen schulischer Fertigkeiten**
Dies ist eine schlecht definierte Restkategorie für Störungen mit deutlicher Beeinträchtigung der Rechen-, der Lese- und der Rechtschreibfähigkeiten. Die Störung ist jedoch nicht allein durch eine allgemeine Intelligenzminderung oder eine unangemessene Beschulung erklärbar. Sie soll für Störungen verwendet werden, die die Kriterien für F81.2 und F81.0 oder F81.1 erfüllen.

*Exkl.:* Isolierte Rechtschreibstörung (F81.1)
Lese- und Rechtschreibstörung (F81.0)
Rechenstörung (F81.2)

**F81.8 Sonstige Entwicklungsstörungen schulischer Fertigkeiten**
Entwicklungsbedingte expressive Schreibstörung

**F81.9 Entwicklungsstörung schulischer Fertigkeiten, nicht näher bezeichnet**
Lernbehinderung o.n.A.
Lernstörung o.n.A.
Störung des Wissenserwerbs o.n.A.

## F82 Umschriebene Entwicklungsstörung der motorischen Funktionen

Hauptmerkmal ist eine schwerwiegende Entwicklungsbeeinträchtigung der motorischen Koordination, die nicht allein durch eine Intelligenzminderung oder eine spezifische angeborene oder erworbene neurologische Störung erklärbar ist. In den meisten Fällen zeigt eine sorgfältige klinische Untersuchung dennoch deutliche entwicklungsneurologische Unreifezeichen wie choreoforme Bewegungen freigehaltener Glieder oder Spiegelbewegungen und andere begleitende motorische Merkmale, ebenso wie Zeichen einer mangelhaften fein- oder grobmotorischen Koordination.

Entwicklungsbedingte Koordinationsstörung
Entwicklungsdyspraxie
Syndrom des ungeschickten Kindes

*Exkl.:* Koordinationsstörungen infolge einer Intelligenzminderung (F70–F79)
Koordinationsverlust (R27.–)
Störungen des Ganges und der Mobilität (R26.–)

## F83 Kombinierte umschriebene Entwicklungsstörungen

Dies ist eine Restkategorie für Störungen, bei denen eine gewisse Mischung von umschriebenen Entwicklungsstörungen des Sprechens und der Sprache, schulischer Fertigkeiten und motorischer Funktionen vorliegt, von denen jedoch keine so dominiert, daß sie eine Hauptdiagnose rechtfertigt. Diese Mischkategorie soll nur dann verwendet werden, wenn weitgehende Überschneidungen mit allen diesen umschriebenen Entwicklungsstörungen vorliegen. Meist sind sie Störungen mit einem gewissen Grad an allgemeiner Beeinträchtigung kognitiver Funktionen verbunden. Sie ist also dann zu verwenden, wenn Funktionsstörungen vorliegen, welche die Kriterien von zwei oder mehr Kategorien von F80.–, F81.– und F82 erfüllen.

## F84 Tiefgreifende Entwicklungsstörungen

Diese Gruppe von Störungen ist gekennzeichnet durch qualitative Abweichungen in den wechselseitigen sozialen Interaktionen und Kommunikationsmustern und durch ein eingeschränktes, stereotypes, sich wiederholendes Repertoire von Interessen und Aktivitäten. Diese qualitativen Auffälligkeiten sind in allen Situationen ein grundlegendes Funktionsmerkmal des betroffenen Kindes.

Sollen alle begleitenden somatischen Zustandsbilder und Intelligenzminderung angegeben werden, sind zusätzliche Schlüsselnummern zu benutzen.

## F84.0 Frühkindlicher Autismus

Diese Form der tiefgreifenden Entwicklungsstörung ist durch eine abnorme oder beeinträchtigte Entwicklung definiert, die sich vor dem dritten Lebensjahr manifestiert. Sie ist außerdem gekennzeichnet durch ein charakteristisches Muster abnormer Funktionen in den folgenden psychopathologischen Bereichen: in der sozialen Interaktion, der Kommunikation und im eingeschränkten stereotyp repetitiven Verhalten. Neben diesen spezifischen diagnostischen Merkmalen zeigen sich häufig eine Vielzahl unspezifischer Probleme, wie Phobien, Schlaf- und Eßstörungen, Wutausbrüche und (autodestruktive) Aggression.

Autistische Störung
Frühkindliche Psychose
Infantiler Autismus
Kanner-Syndrom

*Exkl.:*   Autistische Psychopathie (F84.5)

## F84.1 Atypischer Autismus

Diese Form der tiefgreifenden Entwicklungsstörung unterscheidet sich vom frühkindlichen Autismus entweder durch das Alter bei Krankheitsbeginn oder dadurch, daß die diagnostischen Kriterien nicht in allen genannten Bereichen erfüllt werden. Diese Subkategorie sollte immer dann verwendet werden, wenn die abnorme oder beeinträchtigte Entwicklung erst nach dem dritten Lebensjahr manifest wird und wenn nicht in allen für die Diagnose Autismus geforderten psychopathologischen Bereichen (nämlich wechselseitige soziale Interaktionen, Kommunikation und eingeschränktes, stereotyp repetetives Verhalten) Auffälligkeiten nachweisbar sind, auch wenn charakteristische Abweichungen auf anderen Gebieten vorliegen. Atypischer Autismus tritt sehr häufig bei schwer retardierten bzw. unter einer schweren rezeptiven Störung der Sprachentwicklung leidenden Patienten auf.

Atypische kindliche Psychose
Intelligenzminderung mit autistischen Zügen
Soll eine Intelligenzminderung angegeben werden, ist eine zusätzliche Schlüsselnummer (F70–F79) zu benutzen.

## F84.2 Rett-Syndrom

Dieses Zustandsbild wurde bisher nur bei Mädchen beschrieben; nach einer scheinbar normalen frühen Entwicklung erfolgt ein teilweiser oder vollständiger Verlust der Sprache, der lokomotorischen Fähigkeiten und der Gebrauchsfähigkeiten der Hände gemeinsam mit einer Verlangsamung des Kopfwachstums. Der Beginn dieser Störung liegt zwischen dem 7. und 24. Lebensmonat. Der Verlust zielgerichteter Handbewegungen, Stereotypien in Form von Drehbewegungen der Hände und Hyperventilation sind charakteristisch. Sozial- und Spielentwicklung sind gehemmt, das soziale Interesse bleibt jedoch erhalten. Im 4. Lebensjahr beginnt sich eine Rumpfataxie und Apraxie zu entwickeln, choreo-athetoide Bewegungen folgen häufig. Es resultiert fast immer eine schwere Intelligenzminderung.

**F84.3 Andere desintegrative Störung des Kindesalters**

Diese Form einer tiefgreifenden Entwicklungsstörung ist – anders als das Rett-Syndrom – durch eine Periode einer zweifellos normalen Entwicklung vor dem Beginn der Krankheit definiert. Es folgt ein Verlust vorher erworbener Fertigkeiten verschiedener Entwicklungsbereiche innerhalb weniger Monate. Typischerweise wird die Störung von einem allgemeinen Interessenverlust an der Umwelt, von stereotypen, sich wiederholenden motorischen Manierismen und einer autismusähnlichen Störung sozialer Interaktionen und der Kommunikation begleitet. In einigen Fällen kann die Störung einer begleitenden Enzephalopathie zugeschrieben werden, die Diagnose ist jedoch anhand der Verhaltensmerkmale zu stellen.

Dementia infantilis
Desintegrative Psychose
Heller-Syndrom
Symbiotische Psychose
Soll eine begleitende neurologische Krankheit angegeben werden, ist eine zusätzliche Schlüsselnummer zu benutzen.

*Exkl.:* Rett-Syndrom (F84.2)

**F84.4 Überaktive Störung mit Intelligenzminderung und Bewegungsstereotypien**

Dies ist eine schlecht definierte Störung von unsicherer nosologischer Validität. Diese Kategorie wurde für eine Gruppe von Kindern mit schwerer Intelligenzminderung (IQ unter 34) eingeführt, mit erheblicher Hyperaktivität, Aufmerksamkeitsstörungen und stereotypen Verhaltensweisen. Sie haben meist keinen Nutzen von Stimulantien (anders als Kinder mit einem IQ im Normbereich) und können auf eine Verabreichung von Stimulantien eine schwere dysphorische Reaktion – manchmal mit psychomotorischer Entwicklungsverzögerung – zeigen. In der Adoleszenz kann sich die Hyperaktivität in eine verminderte Aktivität wandeln, ein Muster, das bei hyperkinetischen Kindern mit normaler Intelligenz nicht üblich ist. Das Syndrom wird häufig von einer Vielzahl von umschriebenen oder globalen Entwicklungsverzögerungen begleitet. Es ist nicht bekannt, in welchem Umfang das Verhaltensmuster dem niedrigen IQ oder einer organischen Hirnschädigung zuzuschreiben ist.

**F84.5 Asperger-Syndrom**

Diese Störung von unsicherer nosologischer Validität ist durch dieselbe Form qualitativer Abweichungen der wechselseitigen sozialen Interaktionen, wie für den Autismus typisch, charakterisiert, zusammen mit einem eingeschränkten, stereotypen, sich wiederholenden Repertoire von Interessen und Aktivitäten. Die Störung unterscheidet sich vom Autismus in erster Linie durch fehlende allgemeine Entwicklungsverzögerung bzw. den fehlenden Entwicklungsrückstand der Sprache und der kognitiven Entwicklung. Die Störung geht häufig mit einer auffallenden Ungeschicklichkeit einher. Die Abweichungen tendieren stark dazu, bis in die Adoleszenz und das Erwachsenenalter zu persistieren. Gelegentlich treten psychotische Episoden im frühen Erwachsenenleben auf.

Autistische Psychopathie
Schizoide Störung des Kindesalters

**F84.8 Sonstige tiefgreifende Entwicklungsstörungen**

**F84.9 Tiefgreifende Entwicklungsstörung, nicht näher bezeichnet**

## F88 Andere Entwicklungsstörungen
Entwicklungsbedingte Agnosie

## F89 Nicht näher bezeichnete Entwicklungsstörung
Entwicklungsstörung o.n.A.

# Verhaltens- und emotionale Störungen mit Beginn in der Kindheit und Jugend (F90–F98)

## F90 Hyperkinetische Störungen
Diese Gruppe von Störungen ist charakterisiert durch einen frühen Beginn, meist in den ersten fünf Lebensjahren, einen Mangel an Ausdauer bei Beschäftigungen, die kognitiven Einsatz verlangen, und eine Tendenz, von einer Tätigkeit zu einer anderen zu wechseln, ohne etwas zu Ende zu bringen; hinzu kommt eine desorganisierte, mangelhaft regulierte und überschießende Aktivität. Verschiedene andere Auffälligkeiten können zusätzlich vorliegen. Hyperkinetische Kinder sind oft achtlos und impulsiv, neigen zu Unfällen und werden oft bestraft, weil sie eher aus Unachtsamkeit als vorsätzlich Regeln verletzen. Ihre Beziehung zu Erwachsenen ist oft von einer Distanzstörung und einem Mangel an normaler Vorsicht und Zurückhaltung geprägt. Bei anderen Kindern sind sie unbeliebt und können isoliert sein. Beeinträchtigung kognitiver Funktionen ist häufig, spezifische Verzögerungen der motorischen und sprachlichen Entwicklung kommen überproportional oft vor. Sekundäre Komplikationen sind dissoziales Verhalten und niedriges Selbstwertgefühl.

*Exkl.:* Affektive Störungen (F30–F39)
Angststörungen (F41.–, F93.0)
Schizophrenie (F20.-)
Tiefgreifende Entwicklungsstörungen (F84.-)

### F90.0 Einfache Aktivitäts- und Aufmerksamkeitsstörung
Aufmerksamkeitsdefizit bei:
- hyperaktivem Syndrom
- Hyperaktivitätsstörung
- Störung mit Hyperaktivität

*Exkl.:* Hyperkinetische Störung des Sozialverhaltens (F90.1)

### F90.1 Hyperkinetische Störung des Sozialverhaltens
Hyperkinetische Störung verbunden mit Störung des Sozialverhaltens

**F90.8 Sonstige hyperkinetische Störungen**

**F90.9 Hyperkinetische Störung, nicht näher bezeichnet**
Hyperkinetische Reaktion der Kindheit oder des Jugendalters o.n.A.
Hyperkinetisches Syndrom o.n.A.

## F91 Störungen des Sozialverhaltens

Störungen des Sozialverhaltens sind durch ein sich wiederholendes und anhaltendes Muster dissozialen, aggressiven und aufsässigen Verhaltens charakterisiert. Dieses Verhalten übersteigt mit seinen größeren Verletzungen die altersentsprechenden sozialen Erwartungen. Es ist also schwerwiegender als gewöhnlicher kindischer Unfug oder jugendliche Aufmüpfigkeit. Das anhaltende Verhaltensmuster muß mindestens sechs Monate oder länger bestanden haben. Störungen des Sozialverhaltens können auch bei anderen psychiatrischen Krankheiten auftreten, in diesen Fällen ist die zugrundeliegende Diagnose zu verwenden.

Beispiele für Verhaltensweisen, welche diese Diagnose begründen, umfassen ein extremes Maß an Streiten oder Tyrannisieren, Grausamkeit gegenüber anderen Personen oder Tieren, erhebliche Destruktivität gegenüber Eigentum, Feuerlegen, Stehlen, häufiges Lügen, Schulschwänzen oder Weglaufen von zu Hause, ungewöhnlich häufige und schwere Wutausbrüche und Ungehorsam. Jedes dieser Beispiele ist bei erheblicher Ausprägung ausreichend für die Diagnose, nicht aber nur isolierte dissoziale Handlungen.

*Exkl.:* Affektive Störungen (F30–F39)
Kombination mit emotionalen Störungen (F92.–)
Kombination mit hyperkinetischen Störungen (F90.1)
Schizophrenie (F20.–)
Tiefgreifende Entwicklungsstörungen (F84.–)

**F91.0 Auf den familiären Rahmen beschränkte Störung des Sozialverhaltens**
Diese Verhaltensstörung umfaßt dissoziales oder aggressives Verhalten (und nicht nur oppositionelles, aufsässiges oder trotziges Verhalten), das vollständig oder fast völlig auf den häuslichen Rahmen oder auf Interaktionen mit Mitgliedern der Kernfamilie oder der unmittelbaren Lebensgemeinschaft beschränkt ist. Für die Störung müssen die allgemeinen Kriterien für F91.– erfüllt sein. Schwer gestörte Eltern-Kind-Beziehungen sind für die Diagnose allein nicht ausreichend.

**F91.1 Störung des Sozialverhaltens bei fehlenden sozialen Bindungen**
Diese Störung ist charakterisiert durch die Kombination von andauerndem dissozialen oder aggressiven Verhalten, das die allgemeinen Kriterien für F91.– erfüllt und nicht nur oppositionelles, aufsässiges und trotziges Verhalten umfaßt, mit deutlichen und tiefgreifenden Abweichungen der Beziehungen des Betroffenen zu anderen Kindern.

Nichtsozialisierte aggressive Störung
Störung des Sozialverhaltens, nur aggressiver Typ

**F91.2 Störung des Sozialverhaltens bei vorhandenen sozialen Bindungen**

Dieses Störung beinhaltet andauerndes dissoziales oder aggressives Verhalten, das die allgemeinen Kriterien für F91.- erfüllt und nicht nur oppositionelles, aufsässiges und trotziges Verhalten umfaßt, und bei Kindern auftritt, die allgemein gut in ihrer Altersgruppe eingebunden sind.

Gemeinsames Stehlen
Gruppendelinquenz
Schulschwänzen
Störung des Sozialverhaltens in der Gruppe
Vergehen im Rahmen einer Bandenmitgliedschaft

**F91.3 Störung des Sozialverhaltens mit oppositionellem, aufsässigem Verhalten**

Diese Verhaltensstörung tritt gewöhnlich bei jüngeren Kindern auf und ist in erster Linie durch deutlich aufsässiges, ungehorsames Verhalten charakterisiert, ohne delinquente Handlungen oder schwere Formen aggressiven oder dissozialen Verhaltens. Für diese Störung müssen die allgemeinen Kriterien für F91.- erfüllt sein: deutlich übermütiges oder ungezogenes Verhalten allein reicht für die Diagnosenstellung nicht aus. Vorsicht beim Stellen dieser Diagnose ist vor allem bei älteren Kindern geboten, bei denen klinisch bedeutsame Störungen des Sozialverhaltens meist mit dissozialem oder aggressivem Verhalten einhergehen, das über Aufsässigkeit, Ungehorsam oder Trotz hinausgeht.

**F91.8 Sonstige Störungen des Sozialverhaltens**

**F91.9 Störung des Sozialverhaltens, nicht näher bezeichnet**

Kindheit:
- Störung des Sozialverhaltens o.n.A.
- Verhaltensstörung o.n.A.

## F92 Kombinierte Störung des Sozialverhaltens und der Emotionen

Diese Gruppe von Störungen ist durch die Kombination von anhaltendem aggressiven, dissozialen oder aufsässigen Verhalten charakterisiert mit offensichtlichen und eindeutigen Symptomen von Depression, Angst oder anderen emotionalen Störungen. Sowohl die Kriterien für Störungen des Sozialverhaltens im Kindesalter (F91.-) als auch für emotionale Störungen des Kindesalters (F93.-) bzw. für eine erwachsenentypische neurotische Störung (F40-F48) oder eine affektive Störung (F30-F39) müssen erfüllt sein.

**F92.0 Störung des Sozialverhaltens mit depressiver Störung**

Diese Kategorie verlangt die Kombination einer Störung des Sozialverhaltens (F91.-) mit andauernder und deutlich depressiver Verstimmung (F32.-), die sich in auffälligem Leiden, Interessenverlust, mangelndem Vergnügen an alltäglichen Aktivitäten, Schulderleben und Hoffnungslosigkeit zeigt. Schlafstörungen und Appetitlosigkeit können gleichfalls vorhanden sein.

Störung des Sozialverhaltens (F91.-) mit depressiver Störung (F32.-)

**F92.8　Sonstige kombinierte Störung des Sozialverhaltens und der Emotionen**

Diese Kategorie verlangt die Kombination einer Störung des Sozialverhaltens (F91.-) mit andauernden und deutlichen emotionalen Symptomen wie Angst, Zwangsgedanken oder Zwangshandlungen, Depersonalisation oder Derealisation, Phobien oder Hypochondrie.

Störungen des Sozialverhaltens (F91.-) mit:
- emotionaler Störung (F93.-)
- neurotischer Störung (F40–F48)

**F92.9　Kombinierte Störung des Sozialverhaltens und der Emotionen, nicht näher bezeichnet**

## F93　Emotionale Störungen des Kindesalters

Diese stellen in erster Linie Verstärkungen normaler Entwicklungstrends dar und weniger eigenständige, qualitativ abnorme Phänomene. Die Entwicklungsbezogenheit ist das diagnostische Schlüsselmerkmal für die Unterscheidung der emotionalen Störungen mit Beginn in der Kindheit (F93.-) von den neurotischen Störungen (F40–F48).

*Exkl.:*　Wenn mit einer Störung des Sozialverhaltens verbunden (F92.-)

**F93.0　Emotionale Störung mit Trennungsangst des Kindesalters**

Eine Störung mit Trennungsangst soll nur dann diagnostiziert werden, wenn die Furcht vor Trennung den Kern der Angst darstellt und wenn eine solche Angst erstmals während der frühen Kindheit auftrat. Sie unterscheidet sich von normaler Trennungsangst durch eine unübliche Ausprägung, eine abnorme Dauer über die typische Altersstufe hinaus und durch deutliche Probleme in sozialen Funktionen.

*Exkl.:*　Affektive Störungen (F30–F39)
　　　　Neurotische Störungen (F40–F48)
　　　　Phobische Störung des Kindesalters (F93.1)
　　　　Störung mit sozialer Überempfindlichkeit des Kindesalters (F93.2)

**F93.1　Phobische Störung des Kindesalters**

Es handelt sich um Befürchtungen in der Kindheit, die eine deutliche Spezifität für die entsprechenden Entwicklungsphasen aufweisen und in einem gewissen Ausmaß bei der Mehrzahl der Kinder auftreten, hier aber in einer besonderen Ausprägung. Andere in der Kindheit auftretende Befürchtungen, die nicht normaler Bestandteil der psychosozialen Entwicklung sind, wie z.B. die Agoraphobie sind unter der entsprechenden Kategorie in Abschnitt F40–F48 zu klassifizieren.

*Exkl.:*　Generalisierte Angststörung (F41.1)

**F93.2　Störung mit sozialer Ängstlichkeit des Kindesalters**

Bei dieser Störung besteht ein Mißtrauen gegenüber Fremden und soziale Besorgnis oder Angst, in neuen, fremden oder sozial bedrohlichen Situationen. Diese Kategorie sollte nur verwendet werden, wenn solche Ängste in der frühen Kindheit auftreten und sie ungewöhnlich stark ausgeprägt sind und zu deutlichen Problemen in der sozialen Funktionsfähigkeit führen.

Vermeidende Störung in der Kindheit und Jugend

**F93.3 Emotionale Störung mit Geschwisterrivalität**

Die Mehrzahl junger Kinder zeigt gewöhnlich ein gewisses Ausmaß emotionaler Störungen nach der Geburt eines unmittelbar nachfolgenden jüngeren Geschwisters. Eine emotionale Störung mit Geschwisterrivalität soll nur dann diagnostiziert werden, wenn sowohl das Ausmaß als auch die Dauer der Störung übermäßig ausgeprägt sind und mit Störungen der sozialen Interaktionen einhergeht.

Geschwistereifersucht

**F93.8 Sonstige emotionale Störungen des Kindesalters**

Identitätsstörung
Störung mit Überängstlichkeit

*Exkl.:* Störung der Geschlechtsidentität des Kindesalters (F64.2)

**F93.9 Emotionale Störung des Kindesalters, nicht näher bezeichnet**

## F94 Störungen sozialer Funktionen mit Beginn in der Kindheit und Jugend

Es handelt sich um eine etwas heterogene Gruppe von Störungen, mit Abweichungen in der sozialen Funktionsfähigkeit und Beginn in der Entwicklungszeit. Anders als die tiefgreifenden Entwicklungsstörungen sind sie jedoch nicht primär durch eine offensichtliche konstitutionelle soziale Beeinträchtigung oder Defizite in allen Bereichen sozialer Funktionen charakterisiert. In vielen Fällen spielen schwerwiegende Milieuschäden oder Deprivationen eine vermutlich entscheidende Rolle in der Ätiologie.

**F94.0 Elektiver Mutismus**

Dieser ist durch eine deutliche, emotional bedingte Selektivität des Sprechens charakterisiert, so daß das Kind in einigen Situationen spricht, in anderen definierbaren Situationen jedoch nicht. Diese Störung ist üblicherweise mit besonderen Persönlichkeitsmerkmalen wie Sozialangst, Rückzug, Empfindsamkeit oder Widerstand verbunden.

Selektiver Mutismus

*Exkl.:* Passagerer Mutismus als Teil einer Störung mit Trennungsangst bei jungen Kindern (F93.0)
Schizophrenie (F20.-)
Tiefgreifende Entwicklungsstörungen (F84.-)
Umschriebene Entwicklungsstörungen des Sprechens und der Sprache (F80.-)

## F94.1 Reaktive Bindungsstörung des Kindesalters

Diese tritt in den ersten fünf Lebensjahren auf und ist durch anhaltende Auffälligkeiten im sozialen Beziehungsmuster des Kindes charakterisiert. Diese sind von einer emotionalen Störung begleitet und reagieren auf Wechsel in den Milieuverhältnissen. Die Symptome bestehen aus Furchtsamkeit und Übervorsichtigkeit, eingeschränkten sozialen Interaktionen mit Gleichaltrigen, gegen sich selbst oder andere gerichteten Aggressionen, Unglücklichsein und in einigen Fällen Wachstumsverzögerung. Das Syndrom tritt wahrscheinlich als direkte Folge schwerer elterlicher Vernachlässigung, Mißbrauch oder schwerer Mißhandlung auf.

Soll eine begleitende Gedeih- oder Wachstumsstörung angegeben werden, ist eine zusätzliche Schlüsselnummer zu benutzen.

*Exkl.:* Asperger-Syndrom (F84.5)
Bindungsstörung des Kindesalters mit Enthemmung (F94.2)
Mißhandlungssyndrome (T74.-)
Normvariation im Muster der selektiven Bindung
Psychosoziale Probleme infolge von sexueller oder körperlicher Mißhandlung im Kindesalter (Z61.4–Z61.6)

## F94.2 Bindungsstörung des Kindesalters mit Enthemmung

Ein spezifisches abnormes soziales Funktionsmuster, das während der ersten fünf Lebensjahre auftritt mit einer Tendenz, trotz deutlicher Änderungen in den Milieubedingungen zu persistieren. Dieses kann z.B. in diffusem, nichtselektiven Bindungsverhalten bestehen, in aufmerksamkeitssuchendem und wahllos freundlichen Verhalten und kaum modulierten Interaktionen mit Gleichaltrigen; je nach Umständen kommen auch emotionale und Verhaltensstörungen vor.

Gefühlsarme Psychopathie
Hospitalismus

*Exkl.:* Asperger-Syndrom (F84.5)
Hyperkinetische Störungen (F90.-)
Leichter Hospitalismus bei Kindern (F43.2)
Reaktive Bindungsstörung des Kindesalters (F94.1)

## F94.8 Sonstige Störungen sozialer Funktionen mit Beginn in der Kindheit

## F94.9 Störung sozialer Funktionen mit Beginn in der Kindheit, nicht näher bezeichnet

## F95 Ticstörungen

Syndrome, bei denen das vorwiegende Symptom ein Tic ist. Ein Tic ist eine unwillkürliche, rasche, wiederholte, nichtrhythmische Bewegung meist umschriebener Muskelgruppen oder eine Lautproduktion, die plötzlich einsetzt und keinem erkennbaren Zweck dient. Normalerweise werden Tics als nicht willkürlich beeinflußbar erlebt, sie können jedoch meist für unterschiedlich lange Zeiträume unterdrückt werden. Belastungen können sie verstärken, während des Schlafens verschwinden sie. Häufige einfache motorische Tics sind Blinzeln, Kopfwerfen, Schulterzucken und Grimassieren. Häufige einfache vokale Tics sind z.B. Räuspern, Bellen, Schnüffeln und Zischen. Komplexe Tics sind Sich-selbst-schlagen sowie Springen und Hüpfen. Komplexe vokale Tics sind die Wiederholung bestimmter Wörter und manchmal der Gebrauch sozial unangebrachter, oft obszöner Wörter (Koprolalie) und die Wiederholung eigener Laute oder Wörter (Palilalie).

### F95.0 Vorübergehende Ticstörung
Sie erfüllt die allgemeinen Kriterien für eine Ticstörung, jedoch halten die Tics nicht länger als 12 Monate an. Die Tics sind häufig Blinzeln, Grimassieren oder Kopfschütteln.

### F95.1 Chronische motorische oder vokale Ticstörung
Sie erfüllt die allgemeinen Kriterien für eine Ticstörung, wobei motorische oder vokale Tics, jedoch nicht beide zugleich, einzeln, meist jedoch multipel, auftreten und länger als ein Jahr andauern.

### F95.2 Kombinierte vokale und multiple motorische Tics [Tourette-Syndrom]
Eine Form der Ticstörung, bei der gegenwärtig oder in der Vergangenheit multiple motorische Tics und ein oder mehrere vokale Tics vorgekommen sind, die aber nicht notwendigerweise gleichzeitig auftreten müssen. Die Störung verschlechtert sich meist während der Adoleszenz und neigt dazu, bis in das Erwachsenenalter anzuhalten. Die vokalen Tics sind häufig multipel mit explosiven repetitiven Vokalisationen, Räuspern und Grunzen und Gebrauch von obszönen Wörtern oder Phrasen. Manchmal besteht eine begleitende gestische Echopraxie, die ebenfalls obszöner Natur sein kann (Kopropraxie).

### F95.8 Sonstige Ticstörungen
### F95.9 Ticstörung, nicht näher bezeichnet
Tic o.n.A.

## F98 Andere Verhaltens- und emotionale Störungen mit Beginn in der Kindheit und Jugend

Dieser heterogenen Gruppe von Störungen ist der Beginn in der Kindheit gemeinsam, sonst unterscheiden sie sich jedoch in vieler Hinsicht. Einige der Störungen repräsentieren gut definierte Syndrome, andere sind jedoch nicht mehr als Symptomkomplexe, die hier aber wegen ihrer Häufigkeit und ihrer sozialen Folgen und weil sie anderen Syndromen nicht zugeordnet werden können, aufgeführt werden.

*Exkl.:* Emotional bedingte Schlafstörungen (F51.-)
Geschlechtsidentitätsstörung des Kindesalters (F64.2)
Kleine-Levin-Syndrom (G47.8)
Perioden von Atemanhalten (R06.8)
Zwangsstörung (F42.-)

### F98.0 Nichtorganische Enuresis

Diese Störung ist charakterisiert durch unwillkürlichen Harnabgang am Tag und in der Nacht, untypisch für das Entwicklungsalter. Sie ist nicht Folge einer mangelnden Blasenkontrolle aufgrund einer neurologischen Krankheit, epileptischer Anfälle oder einer strukturellen Anomalie der ableitenden Harnwege. Die Enuresis kann von Geburt an bestehen oder nach einer Periode bereits erworbener Blasenkontrolle aufgetreten sein. Die Enuresis kann von einer schweren emotionalen oder Verhaltensstörung begleitet werden.

Funktionelle Enuresis
Nichtorganische primäre oder sekundäre Enuresis
Nichtorganische Harninkontinenz
Psychogene Enuresis

*Exkl.:* Enuresis o.n.A. (R32)

### F98.1 Nichtorganische Enkopresis

Wiederholtes willkürliches oder unwillkürliches Absetzen von Faeces normaler oder fast normaler Konsistenz an Stellen, die im soziokulturellen Umfeld des Betroffenen nicht dafür vorgesehen sind. Die Störung kann eine abnorme Verlängerung der normalen infantilen Inkontinenz darstellen oder einen Kontinenzverlust nach bereits vorhandener Darmkontrolle, oder es kann sich um ein absichtliches Absetzen von Stuhl an dafür nicht vorgesehenen Stellen trotz normaler physiologischer Darmkontrolle handeln. Das Zustandsbild kann als monosymptomatische Störung auftreten oder als Teil einer umfassenderen Störung, besonders einer emotionalen Störung (F93.-) oder einer Störung des Sozialverhaltens (F91.-).

Funktionelle Enkopresis
Nichtorganische Stuhlinkontinenz
Psychogene Enkopresis

Soll die Ursache einer eventuell gleichzeitig bestehenden Obstipation angegeben werden, ist eine zusätzliche Schlüsselnummer zu benutzen.

*Exkl.:* Enkopresis o.n.A. (R15)

**F98.2 Fütterstörung im frühen Kindesalter**

Eine Fütterstörung mit unterschiedlicher Symptomatik, die gewöhnlich für das Kleinkindalter und frühe Kindesalter spezifisch ist. Im allgemeinen umfaßt die Nahrungsverweigerung, extrem wählerisches Eßverhalten bei angemessenem Nahrungsangebot und einer einigermaßen kompetenten Betreuungsperson in Abwesenheit einer organischen Krankheit. Begleitend kann Rumination - d.h. wiederholtes Heraufwürgen von Nahrung ohne Übelkeit oder eine gastrointestinale Krankheit - vorhanden sein.

Rumination im Kleinkindalter

*Exkl.:* Anorexia nervosa und andere Eßstörungen (F50.–)
Fütterprobleme bei Neugeborenen (P92.–)
Fütterschwierigkeiten und Betreuungsfehler (R63.3)
Pica im Kleinkind- oder Kindesalter (F98.3)

**F98.3 Pica im Kindesalter**

Anhaltender Verzehr nicht eßbarer Substanzen wie Erde, Farbschnipsel usw.. Sie kann als eines von vielen Symptomen einer umfassenderen psychischen Störung wie Autismus auftreten oder sie kann als relativ isolierte psychopathologische Auffälligkeit vorkommen; nur das letztere wird hier kodiert. Das Phänomen ist bei intelligenzgeminderten Kindern am häufigsten. Wenn eine solche Intelligenzminderung vorliegt, ist als Hauptdiagnose eine Kodierung unter F70–F79 zu verwenden.

**F98.4 Stereotype Bewegungsstörungen**

Willkürliche, wiederholte, stereotype, nicht funktionale und oft rhythmische Bewegungen, die nicht Teil einer anderen psychischen oder neurologischen Krankheit sind. Wenn solche Bewegungen als Symptome einer anderen Störung vorkommen, soll nur die übergreifende Störung kodiert werden. Nichtselbstbeschädigende Bewegungen sind z.B.: Körperschaukeln, Kopfschaukeln, Haarezupfen, Haaredrehen, Fingerschnipsgewohnheiten und Händeklatschen. Stereotype Selbstbeschädigungen sind z.B.: Wiederholtes Kopfanschlagen, Ins-Gesicht-schlagen, In-die-Augen-bohren und Beißen in Hände, Lippen oder andere Körperpartien. Alle stereotypen Bewegungsstörungen treten am häufigsten in Verbindung mit Intelligenzminderung auf; wenn dies der Fall ist, sind beide Störungen zu kodieren.

Wenn das Bohren in den Augen bei einem Kind mit visueller Behinderung auftritt, soll beides kodiert werden: das Bohren in den Augen mit F98.4 und die Sehstörung mit der Kodierung der entsprechenden somatischen Störung.
Stereotypie/abnorme Gewohnheit

*Exkl.:* Abnorme unwillkürliche Bewegungen (R25.–)
Bewegungsstörungen organischer Ursache (G20–G25)
Daumenlutschen (F98.8)
Nägelbeißen (F98.8)
Nasebohren (F98.8)
Stereotypien als Teil einer umfassenderen psychischen Störung (F00–F95)
Ticstörungen (F95.–)
Trichotillomanie (F63.3)

**F98.5** **Stottern [Stammeln]**
Hierbei ist das Sprechen durch häufige Wiederholung oder Dehnung von Lauten, Silben oder Wörtern, oder durch häufiges Zögern und Innehalten, das den rhythmischen Sprechfluß unterbricht, gekennzeichnet. Es soll als Störung nur klassifiziert werden, wenn die Sprechflüssigkeit deutlich beeinträchtigt ist.

*Exkl.:* Poltern (F98.6)
Ticstörungen (F95.–)

**F98.6** **Poltern**
Eine hohe Sprechgeschwindigkeit mit Störung der Sprechflüssigkeit, jedoch ohne Wiederholungen oder Zögern, von einem Schweregrad, der zu einer beeinträchtigten Sprechverständlichkeit führt. Das Sprechen ist unregelmäßig und unrhythmisch, mit schnellen, ruckartigen Anläufen, die gewöhnlich zu einem fehlerhaften Satzmuster führen.

*Exkl.:* Stottern (F98.5)
Ticstörungen (F95.–)

**F98.8** **Sonstige näher bezeichnete Verhaltens- und emotionale Störungen mit Beginn in der Kindheit und Jugend**
Aufmerksamkeitsstörung ohne Hyperaktivität
Daumenlutschen
Exzessive Masturbation
Nägelkauen
Nasebohren

**F98.9** **Nicht näher bezeichnete Verhaltens- oder emotionale Störungen mit Beginn in der Kindheit und Jugend**

# Nicht näher bezeichnete psychische Störungen (F99)

**F99** **Psychische Störungen o.n.A.**
Psychische Krankheit o.n.A.
*Exkl.:* Organische psychische Störung o.n.A. (F06.9)

## KAPITEL VI

# Krankheiten des Nervensystems (G00–G99)

*Exkl.:* Angeborene Fehlbildungen, Deformitäten und Chromosomenanomalien (Q00–Q99)
Bestimmte infektiöse und parasitäre Krankheiten (A00–B99)
Bestimmte Zustände, die ihren Ursprung in der Perinatalperiode haben (P00–P96)
Endokrine, Ernährungs- und Stoffwechselkrankheiten (E00–E90)
Komplikationen der Schwangerschaft, der Geburt und des Wochenbettes (O00–O99)
Neubildungen (C00–D48)
Symptome und abnorme klinische und Laborbefunde, die anderenorts nicht klassifiziert sind (R00–R99)
Verletzungen, Vergiftungen und bestimmte andere Folgen äußerer Ursachen (S00–T98)

**Dieses Kapitel gliedert sich in folgende Gruppen:**

G00–G09 Entzündliche Krankheiten des Zentralnervensystems
G10–G13 Systematrophien, die vorwiegend das Zentralnervensystem betreffen
G20–G26 Extrapyramidale Krankheiten und Bewegungsstörungen
G30–G32 Sonstige degenerative Krankheiten des Nervensystems
G35–G37 Demyelinisierende Krankheiten des Zentralnervensystems
G40–G47 Episodische und paroxysmale Krankheiten
G50–G59 Krankheiten von Nerven, Nervenwurzeln und Nervenplexus
G60–G64 Polyneuropathien und sonstige Krankheiten des peripheren Nervensystems
G70–G73 Krankheiten im Bereich der neuromuskulären Synapse und des Muskels
G80–G83 Zerebrale Lähmung und sonstige Lähmungssyndrome
G90–G99 Sonstige Krankheiten des Nervensystems

**Dieses Kapitel enthält die folgenden Sternschlüsselnummern:**

G01* Meningitis bei anderenorts klassifizierten bakteriellen Krankheiten
G02* Meningitis bei sonstigen anderenorts klassifizierten infektiösen und parasitären Krankheiten
G05* Enzephalitis, Myelitis und Enzephalomyelitis bei anderenorts klassifizierten Krankheiten
G07* Intrakranielle und intraspinale Abszesse und Granulome bei anderenorts klassifizierten Krankheiten

| | |
|---|---|
| G13* | Systematrophien, vorwiegend das Zentralnervensystem betreffend, bei anderenorts klassifizierten Krankheiten |
| G22* | Parkinson-Syndrom bei anderenorts klassifizierten Krankheiten |
| G26* | Extrapyramidale Krankheiten und Bewegungsstörungen bei anderenorts klassifizierten Krankheiten |
| G32* | Sonstige degenerative Krankheiten des Nervensystems bei anderenorts klassifizierten Krankheiten |
| G46* | Zerebrale Gefäßsyndrome bei zerebrovaskulären Krankheiten |
| G53* | Krankheiten der Hirnnerven bei anderenorts klassifizierten Krankheiten |
| G55* | Kompression von Nervenwurzeln und Nervenplexus bei anderenorts klassifizierten Krankheiten |
| G59* | Mononeuropathie bei anderenorts klassifizierten Krankheiten |
| G63* | Polyneuropathie bei anderenorts klassifizierten Krankheiten |
| G73* | Krankheiten im Bereich der neuromuskulären Synapse und des Muskels bei anderenorts klassifizierten Krankheiten |
| G94* | Sonstige Krankheiten des Gehirns bei anderenorts klassifizierten Krankheiten |
| G99* | Sonstige Krankheiten des Nervensystems bei anderenorts klassifizierten Krankheiten |

# Entzündliche Krankheiten des Zentralnervensystems (G00–G09)

## G00 Bakterielle Meningitis, anderenorts nicht klassifiziert

*Inkl.:* Arachnoiditis ⎫
Leptomeningitis ⎬ bakteriell
Meningitis ⎪
Pachymeningitis ⎭

*Exkl.:* Bakterielle:
- Meningoenzephalitis (G04.2)
- Meningomyelitis (G04.2)

**G00.0** **Meningitis durch Haemophilus influenzae**

**G00.1** **Pneumokokkenmeningitis**

**G00.2** **Streptokokkenmeningitis**

**G00.3** **Staphylokokkenmeningitis**

**G00.8 Sonstige bakterielle Meningitis**
Meningitis durch:
- Escherichia coli
- Klebsiella
- Klebsiella pneumoniae [Friedländer]

**G00.9 Bakterielle Meningitis, nicht näher bezeichnet**
Meningitis:
- eitrig o.n.A.
- purulent o.n.A.
- pyogen o.n.A.

## G01* Meningitis bei anderenorts klassifizierten bakteriellen Krankheiten
Meningitis (bei) (durch):
- Anthrax [Milzbrand] (A22.8†)
- Gonokokken (A54.8†)
- Leptospirose (A27.-†)
- Listerien (A32.1†)
- Lyme-Krankheit (A69.2†)
- Meningokokken (A39.0†)
- Neurosyphilis (A52.1†)
- Salmonelleninfektion (A02.2†)

Syphilis:
- konnatal (A50.4†)
- sekundär (A51.4†)
- tuberkulös (A17.0†)
- Typhus abdominalis (A01.0†)

*Exkl.:* Meningoenzephalitis und Meningomyelitis bei anderenorts klassifizierten bakteriellen Krankheiten (G05.0*)

## G02* Meningitis bei sonstigen anderenorts klassifizierten infektiösen und parasitären Krankheiten
*Exkl.:* Meningoenzephalitis und Meningomyelitis bei sonstigen anderenorts klassifizierten infektiösen und parasitären Krankheiten (G05.1–G05.2*)

**G02.0\*** **Meningitis bei anderenorts klassifizierten Viruskrankheiten**
Meningitis (bei) (durch):
- Adenoviren (A87.1†)
- Enteroviren (A87.0†)
- Herpesviren [Herpes simplex] (B00.3†)
- infektiöser Mononukleose (B27.−†)
- Masern (B05.1†)
- Mumps (B26.1†)
- Röteln (B06.0†)
- Varizellen [Windpocken] (B01.0†)
- Zoster (B02.1†)

**G02.1\*** **Meningitis bei Mykosen**
Meningitis bei:
- Kandidose (B37.5†)
- Kokzidioidomykose (B38.4†)
- Kryptokokkose (B45.1†)

**G02.8\*** **Meningitis bei sonstigen näher bezeichneten anderenorts klassifizierten infektiösen und parasitären Krankheiten**
Meningitis durch:
- afrikanische Trypanosomiasis (B56.−†)
- Chagas-Krankheit (chronisch) (B57.4†)

## G03 Meningitis durch sonstige und nicht näher bezeichnete Ursachen

*Inkl.:* Arachnoiditis
Leptomeningitis
Meningitis
Pachymeningitis
} durch sonstige und nicht näher bezeichnete Ursachen

*Exkl.:* Meningoenzephalitis (G04.−)
Meningomyelitis (G04.−)

**G03.0** **Nichteitrige Meningitis**
Abakterielle Meningitis

**G03.1** **Chronische Meningitis**

**G03.2** **Benigne rezidivierende Meningitis [Mollaret-Meningitis]**

**G03.8** **Meningitis durch sonstige näher bezeichnete Ursachen**

**G03.9** **Meningitis, nicht näher bezeichnet**
Arachnoiditis (spinal) o.n.A.

## G04 Enzephalitis, Myelitis und Enzephalomyelitis

*Inkl.:* Akute aszendierende Myelitis
Meningoenzephalitis
Meningomyelitis

*Exkl.:* Benigne myalgische Enzephalomyelitis (G93.3)
Enzephalopathie:
- alkoholisch (G31.2)
- toxisch (G92)
- o.n.A. (G93.4)

Multiple Sklerose (G35)
Myelitis transversa acuta (G37.3)
Subakute nekrotisierende Myelitis [Foix-Alajouanine-Syndrom] (G37.4)

**G04.0 Akute disseminierte Enzephalitis**
Enzephalitis ⎫
Enzephalomyelitis ⎬ nach Impfung

Soll der Impfstoff angegeben werden, ist eine zusätzliche Schlüsselnummer (Kapitel XX) zu benutzen.

**G04.1 Tropische spastische Paraplegie**

**G04.2 Bakterielle Meningoenzephalitis und Meningomyelitis, anderenorts nicht klassifiziert**

**G04.8 Sonstige Enzephalitis, Myelitis und Enzephalomyelitis**
Postinfektiöse Enzephalitis und Enzephalomyelitis o.n.A.

**G04.9 Enzephalitis, Myelitis und Enzephalomyelitis, nicht näher bezeichnet**
Ventrikulitis (zerebral) o.n.A.

**G05\*** **Enzephalitis, Myelitis und Enzephalomyelitis bei anderenorts klassifizierten Krankheiten**

*Inkl.:* Meningoenzephalitis und Meningomyelitis bei anderenorts klassifizierten Krankheiten

**G05.0\*** **Enzephalitis, Myelitis und Enzephalomyelitis bei anderenorts klassifizierten bakteriellen Krankheiten**
Enzephalitis, Myelitis oder Enzephalomyelitis (bei) (durch):
- Listerien (A32.1†)
- Meningokokken (A39.8†)

Syphilis:
- konnatal (A50.4†)
- Spät- (A52.1†)
- tuberkulös (A17.8†)

**G05.1\*** **Enzephalitis, Myelitis und Enzephalomyelitis bei anderenorts klassifizierten Viruskrankheiten**
Enzephalitis, Myelitis oder Enzephalomyelitis (bei) (durch):
- Adenoviren (A85.1†)
- Enteroviren (A85.0†)
- Grippe (J10.8†, J11.8†)
- Herpesviren [Herpes simplex] (B00.4†)
- Masern (B05.0†)
- Mumps (B26.2†)
- Röteln (B06.0†)
- Varizellen (B01.1†)
- Zoster (B02.0†)
- Zytomegalieviren (B25.8†)

**G05.2\*** **Enzephalitis, Myelitis und Enzephalomyelitis bei sonstigen anderenorts klassifizierten infektiösen und parasitären Krankheiten**
Enzephalitis, Myelitis oder Enzephalomyelitis bei:
- afrikanischer Trypanosomiasis (B56.–†)
- Chagas-Krankheit (chronisch) (B57.4†)
- Naegleriainfektion (B60.2†)
- Toxoplasmose (B58.2†)

Eosinophile Meningoenzephalitis (B83.2†)

**G05.8\*** **Enzephalitis, Myelitis und Enzephalomyelitis bei sonstigen anderenorts klassifizierten Krankheiten**
Enzephalopathie bei systemischem Lupus erythematodes (M32.1†)

## G06 Intrakranielle und intraspinale Abszesse und Granulome

Soll der Infektionserreger angegeben werden, ist eine zusätzliche Schlüsselnummer (B95–B97) zu benutzen.

**G06.0 Intrakranieller Abszeß und intrakranielles Granulom**

Abszeß (embolisch):
- Gehirn [jeder Teil]

intrakranieller Abszeß oder intrakranielles Granulom:
- epidural
- extradural
- subdural
- otogen
- zerebellar
- zerebral

**G06.1 Intraspinaler Abszeß und intraspinales Granulom**

Abszeß (embolisch) des Rückenmarkes [jeder Teil]
Intraspinaler Abszeß oder intraspinales Granulom:
- epidural
- extradural
- subdural

**G06.2 Extraduraler und subduraler Abszeß, nicht näher bezeichnet**

## G07* Intrakranielle und intraspinale Abszesse und Granulome bei anderenorts klassifizierten Krankheiten

Hirnabszeß (durch):
- Amöben (A06.6†)
- Gonokokken (A54.8†)
- tuberkulös (A17.8†)

Hirngranulom bei Schistosomiasis (B65.–†)
Tuberkulom:
- Gehirn (A17.8†)
- Meningen (A17.1†)

## G08 Intrakranielle und intraspinale Phlebitis und Thrombophlebitis

Septische:
- Embolie
- Endophlebitis
- Phlebitis
- Thrombophlebitis
- Thrombose

} intrakranielle oder intraspinale venöse Sinus und Venen

*Exkl.:* Intrakranielle Phlebitis und Thrombophlebitis:
- als Komplikation von:
  - Abort, Extrauteringravidität oder Molenschwangerschaft (O00–O07, O08.7)
  - Schwangerschaft, Geburt oder Wochenbett (O22.5, O87.3)
- nichtpyogen (I67.6)

Nichteitrige intraspinale Phlebitis und Thrombophlebitis (G95.1)

## G09 Folgen entzündlicher Krankheiten des Zentralnervensystems

*Hinweis:* Soll bei einer anderenorts klassifizierten Störung angegeben werden, daß sie Folge eines primär unter G00–G08 (mit Ausnahme der Stern-Kategorien) klassifizierbaren Zustandes ist, so ist (statt einer Schlüsselnummer aus G00–G08) die vorliegende Kategorie zu verwenden. Zu den „Folgen" zählen Krankheitszustände, die als Folgen oder Spätfolgen bezeichnet sind oder die ein Jahr oder länger seit Beginn des verursachenden Leidens bestehen. Für den Gebrauch dieser Kategorie sollten die betreffenden Regeln und Richtlinien zur Verschlüsselung der Morbidität und Mortalität in Band 2 (Regelwerk) herangezogen werden.

# Systematrophien, die vorwiegend das Zentralnervensystem betreffen (G10–G13)

## G10 Chorea Huntington
Chorea chronica progressiva hereditaria
Huntington-Krankheit

## G11 Hereditäre Ataxie
*Exkl.:* Hereditäre und idiopathische Neuropathie (G60.–)
Infantile Zerebralparese (G80.–)
Stoffwechselstörungen (E70–E90)

G11.0 **Angeborene nichtprogressive Ataxie**

G11.1 **Früh beginnende zerebellare Ataxie**
*Hinweis:* Beginn gewöhnlich vor dem 20. Lebensjahr
Friedreich-Ataxie (autosomal-rezessiv)
Früh beginnende zerebellare Ataxie [EOCA] mit:
- erhaltenen Sehnenreflexen [retained tendon reflexes]
- essentiellem Tremor
- Myoklonie [Dyssynergia cerebellaris myoclonica (Hunt)]

X-chromosomal-rezessive spinozerebellare Ataxie

G11.2 **Spät beginnende zerebellare Ataxie**
*Hinweis:* Beginn gewöhnlich nach dem 20. Lebensjahr

G11.3 **Zerebellare Ataxie mit defektem DNA-Reparatursystem**
Ataxia teleangiectatica [Louis-Bar-Syndrom]
*Exkl.:* Cockayne-Syndrom (Q87.1)
Xeroderma pigmentosum (Q82.1)

G11.4 **Hereditäre spastische Paraplegie**

G11.8 **Sonstige hereditäre Ataxien**

G11.9 **Hereditäre Ataxie, nicht näher bezeichnet**
Hereditäre(s) zerebellare(s):
- Ataxie o.n.A.
- Degeneration
- Krankheit
- Syndrom

## G12 Spinale Muskelatrophie und verwandte Syndrome

**G12.0** **Infantile spinale Muskelatrophie, Typ I [Typ Werdnig-Hoffmann]**

**G12.1** **Sonstige vererbte spinale Muskelatrophie**
Progressive Bulbärparalyse im Kindesalter [Fazio-Londe-Syndrom]
Spinale Muskelatrophie:
- distale Form
- Erwachsenenform
- juvenile Form, Typ III [Typ Kugelberg-Welander]
- Kindheitsform, Typ II
- skapuloperonäale Form

**G12.2** **Motoneuron**
Familiäre Motoneuron-Krankheit
Lateralsklerose:
- myatrophisch [amyotrophisch]
- primär

Progressive:
- Bulbärparalyse
- spinale Muskelatrophie

**G12.8** **Sonstige spinale Muskelatrophien und verwandte Syndrome**

**G12.9** **Spinale Muskelatrophie, nicht näher bezeichnet**

## G13* Systematrophien, vorwiegend das Zentralnervensystem betreffend, bei anderenorts klassifizierten Krankheiten

**G13.0*** **Paraneoplastische Neuromyopathie und Neuropathie**
Karzinomatöse Neuromyopathie (C00–C97†)
Sensorische paraneoplastische Neuropathie, Typ Denny-Brown (C00–D48†)

**G13.1*** **Sonstige Systematrophien, vorwiegend das Zentralnervensystem betreffend, bei Neubildungen**
Paraneoplastische limbische Enzephalopathie (C00–D48†)

**G13.2*** **Systematrophie, vorwiegend das Zentralnervensystem betreffend, bei Myxödem (E00.1†, E03.-†)**

**G13.8*** **Systematrophien, vorwiegend das Zentralnervensystem betreffend, bei sonstigen anderenorts klassifizierten Krankheiten**

# Extrapyramidale Krankheiten und Bewegungsstörungen (G20-G26)

## G20 Primäres Parkinson-Syndrom
Hemiparkinson
Paralysis agitans
Parkinsonismus oder Parkinson-Krankheit:
- idiopathisch
- primär
- o.n.A.

## G21 Sekundäres Parkinson-Syndrom
Sekundärer Parkinsonismus

**G21.0 Malignes Neuroleptika-Syndrom**
Soll die Substanz angegeben werden, ist eine zusätzliche Schlüsselnummer (Kapitel XX) zu benutzen.

**G21.1 Sonstiges arzneimittelinduziertes Parkinson-Syndrom**
Soll die Substanz angegeben werden, ist eine zusätzliche Schlüsselnummer (Kapitel XX) zu benutzen.

**G21.2 Parkinson-Syndrom durch sonstige exogene Agenzien**
Soll das exogene Agens angegeben werden, ist eine zusätzliche Schlüsselnummer (Kapitel XX) zu benutzen.

**G21.3 Postenzephalitisches Parkinson-Syndrom**

**G21.8 Sonstiges sekundäres Parkinson-Syndrom**

**G21.9 Sekundäres Parkinson-Syndrom, nicht näher bezeichnet**

## G22* Parkinson-Syndrom bei anderenorts klassifizierten Krankheiten
Parkinson-Syndrom bei Syphilis (A52.1†)

## G23 Sonstige degenerative Krankheiten der Basalganglien
*Exkl.:* Multisystem-Atrophie (G90.3)

**G23.0 Hallervorden-Spatz-Syndrom**
Pigmentdegeneration des Pallidums

**G23.1 Progressive supranukleäre Ophthalmoplegie [Steele-Richardson-Olszewski-Syndrom]**

**G23.2 Striatonigrale Degeneration**

**G23.8 Sonstige näher bezeichnete degenerative Krankheiten der Basalganglien**
Kalzifikation der Basalganglien

**G23.9 Degenerative Krankheit der Basalganglien, nicht näher bezeichnet**

## G24 Dystonie
*Inkl.:* Dyskinesie
*Exkl.:* Athetose (G80.3)

**G24.0 Arzneimittelinduzierte Dystonie**
Dyskinesia tarda
Soll die Substanz angegeben werden, ist eine zusätzliche Schlüsselnummer (Kapitel XX) zu benutzen.

**G24.1 Idiopathische familiäre Dystonie**
Idiopathische Dystonie o.n.A.

**G24.2 Idiopathische nichtfamiliäre Dystonie**

**G24.3 Torticollis spasticus**
*Exkl.:* Tortikollis o.n.A. (M43.6)

**G24.4 Idiopathische orofaziale Dystonie**
Orofaziale Dyskinesie

**G24.5 Blepharospasmus**

**G24.8 Sonstige Dystonie**

**G24.9 Dystonie, nicht näher bezeichnet**
Dyskinesie o.n.A.

## G25 Sonstige extrapyramidale Krankheiten und Bewegungsstörungen

**G25.0 Essentieller Tremor**
Familiärer Tremor
*Exkl.:* Tremor o.n.A. (R25.1)

**G25.1 Arzneimittelinduzierter Tremor**
Soll die Substanz angegeben werden, ist eine zusätzliche Schlüsselnummer (Kapitel XX) zu benutzen.

**G25.2 Sonstige näher bezeichnete Tremorformen**
Intentionstremor

### G25.3 Myoklonus
Arzneimittelinduzierter Myoklonus
Soll die Substanz angegeben werden, ist eine zusätzliche Schlüsselnummer (Kapitel XX) zu benutzen.

*Exkl.:* Faziale Myokymie (G51.4)
Myoklonusepilepsie (G40.–)

### G25.4 Arzneimittelinduzierte Chorea
Soll die Substanz angegeben werden, ist eine zusätzliche Schlüsselnummer (Kapitel XX) zu benutzen.

### G25.5 Sonstige Chorea
Chorea o.n.A.

*Exkl.:* Chorea Huntington (G10)
Chorea minor [Chorea Sydenham] (I02.–)
Chorea o.n.A. mit Herzbeteiligung (I102.0)
Rheumatische Chorea (I02.–)

### G25.6 Arzneimittelinduzierte Tics und sonstige Tics organischen Ursprungs
Soll die Substanz angegeben werden, ist eine zusätzliche Schlüsselnummer (Kapitel XX) zu benutzen.

*Exkl.:* Gilles-de-la-Tourette-Syndrom (F95.2)
Tic o.n.A. (F95.9)

### G25.8 Sonstige näher bezeichnete extrapyramidale Krankheiten und Bewegungsstörungen
Stiff-man-Syndrom [Muskelstarre-Syndrom]
Syndrom der unruhigen Beine [Restless legs]

### G25.9 Extrapyramidale Krankheit oder Bewegungsstörung, nicht näher bezeichnet

## G26* Extrapyramidale Krankheiten und Bewegungsstörungen bei anderenorts klassifizierten Krankheiten

## Sonstige degenerative Krankheiten des Nervensystems (G30–G32)

### G30 Alzheimer-Krankheit

*Inkl.:* Senile und präsenile Formen
*Exkl.:* Senile:
- Degeneration des Gehirns, anderenorts nicht klassifiziert (G31.1)
- Demenz o.n.A. (F03)
Senilität o.n.A. (R54)

**G30.0 Alzheimer-Krankheit mit frühem Beginn**
*Hinweis:* Beginn gewöhnlich vor dem 65. Lebensjahr

**G30.1 Alzheimer-Krankheit mit spätem Beginn**
*Hinweis:* Beginn gewöhnlich nach dem 65. Lebensjahr

**G30.8 Sonstige Alzheimer-Krankheit**

**G30.9 Alzheimer-Krankheit, nicht näher bezeichnet**

### G31 Sonstige degenerative Krankheiten des Nervensystems, anderenorts nicht klassifiziert

*Exkl.:* Reye-Syndrom (G93.7)

**G31.0 Umschriebene Hirnatrophie**
Pick-Krankheit
Progressive isolierte Aphasie

**G31.1 Senile Degeneration des Gehirns, anderenorts nicht klassifiziert**
*Exkl.:* Alzheimer-Krankheit (G30.–)
Senilität o.n.A. (R54)

**G31.2 Degeneration des Nervensystems durch Alkohol**
Alkoholbedingte:
- Enzephalopathie
- zerebellare Ataxie
- zerebellare Degeneration
- zerebrale Degeneration
Dysfunktion des autonomen Nervensystems durch Alkohol

**G31.8 Sonstige näher bezeichnete degenerative Krankheiten des Nervensystems**
Poliodystrophia cerebri progressiva [Alpers-Krankheit]
Subakute nekrotisierende Enzephalomyelopathie [Leigh-Syndrom]

G31.9 Degenerative Krankheit des Nervensystems, nicht näher bezeichnet

## G32* Sonstige degenerative Krankheiten des Nervensystems bei anderenorts klassifizierten Krankheiten

G32.0* **Subakute kombinierte Degeneration des Rückenmarks bei anderenorts klassifizierten Krankheiten**
Subakute kombinierte Degeneration des Rückenmarks bei Vitamin-$B_{12}$-Mangel (E53.8†)

G32.8* **Sonstige näher bezeichnete degenerative Krankheiten des Nervensystems bei anderenorts klassifizierten Krankheiten**

# Demyelinisierende Krankheiten des Zentralnervensystems (G35–G37)

## G35 Multiple Sklerose
Multiple Sklerose:
- disseminiert
- generalisiert
- Hirnstamm
- Rückenmark
- o.n.A.

## G36 Sonstige akute disseminierte Demyelinisation
*Exkl.:* Postinfektiöse Enzephalitis und Enzephalomyelitis o.n.A. (G04.8)

G36.0 **Neuromyelitis optica [Devic-Krankheit]**
Demyelinisation bei Neuritis optica
*Exkl.:* Neuritis optica o.n.A. (H46)

G36.1 **Akute und subakute hämorrhagische Leukoenzephalitis [Hurst]**

G36.8 **Sonstige näher bezeichnete akute disseminierte Demyelinisation**

G36.9 **Akute disseminierte Demyelinisation, nicht näher bezeichnet**

## G37 Sonstige demyelinisierende Krankheiten des Zentralnervensystems

**G37.0 Diffuse Hirnsklerose**
Encephalitis periaxialis
Schilder-Krankheit

*Exkl.:* Adrenoleukodystrophie [Addison-Schilder-Syndrom] (E71.3)

**G37.1 Zentrale Demyelinisation des Corpus callosum**

**G37.2 Zentrale pontine Myelinolyse**

**G37.3 Myelitis transversa acuta bei demyelinisierender Krankheit des Zentralnervensystems**
Myelitis transversa acuta o.n.A.

*Exkl.:* Multiple Sklerose (G35)
Neuromyelitis optica [Devic-Krankheit] (G36.0)

**G37.4 Subakute nekrotisierende Myelitis [Foix-Alajouanine-Syndrom]**

**G37.5 Konzentrische Sklerose [Baló-Krankheit]**

**G37.8 Sonstige näher bezeichnete demyelinisierende Krankheiten des Zentralnervensystems**

**G37.9 Demyelinisierende Krankheit des Zentralnervensystems, nicht näher bezeichnet**

# Episodische und paroxysmale Krankheiten (G40–G47)

## G40 Epilepsie

*Exkl.:* (Krampf-) Anfall o.n.A. (R56.8)
Landau-Kleffner-Syndrom (F80.3)
Status epilepticus (G41.–)
Todd-Paralyse (G83.8)

**G40.0 Lokalisationsbezogene (fokale) (partielle) idiopathische Epilepsie und epileptische Syndrome mit fokal beginnenden Anfällen**
Epilepsie im Kindesalter mit okzipitalen Paroxysmen im EEG
Gutartige Epilepsie im Kindesalter mit zentrotemporalen Spikes im EEG

**G40.1 Lokalisationsbezogene (fokale) (partielle) symptomatische Epilepsie und epileptische Syndrome mit einfachen fokalen Anfällen**
Anfälle ohne Störung des Bewußtseins
Einfache fokale Anfälle mit Entwicklung zu sekundär generalisierten Anfällen

**G40.2 Lokalisationsbezogene (fokale) (partielle) symptomatische Epilepsie und epileptische Syndrome mit komplexen fokalen Anfällen**
Anfälle mit Störungen des Bewußtseins, meist mit Automatismen
Komplexe fokale Anfälle mit Entwicklung zu sekundär generalisierten Anfällen

**G40.3 Generalisierte idiopathische Epilepsie und epileptische Syndrome**
Absencen-Epilepsie des Kindesalters [Pyknolepsie]
Grand-mal-Aufwachepilepsie
Gutartige:
- myoklonische Epilepsie des Kleinkindalters
- Neugeborenenkrämpfe (familiär)

Juvenile:
- Absencen-Epilepsie
- myoklonische Epilepsie [Impulsiv-Petit-mal]

Unspezifische epileptische Anfälle:
- atonisch
- klonisch
- myoklonisch
- tonisch
- tonisch-klonisch

**G40.4 Sonstige generalisierte Epilepsie und epileptische Syndrome**
Blitz-Nick-Salaam-Krämpfe
Epilepsie mit:
- myoklonisch-astatischen Anfällen
- myoklonischen Absencen

Frühe myoklonische Enzephalopathie (symptomatisch)
Lennox-Syndrom
West-Syndrom

**G40.5 Spezielle epileptische Syndrome**
Epilepsia partialis continua [Kojewnikow-Syndrom]
Epileptische Anfälle im Zusammenhang mit:
- Alkohol
- Arzneimittel oder Drogen
- hormonellen Veränderungen
- Schlafentzug
- Streß

Soll bei Arzneimittelinduktion die Substanz angegeben werden, ist eine zusätzliche Schlüsselnummer (Kapitel XX) zu benutzen.

**G40.6 Grand-mal-Anfälle, nicht näher bezeichnet (mit oder ohne Petit-mal)**

**G40.7 Petit-mal-Anfälle, nicht näher bezeichnet, ohne Grand-mal-Anfälle**

**G40.8 Sonstige Epilepsien**
Epilepsien und epileptische Syndrome, unbestimmt, ob fokal oder generalisiert

**G40.9 Epilepsie, nicht näher bezeichnet**
Epileptische:
- Anfälle o.n.A.
- Konvulsionen o.n.A.

## G41 Status epilepticus

**G41.0 Grand-mal-Status**
Status mit tonisch-klonischen Anfällen
*Exkl.:* Epilepsia partialis continua [Kojewnikow-Syndrom] (G40.5)

**G41.1 Petit-mal-Status**
Absencenstatus

**G41.2 Status mit komplexfokalen Anfällen**

**G41.8 Sonstiger Status epilepticus**

**G41.9 Status epilepticus, nicht näher bezeichnet**

## G43 Migräne

Soll bei Arzneimittelinduktion die Substanz angegeben werden, ist eine zusätzliche Schlüsselnummer (Kapitel XX) zu benutzen.
*Exkl.:* Kopfschmerz o.n.A. (R51)

**G43.0 Migräne ohne Aura [Gewöhnliche Migräne]**

**G43.1 Migräne mit Aura [Klassische Migräne]**
Migräne:
- Äquivalente
- Aura ohne Kopfschmerz
- basilär
- familiär-hemiplegisch

mit:
- akut einsetzender Aura
- prolongierter Aura
- typischer Aura

**G43.2 Status migraenosus**

**G43.3 Komplizierte Migräne**

**G43.8 Sonstige Migräne**
Ophthalmoplegische Migräne
Retinale Migräne

**G43.9 Migräne, nicht näher bezeichnet**

## G44 Sonstige Kopfschmerzsyndrome

*Exkl.:* Atypischer Gesichtsschmerz (G50.1)
Kopfschmerz o.n.A. (R51)
Trigeminusneuralgie (G50.0)

**G44.0 Cluster-Kopfschmerz**
Chronische paroxysmale Hemikranie
Cluster-Kopfschmerz:
- Bing-Horton-Syndrom
- chronisch
- episodisch

**G44.1 Vasomotorischer Kopfschmerz, anderenorts nicht klassifiziert**
Vasomotorischer Kopfschmerz o.n.A.

**G44.2 Spannungskopfschmerz**
Chronischer Spannungskopfschmerz
Episodischer Spannungskopfschmerz
Spannungskopfschmerz o.n.A.

**G44.3 Chronischer posttraumatischer Kopfschmerz**

**G44.4 Arzneimittelinduzierter Kopfschmerz, anderenorts nicht klassifiziert**
Soll die Substanz angegeben werden, ist eine zusätzliche Schlüsselnummer (Kapitel XX) zu benutzen.

**G44.8 Sonstige näher bezeichnete Kopfschmerzsyndrome**

## G45 Zerebrale transitorische ischämische Attacken und verwandte Syndrome

*Exkl.:* Zerebrale Ischämie beim Neugeborenen (P91.0)

G45.0 **Arteria-vertebralis-Syndrom mit Basilaris-Symptomatik**

G45.1 **Arteria-carotis-interna-Syndrom (halbseitig)**

G45.2 **Multiple und bilaterale Syndrome der extrazerebralen hirnversorgenden Arterien**

G45.3 **Amaurosis fugax**

G45.4 **Transiente globale Amnesie [amnestische Episode]**
*Exkl.:* Amnesie o.n.A. (R41.3)

G45.8 **Sonstige zerebrale transitorische ischämische Attacken und verwandte Syndrome**

G45.9 **Zerebrale transitorische ischämische Attacke, nicht näher bezeichnet**
Zerebrale transitorische Ischämie o.n.A.
Spasmus der Hirnarterien

## G46* Zerebrale Gefäßsyndrome bei zerebrovaskulären Krankheiten (I60–I67†)

G46.0* **Arteria-cerebri-media-Syndrom (I66.0†)**

G46.1* **Arteria-cerebri-anterior-Syndrom (I66.1†)**

G46.2* **Arteria-cerebri-posterior-Syndrom (I66.2†)**

G46.3* **Hirnstammsyndrom (I60–I67†)**
Benedikt-Syndrom
Claude-Syndrom
Foville-Syndrom
Millard-Gubler-Syndrom
Wallenberg-Syndrom
Weber-Syndrom

G46.4* **Kleinhirnsyndrom (I60–I67†)**

G46.5* **Rein motorisches lakunäres Syndrom (I60–I67†)**

G46.6* **Rein sensorisches lakunäres Syndrom (I60–I67†)**

G46.7* **Sonstige lakunäre Syndrome (I60–I67†)**

G46.8* **Sonstige Syndrome der Hirngefäße bei zerebrovaskulären Krankheiten (I60–I67†)**

## G47 Schlafstörungen

*Exkl.:* Alpträume (F51.5)
Nichtorganische Schlafstörungen (F51.–)
Pavor nocturnus (F51.4)
Schlafwandeln (F51.3)

**G47.0 Ein- und Durchschlafstörungen**
Hyposomnie
Insomnie

**G47.1 Krankhaft gesteigertes Schlafbedürfnis**
Hypersomnie

**G47.2 Störungen des Schlaf-Wach-Rhythmus**
Syndrom der verzögerten Schlafphasen
Unregelmäßiger Schlaf-Wach-Rhythmus

**G47.3 Schlafapnoe**
Schlafapnoe:
- obstruktiv
- zentral

*Exkl.:* Pickwick-Syndrom (E66.2)
Schlafapnoe beim Neugeborenen (P28.3)

**G47.4 Narkolepsie und Kataplexie**

**G47.8 Sonstige Schlafstörungen**
Kleine-Levin-Syndrom

**G47.9 Schlafstörung, nicht näher bezeichnet**

# Krankheiten von Nerven, Nervenwurzeln und Nervenplexus (G50–G59)

*Exkl.:* Akute Verletzung von Nerven, Nervenwurzeln und Nervenplexus – siehe Nervenverletzung nach Lokalisation
Neuralgie ⎫
Neuritis ⎬ o.n.A. (M79.2)
Periphere Neuritis während der Schwangerschaft (O26.8)
Radikulitis o.n.A. (M54.1)

## G50 Krankheiten des N. trigeminus (V. Hirnnerv)

G50.0 **Trigeminusneuralgie**
Syndrom des paroxysmalen Gesichtsschmerzes
Tic douloureux

G50.1 **Atypischer Gesichtsschmerz**

G50.8 **Sonstige Krankheiten des N. trigeminus**

G50.9 **Krankheit des N. trigeminus, nicht näher bezeichnet**

## G51 Krankheiten des N. facialis (VII. Hirnnerv)

G51.0 **Fazialisparese**
Bell-Lähmung

G51.1 **Entzündung des Ganglion geniculi**
*Exkl.:* Entzündung des Ganglion geniculi nach Zoster (B02.2)

G51.2 **Melkersson-Rosenthal-Syndrom**

G51.3 **Spasmus (hemi)facialis**

G51.4 **Faziale Myokymie**

G51.8 **Sonstige Krankheiten des N. facialis**

G51.9 **Krankheit des N. facialis, nicht näher bezeichnet**

## G52 Krankheiten sonstiger Hirnnerven

*Exkl.:* Krankheit:
- N. opticus [II. Hirnnerv] (H46, H47.0)
- N. vestibulocochlearis [VIII. Hirnnerv] (H93.3)
- Strabismus paralyticus durch Nervenlähmung (H49.0–H49.2)

G52.0 **Krankheiten der Nn. olfactorii [I. Hirnnerv]**

G52.1 **Krankheiten des N. glossopharyngeus [IX. Hirnnerv]**
Neuralgie des N. glossopharyngeus

G52.2 Krankheiten des N. vagus [X. Hirnnerv]

G52.3 Krankheiten des N. hypoglossus [XII. Hirnnerv]

G52.7 Krankheiten mehrerer Hirnnerven
Polyneuritis cranialis

G52.8 Krankheiten sonstiger näher bezeichneter Hirnnerven

G52.9 Krankheit eines Hirnnerven, nicht näher bezeichnet

## G53* Krankheiten der Hirnnerven bei anderenorts klassifizierten Krankheiten

G53.0* Neuralgie nach Zoster (B02.2†)
Entzündung des Ganglion geniculi nach Zoster
Trigeminusneuralgie nach Zoster

G53.1* Multiple Hirnnervenlähmungen bei anderenorts klassifizierten infektiösen und parasitären Krankheiten (A00–B99†)

G53.2* Multiple Hirnnervenlähmungen bei Sarkoidose (D86.8†)

G53.3* Multiple Hirnnervenlähmungen bei Neubildungen (C00–D48†)

G53.8* Sonstige Krankheiten der Hirnnerven bei sonstigen anderenorts klassifizierten Krankheiten

## G54 Krankheiten von Nervenwurzeln und Nervenplexus

*Exkl.:* Akute Verletzung von Nervenwurzeln und Nervenplexus – siehe Nervenverletzung nach Lokalisation
Bandscheibenschäden (M50–M51)
Neuralgie oder Neuritis o.n.A. (M79.2)
Neuritis oder Radikulitis:
- brachial o.n.A. (M54.1)
- lumbal o.n.A. (M54.1)
- lumbosakral o.n.A. (M54.1)
- thorakal o.n.A. (M54.1)

Radikulitis o.n.A. (M54.1)
Radikulopathie o.n.A. (M54.1)
Spondylose (M47.–)

**G54.0 Läsionen des Plexus brachialis**
Thoracic-outlet-Syndrom [Schultergürtel-Kompressionssyndrom]

**G54.1 Läsionen des Plexus lumbosacralis**

**G54.2 Läsionen der Zervikalwurzeln, anderenorts nicht klassifiziert**

**G54.3 Läsionen der Thorakalwurzeln, anderenorts nicht klassifiziert**

**G54.4 Läsionen der Lumbosakralwurzeln, anderenorts nicht klassifiziert**

**G54.5 Neuralgische Amyotrophie**
Parsonage-Turner-Syndrom
Schultergürtel-Syndrom

**G54.6 Phantomschmerz**

**G54.7 Phantomglied ohne Schmerzen**
Phantomglied o.n.A.

**G54.8 Sonstige Krankheiten von Nervenwurzeln und Nervenplexus**

**G54.9 Krankheiten von Nervenwurzeln und Nervenplexus, nicht näher bezeichnet**

## G55* Kompression von Nervenwurzeln und Nervenplexus bei anderenorts klassifizierten Krankheiten

**G55.0\* Kompression von Nervenwurzeln und Nervenplexus bei Neubildungen (C00–D48†)**

**G55.1\* Kompression von Nervenwurzeln und Nervenplexus bei Bandscheibenschäden (M50–M51†)**

**G55.2\* Kompression von Nervenwurzeln und Nervenplexus bei Spondylose (M47.–†)**

G55.3* Kompression von Nervenwurzeln und Nervenplexus bei sonstigen Krankheiten der Wirbelsäule und des Rückens (M45–M46†, M48.–†, M53–M54†)

G55.8* Kompression von Nervenwurzeln und Nervenplexus bei sonstigen anderenorts klassifizierten Krankheiten

## G56 Mononeuropathien der oberen Extremität

*Exkl.:* Akute Verletzung von Nerven – siehe Nervenverletzung nach Lokalisation

G56.0 Karpaltunnel-Syndrom

G56.1 Sonstige Läsionen des N. medianus

G56.2 Läsion des N. ulnaris
Spätlähmung des N. ulnaris

G56.3 Läsion des N. radialis

G56.4 Kausalgie

G56.8 Sonstige Mononeuropathien der oberen Extremität
Interdigitales (Pseudo-) Neurom der Hände

G56.9 Mononeuropathie der oberen Extremität, nicht näher bezeichnet

## G57 Mononeuropathien der unteren Extremität

*Exkl.:* Akute Verletzung von Nerven – siehe Nervenverletzung nach Lokalisation

G57.0 Läsion des N. ischiadicus
*Exkl.:* Ischialgie:
- durch Bandscheibenschaden (M51.1)
- o.n.A. (M54.3)

G57.1 Meralgia paraesthetica
Inguinaltunnel-Syndrom

G57.2 Läsion des N. femoralis

G57.3 Läsion des N. fibularis (peronaeus) communis
Lähmung des N. peronaeus

G57.4 Läsion des N. tibialis

G57.5 Tarsaltunnel-Syndrom

G57.6 Läsion des N. plantaris
Morton-Neuralgie [Metatarsalgie]

| G57.8 | Sonstige Mononeuropathien der unteren Extremität |
|---|---|
| | Interdigitales (Pseudo-) Neurom der Füße |
| G57.9 | Mononeuropathie der unteren Extremität, nicht näher bezeichnet |

## G58 Sonstige Mononeuropathien

| G58.0 | Interkostalneuropathie |
|---|---|
| G58.7 | Mononeuritis multiplex |
| G58.8 | Sonstige näher bezeichnete Mononeuropathien |
| G58.9 | Mononeuropathie, nicht näher bezeichnet |

## G59* Mononeuropathie bei anderenorts klassifizierten Krankheiten

| G59.0* | Diabetische Mononeuropathie (E10–E14†, vierte Stelle .4) |
|---|---|
| G59.8* | Sonstige Mononeuropathien bei anderenorts klassifizierten Krankheiten |

# Polyneuropathien und sonstige Krankheiten des peripheren Nervensystems (G60–G64)

*Exkl.:* Neuralgie o.n.A. (M79.2)
Neuritis o.n.A. (M79.2)
Periphere Neuritis während der Schwangerschaft (O26.8)
Radikulitis o.n.A. (M54.1)

## G60 Hereditäre und idiopathische Neuropathie

G60.0 **Hereditäre sensomotorische Neuropathie**
Charcot-Marie-Tooth-Hoffmann-Syndrom
Déjerine-Sottas-Krankheit
Hereditäre sensomotorische Neuropathie, Typ I-IV
Hypertrophische Neuropathie des Kleinkindalters
Peronäale Muskelatrophie (axonaler Typ) (hypertrophische Form)
Roussy-Lévy-Syndrom

G60.1 **Refsum-Krankheit**

G60.2 **Neuropathie in Verbindung mit hereditärer Ataxie**

G60.3 **Idiopathische progressive Neuropathie**

G60.8 **Sonstige hereditäre und idiopathische Neuropathien**
Morvan-Krankheit
Nélaton-Syndrom
Sensible Neuropathie:
- dominant vererbt
- rezessiv vererbt

G60.9 **Hereditäre und idiopathische Neuropathie, nicht näher bezeichnet**

## G61 Polyneuritis

G61.0 **Guillain-Barré-Syndrom**
Akute (post-) infektiöse Polyneuritis

G61.1 **Serumpolyneuropathie**
Soll die äußere Ursache angegeben werden, ist eine zusätzliche Schlüsselnummer (Kapitel XX) zu benutzen.

G61.8 **Sonstige Polyneuritiden**

G61.9 **Polyneuritis, nicht näher bezeichnet**

## G62 Sonstige Polyneuropathien

G62.0 **Arzneimittelinduzierte Polyneuropathie**
Soll die Substanz angegeben werden, ist eine zusätzliche Schlüsselnummer (Kapitel XX) zu benutzen.

G62.1 **Alkohol-Polyneuropathie**

G62.2 **Polyneuropathie durch sonstige toxische Agenzien**
Soll das toxische Agens angegeben werden, ist eine zusätzliche Schlüsselnummer (Kapitel XX) zu benutzen.

G62.8 **Sonstige näher bezeichnete Polyneuropathien**
Strahleninduzierte Polyneuropathie
Soll die äußere Ursache angegeben werden, ist eine zusätzliche Schlüsselnummer (Kapitel XX) zu benutzen.

G62.9 **Polyneuropathie, nicht näher bezeichnet**
Neuropathie o.n.A.

## G63* Polyneuropathie bei anderenorts klassifizierten Krankheiten

**G63.0*** Polyneuropathie bei anderenorts klassifizierten infektiösen und parasitären Krankheiten
Polyneuropathie (bei):
- Diphtherie (A36.8†)
- infektiöser Mononukleose (B27.−†)
- Lepra (A30.−†)
- Lyme-Krankheit (A69.2†)
- Mumps (B26.8†)
- nach Zoster (B02.2†)
- Spätsyphilis (A52.1†)
- Spätsyphilis, konnatal (A50.4†)
- tuberkulös (A17.8†)

**G63.1*** Polyneuropathie bei Neubildungen (C00–D48†)

**G63.2*** Diabetische Polyneuropathie (E10–E14†, vierte Stelle .4)

**G63.3*** Polyneuropathie bei sonstigen endokrinen und Stoffwechselkrankheiten (E00–E07†, E15–E16†, E20–E34†, E70–E89†)

**G63.4*** Polyneuropathie bei alimentären Mangelzuständen (E40–E64†)

**G63.5*** Polyneuropathie bei Systemkrankheiten des Bindegewebes (M30–M35†)

**G63.6*** Polyneuropathie bei sonstigen Krankheiten des Muskel-Skelett-Systems (M00–M25†, M40–M96†)

**G63.8*** Polyneuropathie bei sonstigen anderenorts klassifizierten Krankheiten
Urämische Neuropathie (N18.8†)

## G64 Sonstige Krankheiten des peripheren Nervensystems
Krankheit des peripheren Nervensystems o.n.A.

# Krankheiten im Bereich der neuromuskulären Synapse und des Muskels (G70-G73)

## G70 Myasthenia gravis und sonstige neuromuskuläre Krankheiten

*Exkl.:* Botulismus (A05.1)
Transitorische Myasthenia gravis beim Neugeborenen (P94.0)

**G70.0 Myasthenia gravis**
Soll bei Arzneimittelinduktion die Substanz angegeben werden, ist eine zusätzliche Schlüsselnummer (Kapitel XX) zu benutzen.

**G70.1 Toxische neuromuskuläre Krankheiten**
Soll das toxische Agens angegeben werden, ist eine zusätzliche Schlüsselnummer (Kapitel XX) zu benutzen.

**G70.2 Angeborene oder entwicklungsbedingte Myasthenie**

**G70.8 Sonstige näher bezeichnete neuromuskuläre Krankheiten**

**G70.9 Neuromuskuläre Krankheit, nicht näher bezeichnet**

## G71 Primäre Myopathien

*Exkl.:* Arthrogryposis multiplex congenita (Q74.3)
Myositis (M60.-)
Stoffwechselstörungen (E70-E90)

**G71.0 Muskeldystrophie**
Muskeldystrophie:
- autosomal-rezessiv, Beginn in der frühen Kindheit, Duchenne- oder Becker-ähnlich
- Becken- oder Schultergürtelform
- benigne [Typ Becker]
- benigne skapuloperonäal, mit Frühkontrakturen [Typ Emery-Dreifuss]
- distal
- fazio-skapulo-humerale Form
- maligne [Typ Duchenne]
- okulär
- okulopharyngeal
- skapuloperonäal

*Exkl.:* Angeborene Muskeldystrophie:
  - mit spezifischen morphologischen Anomalien der Muskelfasern (G71.2)
  - o.n.A. (G71.2)

**G71.1 Myotone Syndrome**
Dystrophia myotonica [Curschmann-Batten-Steinert-Syndrom]
Myotonia congenita:
- dominant [Thomsen-Syndrom]
- rezessive Form [Becker]
- o.n.A.

Myotonie:
- arzneimittelinduziert
- chondrodystrophisch
- symptomatisch

Neuromyotonie [Isaacs-Mertens-Syndrom]
Paramyotonia congenita [Eulenberg-Krankheit]
Pseudomyotonie

Soll bei Arzneimittelinduktion die Substanz angegeben werden, ist eine zusätzliche Schlüsselnummer (Kapitel XX) zu benutzen.

**G71.2 Angeborene Myopathien**
Angeborene Muskeldystrophie:
- mit spezifischen morphologischen Anomalien der Muskelfasern [Strukturmyopathien]
- o.n.A.

Fasertypendisproportion
Minicore-Krankheit
Multicore-Krankheit
Myopathie:
- myotubulär (zentronukleär)
- Nemalin(e)-

Zentralfibrillenmyopathie [Central-Core-Krankheit]

**G71.3 Mitochondriale Myopathie, anderenorts nicht klassifiziert**

**G71.8 Sonstige primäre Myopathien**

**G71.9 Primäre Myopathie, nicht näher bezeichnet**
Hereditäre Myopathie o.n.A.

## G72 Sonstige Myopathien

*Exkl.:* Arthrogryposis multiplex congenita (Q74.3)
Dermatopolymyositis (M33.–)
Ischämischer Muskelinfarkt (M62.2)
Myositis (M60.–)
Polymyositis (M33.2)

**G72.0 Arzneimittelinduzierte Myopathie**
Soll die Substanz angegeben werden, ist eine zusätzliche Schlüsselnummer (Kapitel XX) zu benutzen.

**G72.1 Alkoholmyopathie**

**G72.2 Myopathie durch sonstige toxische Agenzien**
Soll das toxische Agens angegeben werden, ist eine zusätzliche Schlüsselnummer (Kapitel XX) zu benutzen.

**G72.3 Periodische Lähmung**
Periodische Lähmung (familiär):
- hyperkaliämisch
- hypokaliämisch
- myotonisch
- normokaliämisch

**G72.4 Myositis, anderenorts nicht klassifiziert**

**G72.8 Sonstige näher bezeichnete Myopathien**

**G72.9 Myopathie, nicht näher bezeichnet**

## G73* Krankheiten im Bereich der neuromuskulären Synapse und des Muskels bei anderenorts klassifizierten Krankheiten

**G73.0* Myastheniesyndrome bei endokrinen Krankheiten**
Myastheniesyndrome bei:
- diabetischer Amyotrophie (E10–E14†, vierte Stelle .4)
- Hyperthyreose [Thyreotoxikose] (E05.–†)

**G73.1* Eaton-Lambert-Syndrom (C80†)**

**G73.2* Sonstige Myastheniesyndrome bei Neubildungen (C00–D48†)**

**G73.3* Myastheniesyndrome bei sonstigen anderenorts klassifizierten Krankheiten**

**G73.4* Myopathie bei anderenorts klassifizierten infektiösen und parasitären Krankheiten**

**G73.5* Myopathie bei endokrinen Krankheiten**
Myopathie bei:
- Hyperparathyreoidismus (E21.0–E21.3†)
- Hypoparathyreoidismus (E20.–†)
Thyreotoxische Myopathie (E05.–†)

**G73.6*** **Myopathie bei Stoffwechselkrankheiten**
Myopathie bei:
- Glykogenspeicherkrankheit (E74.0†)
- Lipidspeicherkrankheiten (E75.–†)

**G73.7*** **Myopathie bei sonstigen anderenorts klassifizierten Krankheiten**
Myopathie bei:
- chronischer Polyarthritis (M05–M06†)
- Sicca-Syndrom [Sjögren-Syndrom] (M35.0†)
- Sklerodermie (M34.8†)
- systemischem Lupus erythematodes (M32.1†)

# Zerebrale Lähmung und sonstige Lähmungssyndrome (G80–G83)

## G80 Infantile Zerebralparese
*Inkl.:* Little-Krankheit
*Exkl.:* Hereditäre spastische Paraplegie (G11.4)

**G80.0** **Spastische Zerebralparese**
Angeborene spastische Lähmung (zerebral)

**G80.1** **Spastische Diplegie**

**G80.2** **Infantile Hemiplegie**

**G80.3** **Dyskinetische Zerebralparese**
Athetose

**G80.4** **Ataktische Zerebralparese**

**G80.8** **Sonstige infantile Zerebralparese**
Mischsyndrome der Zerebralparese

**G80.9** **Infantile Zerebralparese, nicht näher bezeichnet**
Zerebralparese o.n.A.

## G81 Hemiplegie

*Hinweis:* Diese Kategorie ist nur dann zur primären Verschlüsselung zu benutzen, wenn eine Hemiplegie (komplett) (inkomplett) nicht näher bezeichnet ist oder wenn sie alt ist oder länger besteht, ohne näher bezeichnete Ursache. Diese Kategorie dient auch zur multiplen Verschlüsselung, um diese durch eine beliebige Ursache hervorgerufenen Arten der Hemiplegie zu kennzeichnen.

*Exkl.:* Angeborene und infantile Zerebralparese (G80.–)

G81.0 **Schlaffe Hemiplegie**

G81.1 **Spastische Hemiplegie**

G81.9 **Hemiplegie, nicht näher bezeichnet**

## G82 Paraplegie und Tetraplegie

*Hinweis:* Diese Kategorie ist nur dann zur primären Verschlüsselung zu benutzen, wenn die aufgeführten Krankheitszustände nicht näher bezeichnet sind oder wenn sie alt sind oder länger bestehen, ohne näher bezeichnete Ursache. Diese Kategorie dient auch zur multiplen Verschlüsselung, um diese durch eine beliebige Ursache hervorgerufenen Krankheitszustände zu kennzeichnen.

*Exkl.:* Angeborene und infantile Zerebralparese (G80.–)

G82.0 **Schlaffe Paraplegie**

G82.1 **Spastische Paraplegie**

G82.2 **Paraplegie, nicht näher bezeichnet**
Lähmung beider unterer Extremitäten o.n.A.
Paraplegie (untere) o.n.A.

G82.3 **Schlaffe Tetraplegie**

G82.4 **Spastische Tetraplegie**

G82.5 **Tetraplegie, nicht näher bezeichnet**
Quadriplegie o.n.A.

### G83 Sonstige Lähmungssyndrome

*Hinweis:* Diese Kategorie ist nur dann zur primären Verschlüsselung zu benutzen, wenn die aufgeführten Krankheitszustände nicht näher bezeichnet sind oder wenn sie alt sind oder länger bestehen, ohne näher bezeichnete Ursache. Diese Kategorie dient auch zur multiplen Verschlüsselung, um diese durch eine beliebige Ursache hervorgerufenen Krankheitszustände zu kennzeichnen.

*Inkl.:* Lähmung (komplett) (inkomplett), ausgenommen wie unter G80–G82 aufgeführt

**G83.0 Diplegie der oberen Extremitäten**
Diplegie (obere)
Lähmung beider oberen Extremitäten

**G83.1 Monoplegie einer unteren Extremität**
Lähmung eines Beines

**G83.2 Monoplegie einer oberen Extremität**
Lähmung eines Armes

**G83.3 Monoplegie, nicht näher bezeichnet**

**G83.4 Cauda- (equina-) Syndrom**
Neurogene Blasenentleerungsstörung bei Cauda- (equina-) Syndrom
*Exkl.:* Rückenmarksblase o.n.A. (G95.8)

**G83.8 Sonstige näher bezeichnete Lähmungssyndrome**
Todd-Paralyse (postiktal)

**G83.9 Lähmungssyndrom, nicht näher bezeichnet**

## Sonstige Krankheiten des Nervensystems (G90–G99)

### G90 Krankheiten des autonomen Nervensystems

*Exkl.:* Dysfunktion des autonomen Nervensystems durch Alkohol (G31.2)

**G90.0 Idiopathische periphere autonome Neuropathie**
Karotissinus-Syndrom (Synkope)

**G90.1 Familiäre Dysautonomie [Riley-Day-Syndrom]**

**G90.2 Horner-Syndrom**
Horner-Bernard-Syndrom
Horner-Trias

**G90.3 Multisystem-Atrophie**
Shy-Drager-Syndrom [Neurogene orthostatische Hypotonie mit Multisystem-Atrophie]
*Exkl.:* Orthostatische Hypotonie o.n.A. (I95.1)

**G90.8 Sonstige Krankheiten des autonomen Nervensystems**

**G90.9 Krankheit des autonomen Nervensystems, nicht näher bezeichnet**

## G91 Hydrozephalus
*Inkl.:* Erworbener Hydrozephalus
*Exkl.:* Angeborener Hydrozephalus (Q03.–)
Hydrozephalus durch angeborene Toxoplasmose (P37.1)

**G91.0 Hydrocephalus communicans**

**G91.1 Hydrocephalus occlusus**

**G91.2 Hydrozephalus ohne Hirndrucksteigerung**

**G91.3 Posttraumatischer Hydrozephalus, nicht näher bezeichnet**

**G91.8 Sonstiger Hydrozephalus**

**G91.9 Hydrozephalus, nicht näher bezeichnet**

## G92 Toxische Enzephalopathie
Soll das toxische Agens angegeben werden, ist eine zusätzliche Schlüsselnummer (Kapitel XX) zu benutzen.

## G93 Sonstige Krankheiten des Gehirns

**G93.0 Hirnzysten**
Porenzephalische Zyste
Arachnoidalzyste
*Exkl.:* Angeborene Gehirnzysten (Q04.6)
Erworbene periventrikuläre Zysten beim Neugeborenen (P91.1)

**G93.1 Anoxische Hirnschädigung, anderenorts nicht klassifiziert**
*Exkl.:* Als Komplikation von:
- Abort, Extrauteringravidität oder Molenschwangerschaft (O00–O07, O08.8)
- chirurgischen Eingriffen und medizinischer Behandlung (T80–T88)
- Schwangerschaft, Wehentätigkeit oder Wochenbett (O29.2, O74.3, O89.2)

Asphyxie beim Neugeborenen (P21.9)

**G93.2 Gutartige intrakranielle Drucksteigerung**
*Exkl.:* Hypertensive Enzephalopathie (I67.4)

**G93.3 Postvirales Ermüdungssyndrom**
Benigne myalgische Enzephalomyelitis

**G93.4 Enzephalopathie, nicht näher bezeichnet**
*Exkl.:* Enzephalopathie:
- alkoholbedingt (G31.2)
- toxisch (G92)

**G93.5 Compressio cerebri**
Herniation } Hirn (-stamm)
Kompression }

*Exkl.:* Compressio cerebri, traumatisch (diffus) (S06.2)
Compressio cerebri, traumatisch, umschrieben (S06.3)

**G93.6 Hirnödem**
*Exkl.:* Hirnödem:
- durch Geburtsverletzung (P11.0)
- traumatisch (S06.1)

**G93.7 Reye-Syndrom**
Soll die äußere Ursache angegeben werden, ist eine zusätzliche Schlüsselnummer (Kapitel XX) zu benutzen.

**G93.8 Sonstige näher bezeichnete Krankheiten des Gehirns**
Enzephalopathie nach Strahlenexposition
Soll die äußere Ursache angegeben werden, ist eine zusätzliche Schlüsselnummer (Kapitel XX) zu benutzen.

**G93.9 Krankheit des Gehirns, nicht näher bezeichnet**

## G94* Sonstige Krankheiten des Gehirns bei anderenorts klassifizierten Krankheiten

G94.0* Hydrozephalus bei anderenorts klassifizierten infektiösen und parasitären Krankheiten (A00–B99†)

G94.1* Hydrozephalus bei Neubildungen (C00–D48†)

G94.2* Hydrozephalus bei sonstigen anderenorts klassifizierten Krankheiten

G94.8* Sonstige näher bezeichnete Krankheiten des Gehirns bei anderenorts klassifizierten Krankheiten

## G95 Sonstige Krankheiten des Rückenmarkes

*Exkl.:* Myelitis (G04.–)

G95.0 Syringomyelie und Syringobulbie

G95.1 Vaskuläre Myelopathien
Akuter Rückenmarkinfarkt (embolisch) (nichtembolisch)
Arterielle Thrombose des Rückenmarkes
Hämatomyelie
Nichteitrige intraspinale Phlebitis und Thrombophlebitis
Rückenmarködem
Subakute nekrotisierende Myelopathie
*Exkl.:* Intraspinale Phlebitis und Thrombophlebitis, ausgenommen nichteitrig (G08)

G95.2 Rückenmarkkompression, nicht näher bezeichnet

G95.8 Sonstige näher bezeichnete Krankheiten des Rückenmarkes
Myelopathie durch:
- Arzneimittel
- Strahlenwirkung

Rückenmarkblase o.n.A.
Soll das exogene Agens angegeben werden, ist eine zusätzliche Schlüsselnummer (Kapitel XX) zu benutzen.
*Exkl.:* Neurogene Blase:
- bei Cauda- (equina-) Syndrom (G83.4)
- o.n.A. (N31.9)

Neuromuskuläre Dysfunktion der Harnblase ohne Angabe einer Rückenmarkläsion (N31.–)

G95.9 Krankheit des Rückenmarkes, nicht näher bezeichnet
Myelopathie o.n.A.

## G96 Sonstige Krankheiten des Zentralnervensystems

G96.0 **Austritt von Liquor cerebrospinalis**
Liquorrhoe
*Exkl.:* Durch Lumbalpunktion (G97.0)

G96.1 **Krankheiten der Meningen, anderenorts nicht klassifiziert**
Meningeale Adhäsionen (zerebral) (spinal)

G96.8 **Sonstige näher bezeichnete Krankheiten des Zentralnervensystems**

G96.9 **Krankheit des Zentralnervensystems, nicht näher bezeichnet**

## G97 Krankheiten des Nervensystems nach medizinischen Maßnahmen, anderenorts nicht klassifiziert

G97.0 **Austritt von Liquor cerebrospinalis durch Lumbalpunktion**

G97.1 **Sonstige Reaktion auf Spinal- und Lumbalpunktion**

G97.2 **Intrakranielle Druckminderung nach ventrikulärem Shunt**

G97.8 **Sonstige Krankheiten des Nervensystems nach medizinischen Maßnahmen**

G97.9 **Krankheit des Nervensystems nach medizinischer Maßnahme, nicht näher bezeichnet**

## G98 Sonstige Krankheiten des Nervensystems, anderenorts nicht klassifiziert
Krankheit des Nervensystems o.n.A.

## G99* Sonstige Krankheiten des Nervensystems bei anderenorts klassifizierten Krankheiten

G99.0* **Autonome Neuropathie bei endokrinen und Stoffwechselkrankheiten**
Amyloide autonome Neuropathie (E85.−†)
Diabetische autonome Neuropathie (E10−E14†, vierte Stelle .4)

G99.1* **Sonstige Krankheiten des autonomen Nervensystems bei sonstigen anderenorts klassifizierten Krankheiten**

**G99.2\*** **Myelopathie bei anderenorts klassifizierten Krankheiten**
Arteria-spinalis-anterior- und Arteria-vertebralis-Syndrom (M47.0†)
Myelopathie bei:
- Bandscheibenschäden (M50.0†, M51.0†)
- Neubildungen (C00–D48†)
- Spondylose (M47.–†)

**G99.8\*** **Sonstige näher bezeichnete Krankheiten des Nervensystems bei anderenorts klassifizierten Krankheiten**

# KAPITEL VII

# Krankheiten des Auges und der Augenanhangsgebilde
# (H00–H59)

*Exkl.:* Bestimmte Zustände, die ihren Ursprung in der Perinatalperiode haben (P00–P96)
Bestimmte infektiöse und parasitäre Krankheiten (A00–B99)
Komplikationen der Schwangerschaft, der Geburt und des Wochenbettes (O00–O99)
Angeborene Fehlbildungen, Deformitäten und Chromosomenanomalien (Q00–Q99)
Endokrine, Ernährungs- und Stoffwechselkrankheiten (E00–E90)
Verletzungen, Vergiftungen und bestimmte andere Folgen äußerer Ursachen (S00–T98)
Neubildungen (C00–D48)
Symptome und abnorme klinische und Laborbefunde, die anderenorts nicht klassifiziert sind (R00–R99)

**Dieses Kapitel gliedert sich in folgende Gruppen:**

H00–H06 Affektionen des Augenlides, des Tränenapparates und der Orbita
H10–H13 Affektionen der Konjunktiva
H15–H22 Affektionen der Sklera, der Hornhaut, der Iris und des Ziliarkörpers
H25–H28 Affektionen der Linse
H30–H36 Affektionen der Aderhaut und der Netzhaut
H40–H42 Glaukom
H43–H45 Affektionen des Glaskörpers und des Augapfels
H46–H48 Affektionen des N. opticus und der Sehbahn
H49–H52 Affektionen der Augenmuskeln, Störungen der Blickbewegungen sowie Akkommodationsstörungen und Refraktionsfehler
H53–H54 Sehstörungen und Blindheit
H55–H59 Sonstige Affektionen des Auges und der Augenanhangsgebilde

**Dieses Kapitel enthält die folgenden Sternschlüsselnummern:**

H03* Affektionen des Augenlides bei anderenorts klassifizierten Krankheiten
H06* Affektionen des Tränenapparates und der Orbita bei anderenorts klassifizierten Krankheiten
H13* Affektionen der Konjunktiva bei anderenorts klassifizierten Krankheiten
H19* Affektionen der Sklera und der Hornhaut bei anderenorts klassifizierten Krankheiten
H22* Affektionen der Iris und des Ziliarkörpers bei anderenorts klassifizierten Krankheiten
H28* Katarakt und sonstige Affektionen der Linse bei anderenorts klassifizierten Krankheiten

| | |
|---|---|
| H32* | Chorioretinale Affektionen bei anderenorts klassifizierten Krankheiten |
| H36* | Affektionen der Netzhaut bei anderenorts klassifizierten Krankheiten |
| H42* | Glaukom bei anderenorts klassifizierten Krankheiten |
| H45* | Affektionen des Glaskörpers und des Augapfels bei anderenorts klassifizierten Krankheiten |
| H48* | Affektionen des N. opticus und der Sehbahn bei anderenorts klassifizierten Krankheiten |
| H58* | Sonstige Affektionen des Auges und der Augenanhangsgebilde bei anderenorts klassifizierten Krankheiten |

## Affektionen des Augenlides, des Tränenapparates und der Orbita (H00–H06)

### H00 Hordeolum und Chalazion

**H00.0** **Hordeolum und sonstige tiefe Entzündung des Augenlides**
Abszeß ⎫
Furunkel ⎬ Augenlid
Gerstenkorn ⎭

**H00.1** **Chalazion**
Hagelkorn

### H01 Sonstige Entzündung des Augenlides

**H01.0** **Blepharitis**
*Exkl.:* Blepharokonjunktivitis (H10.5)

**H01.1** **Nichtinfektiöse Dermatosen des Augenlides**
Dermatitis: ⎫
• allergisch ⎪
• ekzematös ⎬ Augenlid
• Kontakt- ⎪
Erythematodes chronicus discoides ⎪
Xeroderma ⎭

**H01.8** **Sonstige näher bezeichnete Entzündungen des Augenlides**

**H01.9** **Entzündung des Augenlides, nicht näher bezeichnet**

## H02 Sonstige Affektionen des Augenlides
*Exkl.:* Angeborene Fehlbildungen des Augenlides (Q10.0–Q10.3)

**H02.0** Entropium und Trichiasis des Augenlides

**H02.1** Ektropium des Augenlides

**H02.2** Lagophthalmus

**H02.3** Blepharochalasis

**H02.4** Ptosis des Augenlides

**H02.5** Sonstige Affektionen mit Auswirkung auf die Augenlidfunktion
Ankyloblepharon
Blepharophimose
Lidretraktion

*Exkl.:* Blepharospasmus (G24.5)
Tic (psychogen) (F95.–)
Tic, organisch (G25.6)

**H02.6** Xanthelasma palpebrarum

**H02.7** Sonstige degenerative Affektionen des Augenlides und der Umgebung des Auges
Chloasma ⎫
Madarosis ⎬ Augenlid
Vitiligo ⎭

**H02.8** Sonstige näher bezeichnete Affektionen des Augenlides
Hypertrichose des Augenlides
Verbliebener Fremdkörper im Augenlid

**H02.9** Affektion des Augenlides, nicht näher bezeichnet

## H03* Affektionen des Augenlides bei anderenorts klassifizierten Krankheiten

**H03.0*** Parasitenbefall des Augenlides bei anderenorts klassifizierten Krankheiten
Dermatitis des Augenlides durch Demodex-Arten (B88.0†)
Parasitenbefall des Augenlides bei:
- Leishmaniose (B55.–†)
- Loiasis (B74.3†)
- Onchozerkose (B73†)
- Phthiriasis (B85.3†)

**H03.1\*** **Beteiligung des Augenlides bei sonstigen anderenorts klassifizierten Infektionskrankheiten**
Beteiligung des Augenlides bei:
- Frambösie (A66.–†)
- Infektion durch Herpesviren [Herpes simplex] (B00.5†)
- Lepra (A30.–†)
- Molluscum contagiosum (B08.1†)
- Zoster (B02.3†)

**H03.8\*** **Beteiligung des Augenlides bei sonstigen anderenorts klassifizierten Krankheiten**
Beteiligung des Augenlides bei Impetigo (L01.0†)

## H04 Affektionen des Tränenapparates
*Exkl.:* Angeborene Fehlbildungen des Tränenapparates (Q10.4–Q10.6)

**H04.0** **Dakryoadenitis**
Chronische Vergrößerung der Tränendrüse

**H04.1** **Sonstige Affektionen der Tränendrüse**
Dakryops
Tränendrüsenatrophie
Trockenes Auge
Zyste

**H04.2** **Epiphora**

**H04.3** **Akute und nicht näher bezeichnete Entzündung der Tränenwege**
Dakryozystitis (phlegmonös) ⎫
Kanalikulitis                ⎬ akut, subakut oder nicht näher bezeichnet
Peridakryozystitis           ⎭
*Exkl.:* Dakryozystitis beim Neugeborenen (P39.1)

**H04.4** **Chronische Entzündung der Tränenwege**
Dakryozystitis              ⎫
Kanalikulitis               ⎬ chronisch
Mukozele des Tränenapparates ⎭

**H04.5 Stenose und Insuffizienz der Tränenwege**
Dakryolith
Eversio puncti lacrimalis
Stenose:
- Canaliculus lacrimalis
- Ductus nasolacrimalis
- Tränensack

**H04.6 Sonstige Veränderungen an den Tränenwegen**
Fistel

**H04.8 Sonstige Affektionen des Tränenapparates**

**H04.9 Affektion des Tränenapparates, nicht näher bezeichnet**

## H05 Affektionen der Orbita
*Exkl.:* Angeborene Fehlbildung der Orbita (Q10.7)

**H05.0 Akute Entzündung der Orbita**
Abszeß
Osteomyelitis
Periostitis          } Orbita
Tenonitis
Zellgewebsentzündung

**H05.1 Chronische entzündliche Affektionen der Orbita**
Granulom der Orbita

**H05.2 Exophthalmus**
Blutung } Orbita
Ödem
Lageveränderung des Augapfels (lateral) o.n.A.

**H05.3 Deformation der Orbita**
Atrophie } Orbita
Exostose

**H05.4 Enophthalmus**

**H05.5 Verbliebener (alter) Fremdkörper nach perforierender Verletzung der Orbita**
Retrobulbärer Fremdkörper

**H05.8 Sonstige Affektionen der Orbita**
Zyste der Orbita

**H05.9 Affektion der Orbita, nicht näher bezeichnet**

### H06* Affektionen des Tränenapparates und der Orbita bei anderenorts klassifizierten Krankheiten

H06.0* Affektionen des Tränenapparates bei anderenorts klassifizierten Krankheiten

H06.1* Parasitenbefall der Orbita bei anderenorts klassifizierten Krankheiten
Echinokokkenbefall der Orbita (B67.–†)
Myiasis der Orbita (B87.2†)

H06.2* Exophthalmus bei Funktionsstörung der Schilddrüse (E05.-†)

H06.3* Sonstige Affektionen der Orbita bei anderenorts klassifizierten Krankheiten

## Affektionen der Konjunktiva (H10–H13)

### H10 Konjunktivitis
*Exkl.:* Keratokonjunktivitis (H16.2)

H10.0 Mukopurulente Konjunktivitis

H10.1 Akute allergische Konjunktivitis

H10.2 Sonstige akute Konjunktivitis

H10.3 Akute Konjunktivitis, nicht näher bezeichnet
*Exkl.:* Ophthalmia neonatorum o.n.A. (P39.1)

H10.4 Chronische Konjunktivitis

H10.5 Blepharokonjunktivitis

H10.8 Sonstige Konjunktivitis

H10.9 Konjunktivitis, nicht näher bezeichnet

### H11 Sonstige Affektionen der Konjunktiva
*Exkl.:* Keratokonjunktivitis (H16.2)

H11.0 Pterygium
*Exkl.:* Pseudopterygium (H11.8)

**H11.1 Konjunktivadegeneration und -einlagerungen**
Konjunktivale:
- Argyrose [Argyrie]
- Konkremente
- Pigmentierung

Xerosis conjunctivae o.n.A.

**H11.2 Narben der Konjunktiva**
Symblepharon

**H11.3 Blutung der Konjunktiva**
Hyposphagma
Subkonjunktivale Blutung

**H11.4 Sonstige Gefäßkrankheiten und Zysten der Konjunktiva**
Konjunktivale(s):
- Aneurysma
- Hyperämie
- Ödem

**H11.8 Sonstige näher bezeichnete Affektionen der Konjunktiva**
Pseudopterygium

**H11.9 Affektion der Konjunktiva, nicht näher bezeichnet**

## H13* Affektionen der Konjunktiva bei anderenorts klassifizierten Krankheiten

**H13.0* Filarienbefall der Konjunktiva (B74.–†)**

**H13.1* Konjunktivitis bei anderenorts klassifizierten infektiösen und parasitären Krankheiten**
Konjunktivitis (durch):
- Adenoviren, follikulär (akut) (B30.1†)
- Akanthamöben (B60.1†)
- bei Zoster (B02.3†)
- Chlamydien (A74.0†)
- diphtherisch (A36.8†)
- Gonokokken (A54.3†)
- hämorrhagisch (akut) (epidemisch) (B30.3†)
- Herpesviren [Herpes simplex] (B00.5†)
- Meningokokken (A39.8†)
- Newcastle- (B30.8†)

**H13.2* Konjunktivitis bei sonstigen anderenorts klassifizierten Krankheiten**

**H13.3* Okuläres Pemphigoid (L12.–†)**

**H13.8* Sonstige Affektionen der Konjunktiva bei anderenorts klassifizierten Krankheiten**

# Affektionen der Sklera, der Hornhaut, der Iris und des Ziliarkörpers
(H15–H22)

## H15 Affektionen der Sklera

**H15.0** Skleritis

**H15.1** Episkleritis

**H15.8** Sonstige Affektionen der Sklera
Äquatoriales Staphylom
Ektasie der Sklera
*Exkl.:* Degenerative Myopie (H44.2)

**H15.9** Affektion der Sklera, nicht näher bezeichnet

## H16 Keratitis

**H16.0** Ulcus corneae
Ulkus:
- marginal
- mit Hypopyon
- perforiert
- ringförmig
- zentral
- o.n.A.

Ulcus corneae rodens [Mooren]

**H16.1** Sonstige oberflächliche Keratitis ohne Konjunktivitis
Keratitis:
- areolaris
- filiformis
- nummularis
- punctata superficialis
- stellata
- Streifen-

Photokeratitis
Schneeblindheit

| H16.2 | **Keratokonjunktivitis** |
|---|---|

Keratoconjunctivitis:
- neuroparalytica
- phlyctaenulosa

Keratokonjunktivitis:
- durch Exposition
- o.n.A.

Oberflächliche Keratitis mit Konjunktivitis
Ophthalmia nodosa

| H16.3 | **Interstitielle und tiefe Keratitis** |
|---|---|
| H16.4 | **Neovaskularisation der Hornhaut** |

Gefäßobliterationen
Pannus

| H16.8 | **Sonstige Formen der Keratitis** |
|---|---|
| H16.9 | **Keratitis, nicht näher bezeichnet** |

## H17  Hornhautnarben und -trübungen

| H17.0 | **Leukoma adhaerens** |
|---|---|
| H17.1 | **Sonstige zentrale Hornhauttrübung** |
| H17.8 | **Sonstige Hornhautnarben und -trübungen** |
| H17.9 | **Hornhautnarbe und -trübung, nicht näher bezeichnet** |

## H18  Sonstige Affektionen der Hornhaut

| H18.0 | **Hornhautpigmentierungen und -einlagerungen** |
|---|---|

Hämatokornea
Kayser-Fleischer-Ring
Krukenberg-Spindel
Stähli-Linie
Soll bei Arzneimittelinduktion die Substanz angegeben werden, ist eine zusätzliche Schlüsselnummer (Kapitel XX) zu benutzen.

| H18.1 | **Keratopathia bullosa** |
|---|---|
| H18.2 | **Sonstiges Hornhautödem** |
| H18.3 | **Veränderungen an den Hornhautmembranen** |

Falte  ⎫
Ruptur ⎬ Descemet-Membran

**H18.4 Hornhautdegeneration**
Arcus senilis
Bandförmige Keratopathie
*Exkl.:* Ulcus corneae rodens [Mooren] (H16.0)

**H18.5 Hereditäre Hornhautdystrophien**
Hornhautdystrophie:
- epithelial
- fleckförmig
- Fuchs-
- gittrig
- granulär

**H18.6 Keratokonus**

**H18.7 Sonstige Hornhautdeformitäten**
Descemetozele
Hornhaut:
- Ektasie
- Staphylom

*Exkl.:* Angeborene Fehlbildungen der Hornhaut (Q13.3–Q13.4)

**H18.8 Sonstige näher bezeichnete Affektionen der Hornhaut**
Anästhesie } Hornhaut
Hypästhesie
Rezidivierende Hornhauterosionen

**H18.9 Affektion der Hornhaut, nicht näher bezeichnet**

## H19* Affektionen der Sklera und der Hornhaut bei anderenorts klassifizierten Krankheiten

**H19.0* Skleritis und Episkleritis bei anderenorts klassifizierten Krankheiten**
Skleritis bei Zoster (B02.3†)
Syphilitische Episkleritis (A52.7†)
Tuberkulöse Episkleritis (A18.5†)

**H19.1* Keratitis und Keratokonjunktivitis durch Herpesviren (B00.5†)**
Keratitis dendritica und disciformis

**H19.2\*** **Keratitis und Keratokonjunktivitis bei sonstigen anderenorts klassifizierten infektiösen und parasitären Krankheiten**
Keratitis und Keratokonjunktivitis (interstitiell) bei:
- Akanthamöbiasis (B60.1†)
- Masern (B05.8†)
- Syphilis (A50.3†)
- Tuberkulose (A18.5†)
- Zoster (B02.3†)

Keratoconjunctivitis epidemica (B30.0†)

**H19.3\*** **Keratitis und Keratokonjunktivitis bei sonstigen anderenorts klassifizierten Krankheiten**
Keratoconjunctivitis sicca (M35.0†)

**H19.8\*** **Sonstige Affektionen der Sklera und der Hornhaut bei anderenorts klassifizierten Krankheiten**
Keratokonus bei Down-Syndrom (Q90.–†)

## H20 Iridozyklitis

**H20.0** **Akute und subakute Iridozyklitis**
Iritis
Uveitis anterior } akut, rezidivierend oder subakut
Zyklitis

**H20.1** **Chronische Iridozyklitis**

**H20.2** **Phakogene Iridozyklitis**

**H20.8** **Sonstige Iridozyklitis**

**H20.9** **Iridozyklitis, nicht näher bezeichnet**

## H21 Sonstige Affektionen der Iris und des Ziliarkörpers
*Exkl.:* Sympathische Uveitis (H44.1)

**H21.0** **Hyphäma**
*Exkl.:* Hyphäma, traumatisch (S05.1)

**H21.1** **Sonstige Gefäßkrankheiten der Iris und des Ziliarkörpers**
Neovaskularisation der Iris oder des Ziliarkörpers
Rubeosis iridis

**H21.2 Degeneration der Iris und des Ziliarkörpers**
Degeneration:
- Iris (Pigment)
- Pupillensaum

Durchleuchtbarkeit der Iris
Iridoschisis
Irisatrophie (essentiell) (progressiv)
Miotische Pupillenzyste

**H21.3 Zyste der Iris, des Ziliarkörpers und der Vorderkammer**
Zyste der Iris, des Ziliarkörpers oder der Vorderkammer:
- exsudativ
- Implantations-
- parasitär
- o.n.A.

*Exkl.:* Miotische Pupillenzyste (H21.2)

**H21.4 Pupillarmembranen**
Iris bombé
Occlusio pupillae
Seclusio pupillae

**H21.5 Sonstige Adhäsionen und Abriß der Iris und des Ziliarkörpers**
Goniosynechien
Iridodialyse
Kammerwinkeldeformität
Synechien (Iris):
- hintere
- vordere
- o.n.A.

*Exkl.:* Ektopia pupillae [Korektopie] (Q13.2)

**H21.8 Sonstige näher bezeichnete Affektionen der Iris und des Ziliarkörpers**

**H21.9 Affektion der Iris und des Ziliarkörpers, nicht näher bezeichnet**

## H22* Affektionen der Iris und des Ziliarkörpers bei anderenorts klassifizierten Krankheiten

**H22.0\*** **Iridozyklitis bei anderenorts klassifizierten infektiösen und parasitären Krankheiten**
Iridozyklitis bei:
- Gonokokkeninfektion (A54.3†)
- Infektion durch Herpesviren [Herpes simplex] (B00.5†)
- Syphilis (sekundär) (A51.4†)
- Tuberkulose (A18.5†)
- Zoster (B02.3†)

**H22.1\*** **Iridozyklitis bei sonstigen anderenorts klassifizierten Krankheiten**
Iridozyklitis bei:
- Sarkoidose (D86.8†)
- Spondylitis ankylopoetica [Spondylitis ankylosans] (M45†)

**H22.8\*** **Sonstige Affektionen der Iris und des Ziliarkörpers bei anderenorts klassifizierten Krankheiten**

# Affektionen der Linse (H25–H28)

## H25 Cataracta senilis

*Exkl.:* Kapsuläres Glaukom mit Pseudoexfoliation der Linsen (H40.1)

**H25.0** **Cataracta senilis incipiens**
Cataracta senilis:
- coronaria
- corticalis
- punctata

Senile subkapsuläre Katarakt (anterior) (posterior)
Wasserspalten-Speichen-Katarakt

**H25.1** **Cataracta nuclearis senilis**
Cataracta brunescens
Linsenkernsklerose

**H25.2** **Cataracta senilis, Morgagni-Typ**
Cataracta senilis hypermatura

H25.8 **Sonstige senile Kataraktformen**
Kombinierte Formen der senilen Katarakt

H25.9 **Senile Katarakt, nicht näher bezeichnet**

## H26 Sonstige Kataraktformen

*Exkl.:* Cataracta congenita (Q12.0)

H26.0 **Infantile, juvenile und präsenile Katarakt**

H26.1 **Cataracta traumatica**
Soll die äußere Ursache angegeben werden, ist eine zusätzliche Schlüsselnummer (Kapitel XX) zu benutzen.

H26.2 **Cataracta complicata**
Glaukomflecken (subkapsulär)
Katarakt bei chronischer Iridozyklitis
Katarakt infolge anderer Augenkrankheiten

H26.3 **Arzneimittelinduzierte Katarakt**
Soll die Substanz angegeben werden, ist eine zusätzliche Schlüsselnummer (Kapitel XX) zu benutzen.

H26.4 **Cataracta secundaria**
Nachstar
Ringstar nach Soemmering

H26.8 **Sonstige näher bezeichnete Kataraktformen**

H26.9 **Katarakt, nicht näher bezeichnet**

## H27 Sonstige Affektionen der Linse

*Exkl.:* Angeborene Linsenfehlbildungen (Q12.–)
Mechanische Komplikationen durch eine intraokulare Linse (T85.2)
Pseudophakie (Z96.1)

H27.0 **Aphakie**

H27.1 **Luxation der Linse**

H27.8 **Sonstige näher bezeichnete Affektionen der Linse**

H27.9 **Affektion der Linse, nicht näher bezeichnet**

## H28* Katarakt und sonstige Affektionen der Linse bei anderenorts klassifizierten Krankheiten

**H28.0*** **Diabetische Katarakt (E10–E14, vierte Stelle .3)**

**H28.1*** **Katarakt bei sonstigen endokrinen, Ernährungs- und Stoffwechselkrankheiten**
Katarakt bei Hypoparathyreoidismus (E20.–†)
Katarakt durch Mangelernährung und Dehydration (E40–E46†)

**H28.2*** **Katarakt bei sonstigen anderenorts klassifizierten Krankheiten**
Cataracta myotonica (G71.1†)

**H28.8*** **Sonstige Affektionen der Linse bei anderenorts klassifizierten Krankheiten**

# Affektionen der Aderhaut und der Netzhaut (H30–H36)

## H30 Chorioretinitis

**H30.0** **Fokale Chorioretinitis**
Herdförmige:
- Chorioiditis
- Chorioretinitis
- Retinitis
- Retinochorioiditis

**H30.1** **Disseminierte Chorioretinitis**
Disseminierte:
- Chorioiditis
- Chorioretinitis
- Retinitis
- Retinochorioiditis

*Exkl.:* Exsudative Retinopathie (H35.0)

**H30.2** **Cyclitis posterior**
Entzündung der Pars plana corporis ciliaris

**H30.8** **Sonstige Chorioretinitiden**
Vogt-Koyanagi-Harada-Syndrom

**H30.9 Chorioretinitis, nicht näher bezeichnet**
Chorioiditis
Chorioretinitis
Retinitis
Retinochorioiditis
} o.n.A.

## H31 Sonstige Affektionen der Aderhaut

**H31.0 Chorioretinale Narben**
Narben der Macula lutea, hinterer Pol (nach Entzündung) (posttraumatisch)
Retinopathia solaris

**H31.1 Degenerative Veränderung der Aderhaut**
Atrophie
Sklerose
} Aderhaut
*Exkl.:* Gefäßähnliche Streifen [Angioid streaks] (H35.3)

**H31.2 Hereditäre Dystrophie der Aderhaut**
Atrophia gyrata der Aderhaut
Chorioideremie
Dystrophie der Aderhaut (zentral areolär) (generalisiert) (peripapillär)
*Exkl.:* Ornithinämie (E72.4)

**H31.3 Blutung und Ruptur der Aderhaut**
Aderhautblutung:
- expulsiv
- o.n.A.

**H31.4 Ablatio chorioideae**

**H31.8 Sonstige näher bezeichnete Affektionen der Aderhaut**

**H31.9 Affektion der Aderhaut, nicht näher bezeichnet**

## H32* Chorioretinale Affektionen bei anderenorts klassifizierten Krankheiten

**H32.0\* Chorioretinitis bei anderenorts klassifizierten infektiösen und parasitären Krankheiten**
Chorioretinitis bei:
- Spätsyphilis (A52.7†)
- Toxoplasmose (B58.0†)
- Tuberkulose (A18.5†)

**H32.8\* Sonstige chorioretinale Affektionen bei anderenorts klassifizierten Krankheiten**

## H33 Netzhautablösung und Netzhautriß

*Exkl.:* Abhebung des retinalen Pigmentepithels (H35.7)

**H33.0 Netzhautablösung mit Netzhautriß**
Rhegmatogene Ablatio retinae

**H33.1 Retinoschisis und Zysten der Netzhaut**
Parasitäre Zyste der Netzhaut o.n.A.
Pseudozyste der Netzhaut
Zyste der Ora serrata
*Exkl.:* Angeborene Retinoschisis (Q14.1)
Mikrozystoide Degeneration der Netzhaut (H35.4)

**H33.2 Seröse Netzhautablösung**
Netzhautablösung:
- ohne Netzhautriß
- o.n.A.

*Exkl.:* Chorioretinopathia centralis serosa (H35.7)

**H33.3 Netzhautriß ohne Netzhautablösung**
Hufeisenriß  
Netzhautfragment } Netzhaut, ohne Ablösung  
Rundloch  
Netzhautriß o.n.A.

*Exkl.:* Chorioretinale Narben nach chirurgischem Eingriff wegen Ablösung (H59.8)
Periphere Netzhautdegeneration ohne Riß (H35.4)

**H33.4 Traktionsablösung der Netzhaut**
Proliferative Vitreoretinopathie mit Netzhautablösung

**H33.5 Sonstige Netzhautablösungen**

## H34 Netzhautgefäßverschluß

*Exkl.:* Amaurosis fugax (G45.3)

**H34.0 Transitorischer arterieller retinaler Gefäßverschluß**

**H34.1 Verschluß der A. centralis retinae**

**H34.2 Sonstiger Verschluß retinaler Arterien**
Arterieller retinaler Gefäßverschluß:
- Arterienast
- partiell

Hollenhorst-Plaques
Retinale Mikroembolie

**H34.8 Sonstiger Netzhautgefäßverschluß**
Venöser retinaler Gefäßverschluß:
- Anfangsstadium
- partiell
- Venenast
- zentral

**H34.9 Netzhautgefäßverschluß, nicht näher bezeichnet**

## H35 Sonstige Affektionen der Netzhaut

**H35.0 Retinopathien des Augenhintergrundes und Veränderungen der Netzhautgefäße**
Retinale:
- Gefäßeinscheidung
- Mikroaneurysmen
- Neovaskularisation
- Perivaskulitis
- Varizen
- Vaskulitis

Retinopathie:
- Augenhintergrund o.n.A.
- Coats-
- exsudativ
- hypertensiv
- o.n.A.

Veränderungen im Erscheinungsbild der Netzhautgefäße

**H35.1 Retinopathia praematurorum**
Retrolentale Fibroplasie

**H35.2 Sonstige proliferative Retinopathie**
Proliferative Vitreoretinopathie
*Exkl.:* Proliferative Vitreoretinopathie mit Netzhautablösung (H33.4)

**H35.3 Degeneration der Makula und des hinteren Poles**

Drusen (degenerativ)  
Fältelung  
Gefäßähnliche Streifen [Angioid streaks] } Makula  
Loch  
Zyste  
Kuhnt-Junius-Degeneration  
Senile Makuladegeneration (atrophisch) (exsudativ)  
Toxische Makulaerkrankung

Soll bei Arzneimittelinduktion die Substanz angegeben werden, ist eine zusätzliche Schlüsselnummer (Kapitel XX) zu benutzen.

**H35.4 Periphere Netzhautdegeneration**

Degeneration der Netzhaut:
- gittrig
- mikrozystoid
- palisadenartig
- pflastersteinförmig
- retikulär
- o.n.A.

*Exkl.:* mit Netzhautriß (H33.3)

**H35.5 Hereditäre Netzhautdystrophie**

Dystrophia retinae (albipunctata) (pigmentiert) (vitelliform)  
Dystrophie:
- tapetoretinal
- vitreoretinal

Retinitis pigmentosa  
Stargardt-Krankheit

**H35.6 Netzhautblutung**

**H35.7 Abhebung von Netzhautschichten**

Abhebung des retinalen Pigmentepithels  
Chorioretinopathia centralis serosa

**H35.8 Sonstige näher bezeichnete Affektionen der Netzhaut**

**H35.9 Affektion der Netzhaut, nicht näher bezeichnet**

## H36* Affektionen der Netzhaut bei anderenorts klassifizierten Krankheiten

**H36.0*** Retinopathia diabetica (E10–E14, vierte Stelle .3)

**H36.8\*** **Sonstige Affektionen der Netzhaut bei anderenorts klassifizierten Krankheiten**
Atherosklerotische Retinopathie (I70.8†)
Netzhautdystrophie bei Lipidspeicherkrankheiten (E75.–†)
Proliferative Sichelzellretinopathie (D57.–†)

# Glaukom
# (H40–H42)

## H40 Glaukom

*Exkl.:* Absolutes Glaukom (H44.5)
Angeborenes Glaukom (Q15.0)
Traumatisches Glaukom durch Geburtsverletzung (P15.3)

**H40.0** **Glaukomverdacht**
Okuläre Hypertension

**H40.1** **Primäres Weitwinkelglaukom**
Glaucoma chronicum simplex
Glaukom (primär) (Restzustand):
- kapsulär, mit Pseudoexfoliation der Linse
- ohne Hochdruck
- Pigment-

**H40.2** **Primäres Engwinkelglaukom**
Engwinkelglaukom (primär) (Restzustand):
- akut
- chronisch
- intermittierend
- protrahiert

**H40.3** **Glaukom (sekundär) nach Verletzung des Auges**
Soll die Ursache angegeben werden, ist eine zusätzliche Schlüsselnummer zu benutzen.

**H40.4** **Glaukom (sekundär) nach Entzündung des Auges**
Soll die Ursache angegeben werden, ist eine zusätzliche Schlüsselnummer zu benutzen.

**H40.5** **Glaukom (sekundär) nach sonstigen Affektionen des Auges**
Soll die Ursache angegeben werden, ist eine zusätzliche Schlüsselnummer zu benutzen.

**H40.6** **Glaukom (sekundär) nach Arneimittelverabreichung**
Soll die Substanz angegeben werden, ist eine zusätzliche Schlüsselnummer (Kapitel XX) zu benutzen.

**H40.8** **Sonstiges Glaukom**

**H40.9** **Glaukom, nicht näher bezeichnet**

## H42* Glaukom bei anderenorts klassifizierten Krankheiten

**H42.0\*** **Glaukom bei endokrinen, Ernährungs- und Stoffwechselkrankheiten**
Glaukom bei:
- Amyloidose (E85.–†)
- Lowe-Syndrom (E72.0†)

**H42.8\*** **Glaukom bei sonstigen anderenorts klassifizierten Krankheiten**
Glaukom bei Onchozerkose (B73†)

# Affektionen des Glaskörpers und des Augapfels (H43–H45)

## H43 Affektionen des Glaskörpers

**H43.0** **Glaskörperprolaps**
*Exkl.:* Glaskörperkomplikation nach Kataraktextraktion (H59.0)

**H43.1** **Glaskörperblutung**

**H43.2** **Kristalline Ablagerungen im Glaskörper**

**H43.3** **Sonstige Glaskörpertrübungen**
Glaskörpermembranen und Glaskörperstränge

**H43.8** **Sonstige Affektionen des Glaskörpers**
Glaskörper-:
- Abhebung
- Degeneration

*Exkl.:* Proliferative Vitreoretinopathie mit Netzhautablösung (H33.4)

**H43.9** **Affektion des Glaskörpers, nicht näher bezeichnet**

## H44 Affektionen des Augapfels

*Inkl.:* Krankheiten, die mehrere Strukturen des Auges betreffen

**H44.0** **Purulente Endophthalmitis**
Glaskörperabszeß
Panophthalmie

**H44.1 Sonstige Endophthalmitis**
Parasitäre Endophthalmitis o.n.A.
Sympathische Uveitis

**H44.2 Degenerative Myopie**
Maligne Myopie

**H44.3 Sonstige degenerative Affektionen des Augapfels**
Chalkosis
Siderose des Auges

**H44.4 Hypotonia bulbi**

**H44.5 Degenerationszustände des Augapfels**
Absolutes Glaukom
Atrophie des Augapfels
Phthisis bulbi

**H44.6 Verbliebener (alter) magnetischer intraokularer Fremdkörper**
Verbliebener (alter) magnetischer Fremdkörper (in):
- Bulbushinterwand
- Glaskörper
- Iris
- Linse
- Vorderkammer
- Ziliarkörper

**H44.7 Verbliebener (alter) amagnetischer intraokularer Fremdkörper**
Verbliebener (alter) amagnetischer Fremdkörper (in):
- Bulbushinterwand
- Glaskörper
- Iris
- Linse
- Vorderkammer
- Ziliarkörper

**H44.8 Sonstige Affektionen des Augapfels**
Hämophthalmus
Luxatio bulbi

**H44.9 Affektion des Augapfels, nicht näher bezeichnet**

## H45* Affektionen des Glaskörpers und des Augapfels bei anderenorts klassifizierten Krankheiten

**H45.0\* Glaskörperblutung bei anderenorts klassifizierten Krankheiten**

**H45.1\*** **Endophthalmitis bei anderenorts klassifizierten Krankheiten**
Endophthalmitis bei:
- Onchozerkose (B73†)
- Toxokariasis (B83.0†)
- Zystizerkose (B69.1†)

**H45.8\*** **Sonstige Affektionen des Glaskörpers und des Augapfels bei anderenorts klassifizierten Krankheiten**

# Affektionen des N. opticus und der Sehbahn (H46–H48)

## H46 Neuritis optica
Neuropapillitis optica
Neuropathie des N. opticus, ausgenommen ischämisch
Retrobulbäre Neuritis o.n.A.

*Exkl.:* Ischämische Neuropathie des N. opticus (H47.0)
Neuromyelitis optica [Devic-Krankheit] (G36.0)

## H47 Sonstige Affektionen des N. opticus [II. Hirnnerv] und der Sehbahn

**H47.0** **Affektionen des N. opticus, anderenorts nicht klassifiziert**
Blutung in die Sehnervenscheide
Ischämische Neuropathie des N. opticus
Kompression des N. opticus

**H47.1** **Stauungspapille, nicht näher bezeichnet**

**H47.2** **Optikusatrophie**
Temporale Abblassung der Papille

**H47.3** **Sonstige Affektionen der Papille**
Drusen der Papille
Pseudostauungspapille

**H47.4** **Affektionen des Chiasma opticum**

**H47.5** **Affektionen sonstiger Teile der Sehbahn**
Krankheiten des Tractus opticus, des Corpus geniculatum und der Sehstrahlung

**H47.6** **Affektionen der Sehrinde**

**H47.7** **Affektion der Sehbahn, nicht näher bezeichnet**

**H48\*** **Affektionen des N. opticus [II. Hirnnerv] und der Sehbahn bei anderenorts klassifizierten Krankheiten**

H48.0\* **Optikusatrophie bei anderenorts klassifizierten Krankheiten**
Optikusatrophie bei Spätsyphilis (A52.1†)

H48.1\* **Retrobulbäre Neuritis bei anderenorts klassifizierten Krankheiten**
Retrobulbäre Neuritis bei:
- Meningokokkeninfektion (A39.8†)
- multipler Sklerose (G35†)
- Spätsyphilis (A52.1†)

H48.8\* **Sonstige Affektionen des N. opticus und der Sehbahn bei anderenorts klassifizierten Krankheiten**

# Affektionen der Augenmuskeln, Störungen der Blickbewegungen sowie Akkommodationsstörungen und Refraktionsfehler (H49–H52)

*Exkl.:* Nystagmus und sonstige abnorme Augenbewegungen (H55)

**H49** **Strabismus paralyticus**

*Exkl.:* Ophthalmoplegia:
- interna (H52.5)
- internuclearis (H51.2)
- progressiva supranuclearis (G23.1)

H49.0 **Lähmung des N. oculomotorius (III. Hirnnerv)**

H49.1 **Lähmung des N. trochlearis (IV. Hirnnerv)**

H49.2 **Lähmung des N. abducens (VI. Hirnnerv)**

H49.3 **Ophthalmoplegia totalis externa**

H49.4 **Ophthalmoplegia progressiva externa**

H49.8 **Sonstiger Strabismus paralyticus**
Kearns-Sayre-Syndrom
Ophthalmoplegia externa o.n.A.

H49.9 **Strabismus paralyticus, nicht näher bezeichnet**

## H50 Sonstiger Strabismus

**H50.0 Strabismus concomitans convergens**
Esotropie (alternierend) (unilateral), ausgenommen intermittierend

**H50.1 Strabismus concomitans divergens**
Exotropie (alternierend) (unilateral), ausgenommen intermittierend

**H50.2 Strabismus verticalis**

**H50.3 Intermittierender Strabismus concomitans**
Intermittierend:
- Strabismus convergens
- Strabismus divergens

} (alternierend) (unilateral)

**H50.4 Sonstiger und nicht näher bezeichneter Strabismus concomitans**
Hypertropie
Hypotropie
Mikrostrabismus
Strabismus concomitans o.n.A.
Zyklotropie

**H50.5 Heterophorie**
Esophorie
Exophorie
Latentes Schielen

**H50.6 Mechanisch bedingter Strabismus**
Brown-Syndrom
Strabismus durch Adhäsionen
Strabismus durch traumatische Ursache

**H50.8 Sonstiger näher bezeichneter Strabismus**
Stilling-Türk-Duane-Syndrom

**H50.9 Strabismus, nicht näher bezeichnet**

## H51 Sonstige Störungen der Blickbewegungen

**H51.0 Konjugierte Blicklähmung**

**H51.1 Konvergenzschwäche und Konvergenzexzeß**

**H51.2 Internukleäre Ophthalmoplegie**

**H51.8 Sonstige näher bezeichnete Störungen der Blickbewegungen**

**H51.9 Störung der Blickbewegungen, nicht näher bezeichnet**

## H52 Akkommodationsstörungen und Refraktionsfehler

**H52.0** Hypermetropie

**H52.1** Myopie
*Exkl.:* Degenerative Myopie (H44.2)

**H52.2** Astigmatismus

**H52.3** Anisometropie und Aniseikonie

**H52.4** Presbyopie

**H52.5** Akkommodationsstörungen
Akkommodationsparese
Akkommodationsspasmus
Ophthalmoplegia interna (totalis)

**H52.6** Sonstige Refraktionsfehler

**H52.7** Refraktionsfehler, nicht näher bezeichnet

# Sehstörungen und Blindheit (H53–H54)

## H53 Sehstörungen

**H53.0** Amblyopia ex anopsia
Amblyopie (durch):
- Anisometropie
- Deprivation
- Strabismus

**H53.1** Subjektive Sehstörungen
Asthenopie
Farbringe um Lichtquellen
Flimmerskotom
Metamorphopsie
Photophobie
Plötzlicher Sehverlust
Tagblindheit
*Exkl.:* Optische Halluzinationen (R44.1)

**H53.2 Diplopie**
Doppeltsehen

**H53.3 Sonstige Störungen des binokularen Sehens**
Anomale Netzhautkorrespondenz
Fusion mit herabgesetztem Stereosehen
Simultansehen ohne Fusion
Suppression des binokularen Sehens

**H53.4 Gesichtsfelddefekte**
Hemianopsie (heteronym) (homonym)
Konzentrische Einengung des Gesichtsfeldes
Quadrantenanopsie
Skotom:
- Bjerrum-
- bogenförmig
- ringförmig
- zentral

Vergrößerter blinder Fleck

**H53.5 Farbsinnstörungen**
Achromatopsie
Deuteranomalie
Deuteranopie
Erworbene Farbsinnstörung
Farbenblindheit
Protanomalie
Protanopie
Tritanomalie
Tritanopie
*Exkl.:* Tagblindheit (H53.1)

**H53.6 Nachtblindheit**
*Exkl.:* Durch Vitamin-A-Mangel (E50.5)

**H53.8 Sonstige Sehstörungen**

**H53.9 Sehstörung, nicht näher bezeichnet**

## H54 Blindheit und Sehschwäche

*Hinweis:* Kategorien der Sehbeeinträchtigung siehe Tabelle am Ende der Gruppe (H53–H54)
*Exkl.:* Amaurosis fugax (G45.3)

**H54.0 Blindheit beider Augen**
Kategorien 3, 4 und 5 der Sehbeeinträchtigung beider Augen.

**H54.1 Blindheit eines Auges, Sehschwäche des anderen Auges**
Kategorien 3, 4 und 5 der Sehbeeinträchtigung eines Auges, Kategorien 1 oder 2 der Sehbeeinträchtigung des anderen Auges.

**H54.2 Sehschwäche beider Augen**
Kategorien 1 oder 2 der Sehbeeinträchtigung beider Augen.

**H54.3 Nicht näher bestimmter Visusverlust beider Augen**
Kategorie 9 der Sehbeeinträchtigung beider Augen.

**H54.4 Blindheit eines Auges**
Kategorien 3, 4 und 5 der Sehbeeinträchtigung eines Auges [normaler Visus des anderen Auges].

**H54.5 Sehschwäche eines Auges**
Kategorien 1 oder 2 der Sehbeeinträchtigung eines Auges [normaler Visus des anderen Auges].

**H54.6 Nicht näher bestimmter Visusverlust eines Auges**
Kategorie 9 der Sehbeeinträchtigung eines Auges [normaler Visus des anderen Auges].

**H54.7 Nicht näher bezeichneter Visusverlust**
Kategorie 9 der Sehbeeinträchtigung o.n.A.

*Hinweis:* Die nachstehende Tabelle enthält eine Klassifikation des Schweregrades der Sehbeeinträchtigung, wie sie von der WHO-Studiengruppe zur Verhütung der Blindheit auf ihrer Tagung vom 6.–10. November 1972 in Genf empfohlen wurde.[1]

Der Begriff „Sehschwäche" in der Kategorie H54 schließt die Stufen 1 und 2 der folgenden Tabelle ein, der Begriff „Blindheit" die Stufen 3, 4 und 5 und die Bezeichnung „Nicht näher bestimmter Visusverlust" die Stufe 9.

Wenn die Größe des Gesichtsfeldes mitberücksichtigt wird, sollten Patienten, deren Gesichtsfeld bei zentraler Fixation nicht größer als 10 Grad, aber größer als 5 Grad ist, in die Stufe 3 eingeordnet werden; Patienten, deren Gesichtsfeld bei zentraler Fixation nicht größer als 5 Grad ist, sollten in die Stufe 4 eingeordnet werden, auch wenn die zentrale Sehschärfe nicht herabgesetzt ist.

---

[1] WHO Technical Report Series No. 518, 1973

| Sehbeeinträchtigung | Stufen der Sehschärfe mit bestmöglicher Korrektur | |
|---|---|---|
| | Maximum weniger als: | Minimum bei oder höher als: |
| 1 | 6/18<br>3/10 (0,3)<br>20/70 | 6/60<br>1/10 (0,1)<br>20/200 |
| 2 | 6/60<br>1/10 (0,1)<br>20/200 | 3/60<br>1/20 (0,05)<br>20/400 |
| 3 | 3/60<br>1/20 (0,05)<br>20/400 | 1/60 (Fingerzählen bei 1 m)<br>1/50 (0,02)<br>5/300 (20/1200) |
| 4 | 1/60 (Fingerzählen bei 1 m)<br>1/50 (0,02)<br>5/300 | Lichtwahrnehmung |
| 5 | keine Lichtwahrnehmung | |
| 9 | unbestimmt oder nicht näher bezeichnet | |

# Sonstige Affektionen des Auges und der Augenanhangsgebilde (H55–H59)

## H55 Nystagmus und sonstige abnorme Augenbewegungen

Nystagmus:
- angeboren
- dissoziiert
- durch Deprivation
- latent
- o.n.A.

## H57 Sonstige Affektionen des Auges und der Augenanhangsgebilde

H57.0 **Pupillenfunktionsstörungen**

H57.1 **Augenschmerzen**

**H57.8** Sonstige näher bezeichnete Affektionen des Auges und der Augenanhangsgebilde

**H57.9** Affektion des Auges und der Augenanhangsgebilde, nicht näher bezeichnet

## H58* Sonstige Affektionen des Auges und der Augenanhangsgebilde bei anderenorts klassifizierten Krankheiten

**H58.0*** Anomalien der Pupillenreaktion bei anderenorts klassifizierten Krankheiten
Argyll-Robertson-Phänomen oder reflektorische Pupillenstarre, syphilitisch (A52.1†)

**H58.1*** Sehstörungen bei anderenorts klassifizierten Krankheiten

**H58.8*** Sonstige näher bezeichnete Affektionen der Augen und der Augenanhangsgebilde bei anderenorts klassifizierten Krankheiten
Syphilitische Okulopathie, anderenorts nicht klassifiziert, bei:
- Frühsyphilis (sekundär) (A51.4†)
- konnataler Frühsyphilis (A50.0†)
- konnataler Spätsyphilis (A50.3†)
- Spätsyphilis (A52.7†)

## H59 Affektionen des Auges und der Augenanhangsgebilde nach medizinischen Maßnahmen, anderenorts nicht klassifiziert

*Exkl.:* Mechanische Komplikation durch:
- intraokulare Linse (T85.2)
- sonstige Augenprothesen, -implantate und -transplantate (T85.3)

Pseudophakie (Z96.1)

**H59.0** Glaskörperkomplikation nach Kataraktextraktion

**H59.8** Sonstige Affektionen des Auges und der Augenanhangsgebilde nach medizinischen Maßnahmen
Chorioretinale Narben nach chirurgischem Eingriff wegen Ablösung

**H59.9** Affektion des Auges und der Augenanhangsgebilde nach medizinischen Maßnahmen, nicht näher bezeichnet

# KAPITEL VIII

# Krankheiten des Ohres und des Warzenfortsatzes
# (H60–H95)

*Exkl.:* Angeborene Fehlbildungen, Deformitäten und Chromosomenanomalien (Q00–Q99)
Bestimmte infektiöse und parasitäre Krankheiten (A00–B99)
Bestimmte Zustände, die ihren Ursprung in der Perinatalperiode haben (P00–P96)
Endokrine, Ernährungs- und Stoffwechselkrankheiten (E00–E90)
Komplikationen der Schwangerschaft, der Geburt und des Wochenbettes (O00–O99)
Neubildungen (C00–D48)
Symptome und abnorme klinische und Laborbefunde, die anderenorts nicht klassifiziert sind (R00–R99)
Verletzungen, Vergiftungen und bestimmte andere Folgen äußerer Ursachen (S00–T98)

**Dieses Kapitel gliedert sich in folgende Gruppen:**

H60–H62  Krankheiten des äußeren Ohres
H65–H75  Krankheiten des Mittelohres und des Warzenfortsatzes
H80–H83  Krankheiten des Innenohres
H90–H95  Sonstige Krankheiten des Ohres

**Dieses Kapitel enthält die folgenden Sternschlüsselnummern:**

H62*  Krankheiten des äußeren Ohres bei anderenorts klassifizierten Krankheiten
H67*  Otitis media bei anderenorts klassifizierten Krankheiten
H75*  Sonstige Krankheiten des Mittelohres und des Warzenfortsatzes bei anderenorts klassifizierten Krankheiten
H82*  Schwindelsyndrome bei anderenorts klassifizierten Krankheiten
H94*  Sonstige Krankheiten des Ohres bei anderenorts klassifizierten Krankheiten

# Krankheiten des äußeren Ohres (H60–H62)

## H60 Otitis externa

**H60.0 Abszeß des äußeren Ohres**
Abszeß ⎫
Furunkel ⎬ Ohrmuschel oder äußerer Gehörgang
Karbunkel ⎭

**H60.1 Phlegmone des äußeren Ohres**
Phlegmone:
- äußerer Gehörgang
- Ohrmuschel

**H60.2 Otitis externa maligna**

**H60.3 Sonstige infektiöse Otitis externa**
Badeotitis
Otitis externa:
- diffusa
- haemorrhagica

**H60.4 Cholesteatom im äußeren Ohr**
Keratitis obturans des äußeren Ohres (Gehörgang)

**H60.5 Akute Otitis externa, nichtinfektiös**
Akute Otitis externa:
- durch chemische Substanzen
- durch Strahlung
- ekzematös
- reaktiv
- o.n.A.
Kontaktotitis

**H60.8 Sonstige Otitis externa**
Chronische Otitis externa o.n.A.

**H60.9 Otitis externa, nicht näher bezeichnet**

## H61 Sonstige Krankheiten des äußeren Ohres

**H61.0 Perichondritis des äußeren Ohres**
Chondrodermatitis nodularis chronica helicis
Perichondritis:
- auricularis
- Ohrmuschel

**H61.1 Nichtinfektiöse Krankheiten der Ohrmuschel**
Erworbene Deformität:
- Aurikula
- Ohrmuschel

*Exkl.:* Blumenkohlohr (M95.1)

**H61.2 Zeruminalpfropf**
Impaktiertes Zerumen

**H61.3 Erworbene Stenose des äußeren Gehörganges**
Verengung des äußeren Gehörganges

**H61.8 Sonstige näher bezeichnete Krankheiten des äußeren Ohres**
Exostose im äußeren Gehörgang

**H61.9 Krankheit des äußeren Ohres, nicht näher bezeichnet**

## H62* Krankheiten des äußeren Ohres bei anderenorts klassifizierten Krankheiten

**H62.0* Otitis externa bei anderenorts klassifizierten bakteriellen Krankheiten**
Otitis externa bei Erysipel (A46†)

**H62.1* Otitis externa bei anderenorts klassifizierten Viruskrankheiten**
Otitis externa bei:
- Infektion durch Herpesviren [Herpes simplex] (B00.1†)
- Zoster (B02.8†)

**H62.2* Otitis externa bei anderenorts klassifizierten Mykosen**
Otitis externa bei:
- Aspergillose (B44.8†)
- Kandidose (B37.2†)

Otomykose o.n.A. (B36.9†)

**H62.3* Otitis externa bei sonstigen anderenorts klassifizierten infektiösen und parasitären Krankheiten**

**H62.4* Otitis externa bei sonstigen anderenorts klassifizierten Krankheiten**
Otitis externa bei Impetigo (L01.–†)

**H62.8\*** **Sonstige Krankheiten des äußeren Ohres bei anderenorts klassifizierten Krankheiten**

# Krankheiten des Mittelohres und des Warzenfortsatzes (H65–H75)

## H65  Nichteitrige Otitis media

*Inkl.:*   Mit Myringitis

**H65.0** **Akute seröse Otitis media**
Akute und subakute sezernierende Otitis media

**H65.1** **Sonstige akute nichteitrige Otitis media**
Otitis media, akut und subakut:
- allergisch (mukös) (blutig) (serös)
- blutig
- mukös
- nichteitrig o.n.A.
- seromukös

*Exkl.:*   Barotrauma des Ohres (T70.0)
Otitis media (akut) o.n.A. (H66.9)

**H65.2** **Chronische seröse Otitis media**
Chronischer Tubenmittelohrkatarrh

**H65.3** **Chronische muköse Otitis media**
Leimohr [Glue ear]
Otitis media, chronisch:
- schleimig
- sezernierend
- transsudativ

*Exkl.:*   Adhäsivprozeß nach Otitis media (H74.1)

**H65.4** **Sonstige chronische nichteitrige Otitis media**
Otitis media, chronisch:
- allergisch
- exsudativ
- mit Erguß (nichteitrig)
- nichteitrig o.n.A.
- seromukös

**H65.9** **Nichteitrige Otitis media, nicht näher bezeichnet**
Otitis media:
- allergisch
- exsudativ
- katarrhalisch
- mit Erguß (nichteitrig)
- mukös
- serös
- seromukös
- sezernierend
- transsudativ

## H66 Eitrige und nicht näher bezeichnete Otitis media
*Inkl.:* Mit Myringitis

**H66.0** **Akute eitrige Otitis media**

**H66.1** **Chronische mesotympanale eitrige Otitis media**
Benigne chronische eitrige Otitis media
Chronische Tubenmittelohrkrankheit

**H66.2** **Chronische epitympanale Otitis media**
Chronische Krankheit des Epitympanums

**H66.3** **Sonstige chronische eitrige Otitis media**
Chronische eitrige Otitis media o.n.A.

**H66.4** **Eitrige Otitis media, nicht näher bezeichnet**
Purulente Otitis media o.n.A.

**H66.9** **Otitis media, nicht näher bezeichnet**
Otitis media:
- akut o.n.A.
- chronisch o.n.A.
- o.n.A.

## H67* Otitis media bei anderenorts klassifizierten Krankheiten

**H67.0*** **Otitis media bei anderenorts klassifizierten bakteriellen Krankheiten**
Otitis media bei:
- Scharlach (A38†)
- Tuberkulose (A18.6†)

**H67.1\*** Otitis media bei anderenorts klassifizierten Viruskrankheiten
Otitis media bei:
- Grippe (J10–J11†)
- Masern (B05.3†)

**H67.8\*** Otitis media bei sonstigen anderenorts klassifizierten Krankheiten

## H68 Entzündung und Verschluß der Tuba auditiva

**H68.0** Entzündung der Tuba auditiva

**H68.1** Verschluß der Tuba auditiva
Kompression
Stenose } Tuba auditiva
Striktur

## H69 Sonstige Krankheiten der Tuba auditiva

**H69.0** Erweiterte Tuba auditiva
Klaffende Tube

**H69.8** Sonstige näher bezeichnete Krankheiten der Tuba auditiva

**H69.9** Krankheit der Tuba auditiva, nicht näher bezeichnet

## H70 Mastoiditis und verwandte Zustände

**H70.0** Akute Mastoiditis
Abszeß } Warzenfortsatz
Empyem

**H70.1** Chronische Mastoiditis
Fistel } Warzenfortsatz
Karies

**H70.2** Petrositis
Entzündung des Felsenbeines (akut) (chronisch)

**H70.8** Sonstige Mastoiditis und verwandte Zustände

**H70.9** Mastoiditis, nicht näher bezeichnet

## H71 Cholesteatom des Mittelohres
Cholesteatom im Cavum tympani
*Exkl.:* Cholesteatom im äußeren Ohr (H60.4)
Rezidivierendes Cholesteatom in der Mastoidhöhle nach Mastoidektomie (H95.0)

## H72 Trommelfellperforation
*Inkl.:* Trommelfellperforation:
- nach Entzündung
- persistierend-posttraumatisch

*Exkl.:* Traumatische Trommelfellruptur (S09.2)

**H72.0 Zentrale Perforation des Trommelfells**

**H72.1 Trommelfellperforation am Recessus epitympanicus**
Perforation der Pars flaccida

**H72.2 Sonstige randständige Trommelfellperforationen**

**H72.8 Sonstige Trommelfellperforationen**
Perforation:
- mehrfach } Trommelfell
- total

**H72.9 Trommelfellperforation, nicht näher bezeichnet**

## H73 Sonstige Krankheiten des Trommelfells

**H73.0 Akute Myringitis**
Akute Tympanitis
Bullöse Myringitis
*Exkl.:* Mit Otitis media (H65–H66)

**H73.1 Chronische Myringitis**
Chronische Tympanitis
*Exkl.:* Mit Otitis media (H65–H66)

**H73.8 Sonstige näher bezeichnete Krankheiten des Trommelfells**

**H73.9 Krankheit des Trommelfells, nicht näher bezeichnet**

### H74 Sonstige Krankheiten des Mittelohres und des Warzenfortsatzes

H74.0 **Tympanosklerose**

H74.1 **Otitis media adhaesiva**
Adhäsivprozeß nach Otitis media
*Exkl.:* Leimohr (H65.3)

H74.2 **Kontinuitätsunterbrechung oder Dislokation der Gehörknöchelchenkette**

H74.3 **Sonstige erworbene Anomalien der Gehörknöchelchen**
Ankylose } Gehörknöchelchen
Partieller Verlust

H74.4 **Polyp im Mittelohr**

H74.8 **Sonstige näher bezeichnete Krankheiten des Mittelohres und des Warzenfortsatzes**

H74.9 **Krankheit des Mittelohres und des Warzenfortsatzes, nicht näher bezeichnet**

### H75* Sonstige Krankheiten des Mittelohres und des Warzenfortsatzes bei anderenorts klassifizierten Krankheiten

H75.0* **Mastoiditis bei anderenorts klassifizierten infektiösen und parasitären Krankheiten**
Tuberkulöse Mastoiditis (A18.0†)

H75.8* **Sonstige näher bezeichnete Krankheiten des Mittelohres und des Warzenfortsatzes bei anderenorts klassifizierten Krankheiten**

## Krankheiten des Innenohres (H80–H83)

### H80 Otosklerose

*Inkl.:* Otospongiose

H80.0 **Otosklerose mit Beteiligung des Fenestra vestibuli, nichtobliterierend**

H80.1 **Otosklerose mit Beteiligung des Fenestra vestibuli, obliterierend**

H80.2 **Otosclerosis cochleae**
Innenohrotosklerose
Otosklerose mit Beteiligung des:
- Fenestra cochleae
- knöchernen Labyrinths

| H80.8 | Sonstige Otosklerose |
|---|---|
| H80.9 | Otosklerose, nicht näher bezeichnet |

## H81 Störungen der Vestibularfunktion

*Exkl.:* Schwindel:
- epidemisch (A88.1)
- o.n.A. (R42)

**H81.0 Ménière-Krankheit**
Labyrinthhydrops
Ménière-Syndrom oder -Schwindel

**H81.1 Benigner paroxysmaler Schwindel**

**H81.2 Neuropathia vestibularis**

**H81.3 Sonstiger peripherer Schwindel**
Lermoyez-Syndrom
Schwindel:
- Ohr-
- otogen
- peripher o.n.A.

**H81.4 Schwindel zentralen Ursprungs**
Zentraler Lagenystagmus

**H81.8 Sonstige Störungen der Vestibularfunktion**

**H81.9 Störung der Vestibularfunktion, nicht näher bezeichnet**
Schwindelsyndrom o.n.A.

## H82* Schwindelsyndrome bei anderenorts klassifizierten Krankheiten

## H83 Sonstige Krankheiten des Innenohres

**H83.0 Labyrinthitis**

**H83.1 Labyrinthfistel**

**H83.2 Funktionsstörung des Labyrinths**
Funktionsverlust ⎫
Übererregbarkeit ⎬ Labyrinth
Unterfunktion ⎭

**H83.3 Lärmschädigungen des Innenohres**
Akustisches Trauma
Lärmschwerhörigkeit

**H83.8 Sonstige näher bezeichnete Krankheiten des Innenohres**

**H83.9 Krankheit des Innenohres, nicht näher bezeichnet**

## Sonstige Krankheiten des Ohres (H90–H95)

### H90 Hörverlust durch Schalleitungs- oder Schallempfindungsstörung

*Inkl.:* Schwerhörigkeit oder Taubheit, angeboren
*Exkl.:* Hörsturz (idiopathisch) (H91.2)
Hörverlust:
- lärminduziert (H83.3)
- ototoxisch (H91.0)
- o.n.A. (H91.9)

Schwerhörigkeit oder Taubheit o.n.A. (H91.9)
Taubstummheit, anderenorts nicht klassifiziert (H91.3)

**H90.0 Beidseitiger Hörverlust durch Schalleitungsstörung**

**H90.1 Einseitiger Hörverlust durch Schalleitungsstörung bei nicht eingeschränktem Hörvermögen der anderen Seite**

**H90.2 Hörverlust durch Schalleitungstörung, nicht näher bezeichnet**
Schalleitungsschwerhörigkeit o.n.A.

**H90.3 Beidseitiger Hörverlust durch Schallempfindungsstörung**
Beidseitige Schallempfindungsschwerhörigkeit

**H90.4 Einseitiger Hörverlust durch Schallempfindungsstörung bei nicht eingeschränktem Hörvermögen der anderen Seite**
Einseitige Schallempfindungsschwerhörigkeit

**H90.5 Hörverlust durch Schallempfindungsstörung, nicht näher bezeichnet**
Angeborene Schwerhörigkeit oder Taubheit o.n.A.
Hörverlust:
- neural
- perzeptiv
- sensorineural  } o.n.A.
- sensorisch
- zentral

Schallempfindungsschwerhörigkeit o.n.A.

**H90.6 Kombinierter beidseitiger Hörverlust durch Schalleitungs- und Schallempfindungsstörung**

H90.7 Kombinierter einseitiger Hörverlust durch Schalleitungs- und Schallempfindungsstörung bei nicht eingeschränktem Hörvermögen der anderen Seite

H90.8 Kombinierter Hörverlust durch Schalleitungs- und Schallempfindungsstörung, nicht näher bezeichnet

## H91 Sonstiger Hörverlust

*Exkl.:* Abnorme Hörempfindung (H93.2)
Hörverlust, verschlüsselt unter H90.–
Lärmschwerhörigkeit (H83.3)
Psychogene Schwerhörigkeit oder Taubheit (F44.6)
Transitorische ischämische Schwerhörigkeit oder Taubheit (H93.0)
Zeruminalpropf (H61.2)

H91.0 **Ototoxischer Hörverlust**
Soll die toxische Substanz angegeben werden, ist eine zusätzliche Schlüsselnummer (Kapitel XX) zu benutzen.

H91.1 **Presbyakusis**
Altersschwerhörigkeit

H91.2 **Idiopathischer Hörsturz**
Akuter Hörverlust o.n.A.

H91.3 **Taubstummheit, anderenorts nicht klassifiziert**

H91.8 **Sonstiger näher bezeichneter Hörverlust**

H91.9 **Hörverlust, nicht näher bezeichnet**
Schwerhörigkeit oder Taubheit:
- hohe Frequenzen betroffen
- niedrige Frequenzen betroffen
- o.n.A.

## H92 Otalgie und Erguß im Ohr

H92.0 **Otalgie**

H92.1 **Otorrhoe**
*Exkl.:* Austritt von Liquor cerebrospinalis aus dem Ohr (G96.0)

H92.2 **Blutung aus dem äußeren Gehörgang**
*Exkl.:* Traumatische Blutung aus dem äußeren Gehörgang – Verschlüsselung nach Art der Verletzung

## H93 Sonstige Krankheiten des Ohres, anderenorts nicht klassifiziert

**H93.0 Degenerative und vaskuläre Krankheiten des Ohres**
Transitorische ischämische Schwerhörigkeit oder Taubheit
*Exkl.:* Presbyakusis (H91.1)

**H93.1 Tinnitus aurium**

**H93.2 Sonstige abnorme Hörempfindungen**
Diplakusis
Hyperakusis
Recruitment [Lautheitsausgleich]
Zeitweilige Hörschwellenverschiebung
*Exkl.:* Akustische Halluzinationen (R44.0)

**H93.3 Krankheiten des N. vestibulocochlearis**
Krankheit des VIII. Hirnnervs

**H93.8 Sonstige näher bezeichnete Krankheiten des Ohres**

**H93.9 Krankheit des Ohres, nicht näher bezeichnet**

## H94* Sonstige Krankheiten des Ohres bei anderenorts klassifizierten Krankheiten

**H94.0* Entzündung des N. vestibulocochlearis bei anderenorts klassifizierten infektiösen und parasitären Krankheiten**
Entzündung des N. vestibulocochlearis bei Syphilis (A52.1†)

**H94.8* Sonstige näher bezeichnete Krankheiten des Ohres bei anderenorts klassifizierten Krankheiten**

## H95 Krankheiten des Ohres und des Warzenfortsatzes nach medizinischen Maßnahmen, anderenorts nicht klassifiziert

**H95.0 Rezidivierendes Cholesteatom in der Mastoidhöhle nach Mastoidektomie**

**H95.1 Sonstige Krankheiten nach Mastoidektomie**
Chronische Entzündung ⎫
Granulationen ⎬ Mastoidhöhle
Schleimhautzyste ⎭

**H95.8 Sonstige Krankheiten des Ohres und des Warzenfortsatzes nach medizinischen Maßnahmen**

**H95.9 Krankheit des Ohres und des Warzenfortsatzes nach medizinischen Maßnahmen, nicht näher bezeichnet**

# KAPITEL IX

# Krankheiten des Kreislaufsystems (I00–I99)

*Exkl.:* Angeborene Fehlbildungen, Deformitäten und Chromosomenanomalien (Q00–Q99)
Bestimmte infektiöse und parasitäre Krankheiten (A00–B99)
Bestimmte Zustände, die ihren Ursprung in der Perinatalperiode haben (P00–P96)
Endokrine, Ernährungs- und Stoffwechselkrankheiten (E00–E90)
Komplikationen der Schwangerschaft, der Geburt und des Wochenbettes (O00–O99)
Neubildungen (C00–D48)
Symptome und abnorme klinische und Laborbefunde, die anderenorts nicht klassifiziert sind (R00–R99)
Systemkrankheiten des Bindegewebes (M30–M36)
Verletzungen, Vergiftungen und bestimmte andere Folgen äußerer Ursachen (S00–T98)
Zerebrale transitorische ischämische Attacken und verwandte Syndrome (G45.–)

**Dieses Kapitel gliedert sich in folgende Gruppen:**

| | |
|---|---|
| I00–I02 | Akutes rheumatisches Fieber |
| I05–I09 | Chronische rheumatische Herzkrankheiten |
| I10–I15 | Hypertonie [Hochdruckkrankheit] |
| I20–I25 | Ischämische Herzkrankheit |
| I26–I28 | Pulmonale Herzkrankheit und Krankheiten des Lungenkreislaufes |
| I30–I52 | Sonstige Formen der Herzkrankheit |
| I60–I69 | Zerebrovaskuläre Krankheiten |
| I70–I79 | Krankheiten der Arterien, Arteriolen und Kapillaren |
| I80–I89 | Krankheiten der Venen, der Lymphgefäße und der Lymphknoten, anderenorts nicht klassifiziert |
| I95–I99 | Sonstige und nicht näher bezeichnete Krankheiten des Kreislaufsystems |

**Dieses Kapitel enthält die folgenden Sternschlüsselnummern:**

| | |
|---|---|
| I32* | Perikarditis bei anderenorts klassifizierten Krankheiten |
| I39* | Endokarditis und Herzklappenkrankheiten bei anderenorts klassifizierten Krankheiten |
| I41* | Myokarditis bei anderenorts klassifizierten Krankheiten |
| I43* | Kardiomyopathie bei anderenorts klassifizierten Krankheiten |
| I52* | Sonstige Herzkrankheiten bei anderenorts klassifizierten Krankheiten |

| I68* | Zerebrovaskuläre Krankheiten bei anderenorts klassifizierten Krankheiten |
|---|---|
| I79* | Krankheiten der Arterien, Arteriolen und Kapillaren bei anderenorts klassifizierten Krankheiten |
| I98* | Sonstige Störungen des Kreislaufsystems bei anderenorts klassifizierten Krankheiten |

## Akutes rheumatisches Fieber (I00–I02)

### I00 Rheumatisches Fieber ohne Angabe einer Herzbeteiligung
Akute oder subakute Arthritis bei rheumatischem Fieber

### I01 Rheumatisches Fieber mit Herzbeteiligung
*Exkl.:* Chronische Krankheiten rheumatischen Ursprungs (I05–I09), es sei denn, es liegt gleichzeitig rheumatisches Fieber vor, oder es gibt Hinweise dafür, daß der rheumatische Prozeß rezidiviert oder aktiv ist. Bei Fällen, in denen eine rheumatische Aktivität zum Zeitpunkt des Todes zweifelhaft ist, wird auf die Regeln und Hinweise zur Verschlüsselung der Mortalität in Band 2 (Regelwerk) verwiesen.

**I01.0 Akute rheumatische Perikarditis**
Jeder Zustand unter I00 mit Perikarditis
Rheumatische Perikarditis (akut)
*Exkl.:* Nicht als rheumatisch bezeichnet (I30.-)

**I01.1 Akute rheumatische Endokarditis**
Akute rheumatische Valvulitis
Jeder Zustand unter I00 mit Endokarditis oder Valvulitis

**I01.2 Akute rheumatische Myokarditis**
Jeder Zustand unter I00 mit Myokarditis

**I01.8 Sonstige akute rheumatische Herzkrankheit**
Akute rheumatische Pankarditis
Jeder Zustand unter I00 mit sonstigen oder mehreren Arten der Herzbeteiligung

**I01.9** **Akute rheumatische Herzkrankheit, nicht näher bezeichnet**
Jeder Zustand unter I00 mit nicht näher bezeichneter Art der Herzbeteiligung
Rheumatische:
- Herzkrankheit, aktiv oder akut
- Karditis, akut

## I02 Rheumatische Chorea

*Inkl.:* Chorea minor [Chorea Sydenham]

*Exkl.:* Chorea:
- progressiva hereditaria [Chorea Huntington] (G10)
- o.n.A. (G25.5)

**I02.0** **Rheumatische Chorea mit Herzbeteiligung**
Chorea o.n.A. mit Herzbeteiligung
Rheumatische Chorea mit Herzbeteiligung jeder Art, klassifizierbar unter I01.–

**I02.9** **Rheumatische Chorea ohne Herzbeteiligung**
Rheumatische Chorea o.n.A.

# Chronische rheumatische Herzkrankheiten (I05–I09)

## I05 Rheumatische Mitralklappenkrankheiten

*Inkl.:* Zustände, die unter I05.0 und I05.2–I05.9 klassifizierbar sind, unabhängig davon, ob als rheumatisch bezeichnet oder nicht

*Exkl.:* Als nichtrheumatisch bezeichnet (I34.–)

**I05.0** **Mitralklappenstenose**
Mitralklappenobstruktion (rheumatisch)

**I05.1** **Rheumatische Mitralklappeninsuffizienz**

**I05.2** **Mitralklappenstenose mit Insuffizienz**
Mitralstenose mit Insuffizienz oder Regurgitation

**I05.8** **Sonstige Mitralklappenkrankheiten**
Mitralklappenfehler
Mitralvitium

**I05.9** **Mitralklappenkrankheit, nicht näher bezeichnet**
Mitralklappenkrankheit (chronisch) o.n.A.

## I06 Rheumatische Aortenklappenkrankheiten
*Exkl.:* Nicht als rheumatisch bezeichnet (I35.-)

**I06.0** **Rheumatische Aortenklappenstenose**
Rheumatische Aortenklappenobstruktion

**I06.1** **Rheumatische Aortenklappeninsuffizienz**

**I06.2** **Rheumatische Aortenklappenstenose mit Insuffizienz**
Rheumatische Aortenstenose mit Insuffizienz oder Regurgitation

**I06.8** **Sonstige rheumatische Aortenklappenkrankheiten**

**I06.9** **Rheumatische Aortenklappenkrankheit, nicht näher bezeichnet**
Rheumatische Aortenklappenkrankheit o.n.A.

## I07 Rheumatische Trikuspidalklappenkrankheiten
*Inkl.:* Unabhängig davon, ob als rheumatisch bezeichnet oder nicht
*Exkl.:* Als nichtrheumatisch bezeichnet (I36.-)

**I07.0** **Trikuspidalklappenstenose**
Trikuspidalklappenstenose (rheumatisch)

**I07.1** **Trikuspidalklappeninsuffizienz**
Trikuspidalklappeninsuffizienz (rheumatisch)

**I07.2** **Trikuspidalklappenstenose mit Insuffizienz**

**I07.8** **Sonstige Trikuspidalklappenkrankheiten**

**I07.9** **Trikuspidalklappenkrankheit, nicht näher bezeichnet**
Trikuspidalklappenkrankheit o.n.A.

## I08 Krankheiten mehrerer Herzklappen

*Inkl.:* Unabhängig davon, ob als rheumatisch bezeichnet oder nicht
*Exkl.:* Endokarditis, Herzklappe nicht näher bezeichnet (I38)
Rheumatische Krankheiten des Endokards, Herzklappe nicht näher bezeichnet (I09.1)

**I08.0 Krankheiten der Mitral- und Aortenklappe, kombiniert**
Beteiligung von Mitral- und Aortenklappe, unabhängig davon, ob als rheumatisch bezeichnet oder nicht

**I08.1 Krankheiten der Mitral- und Trikuspidalklappe, kombiniert**

**I08.2 Krankheiten der Aorten- und Trikuspidalklappe, kombiniert**

**I08.3 Krankheiten der Mitral-, Aorten- und Trikuspidalklappe, kombiniert**

**I08.8 Sonstige Krankheiten mehrerer Herzklappen**

**I08.9 Krankheit mehrerer Herzklappen, nicht näher bezeichnet**

## I09 Sonstige rheumatische Herzkrankheiten

**I09.0 Rheumatische Myokarditis**
*Exkl.:* Myokarditis, nicht als rheumatisch bezeichnet (I51.4)

**I09.1 Rheumatische Krankheiten des Endokards, Herzklappe nicht näher bezeichnet**
Rheumatische:
- Endokarditis (chronisch)
- Valvulitis (chronisch)

*Exkl.:* Endokarditis, Herzklappe nicht näher bezeichnet (I38)

**I09.2 Chronische rheumatische Perikarditis**
Chronische rheumatische:
- Mediastinoperikarditis
- Myoperikarditis

Perikardverwachsung, rheumatisch
*Exkl.:* Nicht als rheumatisch bezeichnet (I31.-)

**I09.8 Sonstige näher bezeichnete rheumatische Herzkrankheiten**
Rheumatische Krankheit der Pulmonalklappe

**I09.9 Rheumatische Herzkrankheit, nicht näher bezeichnet**
Herzversagen, rheumatisch
Rheumatische Karditis
*Exkl.:* Karditis bei chronischer Polyarthritis (M05.3)

# Hypertonie [Hochdruckkrankheit] (I10-I15)

*Exkl.:* Als Komplikation bei Schwangerschaft, Geburt oder Wochenbett (O10-O11, O13-O16)
Hypertonie beim Neugeborenen (P29.2)
Mit Beteiligung der Koronargefäße (I20-I25)
Pulmonale Hypertonie (I27.0)

## I10 Essentielle (primäre) Hypertonie
Bluthochdruck
Hypertonie (arteriell) (benigne) (essentiell) (maligne) (primär) (systemisch)
*Exkl.:* Mit Beteiligung von Gefäßen des:
- Auges (H35.0)
- Gehirns (I60-I69)

## I11 Hypertensive Herzkrankheit
*Inkl.:* Jeder Zustand unter I50.-, I51.4-I51.9 durch Hypertonie

**I11.0** **Hypertensive Herzkrankheit mit (kongestiver) Herzinsuffizienz**
Hypertensives Herzversagen

**I11.9** **Hypertensive Herzkrankheit ohne (kongestive) Herzinsuffizienz**
Hypertensive Herzkrankheit o.n.A.

## I12 Hypertensive Nierenkrankheit
*Inkl.:* Arteriosklerose der Niere
Arteriosklerotische Nephritis (chronisch) (interstitiell)
Hypertensive Nephropathie
Jeder Zustand unter N18.-, N19.- oder N26.- mit jedem Zustand unter I10
Nephrosklerose
*Exkl.:* Sekundäre Hypertonie (I15.-)

**I12.0** **Hypertensive Nierenkrankheit mit Niereninsuffizienz**
Hypertensives Nierenversagen

**I12.9** **Hypertensive Nierenkrankheit ohne Niereninsuffizienz**
Hypertensive Nierenkrankheit o.n.A.

## I13 Hypertensive Herz- und Nierenkrankheit

*Inkl.:* Jeder Zustand unter I11.– mit jedem Zustand unter I12.–
Herz-Kreislauf-Nieren-Krankheit
Herz-Nieren-Krankheit

I13.0 **Hypertensive Herz- und Nierenkrankheit mit (kongestiver) Herzinsuffizienz**

I13.1 **Hypertensive Herz- und Nierenkrankheit mit Niereninsuffizienz**

I13.2 **Hypertensive Herz- und Nierenkrankheit mit (kongestiver) Herzinsuffizienz und Niereninsuffizienz**

I13.9 **Hypertensive Herz- und Nierenkrankheit, nicht näher bezeichnet**

## I15 Sekundäre Hypertonie

*Exkl.:* Mit Beteiligung von Gefäßen des:
- Auges (H35.0)
- Gehirns (I60–I69)

I15.0 **Renovaskuläre Hypertonie**

I15.1 **Hypertonie als Folge von sonstigen Nierenkrankheiten**
Renoparenchymatöse Hypertonie

I15.2 **Hypertonie als Folge von endokrinen Krankheiten**

I15.8 **Sonstige sekundäre Hypertonie**

I15.9 **Sekundäre Hypertonie, nicht näher bezeichnet**

# Ischämische Herzkrankheit (I20–I25)

*Hinweis:* Die in den Kategorien I21–I25 angegebene Dauer bezieht sich bei der Morbidität auf das Intervall zwischen Beginn des ischämischen Anfalls und (stationärer) Aufnahme zur Behandlung. Bei der Mortalität bezieht sich die Dauer auf das Intervall zwischen Beginn des ischämischen Anfalls und Eintritt des Todes.

*Inkl.:* Mit Angabe einer Hypertonie (I10–I15)

Soll eine vorliegende Hypertonie angegeben werden, ist eine zusätzliche Schlüsselnummer zu benutzen.

## I20 Angina pectoris

**I20.0 Instabile Angina pectoris**
Angina pectoris:
- bei Belastung, erstmalig auftretend [Angina de novo]
- mit abnehmender Belastungstoleranz

Crescendoangina
Intermediäres Koronarsyndrom [Graybiel]
Präinfarkt-Syndrom

**I20.1 Angina pectoris mit nachgewiesenem Koronarspasmus**
Angina pectoris:
- angiospastisch
- spasmusinduziert
- variant angina

Prinzmetal-Angina (-pectoris)

**I20.8 Sonstige Formen der Angina pectoris**
Belastungsangina
Stenokardie

**I20.9 Angina pectoris, nicht näher bezeichnet**
Angina pectoris o.n.A.
Angina-pectoris-Syndrom
Ischämischer Thoraxschmerz

## I21 Akuter Myokardinfarkt

*Inkl.:* Myokardinfarkt, als akut bezeichnet oder mit Angabe einer Dauer von vier Wochen (28 Tagen) oder weniger nach Eintritt des Infarktes

*Exkl.:* Bestimmte akute Komplikationen nach akutem Myokardinfarkt (I23.-)
Myokardinfarkt:
- als chronisch bezeichnet oder mit Angabe einer Dauer von mehr als vier Wochen (mehr als 28 Tagen) nach Eintritt des Infarktes (I25.8)
- alt (I25.2)
- rezidivierend (I22.-)

Postmyokardinfarkt-Syndrom (I24.1)

**I21.0 Akuter transmuraler Myokardinfarkt der Vorderwand**
Transmuraler Infarkt (akut):
- anterior o.n.A.
- anteroapikal
- anterolateral
- anteroseptal
- Vorderwand o.n.A.

**I21.1 Akuter transmuraler Myokardinfarkt der Hinterwand**
Transmuraler Infarkt (akut):
- diaphragmal
- Hinterwand } o.n.A.
- inferior
- inferolateral
- inferoposterior

**I21.2 Akuter transmuraler Myokardinfarkt an sonstigen Lokalisationen**
Transmuraler Infarkt (akut):
- apikolateral
- basolateral
- hochlateral
- lateral o.n.A.
- posterior (strikt)
- posterobasal
- posterolateral
- posteroseptal
- Seitenwand o.n.A.
- septal o.n.A.

**I21.3 Akuter transmuraler Myokardinfarkt an nicht näher bezeichneter Lokalisation**
Transmuraler Myokardinfarkt o.n.A.

**I21.4 Akuter subendokardialer Myokardinfarkt**
Nichttransmuraler Myokardinfarkt o.n.A.

**I21.9 Akuter Myokardinfarkt, nicht näher bezeichnet**
Myokardinfarkt (akut) o.n.A.

## I22 Rezidivierender Myokardinfarkt

*Inkl.:* Reinfarkt
Rezidivinfarkt

*Exkl.:* Als chronisch bezeichnet oder mit Angabe einer Dauer von mehr als vier Wochen (mehr als 28 Tagen) nach Eintritt des Infarktes (I25.8)

**I22.0 Rezidivierender Myokardinfarkt der Vorderwand**
Rezidivinfarkt (akut):
- anterior o.n.A.
- anteroapikal
- anterolateral
- anteroseptal
- Vorderwand o.n.A.

**I22.1 Rezidivierender Myokardinfarkt der Hinterwand**
Rezidivinfarkt (akut):
- diaphragmal
- Hinterwand ⎫
- inferior ⎬ o.n.A.
- inferolateral
- inferoposterior

**I22.8 Rezidivierender Myokardinfarkt an sonstigen Lokalisationen**
Rezidivinfarkt (akut):
- apikolateral
- basolateral
- hochlateral
- lateral o.n.A.
- posterior (strikt)
- posterobasal
- posterolateral
- posteroseptal
- Seitenwand o.n.A.
- septal o.n.A.

**I22.9 Rezidivierender Myokardinfarkt an nicht näher bezeichneter Lokalisation**

## I23 Bestimmte akute Komplikationen nach akutem Myokardinfarkt

*Exkl.:* Aufgeführte Zustände:
- gleichzeitig mit akutem Myokardinfarkt auftretend (I21–I22)
- nicht als akute Komplikationen nach akutem Myokardinfarkt bezeichnet (I31.–, I51.–)

**I23.0 Hämoperikard als akute Komplikation nach akutem Myokardinfarkt**

**I23.1 Vorhofseptumdefekt als akute Komplikation nach akutem Myokardinfarkt**

**I23.2 Ventrikelseptumdefekt als akute Komplikation nach akutem Myokardinfarkt**

**I23.3** **Ruptur der Herzwand ohne Hämoperikard als akute Komplikation nach akutem Myokardinfarkt**
*Exkl.:* Mit Hämoperikard (I23.0)

**I23.4** **Ruptur der Chordae tendineae als akute Komplikation nach akutem Myokardinfarkt**

**I23.5** **Papillarmuskelruptur als akute Komplikation nach akutem Myokardinfarkt**

**I23.6** **Thrombose des Vorhofes, des Herzohres oder der Kammer als akute Komplikation nach akutem Myokardinfarkt**

**I23.8** **Sonstige akute Komplikationen nach akutem Myokardinfarkt**

## I24  Sonstige akute ischämische Herzkrankheit
*Exkl.:* Angina pectoris (I20.–)
Transitorische Myokardischämie beim Neugeborenen (P29.4)

**I24.0** **Koronarthrombose ohne nachfolgenden Myokardinfarkt**
Koronar (-Arterien) (-Venen):
- Embolie
- Thromboembolie } ohne nachfolgenden Myokardinfarkt
- Verschluß

*Exkl.:* Als chronisch bezeichnet oder mit Angabe einer Dauer von mehr als vier Wochen (mehr als 28 Tage) nach dem Eintritt (I25.8)

**I24.1** **Postmyokardinfarkt-Syndrom**
Dressler-Syndrom II

**I24.8** **Sonstige Formen der akuten ischämischen Herzkrankheit**
Koronarinsuffizienz

**I24.9** **Akute ischämische Herzkrankheit, nicht näher bezeichnet**
*Exkl.:* Ischämische Herzkrankheit (chronisch) o.n.A. (I25.9)

## I25 Chronische ischämische Herzkrankheit

*Exkl.:* Herz-Kreislauf-Krankheit o.n.A. (I51.6)

**I25.0 Atherosklerotische Herz-Kreislauf-Krankheit, so beschrieben**

**I25.1 Atherosklerotische Herzkrankheit**
Koronar (-Arterien):
- Atherom
- Atherosklerose
- Krankheit
- Sklerose

**I25.2 Alter Myokardinfarkt**
Abgeheilter Myokardinfarkt
Zustand nach Myokardinfarkt, der durch EKG oder andere spezielle Untersuchungen diagnostiziert wurde, aber gegenwärtig symptomlos ist

**I25.3 Herz (-Wand) -Aneurysma**
Ventrikelaneurysma

**I25.4 Koronararterienaneurysma**
Koronare arteriovenöse Fistel, erworben
*Exkl.:* Angeborenes Koronar- (Arterien-) Aneurysma (Q24.5)

**I25.5 Ischämische Kardiomyopathie**

**I25.6 Stumme Myokardischämie**

**I25.8 Sonstige Formen der chronischen ischämischen Herzkrankheit**
Jeder Zustand unter I21–I22 und I24.–, als chronisch bezeichnet oder mit Angabe einer Dauer von mehr als vier Wochen (mehr als 28 Tagen) nach dem Eintritt

**I25.9 Chronische ischämische Herzkrankheit, nicht näher bezeichnet**
Ischämische Herzkrankheit (chronisch) o.n.A.

# Pulmonale Herzkrankheit und Krankheiten des Lungenkreislaufes (I26–I28)

## I26 Lungenembolie

*Inkl.:* Lungeninfarkt
Pulmonal (-Arterien) (-Venen):
- Thromboembolie
- Thrombose

*Exkl.:* Als Komplikation bei:
- Abort, Extrauteringravidität oder Molenschwangerschaft (O00–O07, O08.2)
- Schwangerschaft, Geburt oder Wochenbett (O88.-)

**I26.0 Lungenembolie mit Angabe eines akuten Cor pulmonale**
Akutes Cor pulmonale o.n.A.

**I26.9 Lungenembolie ohne Angabe eines akuten Cor pulmonale**
Lungenembolie o.n.A.

## I27 Sonstige pulmonale Herzkrankheiten

**I27.0 Primäre pulmonale Hypertonie**
Pulmonale (arterielle) Hypertonie (idiopathisch) (primär)

**I27.1 Kyphoskoliotische Herzkrankheit**

**I27.8 Sonstige näher bezeichnete pulmonale Herzkrankheiten**

**I27.9 Pulmonale Herzkrankheit, nicht näher bezeichnet**
Chronische kardiopulmonale Krankheit
Cor pulmonale (chronisch) o.n.A.

## I28 Sonstige Krankheiten der Lungengefäße

**I28.0 Arteriovenöse Fistel der Lungengefäße**

**I28.1 Aneurysma der A. pulmonalis**

**I28.8** **Sonstige näher bezeichnete Krankheiten der Lungengefäße**
Ruptur ⎫
Stenose ⎬ Lungengefäße
Striktur ⎭

**I28.9** **Krankheit der Lungengefäße, nicht näher bezeichnet**

## Sonstige Formen der Herzkrankheit (I30–I52)

### I30 Akute Perikarditis
*Inkl.:* Akuter Perikarderguß
*Exkl.:* Rheumatische Perikarditis (akut) (I01.0)

**I30.0** **Akute unspezifische idiopathische Perikarditis**

**I30.1** **Infektiöse Perikarditis**
Perikarditis (durch):
- eitrig
- Pneumokokken
- Staphylokokken
- Streptokokken
- viral

Pyoperikarditis

Soll der Infektionserreger angegeben werden, ist eine zusätzliche Schlüsselnummer (B95–B97) zu benutzen.

**I30.8** **Sonstige Formen der akuten Perikarditis**

**I30.9** **Akute Perikarditis, nicht näher bezeichnet**

### I31 Sonstige Krankheiten des Perikards
*Exkl.:* Akute Komplikationen nach akutem Myokardinfarkt (I23.-)
Als rheumatisch bezeichnet (I09.2)
Postkardiotomie-Syndrom (I97.0)
Traumatisch (S26.–)

**I31.0 Chronische adhäsive Perikarditis**
Accretio cordis
Adhäsive Mediastinoperikarditis
Perikardverwachsung

**I31.1 Chronische konstriktive Perikarditis**
Concretio pericardii
Perikardiale Kalzifikation

**I31.2 Hämoperikard, anderenorts nicht klassifiziert**

**I31.3 Perikarderguß (nichtentzündlich)**
Chyloperikard

**I31.8 Sonstige näher bezeichnete Krankheiten des Perikards**
Epikardiale Plaques
Fokale perikardiale Adhäsionen

**I31.9 Krankheit des Perikards, nicht näher bezeichnet**
Herzbeuteltamponade
Perikarditis (chronisch) o.n.A.

## I32* Perikarditis bei anderenorts klassifizierten Krankheiten

**I32.0* Perikarditis bei anderenorts klassifizierten bakteriellen Krankheiten**
Perikarditis:
- durch Gonokokken (A54.8†)
- durch Meningokokken (A39.5†)
- syphilitisch (A52.0†)
- tuberkulös (A18.8†)

**I32.1* Perikarditis bei sonstigen anderenorts klassifizierten infektiösen und parasitären Krankheiten**

**I32.8* Perikarditis bei sonstigen anderenorts klassifizierten Krankheiten**
Perikarditis (bei):
- chronischer Polyarthritis (M05.3†)
- systemischem Lupus erythematodes (M32.1†)
- urämisch (N18.8†)

## I33 Akute und subakute Endokarditis

*Exkl.:* Akute rheumatische Endokarditis (I01.1)
Endokarditis o.n.A. (I38)

**I33.0 Akute und subakute infektiöse Endokarditis**
Endocarditis (akut) (subakut):
- lenta
- ulcerosa

Endokarditis (akut) (subakut):
- bakteriell
- infektiös o.n.A.
- maligne
- septisch

Soll der Infektionserreger angegeben werden, ist eine zusätzliche Schlüsselnummer (B95–B97) zu benutzen.

**I33.9 Akute Endokarditis, nicht näher bezeichnet**
Endokarditis ⎫
Myoendokarditis ⎬ akut oder subakut
Periendokarditis ⎭

## I34 Nichtrheumatische Mitralklappenkrankheiten

*Exkl.:* Als rheumatisch bezeichnet (I05.–)
Mitralklappen:
- Fehler (I05.8)
- Krankheit (I05.9)
- Stenose (I05.0)

Nicht näher bezeichnete Ursache, jedoch mit Angabe von:
- Krankheiten der Aortenklappe (I08.0)
- Mitralklappenstenose oder -obstruktion (I05.0)

**I34.0 Mitralklappeninsuffizienz**
Mitralklappen:
- Insuffizienz ⎫ o.n.A. oder näher bezeichnete Ursache, ausgenom-
- Regurgitation ⎭ men rheumatisch

**I34.1 Mitralklappenprolaps**
Floppy-Valve-Syndrom
*Exkl.:* Marfan-Syndrom (Q87.4)

**I34.2 Nichtrheumatische Mitralklappenstenose**

**I34.8 Sonstige nichtrheumatische Mitralklappenkrankheiten**

**I34.9 Nichtrheumatische Mitralklappenkrankheit, nicht näher bezeichnet**

## I35 Nichtrheumatische Aortenklappenkrankheiten

*Exkl.:* Als rheumatisch bezeichnet (I06.–)
Hypertrophische Subaortenstenose (I42.1)
Nicht näher bezeichnete Ursache, jedoch mit Angabe von
Mitralklappenkrankheiten (I08.0)

**I35.0 Aortenklappenstenose**

**I35.1 Aortenklappeninsuffizienz**
Aortenklappen:
- Insuffizienz ⎫ o.n.A. oder näher bezeichnete Ursache, ausgenom-
- Regurgitation ⎭ men rheumatisch

**I35.2 Aortenklappenstenose mit Insuffizienz**

**I35.8 Sonstige Aortenklappenkrankheiten**

**I35.9 Aortenklappenkrankheit, nicht näher bezeichnet**

## I36 Nichtrheumatische Trikuspidalklappenkrankheiten

*Exkl.:* Als rheumatisch bezeichnet (I07.–)
Nicht näher bezeichnete Ursache (I07.–)

**I36.0 Nichtrheumatische Trikuspidalklappenstenose**

**I36.1 Nichtrheumatische Trikuspidalklappeninsuffizienz**
Trikuspidalklappen:
- Insuffizienz ⎫ näher bezeichnete Ursache, ausgenommen rheuma-
- Regurgitation ⎭ tisch

**I36.2 Nichtrheumatische Trikuspidalklappenstenose mit Insuffizienz**

**I36.8 Sonstige nichtrheumatische Trikuspidalklappenkrankheiten**

**I36.9 Nichtrheumatische Trikuspidalklappenkrankheit, nicht näher bezeichnet**

## I37 Pulmonalklappenkrankheiten

*Exkl.:* Als rheumatisch bezeichnet (I09.8)

**I37.0 Pulmonalklappenstenose**

**I37.1 Pulmonalklappeninsuffizienz**
Pulmonalklappen:
- Insuffizienz ⎫ o.n.A. oder näher bezeichnete Ursache, ausgenom-
- Regurgitation ⎭ men rheumatisch

I37.2 Pulmonalklappenstenose mit Insuffizienz
I37.8 Sonstige Pulmonalklappenkrankheiten
I37.9 Pulmonalklappenkrankheit, nicht näher bezeichnet

## I38 Endokarditis, Herzklappe nicht näher bezeichnet

Endokarditis (chronisch) o.n.A.

Herzklappen:
- Insuffizienz
- Stenose
- Valvulitis (chronisch)

nicht näher bezeichnete Herzklappe

o.n.A. oder näher bezeichnete Ursache, ausgenommen rheumatisch

*Exkl.:* Als rheumatisch bezeichnet (I09.1)
Endokardfibroelastose (I42.4)

## I39* Endokarditis und Herzklappenkrankheiten bei anderenorts klassifizierten Krankheiten

*Inkl.:* Endokardbeteiligung bei:
- Candida-Infektion (B37.6†)
- chronischer Polyarthritis (M05.3†)
- Gonokokken-Infektion (A54.8†)
- Meningokokken-Infektion (A39.5†)
- Syphilis (A52.0†)
- systemischem Lupus erythematodes [Libman-Sacks-Endokarditis] (M32.1†)
- Tuberkulose (A18.8†)
- Typhus abdominalis (A01.0†)

I39.0* Mitralklappenkrankheiten bei anderenorts klassifizierten Krankheiten

I39.1* Aortenklappenkrankheiten bei anderenorts klassifizierten Krankheiten

I39.2* Trikuspidalklappenkrankheiten bei anderenorts klassifizierten Krankheiten

I39.3* Pulmonalklappenkrankheiten bei anderenorts klassifizierten Krankheiten

I39.4* Krankheiten mehrerer Herzklappen bei anderenorts klassifizierten Krankheiten

I39.8* Endokarditis bei anderenorts klassifizierten Krankheiten, Herzklappe nicht näher bezeichnet

## I40 Akute Myokarditis

**I40.0 Infektiöse Myokarditis**
Septische Myokarditis
Soll der Infektionserreger angegeben werden, ist eine zusätzliche Schlüsselnummer (B95–B97) zu benutzen.

**I40.1 Isolierte Myokarditis**

**I40.8 Sonstige akute Myokarditis**

**I40.9 Akute Myokarditis, nicht näher bezeichnet**

## I41* Myokarditis bei anderenorts klassifizierten Krankheiten

**I41.0* Myokarditis bei anderenorts klassifizierten bakteriellen Krankheiten**
Myokarditis:
- diphtherisch (A36.8†)
- durch Gonokokken (A54.8†)
- durch Meningokokken (A39.5†)
- syphilitisch (A52.0†)
- tuberkulös (A18.8†)

**I41.1* Myokarditis bei anderenorts klassifizierten Viruskrankheiten**
Grippe-Myokarditis (akut):
- Virus nachgewiesen (J10.8†)
- Virus nicht nachgewiesen (J11.8†)

Mumps-Myokarditis (B26.8†)

**I41.2* Myokarditis bei sonstigen anderenorts klassifizierten infektiösen und parasitären Krankheiten**
Myokarditis bei:
- Chagas-Krankheit, akut (B57.0†)
- Chagas-Krankheit (chronisch) (B57.2†)
- Toxoplasmose (B58.8†)

**I41.8* Myokarditis bei sonstigen anderenorts klassifizierten Krankheiten**
Myokarditis bei chronischer Polyarthritis (M05.3†)
Myokarditis bei Sarkoidose (D86.8†)

## I42 Kardiomyopathie

*Exkl.:* Ischämische Kardiomyopathie (I25.5)
Kardiomyopathie als Komplikation bei:
- Schwangerschaft (O99.4)
- Wochenbett (O90.3)

**I42.0 Dilatative Kardiomyopathie**

**I42.1 Hypertrophische obstruktive Kardiomyopathie**
Hypertrophische Subaortenstenose

**I42.2 Sonstige hypertrophische Kardiomyopathie**
Hypertrophische nichtobstruktive Kardiomyopathie

**I42.3 Eosinophile endomyokardiale Krankheit**
Löffler-Endokarditis [Endocarditis parietalis fibroplastica]
Endomyokardfibrose (tropisch)

**I42.4 Endokardfibroelastose**
Angeborene Kardiomyopathie

**I42.5 Sonstige restriktive Kardiomyopathie**

**I42.6 Alkoholische Kardiomyopathie**

**I42.7 Kardiomyopathie durch Arzneimittel oder sonstige exogene Substanzen**
Soll die äußere Ursache angegeben werden, ist eine zusätzliche Schlüsselnummer (Kapitel XX) zu benutzen.

**I42.8 Sonstige Kardiomyopathien**

**I42.9 Kardiomyopathie, nicht näher bezeichnet**
Kardiomyopathie (primär) (sekundär) o.n.A.

## I43* Kardiomyopathie bei anderenorts klassifizierten Krankheiten

**I43.0* Kardiomyopathie bei anderenorts klassifizierten infektiösen und parasitären Krankheiten**
Kardiomyopathie bei Diphtherie (A36.8†)

**I43.1* Kardiomyopathie bei Stoffwechselkrankheiten**
Kardiale Amyloidose (E85.-†)

**I43.2* Kardiomyopathie bei alimentären Krankheiten**
Alimentäre Kardiomyopathie o.n.A. (E63.9†)

**I43.8* Kardiomyopathie bei sonstigen anderenorts klassifizierten Krankheiten**
Gichttophi des Herzens (M10.0†)
Thyreotoxische Herzkrankheit (E05.9†)

## I44 Atrioventrikulärer Block und Linksschenkelblock

**I44.0 Atrioventrikulärer Block 1. Grades**

**I44.1 Atrioventrikulärer Block 2. Grades**
Atrioventrikulärer Block 2. Grades, Typ I und II
Herzblock 2. Grades, Typ I und II
Mobitz-Block, Typ I und II
Wenckebach-Periodik

**I44.2 Atrioventrikulärer Block, 3. Grades**
Herzblock 3. Grades
Kompletter atrioventrikulärer Block
Kompletter Herzblock o.n.A.

**I44.3 Sonstiger und nicht näher bezeichneter atrioventrikulärer Block**
Atrioventrikulärer Block o.n.A.

**I44.4 Linksanteriorer Faszikelblock**
Linksanteriorer Hemiblock

**I44.5 Linksposteriorer Faszikelblock**
Linksposteriorer Hemiblock

**I44.6 Sonstiger und nicht näher bezeichneter Faszikelblock**
Linksseitiger Hemiblock o.n.A.

**I44.7 Linksschenkelblock, nicht näher bezeichnet**

## I45 Sonstige Erregungsleitungsstörungen

**I45.0 Rechtsfaszikulärer Block**

**I45.1 Sonstiger und nicht näher bezeichneter Rechtsschenkelblock**
Rechtsschenkelblock o.n.A.

**I45.2 Bifaszikulärer Block**

**I45.3 Trifaszikulärer Block**

**I45.4 Unspezifischer intraventrikulärer Block**
Schenkelblock o.n.A.

**I45.5 Sonstiger näher bezeichneter Herzblock**
Sinuatrialer Block
Sinuaurikulärer Block
*Exkl.:* Herzblock o.n.A. (I45.9)

**I45.6 Präexzitations-Syndrom**
Anomale atrioventrikuläre Erregungsausbreitung
Atrioventrikuläre Erregungsleitung:
- akzessorisch
- beschleunigt
- vorzeitig

Lown-Ganong-Levine-Syndrom
Wolff-Parkinson-White-Syndrom

**I45.8 Sonstige näher bezeichnete Erregungsleitungsstörungen**
Atrioventrikuläre [AV-] Dissoziation
Interferenzdissoziation

**I45.9 Erregungsleitungsstörung, nicht näher bezeichnet**
Adams-Stokes-Anfall [Morgagni-Adams-Stokes-Syndrom]
Herzblock o.n.A.

## I46 Herzstillstand

*Exkl.:* Als Komplikation bei:
- Abort, Extrauteringravidität oder Molenschwangerschaft (O00–O07, O08.8)
- geburtshilflichen Operationen und Maßnahmen (O75.4)

Kardiogener Schock (R57.0)

**I46.0 Herzstillstand mit erfolgreicher Wiederbelebung**

**I46.1 Plötzlicher Herztod, so beschrieben**

*Exkl.:* Plötzlicher Tod:
- bei:
  - Erregungsleitungsstörung (I44–I45)
  - Myokardinfarkt (I21–I22)
- o.n.A. (R96.–)

**I46.9 Herzstillstand, nicht näher bezeichnet**

## I47 Paroxysmale Tachykardie

*Exkl.:* Als Komplikation bei:
- Abort, Extrauteringravidität oder Molenschwangerschaft (O00–O07, O08.8)
- geburtshilflichen Operationen und Maßnahmen (O75.4)

Tachykardie o.n.A. (R00.0)

**I47.0 Ventrikuläre Arrhythmie durch Re-entry**

**I47.1 Supraventrikuläre Tachykardie**
Paroxysmale:
- atrioventrikuläre [AV-]
- AV-junktionale
- Knoten
- Vorhof

} Tachykardie

**I47.2 Ventrikuläre Tachykardie**

**I47.9 Paroxysmale Tachykardie, nicht näher bezeichnet**
Bouveret- (Hoffmann-) Syndrom

## I48 Vorhofflattern und -flimmern

## I49 Sonstige kardiale Arrhythmien

*Exkl.:* Als Komplikation bei:
- Abort, Extrauteringravidität oder Molenschwangerschaft (O00–O07, O08.8)
- geburtshilflichen Operationen und Maßnahmen (O75.4)

Bradykardie o.n.A. (R00.1)
Herzrhythmusstörung beim Neugeborenen (P29.1)

**I49.0 Kammerflattern und -flimmern**

**I49.1 Vorhofextrasystolie**
Vorhofextrasystolen

**I49.2 AV-junktionale Extrasystolie**

**I49.3 Ventrikuläre Extrasystolie**

**I49.4 Sonstige und nicht näher bezeichnete Extrasystolie**
Ektopische Systolen
Extrasystolen o.n.A.
Extrasystolen (supraventrikulär)
Extrasystolische Arrhythmien

**I49.5 Sick-Sinus-Syndrom**
Tachykardie-Bradykardie-Syndrom
Sinusknoten-Syndrom

**I49.8 Sonstige näher bezeichnete kardiale Arrhythmien**
Ektopischer Rhythmus
Knotenrhythmus
Koronarsinusrhythmus

**I49.9** **Kardiale Arrhythmie, nicht näher bezeichnet**
Arrhythmie (kardial) o.n.A.

## I50 Herzinsuffizienz

*Exkl.:* Als Komplikation bei:
- Abort, Extrauteringravidität oder Molenschwangerschaft (O00–O07, O08.8)
- geburtshilflichen Operationen und Maßnahmen (O75.4)

Durch Hypertonie (I11.0)
Durch Hypertonie mit Nierenkrankheit (I13.–)
Herzinsuffizienz beim Neugeborenen (P29.0)
Nach chirurgischem Eingriff am Herzen oder wegen einer Herzprothese (I97.1)

**I50.0** **Kongestive Herzinsuffizienz**
Rechtsherzinsuffizienz (sekundär nach Linksherzinsuffizienz)
Stauungsinsuffizienz

**I50.1** **Linksherzinsuffizienz**
Akutes Lungenödem mit Angabe einer nicht näher bezeichneten Herzkrankheit oder einer Herzinsuffizienz
Asthma cardiale
Linksherzversagen

**I50.9** **Herzinsuffizienz, nicht näher bezeichnet**
Herz- oder Myokardinsuffizienz o.n.A.

## I51 Komplikationen einer Herzkrankheit und ungenau beschriebene Herzkrankheit

*Exkl.:* Als rheumatisch bezeichnet (I00–I09)
Jeder Zustand unter I51.4–I51.9 durch Hypertonie (I11.–)
Jeder Zustand unter I51.4–I51.9 durch Hypertonie mit Nierenkrankheit (I13.–)
Komplikationen nach akutem Myokardinfarkt (I23.–)

**I51.0** **Herzseptumdefekt, erworben**
Erworbener Herzseptumdefekt (alt):
- Kammer
- Herzohr
- Vorhof

**I51.1 Ruptur der Chordae tendineae, anderenorts nicht klassifiziert**

**I51.2 Papillarmuskelruptur, anderenorts nicht klassifiziert**

**I51.3 Intrakardiale Thrombose, anderenorts nicht klassifiziert**
Thrombose (alt):
- Kammer
- Herzohr
- Herzspitze
- Vorhof

**I51.4 Myokarditis, nicht näher bezeichnet**
Myokardfibrose
Myokarditis:
- chronisch (interstitiell)
- o.n.A.

**I51.5 Myokarddegeneration**
Degeneration des Herzens oder Myokards:
- fettig
- senil
Myokardkrankheit

**I51.6 Herz-Kreislauf-Krankheit, nicht näher bezeichnet**
Herzanfall o.n.A.
*Exkl.:* Atherosklerotische Herz-Kreislauf-Krankheit, so beschrieben (I25.0)

**I51.7 Kardiomegalie**
Kardiale:
- Dilatation
- Hypertrophie
Ventrikelerweiterung

**I51.8 Sonstige ungenau bezeichnete Herzkrankheiten**
Karditis (akut) (chronisch)
Pankarditis (akut) (chronisch)

**I51.9 Herzkrankheit, nicht näher bezeichnet**

### I52* Sonstige Herzkrankheiten bei anderenorts klassifizierten Krankheiten
*Exkl.:* Herz-Kreislauf-Krankheiten o.n.A. bei anderenorts klassifizierten Krankheiten (I98.-*)

**I52.0\*** **Sonstige Herzkrankheiten bei anderenorts klassifizierten bakteriellen Krankheiten**
Meningokokkenkarditis, anderenorts nicht klassifiziert (A39.5†)

**I52.1\*** **Sonstige Herzkrankheiten bei sonstigen anderenorts klassifizierten infektiösen und parasitären Krankheiten**
Pulmonale Herzkrankheit bei Schistosomiasis (B65.-†)

**I52.8\*** **Sonstige Herzkrankheiten bei sonstigen anderenorts klassifizierten Krankheiten**
Karditis bei chronischer Polyarthritis (M05.3†)

## Zerebrovaskuläre Krankheiten (I60-I69)

*Inkl.:* Mit Angabe von Hypertonie (Zustände unter I10 und I15.-)

Soll eine vorliegende Hypertonie angegeben werden, ist eine zusätzliche Schlüsselnummer zu benutzen.

*Exkl.:* Traumatische intrakranielle Blutung (S06.-)
Vaskuläre Demenz (F01.-)
Zerebrale transitorische ischämische Attacken und verwandte Syndrome (G45.-)

### I60 Subarachnoidalblutung
*Inkl.:* Rupturiertes zerebrales Aneurysma
*Exkl.:* Folgen einer Subarachnoidalblutung (I69.0)

**I60.0** **Subarachnoidalblutung, vom Karotissiphon oder der Karotisbifurkation ausgehend**

**I60.1** **Subarachnoidalblutung, von der A. cerebri media ausgehend**

**I60.2** **Subarachnoidalblutung, von der A. communicans anterior ausgehend**

**I60.3** **Subarachnoidalblutung, von der A. communicans posterior ausgehend**

**I60.4** **Subarachnoidalblutung, von der A. basilaris ausgehend**

**I60.5** **Subarachnoidalblutung, von der A. vertebralis ausgehend**

| I60.6 | **Subarachnoidalblutung, von sonstigen intrakraniellen Arterien ausgehend** |
|---|---|

Beteiligung mehrerer intrakranieller Arterien

| I60.7 | **Subarachnoidalblutung, von nicht näher bezeichneter intrakranieller Arterie ausgehend** |
|---|---|

Rupturiertes sackförmiges Aneurysma (angeboren) o.n.A.
Subarachnoidalblutung, von einer A. communicans ausgehend, o.n.A.
Subarachnoidalblutung, von einer Hirnarterie ausgehend, o.n.A.

| I60.8 | **Sonstige Subarachnoidalblutung** |
|---|---|

Meningealblutung
Ruptur einer zerebralen arteriovenösen Fehlbildung

| I60.9 | **Subarachnoidalblutung, nicht näher bezeichnet** |
|---|---|

Rupturiertes (angeborenes) zerebrales Aneurysma o.n.A.

## I61 Intrazerebrale Blutung

*Exkl.:* Folgen einer intrazerebralen Blutung (I69.1)

| I61.0 | **Intrazerebrale Blutung in die Großhirnhemisphäre, subkortikal** |
|---|---|

Tiefe intrazerebrale Blutung

| I61.1 | **Intrazerebrale Blutung in die Großhirnhemisphäre, kortikal** |
|---|---|

Oberflächliche intrazerebrale Blutung
Zerebrale Lobusblutung

| I61.2 | **Intrazerebrale Blutung in die Großhirnhemisphäre, nicht näher bezeichnet** |
|---|---|
| I61.3 | **Intrazerebrale Blutung in den Hirnstamm** |
| I61.4 | **Intrazerebrale Blutung in das Kleinhirn** |
| I61.5 | **Intrazerebrale intraventrikuläre Blutung** |
| I61.6 | **Intrazerebrale Blutung an mehreren Lokalisationen** |
| I61.8 | **Sonstige intrazerebrale Blutung** |
| I61.9 | **Intrazerebrale Blutung, nicht näher bezeichnet** |

## I62 Sonstige nichttraumatische intrakranielle Blutung

*Exkl.:* Folgen einer intrakraniellen Blutung (I69.2)

| I62.0 | **Subdurale Blutung (akut) (nichttraumatisch)** |
|---|---|
| I62.1 | **Nichttraumatische extradurale Blutung** |

Nichttraumatische epidurale Blutung

| I62.9 | **Intrakranielle Blutung (nichttraumatisch), nicht näher bezeichnet** |
|---|---|

## I63 Hirninfarkt

*Inkl.:* Verschluß und Stenose von intra- und extrakraniellen hirnversorgenden Arterien mit resultierendem Hirninfarkt
*Exkl.:* Folgen eines Hirninfarktes (I69.3)

I63.0 **Hirninfarkt durch Thrombose der extrakraniellen hirnversorgenden Arterien**

I63.1 **Hirninfarkt durch Embolie der extrakraniellen hirnversorgenden Arterien**

I63.2 **Hirninfarkt durch nicht näher bezeichneten Verschluß oder Stenose der extrakraniellen hirnversorgenden Arterien**

I63.3 **Hirninfarkt durch Thrombose intrakranieller Arterien**

I63.4 **Hirninfarkt durch Embolie intrakranieller Arterien**

I63.5 **Hirninfarkt durch nicht näher bezeichneten Verschluß oder Stenose intrakranieller Arterien**

I63.6 **Hirninfarkt durch Thrombose der Hirnvenen, nichteitrig**

I63.8 **Sonstiger Hirninfarkt**

I63.9 **Hirninfarkt, nicht näher bezeichnet**

## I64 Schlaganfall, nicht als Blutung oder Infarkt bezeichnet

Zerebrovaskulärer Insult o.n.A.
*Exkl.:* Folgen eines Schlaganfalls (I69.4)

## I65 Verschluß und Stenose der extrakraniellen hirnversorgenden Arterien ohne resultierenden Hirninfarkt

*Inkl.:* Embolie
Obstruktion (komplett) (partiell)
Stenose
Thrombose
A. basilaris, A. carotis oder A. vertebralis, ohne resultierenden Hirninfarkt

*Exkl.:* Als Ursache eines Hirninfarktes (I63.–)

I65.0 **Verschluß und Stenose der A. vertebralis**

I65.1 **Verschluß und Stenose der A. basilaris**

I65.2 **Verschluß und Stenose der A. carotis**

**I65.3** **Verschluß und Stenose mehrerer und beidseitiger extrakranieller hirnversorgender Arterien**

**I65.8** **Verschluß und Stenose sonstiger extrakranieller hirnversorgender Arterie**

**I65.9** **Verschluß und Stenose nicht näher bezeichneter extrakranieller hirnversorgender Arterie**
Extrakranielle hirnversorgende Arterie o.n.A.

## I66 Verschluß und Stenose intrakranieller Arterien ohne resultierenden Hirninfarkt

*Inkl.:* Embolie, Obstruktion (komplett) (partiell), Stenose, Thrombose } A. cerebri media, A. cerebri anterior, A. cerebri posterior und Aa. cerebelli, ohne resultierenden Hirninfarkt

*Exkl.:* Als Ursache eines Hirninfarktes (I63.–)

**I66.0** **Verschluß und Stenose der A. cerebri media**

**I66.1** **Verschluß und Stenose der A. cerebri anterior**

**I66.2** **Verschluß und Stenose der A. cerebri posterior**

**I66.3** **Verschluß und Stenose der Aa. cerebelli**

**I66.4** **Verschluß und Stenose mehrerer und beidseitiger intrakranieller Arterien**

**I66.8** **Verschluß und Stenose sonstiger intrakranieller Arterie**
Verschluß und Stenose der Stammganglienarterien

**I66.9** **Verschluß und Stenose nicht näher bezeichneter intrakranieller Arterie**

## I67 Sonstige zerebrovaskuläre Krankheiten

*Exkl.:* Folgen der aufgeführten Krankheitszustände (I69.8)

**I67.0** **Dissektion intrakranieller Arterien, nichtrupturiert**
*Exkl.:* Rupturierte intrakranielle Arterien (I60.7)

**I67.1** **Zerebrales Aneurysma, nichtrupturiert**
Zerebrale(s):
- Aneurysma o.n.A.
- arteriovenöse Fistel, erworben

*Exkl.:* Angeborenes zerebrales Aneurysma, nichtrupturiert (Q28.–)
Rupturiertes zerebrales Aneurysma (I60.9)

| | |
|---|---|
| I67.2 | **Hirnatherosklerose** |
| | Atheromatose der Hirnarterien |
| I67.3 | **Progressive subkortikale vaskuläre Enzephalopathie** |
| | Binswanger-Krankheit |
| | *Exkl.:* Subkortikale vaskuläre Demenz (F01.2) |
| I67.4 | **Hypertensive Enzephalopathie** |
| I67.5 | **Moyamoya-Syndrom** |
| I67.6 | **Nichteitrige Thrombose des intrakraniellen Venensystems** |
| | Nichteitrige Thrombose: |
| | • Hirnvenen |
| | • intrakranielle venöse Sinus |
| | *Exkl.:* Als Ursache eines Hirninfarktes (I63.6) |
| I67.7 | **Zerebrale Arteriitis, anderenorts nicht klassifiziert** |
| I67.8 | **Sonstige näher bezeichnete zerebrovaskuläre Krankheiten** |
| | Akute zerebrovaskuläre Insuffizienz o.n.A. |
| | Zerebrale Ischämie (chronisch) |
| I67.9 | **Zerebrovaskuläre Krankheit, nicht näher bezeichnet** |

## I68* Zerebrovaskuläre Störungen bei anderenorts klassifizierten Krankheiten

| | |
|---|---|
| I68.0* | **Zerebrale Amyloidangiopathie (E85.-†)** |
| I68.1* | **Zerebrale Arteriitis bei anderenorts klassifizierten infektiösen und parasitären Krankheiten** |
| | Zerebrale Arteriitis: |
| | • durch Listerien (A32.8†) |
| | • syphilitisch (A52.0†) |
| | • tuberkulös (A18.8†) |
| I68.2* | **Zerebrale Arteriitis bei sonstigen anderenorts klassifizierten Krankheiten** |
| | Zerebrale Arteriitis bei systemischem Lupus erythematodes (M32.1†) |
| I68.8* | **Sonstige zerebrovaskuläre Störungen bei anderenorts klassifizierten Krankheiten** |

## I69 Folgen einer zerebrovaskulären Krankheit

*Hinweis:* Soll bei einer anderenorts klassifizierten Störung angegeben werden, daß sie Folge eines unter I60–I67 aufgeführten Zustandes ist, so ist (statt einer Schlüsselnummer aus I60–I67) die vorliegende Kategorie zu verwenden. Zu den „Folgen" zählen Krankheitszustände, die als Folgen oder Spätfolgen bezeichnet sind oder die ein Jahr oder länger seit Beginn des verursachenden Leidens bestehen.

I69.0 **Folgen einer Subarachnoidalblutung**
I69.1 **Folgen einer intrazerebralen Blutung**
I69.2 **Folgen einer sonstigen nichttraumatischen intrakraniellen Blutung**
I69.3 **Folgen eines Hirninfarktes**
I69.4 **Folgen eines Schlaganfalls, nicht als Blutung oder Infarkt bezeichnet**
I69.8 **Folgen sonstiger und nicht näher bezeichneter zerebrovaskulärer Krankheiten**

# Krankheiten der Arterien, Arteriolen und Kapillaren (I70–I79)

## I70 Atherosklerose

*Inkl.:* Arteriolosklerose
Arteriosklerose
Arteriosklerotische Gefäßkrankheit
Atherom
Degeneration:
- arteriell
- arteriovaskulär
- vaskulär

Endarteriitis deformans oder obliterans
Senile:
- Arteriitis
- Endarteriitis

*Exkl.:* Koronar (I25.1)
Mesenterial (K55.1)
Pulmonal (I27.0)
Zerebral (I67.2)

I70.0 **Atherosklerose der Aorta**

**I70.1 Atherosklerose der Nierenarterie**
Goldblatt-Niere
*Exkl.:* Atherosklerose der renalen Arteriolen (I12.-)

**I70.2 Atherosklerose der Extremitätenarterien**
Atherosklerotische Gangrän
Mönckeberg- (Media-) Sklerose

**I70.8 Atherosklerose sonstiger Arterien**

**I70.9 Generalisierte und nicht näher bezeichnete Atherosklerose**

## I71 Aortenaneurysma und -dissektion

**I71.0 Dissektion der Aorta [jeder Abschnitt]**
Aneurysma dissecans der Aorta (rupturiert) [jeder Abschnitt]

**I71.1 Aneurysma der Aorta thoracica, rupturiert**

**I71.2 Aneurysma der Aorta thoracica, ohne Angabe einer Ruptur**

**I71.3 Aneurysma der Aorta abdominalis, rupturiert**

**I71.4 Aneurysma der Aorta abdominalis, ohne Angabe einer Ruptur**

**I71.5 Aortenaneurysma, thorakoabdominal, rupturiert**

**I71.6 Aortenaneurysma, thorakoabdominal, ohne Angabe einer Ruptur**

**I71.8 Aortenaneurysma nicht näher bezeichneter Lokalisation, rupturiert**
Ruptur der Aorta o.n.A.

**I71.9 Aortenaneurysma nicht näher bezeichneter Lokalisation, ohne Angabe einer Ruptur**
Aneurysma ⎫
Dilatation ⎬ Aorta
Hyaline Nekrose ⎭

## I72 Sonstiges Aneurysma

*Inkl.:* Aneurysma (cirsoideum) (falsum) (rupturiert)
*Exkl.:* Aneurysma:
- Aorta (I71.–)
- arteriovenös, erworben (I77.0)
- arteriovenös o.n.A. (Q27.3)
- Herz (I25.3)
- Koronararterien (I25.4)
- Pulmonalarterie (I28.1)
- retinal (H35.0)
- zerebral (nichtrupturiert) (I67.1)
- zerebral, rupturiert (I60.–)

Varix aneurysmatica (I77.0)

I72.0 Aneurysma der A. carotis

I72.1 Aneurysma einer Arterie der oberen Extremität

I72.2 Aneurysma der Nierenarterie

I72.3 Aneurysma der A. iliaca

I72.4 Aneurysma einer Arterie der unteren Extremität

I72.8 Aneurysma sonstiger näher bezeichneter Arterien

I72.9 Aneurysma nicht näher bezeichneter Lokalisation

## I73 Sonstige periphere Gefäßkrankheiten

*Exkl.:* Erfrierungen (T33–T35)
Frostbeulen (T69.1)
Kälte-Nässe-Schaden der Hände oder Füße (T69.0)
Spasmus der Hirnarterien (G45.9)

I73.0 **Raynaud-Syndrom**
Raynaud-:
- Gangrän
- Krankheit
- Phänomen (sekundär)

I73.1 **Thrombangiitis obliterans
[Endangiitis von-Winiwarter-Buerger]**

**I73.8 Sonstige näher bezeichnete periphere Gefäßkrankheiten**
Akroparästhesie:
- einfach [Schultze-Syndrom]
- vasomotorisch [Nothnagel-Syndrom II]

Akrozyanose
Erythromelalgie
Erythrozyanose

**I73.9 Periphere Gefäßkrankheit, nicht näher bezeichnet**
Arterienspasmus
Claudicatio intermittens

## I74 Arterielle Embolie und Thrombose

*Inkl.:* Infarkt:
- embolisch
- thrombotisch

Verschluß:
- embolisch
- thrombotisch

*Exkl.:* Embolie und Thrombose:
- als Komplikation bei:
  - Abort, Extrauteringravidität oder Molenschwangerschaft (O00–O07, O08.2)
  - Schwangerschaft, Geburt oder Wochenbett (O88.–)
- A. basilaris (I63.0–I63.2, I65.1)
- A. carotis (I63.0–I63.2, I65.2)
- A. vertebralis (I63.0–I63.2, I65.0)
- extrakranielle hirnversorgende Arterien (I63.0–I63.2, I65.9)
- intrakranielle Arterien (I63.3–I63.5, I66.9)
- Koronararterien (I21–I25)
- mesenterial (K55.0)
- Nierenarterien (N28.0)
- Pulmonalarterien (I26.–)
- retinal (H34.–)

**I74.0 Embolie und Thrombose der Aorta abdominalis**
Aortenbifurkations-Syndrom [Leriche-Syndrom]

**I74.1 Embolie und Thrombose sonstiger und nicht näher bezeichneter Abschnitte der Aorta**

**I74.2 Embolie und Thrombose der Arterien der oberen Extremitäten**

**I74.3** Embolie und Thrombose der Arterien der unteren Extremitäten

**I74.4** Embolie und Thrombose der Extremitätenarterien, nicht näher bezeichnet
Periphere arterielle Embolie

**I74.5** Embolie und Thrombose der A. iliaca

**I74.8** Embolie und Thrombose sonstiger Arterien

**I74.9** Embolie und Thrombose nicht näher bezeichneter Arterie

## I77 Sonstige Krankheiten der Arterien und Arteriolen
*Exkl.:* A. pulmonalis (I28.–)
Hypersensitivitätsangiitis (M31.0)
Kollagen- (Gefäß-) Krankheiten (M30–M36)

**I77.0** **Arteriovenöse Fistel, erworben**
Arteriovenöses Aneurysma, erworben
Varix aneurysmatica
*Exkl.:* Arteriovenöses Aneurysma o.n.A. (Q27.3)
Koronargefäße (I25.4)
Traumatisch – siehe Verletzung von Blutgefäßen nach der Körperregion
Zerebral (I67.1)

**I77.1** **Arterienstriktur**

**I77.2** **Arterienruptur**
Arrosion ⎫
Fistel ⎬ Arterie
Ulkus ⎭
*Exkl.:* Traumatische Arterienruptur – siehe Verletzung von Blutgefäßen nach der Körperregion

**I77.3** **Fibromuskuläre Dysplasie der Arterien**

**I77.4** **Arteria-coeliaca-Kompressions-Syndrom**

**I77.5** **Arteriennekrose**

**I77.6 Arteriitis, nicht näher bezeichnet**
Aortitis o.n.A.
Endarteriitis o.n.A.
*Exkl.:* Arteriitis oder Endarteriitis:
- Aortenbogen [Takayasu] (M31.4)
- deformans (I70.-)
- koronar (I25.8)
- obliterans (I70.-)
- Riesenzell- (M31.5-M31.6)
- senil (I70.-)
- zerebral, anderenorts nicht klassifiziert (I67.7)

**I77.8 Sonstige näher bezeichnete Krankheiten der Arterien und Arteriolen**

**I77.9 Krankheit der Arterien und Arteriolen, nicht näher bezeichnet**

## I78 Krankheiten der Kapillaren

**I78.0 Hereditäre hämorrhagische Teleangiektasie**
Morbus Osler [Rendu-Osler-Weber]

**I78.1 Nävus, nichtneoplastisch**
Naevus:
- araneus
- stellatus

Spinnennävus [Spider-Nävus]
*Exkl.:* Blutschwamm (Q82.5)
Feuermal (Q82.5)
Naevus:
- flammeus (Q82.5)
- pigmentosus (D22.-)
- pilosus (D22.-)
- vasculosus o.n.A. (Q82.5)
- verrucosus (Q82.5)

Nävus:
- blauer (D22.-)
- Melanozyten- (D22.-)
- o.n.A. (D22.-)

**I78.8 Sonstige Krankheiten der Kapillaren**

**I78.9 Krankheit der Kapillaren, nicht näher bezeichnet**

## I79* Krankheiten der Arterien, Arteriolen und Kapillaren bei anderenorts klassifizierten Krankheiten

**I79.0\*** **Aortenaneurysma bei anderenorts klassifizierten Krankheiten**
Syphilitisches Aortenaneurysma (A52.0†)

**I79.1\*** **Aortitis bei anderenorts klassifizierten Krankheiten**
Syphilitische Aortitis (A52.0†)

**I79.2\*** **Periphere Angiopathie bei anderenorts klassifizierten Krankheiten**
Periphere diabetische Angiopathie (E10–E14†, vierte Stelle .5)

**I79.8\*** **Sonstige Krankheiten der Arterien, Arteriolen und Kapillaren bei anderenorts klassifizierten Krankheiten**

# Krankheiten der Venen, der Lymphgefäße und der Lymphknoten, anderenorts nicht klassifiziert (I80–I89)

## I80 Phlebitis und Thrombophlebitis

*Inkl.:* Endophlebitis
Periphlebitis
Phlebitis suppurativa
Venenentzündung

Soll bei Arzneimittelinduktion die Substanz angegeben werden, ist eine zusätzliche Schlüsselnummer (Kapitel XX) zu benutzen.

*Exkl.:* Phlebitis und Thrombophlebitis:
- als Komplikation bei:
  - Abort, Extrauteringravidität oder Molenschwangerschaft (O00–O07, O08.7)
  - Schwangerschaft, Geburt oder Wochenbett (O22.–, O87.–)
- intrakraniell, nichteitrig (I67.6)
- intrakraniell und intraspinal, septisch oder o.n.A. (G08)
- intraspinal, nichteitrig (G95.1)
- Pfortader (V. portae) (K75.1)
- postthrombotisches Syndrom (I87.0)
- Thrombophlebitis migrans (I82.1)

| I80.0 | Phlebitis und Thrombophlebitis oberflächlicher Gefäße der unteren Extremitäten |
|---|---|
| I80.1 | Phlebitis und Thrombophlebitis der V. femoralis |
| I80.2 | Phlebitis und Thrombophlebitis sonstiger tiefer Gefäße der unteren Extremitäten<br>Tiefe Venenthrombose o.n.A. |
| I80.3 | Phlebitis und Thrombophlebitis der unteren Extremitäten, nicht näher bezeichnet<br>Embolie und Thrombose von Gefäßen der unteren Extremität o.n.A. |
| I80.8 | Phlebitis und Thrombophlebitis sonstiger Lokalisationen |
| I80.9 | Phlebitis und Thrombophlebitis nicht näher bezeichneter Lokalisation |

## I81 Pfortaderthrombose
Pfortaderverschluß

*Exkl.:* Phlebitis der Pfortader (K75.1)

## I82 Sonstige venöse Embolie und Thrombose

*Exkl.:* Venöse Embolie und Thrombose:
- als Komplikation bei:
  - Abort, Extrauteringravidität oder Molenschwangerschaft (O00–O07, O08.7)
  - Schwangerschaft, Geburt oder Wochenbett (O22.–, O87.–)
- Hirnvenen (I63.6, I67.6)
- intrakraniell, nichteitrig (I67.6)
- intrakraniell und intraspinal, septisch oder o.n.A. (G08)
- intraspinal, nichteitrig (G95.1)
- Koronarvenen (I21–I25)
- mesenterial (K55.0)
- Pfortader (I81)
- Pulmonalvenen (I26.–)
- untere Extremitäten (I80.–)

| I82.0 | Budd-Chiari-Syndrom |
|---|---|
| I82.1 | Thrombophlebitis migrans |
| I82.2 | Embolie und Thrombose der V. cava |
| I82.3 | Embolie und Thrombose der Nierenvene |

**I82.8 Embolie und Thrombose sonstiger näher bezeichneter Venen**

**I82.9 Embolie und Thrombose nicht näher bezeichneter Vene**
(Venen-) Thrombose o.n.A.
Venenembolie o.n.A.

## I83 Varizen der unteren Extremitäten

*Exkl.:* Als Komplikation bei:
- Schwangerschaft (O22.0)
- Wochenbett (O87.8)

**I83.0 Varizen der unteren Extremitäten mit Ulzeration**
Jeder Zustand unter I83.9 mit Ulzeration oder als ulzeriert bezeichnet
Ulcus varicosum (untere Extremität, jeder Abschnitt)

**I83.1 Varizen der unteren Extremitäten mit Entzündung**
Jeder Zustand unter I83.9 mit Entzündung oder als entzündet bezeichnet
Stauungsdermatitis o.n.A.

**I83.2 Varizen der unteren Extremitäten mit Ulzeration und Entzündung**
Jeder Zustand unter I83.9 mit Ulzeration und Entzündung

**I83.9 Varizen der unteren Extremitäten ohne Ulzeration oder Entzündung**
Phlebektasie
Status varicosus       } untere Extremität [jeder Abschnitt] oder nicht
Variköse Venen         } näher bezeichnete Lokalisation

## I84 Hämorrhoiden

*Inkl.:* Hämorrhoidalknoten
Varizen des Anus oder Rektums
*Exkl.:* Als Komplikation bei:
- Geburt oder Wochenbett (O87.2)
- Schwangerschaft (O22.4)

**I84.0 Innere thrombosierte Hämorrhoiden**

**I84.1 Innere Hämorrhoiden mit sonstigen Komplikationen**
Innere Hämorrhoiden:
- blutend
- eingeklemmt
- prolabiert
- ulzeriert

| I84.2 | **Innere Hämorrhoiden ohne Komplikation** |
|---|---|

Innere Hämorrhoiden o.n.A.

| I84.3 | **Äußere thrombosierte Hämorrhoiden** |
|---|---|
| I84.4 | **Äußere Hämorrhoiden mit sonstigen Komplikationen** |

Äußere Hämorrhoiden:
- blutend
- eingeklemmt
- prolabiert
- ulzeriert

| I84.5 | **Äußere Hämorrhoiden ohne Komplikation** |
|---|---|

Äußere Hämorrhoiden o.n.A.

| I84.6 | **Marisken als Folgezustand von Hämorrhoiden** |
|---|---|

Marisken, anal oder rektal

| I84.7 | **Nicht näher bezeichnete thrombosierte Hämorrhoiden** |
|---|---|

Thrombosierte Hämorrhoiden ohne Angabe, ob innere oder äußere

| I84.8 | **Nicht näher bezeichnete Hämorrhoiden mit sonstigen Komplikationen** |
|---|---|

Hämorrhoiden ohne Angabe, ob innere oder äußere:
- blutend
- eingeklemmt
- prolabiert
- ulzeriert

| I84.9 | **Hämorrhoiden ohne Komplikation, nicht näher bezeichnet** |
|---|---|

Hämorrhoiden o.n.A.

## I85 Ösophagusvarizen

| I85.0 | **Ösophagusvarizen mit Blutung** |
|---|---|
| I85.9 | **Ösophagusvarizen ohne Blutung** |

Ösophagusvarizen o.n.A.

## I86 Varizen sonstiger Lokalisationen

*Exkl.:* Retinale Varizen (H35.0)
Varizen nicht näher bezeichneter Lokalisation (I83.9)

| I86.0 | **Sublinguale Varizen** |
|---|---|
| I86.1 | **Skrotumvarizen** |

Varikozele

**I86.2 Beckenvarizen**

**I86.3 Vulvavarizen**
*Exkl.:* Als Komplikation bei:
- Geburt oder Wochenbett (O87.8)
- Schwangerschaft (O22.1)

**I86.4 Magenvarizen**

**I86.8 Varizen sonstiger näher bezeichneter Lokalisationen**
Ulcus varicosum des Nasenseptums

## I87 Sonstige Venenkrankheiten

**I87.0 Postthrombotisches Syndrom**

**I87.1 Venenkompression**
Vena-cava- (superior-) (inferior-) Syndrom
Venenstriktur
*Exkl.:* Lungenvenen (I28.8)

**I87.2 Venöse Insuffizienz (chronisch) (peripher)**

**I87.8 Sonstige näher bezeichnete Venenkrankheiten**

**I87.9 Venenkrankheit, nicht näher bezeichnet**

## I88 Unspezifische Lymphadenitis

*Exkl.:* Akute Lymphadenitis, ausgenommen mesenterial (L04.-)
Generalisierte Lymphadenopathie infolge HIV-Krankheit (B23.1)
Lymphknotenvergrößerung o.n.A. (R59.-)

**I88.0 Unspezifische mesenteriale Lymphadenitis**
Mesenteriale Lymphadenitis (akut) (chronisch)

**I88.1 Chronische Lymphadenitis, ausgenommen mesenterial**
Adenitis } chronisch, jeder Lymphknoten, ausgenommen
Lymphadenitis } mesenterial

**I88.8 Sonstige unspezifische Lymphadenitis**

**I88.9 Unspezifische Lymphadenitis, nicht näher bezeichnet**
Lymphadenitis o.n.A.

## I89 Sonstige nichtinfektiöse Krankheiten der Lymphgefäße und Lymphknoten

*Exkl.:* Chylozele:
- durch Filarien (B74.-)
- Tunica vaginalis testis (nicht durch Filarien) o.n.A. (N50.8)

Hereditäres Lymphödem (Q82.0)
Lymphknotenvergrößerung o.n.A. (R59.-)
Lymphödem nach Mastektomie (I97.2)

**I89.0 Lymphödem, anderenorts nicht klassifiziert**
Lymphangiektasie

**I89.1 Lymphangitis**
Lymphangitis:
- chronisch
- subakut
- o.n.A.

*Exkl.:* Akute Lymphangitis (L03.-)

**I89.8 Sonstige näher bezeichnete nichtinfektiöse Krankheiten der Lymphgefäße und Lymphknoten**
Chylozele (nicht durch Filarien)
Lipomelanotische Retikulose

**I89.9 Nichtinfektiöse Krankheit der Lymphgefäße und Lymphknoten, nicht näher bezeichnet**
Krankheit der Lymphgefäße o.n.A.

# Sonstige und nicht näher bezeichnete Krankheiten des Kreislaufsystems (I95–I99)

## I95 Hypotonie

*Exkl.:* Hypotonie-Syndrom der Mutter (O26.5)
Kardiovaskulärer Kollaps (R57.9)
Unspezifischer niedriger Blutdruckwert o.n.A. (R03.1)

**I95.0 Idiopathische Hypotonie**

**I95.1 Orthostatische Hypotonie**
Orthostatische Dysregulation
*Exkl.:* Shy-Drager-Syndrom [Neurogene orthostatische Hypotonie] (G90.3)

**I95.2 Hypotonie durch Arzneimittel**
Soll die Substanz angegeben werden, ist eine zusätzliche Schlüsselnummer (Kapitel XX) zu benutzen.

**I95.8 Sonstige Hypotonie**
Chronische Hypotonie

**I95.9 Hypotonie, nicht näher bezeichnet**

## I97 Kreislaufkomplikationen nach medizinischen Maßnahmen, anderenorts nicht klassifiziert
*Exkl.:* Postoperativer Schock (T81.1)

**I97.0 Postkardiotomie-Syndrom**

**I97.1 Sonstige Funktionsstörungen nach kardiochirurgischem Eingriff**
Herzinsuffizienz } nach kardiochirurgischem Eingriff oder wegen
Herzversagen } einer Herzprothese

**I97.2 Lymphödem nach Mastektomie**
Elephantiasis } durch Mastektomie
Verschluß der Lymphgefäße }

**I97.8 Sonstige Kreislaufkomplikationen nach medizinischen Maßnahmen, anderenorts nicht klassifiziert**

**I97.9 Kreislaufkomplikation nach medizinischer Maßnahme, nicht näher bezeichnet**

## I98* Sonstige Störungen des Kreislaufsystems bei anderenorts klassifizierten Krankheiten
*Exkl.:* Krankheiten, die unter anderen Sternschlüsselnummern des vorliegenden Kapitels klassifiziert sind.

**I98.0* Kardiovaskuläre Syphilis**
Kardiovaskuläre:
- Spätsyphilis, konnatal (A50.5†)
- Syphilis o.n.A. (A52.0†)

**I98.1\*** **Störungen des Herz-Kreislaufsystems bei sonstigen anderenorts klassifizierten infektiösen und parasitären Krankheiten**

Kardiovaskuläre:
- Beteiligung, anderenorts nicht klassifiziert, bei Chagas-Krankheit (chronisch) (B57.2†)
- Veränderungen bei Pinta [Carate] (A67.2†)

**I98.2\*** **Ösophagusvarizen bei anderenorts klassifizierten Krankheiten**

Ösophagusvarizen bei:
- Leberkrankheiten (K70–K71†, K74.–†)
- Schistosomiasis (B65.–†)

**I98.8\*** **Sonstige näher bezeichnete Störungen des Kreislaufsystems bei anderenorts klassifizierten Krankheiten**

## I99 Sonstige und nicht näher bezeichnete Krankheiten des Kreislaufsystems

## KAPITEL X

# Krankheiten des Atmungssystems (J00–J99)

*Hinweis:* Wenn bei einem Krankheitszustand der Atemwege angegeben ist, daß er an mehreren Lokalisationen vorkommt, er jedoch nicht genau verschlüsselt werden kann, so sollte die weiter distale Lokalisation klassifiziert werden (z.B. nicht Tracheobronchitis, sondern Bronchitis J40).

*Exkl.:* Angeborene Fehlbildungen, Deformitäten und Chromosomenanomalien (Q00–Q99)
Bestimmte infektiöse und parasitäre Krankheiten (A00–B99)
Bestimmte Zustände, die ihren Ursprung in der Perinatalperiode haben (P00–P96)
Endokrine, Ernährungs- und Stoffwechselkrankheiten (E00–E90)
Komplikationen der Schwangerschaft, der Geburt und des Wochenbettes (O00–O99)
Neubildungen (C00–D48)
Symptome und abnorme klinische und Laborbefunde, die anderenorts nicht klassifiziert sind (R00–R99)
Verletzungen, Vergiftungen und bestimmte andere Folgen äußerer Ursachen (S00–T98)

**Dieses Kapitel gliedert sich in folgende Gruppen:**

| | |
|---|---|
| J00–J06 | Akute Infektionen der oberen Atemwege |
| J10–J18 | Grippe und Pneumonie |
| J20–J22 | Sonstige akute Infektionen der unteren Atemwege |
| J30–J39 | Sonstige Krankheiten der oberen Atemwege |
| J40–J47 | Chronische Krankheiten der unteren Atemwege |
| J60–J70 | Lungenkrankheiten durch exogene Substanzen |
| J80–J84 | Sonstige Krankheiten der Atmungsorgane, die hauptsächlich das Interstitium betreffen |
| J85–J86 | Purulente und nekrotisierende Krankheitszustände der unteren Atemwege |
| J90–J94 | Sonstige Krankheiten der Pleura |
| J95–J99 | Sonstige Krankheiten des Atmungssystems |

**Dieses Kapitel enthält die folgenden Sternschlüsselnummern:**

| | |
|---|---|
| J17* | Pneumonie bei anderenorts klassifizierten Krankheiten |
| J91* | Pleuraerguß bei anderenorts klassifizierten Krankheiten |
| J99* | Krankheiten der Atemwege bei anderenorts klassifizierten Krankheiten |

# Akute Infektionen der oberen Atemwege (J00–J06)

*Exkl.:* Chronisch-obstruktive Lungenkrankheit mit akuter Exazerbation o.n.A. (J44.1)

### J00 Akute Rhinopharyngitis [Erkältungsschnupfen]

Nasenkatarrh, akut
Rhinitis:
- akut
- infektiös

Rhinopharyngitis:
- infektiös o.n.A.
- o.n.A.

Schnupfen (akut)

*Exkl.:* Pharyngitis:
- akut (J02.–)
- chronisch (J31.2)
- o.n.A. (J02.9)

Halsentzündung:
- akut (J02.–)
- chronisch (J31.2)
- o.n.A. (J02.9)

Rhinitis:
- allergisch (J30.1–J30.4)
- chronisch (J31.0)
- o.n.A. (J31.0)

Rhinitis vasomotorica (J30.0)
Rhinopharyngitis, chronisch (J31.1)

### J01 Akute Sinusitis

*Inkl.:* Abszeß, Eiterung, Empyem, Entzündung, Infektion } akut, (Nasen-) Nebenhöhlen

Soll der Infektionserreger angegeben werden, ist eine zusätzliche Schlüsselnummer (B95–B97) zu benutzen.

*Exkl.:* Sinusitis, chronisch oder o.n.A. (J32.–)

**J01.0 Akute Sinusitis maxillaris**
Akute Kieferhöhlenentzündung

**J01.1 Akute Sinusitis frontalis**

**J01.2 Akute Sinusitis ethmoidalis**

**J01.3 Akute Sinusitis sphenoidalis**

**J01.4 Akute Pansinusitis**

**J01.8 Sonstige akute Sinusitis**
Akute Sinusitis mit Beteiligung von mehr als einer Nasennebenhöhle, ausgenommen Pansinusitis

**J01.9 Akute Sinusitis, nicht näher bezeichnet**

## J02 Akute Pharyngitis

*Inkl.:* Akute Halsentzündung
*Exkl.:* Abszeß:
- peritonsillär (J36)
- pharyngeal (J39.1)
- retropharyngeal (J39.0)
Akute Laryngopharyngitis (J06.0)
Chronische Pharyngitis (J31.2)

**J02.0 Streptokokken-Pharyngitis**
Rachenentzündung durch Streptokokken
*Exkl.:* Scharlach (A38)

**J02.8 Akute Pharyngitis durch sonstige näher bezeichnete Erreger**
Soll der Infektionserreger angegeben werden, ist eine zusätzliche Schlüsselnummer (B95–B97) zu benutzen.
*Exkl.:* Pharyngitis durch:
- Herpesviren [Herpes-simplex] (B00.2)
- infektiöse Mononukleose (B27.–)
- Influenza-Viren:
  - nachgewiesen (J10.1)
  - nicht nachgewiesen (J11.1)
Vesikuläre Pharyngitis (B08.5)

**J02.9 Akute Pharyngitis, nicht näher bezeichnet**
Pharyngitis (akut):
- eitrig
- gangränös
- infektiös o.n.A.
- ulzerös
- o.n.A.
Rachenentzündung (akut) o.n.A.

## J03 Akute Tonsillitis
*Exkl.:* Peritonsillarabszeß (J36)
Halsentzündung:
- akut (J02.-)
- durch Streptokokken (J02.0)
- o.n.A. (J02.9)

**J03.0 Streptokokken-Tonsillitis**

**J03.8 Akute Tonsillitis durch sonstige näher bezeichnete Erreger**
Soll der Infektionserreger angegeben werden, ist eine zusätzliche Schlüsselnummer (B95–B97) zu benutzen.
*Exkl.:* Pharyngotonsillitis durch Herpesviren [Herpes simplex] (B00.2)

**J03.9 Akute Tonsillitis, nicht näher bezeichnet**
Angina follicularis
Tonsillitis (akut):
- gangränös
- infektiös
- ulzerös
- o.n.A.

## J04 Akute Laryngitis und Tracheitis
Soll der Infektionserreger angegeben werden, ist eine zusätzliche Schlüsselnummer (B95–B97) zu benutzen.
*Exkl.:* Akute obstruktive Laryngitis [Krupp] und Epiglottitis (J05.-)
Laryngismus (stridulus) (J38.5)

## J04.0 Akute Laryngitis
Laryngitis (akut):
- eitrig
- ödematös
- subglottisch
- ulzerös
- o.n.A.

*Exkl.:* Chronische Laryngitis (J37.0)
Grippe mit Laryngitis, Influenzaviren:
- nachgewiesen (J10.1)
- nicht nachgewiesen (J11.1)

## J04.1 Akute Tracheitis
Tracheitis (akut):
- katarrhalisch
- o.n.A.

*Exkl.:* Chronische Tracheitis (J42)

## J04.2 Akute Laryngotracheitis
Laryngotracheitis o.n.A.
Tracheitis (akut) mit Laryngitis (akut)
*Exkl.:* Chronische Laryngotracheitis (J37.1)

## J05 Akute obstruktive Laryngitis [Krupp] und Epiglottitis
Soll der Infektionserreger angegeben werden, ist eine zusätzliche Schlüsselnummer (B95–B97) zu benutzen.

### J05.0 Akute obstruktive Laryngitis [Krupp]
Obstruktive Laryngitis o.n.A.

### J05.1 Akute Epiglottitis
Epiglottitis o.n.A.

## J06 Akute Infektionen an mehreren oder nicht näher bezeichneten Lokalisationen der oberen Atemwege
*Exkl.:* Akute Infektion der Atemwege o.n.A. (J22)
Influenzaviren:
- nachgewiesen (J10.1)
- nicht nachgewiesen (J11.1)

### J06.0 Akute Laryngopharyngitis

**J06.8** **Sonstige akute Infektionen an mehreren Lokalisationen der oberen Atemwege**

**J06.9** **Akute Infektion der oberen Atemwege, nicht näher bezeichnet**
Obere Atemwege:
- Infektion o.n.A.
- Krankheit, akut

# Grippe und Pneumonie (J10–J18)

## J10 Grippe durch nachgewiesene Influenzaviren
*Exkl.:* Infektion o.n.A. (A49.2)
Meningitis (G00.0)
Pneumonie (J14)
durch Haemophilus influenzae [H. influenzae]

**J10.0** **Grippe mit Pneumonie, Influenzaviren nachgewiesen**
Grippe(broncho)pneumonie, Influenzaviren nachgewiesen

**J10.1** **Grippe mit sonstigen Manifestationen an den Atemwegen, Influenzaviren nachgewiesen**
Grippe
Grippe:
- akute Infektion der oberen Atemwege
- Laryngitis
- Pharyngitis
- Pleuraerguß

} Influenzaviren nachgewiesen

**J10.8** **Grippe mit sonstigen Manifestationen, Influenzaviren nachgewiesen**
Enzephalopathie bei Grippe
Grippe:
- Gastroenteritis
- Myokarditis (akut)

} Influenzaviren nachgewiesen

## J11 Grippe, Viren nicht nachgewiesen

*Inkl.:* Grippe } ohne Angabe eines spezifischen
Virus-Grippe } Virusnachweises

*Exkl.:* Infektion o.n.A. (A49.2)
Meningitis (G00.0)
Pneumonie (J14)
durch Haemophilus influenzae [H. influenzae]

**J11.0 Grippe mit Pneumonie, Viren nicht nachgewiesen**
Grippe(broncho)pneumonie, nicht näher bezeichnet oder spezifische Viren nicht nachgewiesen

**J11.1 Grippe mit sonstigen Manifestationen an den Atemwegen, Viren nicht nachgewiesen**
Grippe o.n.A.
Grippe:
- akute Infektion der oberen Atemwege
- Laryngitis
- Pharyngitis
- Pleuraerguß

} nicht näher bezeichnet oder spezifische Viren nicht nachgewiesen

**J11.8 Grippe mit sonstigen Manifestationen, Viren nicht nachgewiesen**
Enzephalopathie bei Grippe
Grippe:
- Gastroenteritis
- Myokarditis (akut)

} nicht näher bezeichnet oder spezifische Viren nicht nachgewiesen

### J12 Viruspneumonie, anderenorts nicht klassifiziert

*Inkl.:* Bronchopneumonie durch andere als Influenzaviren
*Exkl.:* Aspirationspneumonie:
- bei Anästhesie:
  - im Wochenbett (O89.0)
  - während der Schwangerschaft (O29.0)
  - während der Wehentätigkeit und bei der Entbindung (O74.0)
- beim Neugeborenen (P24.9)
- durch feste und flüssige Substanzen (J69.-)
- o.n.A. (J69.0)

Pneumonie:
- angeboren (P23.0)
- bei Grippe (J10.0, J11.0)
- interstitiell o.n.A. (J84.9)
- Lipid- (J69.1)

Kongenitale Röteln-Pneumonie (P35.0)

J12.0 **Pneumonie durch Adenoviren**

J12.1 **Pneumonie durch Respiratory-Syncytial-Viren [RS-Viren]**

J12.2 **Pneumonie durch Parainfluenzaviren**

J12.8 **Pneumonie durch sonstige Viren**

J12.9 **Viruspneumonie, nicht näher bezeichnet**

### J13 Pneumonie durch Streptococcus pneumoniae

Bronchopneumonie durch Streptococcus pneumoniae

*Exkl.:* Angeborene Pneumonie durch Streptococcus pneumoniae (P23.6)
Pneumonie durch sonstige Streptokokken (J15.3–J15.4)

### J14 Pneumonie durch Haemophilus influenzae

Bronchopneumonie durch Haemophilus influenzae

*Exkl.:* Angeborene Pneumonie durch Haemophilus influenzae (P23.6)

## J15 Pneumonie durch Bakterien, anderenorts nicht klassifiziert

*Inkl.:* Bronchopneumonie durch andere Bakterien als Streptococcus pneumoniae und Haemophilus influenzae

*Exkl.:* Angeborene Pneumonie (P23.–)
Legionärskrankheit (A48.1)
Pneumonie durch Chlamydien (J16.0)

J15.0 **Pneumonie durch Klebsiella pneumoniae**

J15.1 **Pneumonie durch Pseudomonas**

J15.2 **Pneumonie durch Staphylokokken**

J15.3 **Pneumonie durch Streptokokken der Gruppe B**

J15.4 **Pneumonie durch sonstige Streptokokken**

*Exkl.:* Pneumonie durch:
- Streptokokken der Gruppe B (J15.3)
- Streptococcus pneumoniae (J13)

J15.5 **Pneumonie durch Escherichia coli**

J15.6 **Pneumonie durch andere aerobe gramnegative Bakterien**
Pneumonie durch Serratia marcescens

J15.7 **Pneumonie durch Mycoplasma pneumoniae**

J15.8 **Sonstige bakterielle Pneumonie**

J15.9 **Bakterielle Pneumonie, nicht näher bezeichnet**

## J16 Pneumonie durch sonstige Infektionserreger, anderenorts nicht klassifiziert

*Exkl.:* Ornithose (A70)
Plasmazelluläre interstitielle Pneumonie (B59)
Pneumonie:
- angeboren (P23.–)
- o.n.A. (J18.9)

J16.0 **Pneumonie durch Chlamydien**

J16.8 **Pneumonie durch sonstige näher bezeichnete Infektionserreger**

## J17* Pneumonie bei anderenorts klassifizierten Krankheiten

**J17.0*** **Pneumonie bei anderenorts klassifizierten bakteriellen Krankheiten**
Pneumonie (durch) (bei):
- Aktinomykose (A42.0†)
- Gonorrhoe (A54.8†)
- Keuchhusten (A37.-†)
- Milzbrand (A22.1†)
- Nokardiose (A43.0†)
- Salmonelleninfektion (A02.2†)
- Tularämie (A21.2†)
- Typhus abdominalis (A01.0†)

**J17.1*** **Pneumonie bei anderenorts klassifizierten Viruskrankheiten**
Pneumonie bei:
- Masern (B05.2†)
- Röteln (B06.8†)
- Varizellen (B01.2†)
- Zytomegalie (B25.0†)

**J17.2*** **Pneumonie bei Mykosen**
Pneumonie bei:
- Aspergillose (B44.0-B44.1†)
- Histoplasmose (B39.-†)
- Kandidose (B37.1†)
- Kokzidioidomykose (B38.0-B38.2†)

**J17.3*** **Pneumonie bei parasitären Krankheiten**
Pneumonie bei:
- Askaridose (B77.8†)
- Schistosomiasis (B65.-†)
- Toxoplasmose (B58.3†)

**J17.8*** **Pneumonie bei sonstigen anderenorts klassifizierten Krankheiten**
Pneumonie (bei):
- Ornithose (A70†)
- Q-Fieber (A78†)
- Rheumatisches Fieber (I00†)
- Spirochäteninfektionen, anderenorts nicht klassifiziert (A69.8†)

## J18 Pneumonie, Erreger nicht näher bezeichnet

*Exkl.:* Arzneimittelinduzierte interstitielle Lungenkrankheiten (J70.2–J70.4)
Aspirationspneumonie:
- bei Anästhesie:
  - im Wochenbett (O89.0)
  - während der Schwangerschaft (O29.0)
  - während der Wehentätigkeit und bei der Entbindung (O74.0)
- beim Neugeborenen (P24.9)
- durch feste und flüssige Substanzen (J69.-)
- o.n.A. (J69.0)

Abszeß der Lunge mit Pneumonie (J85.1)
Pneumonie:
- angeboren (P23.9)
- durch exogene Substanzen (J67–J70)
- interstitiell o.n.A. (J84.9)
- Lipid- (J69.1)

J18.0 **Bronchopneumonie, nicht näher bezeichnet**
*Exkl.:* Bronchiolitis (J21.-)

J18.1 **Lobärpneumonie, nicht näher bezeichnet**

J18.2 **Hypostatische Pneumonie, nicht näher bezeichnet**

J18.8 **Sonstige Pneumonie, Erreger nicht näher bezeichnet**

J18.9 **Pneumonie, nicht näher bezeichnet**

# Sonstige akute Infektionen der unteren Atemwege (J20–J22)

*Exkl.:* Chronisch-obstruktive Lungenkrankheit mit akuter:
- Exazerbation o.n.A. (J44.1)
- Infektion der unteren Atemwege (J44.0)

## J20 Akute Bronchitis

*Inkl.:* Bronchitis:
- akut oder subakut (mit):
  - Bronchospasmus
  - eitrig
  - fibrinös
  - membranös
  - septisch
  - Tracheitis
- o.n.A. bei Patienten unter 15 Jahren

Tracheobronchitis, akut

*Exkl.:* Bronchitis:
- allergisch o.n.A. (J45.0)
- chronisch:
  - einfach (J41.0)
  - obstruktiv (J44.-)
  - schleimig-eitrig (J41.1)
  - o.n.A. (J42)
- o.n.A. bei Patienten von 15 Jahren und älter (J40)

Tracheobronchitis:
- chronisch (J42)
- chronisch-obstruktiv (J44.-)
- o.n.A. (J40)

| | |
|---|---|
| J20.0 | Akute Bronchitis durch Mycoplasma pneumoniae |
| J20.1 | Akute Bronchitis durch Haemophilus influenzae |
| J20.2 | Akute Bronchitis durch Streptokokken |
| J20.3 | Akute Bronchitis durch Coxsackieviren |
| J20.4 | Akute Bronchitis durch Parainfluenzaviren |
| J20.5 | Akute Bronchitis durch Respiratory-Syncytial-Viren [RS-Viren] |
| J20.6 | Akute Bronchitis durch Rhinoviren |
| J20.7 | Akute Bronchitis durch ECHO-Viren |
| J20.8 | Akute Bronchitis durch sonstige näher bezeichnete Erreger |
| J20.9 | Akute Bronchitis, nicht näher bezeichnet |

### J21 Akute Bronchiolitis
*Inkl.:* Mit Bronchospasmus

J21.0 Akute Bronchiolitis durch Respiratory-Syncytial-Viren [RS-Viren]

J21.8 Akute Bronchiolitis durch sonstige näher bezeichnete Erreger

J21.9 Akute Bronchiolitis, nicht näher bezeichnet
Bronchiolitis (akut)

### J22 Akute Infektion der unteren Atemwege, nicht näher bezeichnet
Akute Infektion der (unteren) Atemwege o.n.A.
*Exkl.:* Infektion der oberen Atemwege (akut) (J06.9)

## Sonstige Krankheiten der oberen Atemwege (J30–J39)

### J30 Vasomotorische und allergische Rhinitis
*Inkl.:* Reflektorischer Fließschnupfen
*Exkl.:* Allergische Rhinitis mit Asthma (J45.0)
Rhinitis o.n.A. (J31.0)

J30.0 **Rhinitis vasomotorica**

J30.1 **Allergische Rhinitis durch Pollen**
Heufieber und Heuschnupfen
Pollenallergie o.n.A.
Pollinose

J30.2 **Sonstige saisonale allergische Rhinitis**

J30.3 **Sonstige allergische Rhinitis**
Ganzjährig bestehende allergische Rhinitis

J30.4 **Allergische Rhinitis, nicht näher bezeichnet**

## J31 Chronische Rhinitis, Rhinopharyngitis und Pharyngitis

**J31.0 Chronische Rhinitis**
Ozaena
Rhinitis (chronisch):
- atrophisch
- eitrig
- granulomatös
- hypertrophisch
- obstruktiv
- ulzerös
- o.n.A.

*Exkl.:* Allergische Rhinitis (J30.1–J30.4)
Rhinitis vasomotorica (J30.0)

**J31.1 Chronische Rhinopharyngitis**
*Exkl.:* Rhinopharyngitis, akut oder o.n.A. (J00)

**J31.2 Chronische Pharyngitis**
Chronische Rachenentzündung
Pharyngitis (chronisch):
- atrophica
- granulosa
- hypertrophica

*Exkl.:* Pharyngitis, akut oder o.n.A. (J02.9)

## J32 Chronische Sinusitis

*Inkl.:* Abszeß
Eiterung
Empyem  } (chronisch) (Nasen-) Nebenhöhlen
Infektion

Soll der Infektionserreger angegeben werden, ist eine zusätzliche Schlüsselnummer (B95–B97) zu benutzen.

*Exkl.:* Akute Sinusitis (J01.–)

**J32.0 Chronische Sinusitis maxillaris**
Kieferhöhlenentzündung (chronisch)
Sinusitis maxillaris o.n.A.

**J32.1 Chronische Sinusitis frontalis**
Sinusitis frontalis o.n.A.

**J32.2 Chronische Sinusitis ethmoidalis**
Sinusitis ethmoidalis o.n.A.

**J32.3 Chronische Sinusitis sphenoidalis**
Sinusitis sphenoidalis o.n.A.

**J32.4 Chronische Pansinusitis**
Pansinusitis o.n.A.

**J32.8 Sonstige chronische Sinusitis**
Sinusitis (chronisch) mit Beteiligung von mehr als einer Nasennebenhöhle, ausgenommen Pansinusitis

**J32.9 Chronische Sinusitis, nicht näher bezeichnet**
Sinusitis (chronisch) o.n.A.

## J33 Nasenpolyp
*Exkl.:* Adenomatöse Polypen (D14.0)

**J33.0 Polyp der Nasenhöhle**
Polyp:
- Choanal-
- nasopharyngeal

**J33.1 Polypoide Sinusdegeneration**
Woakes-Syndrom oder Ethmoiditis

**J33.8 Sonstige Polypen der Nasennebenhöhle**
Polyp, Polyposis:
- Nasennebenhöhlen
- Sinus ethmoidalis
- Sinus maxillaris
- Sinus sphenoidalis

**J33.9 Nasenpolyp, nicht näher bezeichnet**

## J34 Sonstige Krankheiten der Nase und der Nasennebenhöhlen
*Exkl.:* Ulcus varicosum des Nasenseptums (I86.8)

**J34.0 Abszeß, Furunkel und Karbunkel der Nase**
Nekrose
Phlegmone } Nase oder Nasenseptum
Ulzeration

**J34.1 Zyste oder Mukozele der Nasennebenhöhle**

**J34.2 Nasenseptumdeviation**
Verbiegung oder Subluxation des Nasenseptums (erworben)

**J34.3 Hypertrophie der Nasenmuscheln**

**J34.8 Sonstige näher bezeichnete Krankheiten der Nase und der Nasennebenhöhlen**
Perforation des Nasenseptums o.n.A.
Rhinolith

## J35 Chronische Krankheiten der Gaumen- und Rachenmandeln

**J35.0 Chronische Tonsillitis**
*Exkl.:* Tonsillitis:
- akut (J03.–)
- o.n.A. (J03.9)

**J35.1 Hypertrophie der Gaumenmandeln**
Vergrößerung der Gaumenmandeln

**J35.2 Hypertrophie der Rachenmandeln**
Vergrößerung der Rachenmandeln

**J35.3 Hypertrophie der Gaumenmandeln mit Hyperthrophie der Rachenmandeln**

**J35.8 Sonstige chronische Krankheiten der Gaumen- und Rachenmandeln**
Adenoide Vegetationen
Mandelstein
Narbe der Gaumenmandel (und Rachenmandel)
Ulkus der Tonsille

**J35.9 Chronische Krankheit der Gaumen- und Rachenmandeln, nicht näher bezeichnet**
Krankheit (chronisch) der Gaumenmandeln und Rachenmandeln o.n.A.

## J36 Peritonsillarabszeß

Phlegmone, peritonsillär
Tonsillarabszeß
Soll der Infektionserreger angegeben werden, ist eine zusätzliche Schlüsselnummer (B95–B97) zu benutzen.

*Exkl.:* Retropharyngealabszeß (J39.0)
Tonsillitis:
- akut (J03.–)
- chronisch (J35.0)
- o.n.A. (J03.9)

## J37 Chronische Laryngitis und Laryngotracheitis

Soll der Infektionserreger angegeben werden, ist eine zusätzliche Schlüsselnummer (B95–B97) zu benutzen.

**J37.0 Chronische Laryngitis**
Laryngitis:
- hypertrophisch
- katarrhalisch
- sicca

*Exkl.:* Laryngitis:
- akut (J04.0)
- obstruktiv (akut) (J05.0)
- o.n.A. (J04.0)

**J37.1 Chronische Laryngotracheitis**
Chronische Laryngitis mit Tracheitis (chronisch)
Chronische Tracheitis mit Laryngitis

*Exkl.:* Laryngotracheitis:
- akut (J04.2)
- o.n.A. (J04.2)

Tracheitis:
- akut (J04.1)
- chronisch (J42)
- o.n.A. (J04.1)

## J38 Krankheiten der Stimmbänder und des Kehlkopfes, anderenorts nicht klassifiziert

*Exkl.:* Laryngealer Stridor congenitus (Q31.4)
Laryngitis:
- obstruktiv (akut) (J05.0)
- ulzerös (J04.0)

Subglottische Stenose nach medizinischen Maßnahmen (J95.5)
Stridor (R06.1)

**J38.0 Lähmung der Stimmbänder und des Kehlkopfes**
Lähmung:
- Glottis
- Kehlkopf

**J38.1 Polyp des Stimmbandes und des Kehlkopfes**
*Exkl.:* Adenomatöse Polypen (D14.1)

**J38.2 Stimmbandknötchen**
Chorditis (fibrinös) (nodös) (tuberös)
Lehrerknötchen
Sängerknötchen

**J38.3 Sonstige Krankheiten der Stimmbänder**
Abszeß ⎫
Granulom ⎪
Hyperkeratose ⎬ Stimmbänder
Leukoplakie ⎪
Parakeratose ⎪
Phlegmone ⎭

**J38.4 Larynxödem**
Ödem:
- Glottis
- subglottisch
- supraglottisch

*Exkl.:* Laryngitis:
- akut obstruktiv [Krupp] (J05.0)
- ödematös (J04.0)

**J38.5 Laryngospasmus**
Laryngismus (stridulus)

**J38.6 Kehlkopfstenose**

**J38.7 Sonstige Krankheiten des Kehlkopfes**
Abszeß ⎫
Krankheit o.n.A. ⎪
Nekrose ⎪
Pachydermie ⎬ Kehlkopf
Perichondritis ⎪
Phlegmone ⎪
Ulkus ⎭

# J39 Sonstige Krankheiten der oberen Atemwege

*Exkl.:* Akute Infektion der Atemwege o.n.A. (J22)
Akute Infektion der oberen Atemwege o.n.A. (J06.9)
Entzündung der oberen Atemwege durch chemische Substanzen, Gase, Rauch und Dämpfe (J68.2)

**J39.0 Retropharyngealabszeß und Parapharyngealabszeß**
Peripharyngealabszeß
*Exkl.:* Peritonsillarabszeß (J36)

**J39.1 Sonstiger Abszeß des Rachenraumes**
Abszeß des Nasopharynx
Rachenphlegmone

**J39.2 Sonstige Krankheiten des Rachenraumes**
Ödem ⎫
Zyste ⎭ Rachen oder Nasopharynx

*Exkl.:* Pharyngitis:
- chronisch (J31.2)
- ulzerös (J02.9)

**J39.3 Hypersensitivitätsreaktion der oberen Atemwege, Lokalisation nicht näher bezeichnet**

**J39.8 Sonstige näher bezeichnete Krankheiten der oberen Atemwege**

**J39.9 Krankheit der oberen Atemwege, nicht näher bezeichnet**

# Chronische Krankheiten der unteren Atemwege (J40–J47)

*Exkl.:* Zystische Fibrose (E84.–)

## J40 Bronchitis, nicht als akut oder chronisch bezeichnet

*Hinweis:* Ist eine Bronchitis bei Patienten unter 15 Jahren nicht als akut oder chronisch bezeichnet, sollte sie als akut gelten und unter J20.– verschlüsselt werden.

Bronchitis:
- katarrhalisch
- mit Tracheitis o.n.A.
- o.n.A.

Tracheobronchitis o.n.A.

*Exkl.:* Bronchitis:
- allergisch o.n.A. (J45.0)
- asthmatisch o.n.A. (J45.9)
- durch chemische Substanzen (akut) (J68.0)

## J41 Einfache und schleimig-eitrige chronische Bronchitis

*Exkl.:* Chronische Bronchitis:
- obstruktiv (J44.-)
- o.n.A. (J42)

**J41.0** Einfache chronische Bronchitis

**J41.1** Schleimig-eitrige chronische Bronchitis

**J41.8** Mischformen, einfache und schleimig-eitrige chronische Bronchitis

## J42 Nicht näher bezeichnete chronische Bronchitis

Chronische:
- Bronchitis o.n.A.
- Tracheitis
- Tracheobronchitis

*Exkl.:* Chronische:
- asthmatische Bronchitis (J44.-)
- einfache und schleimig-eitrige Bronchitis (J41.-)
- Emphysembronchitis (J44.-)
- obstruktive Bronchitis (J44.-)
- obstruktive Lungenkrankheit o.n.A. (J44.9)

## J43 Emphysem

*Exkl.:* Emphysem:
- durch Einatmen von chemischen Substanzen, Gasen, Rauch und Dämpfen (J68.4)
- interstitiell (J98.2)
- interstitiell, beim Neugeborenen (P25.0)
- kompensatorisch (J98.3)
- mediastinal (J98.2)
- mit chronischer (obstruktiver) Bronchitis (J44.-)
- postoperativ (subkutan) (T81.8)
- traumatisch subkutan (T79.7)

Emphysembronchitis (obstruktiv) (J44.-)

**J43.0** MacLeod-Syndrom

Einseitige(s):
- Emphysem
- helle Lunge

**J43.1 Panlobuläres Emphysem**
Panazinöses Emphysem

**J43.2 Zentrilobuläres Emphysem**

**J43.8 Sonstiges Emphysem**

**J43.9 Emphysem, nicht näher bezeichnet**
Emphysem (Lunge) (pulmonal):
- bullös
- vesikulär
- o.n.A.

Emphysembläschen

## J44 Sonstige chronische obstruktive Lungenkrankheit

*Inkl.:* Chronische:
- Bronchitis:
  - asthmatisch (obstruktiv)
  - emphysematös
  - mit Emphysem
- obstruktiv:
  - Asthma bronchiale
  - Bronchitis
  - Tracheobronchitis

*Exkl.:* Asthma bronchiale (J45.–)
Asthmatische Bronchitis o.n.A. (J45.9)
Bronchiektasen (J47)
Chronische:
- Bronchitis o.n.A. (J42)
- einfache und schleimig-eitrige Bronchitis (J41.–)
- Tracheitis (J42)
- Tracheobronchitis (J42)

Emphysem (J43.–)
Lungenkrankheiten durch exogene Substanzen (J60–J70)

**J44.0 Chronische obstruktive Lungenkrankheit mit akuter Infektion der unteren Atemwege**
*Exkl.:* Mit Grippe (J10–J11)

**J44.1 Chronische obstruktive Lungenkrankheit mit akuter Exazerbation, nicht näher bezeichnet**

**J44.8** **Sonstige näher bezeichnete chronische obstruktive Lungenkrankheit**
Chronische Bronchitis:
- asthmatisch (obstruktiv) o.n.A.
- emphysematös o.n.A.
- obstruktiv o.n.A.

**J44.9** **Chronische obstruktive Lungenkrankheit, nicht näher bezeichnet**
Chronische obstruktive Krankheit der Atemwege o.n.A.
Chronische obstruktive Lungenkrankheit o.n.A.

## J45 Asthma bronchiale

*Exkl.:* Akutes schweres Asthma bronchiale (J46)
Chronische asthmatische (obstruktive) Bronchitis (J44.–)
Chronisches obstruktives Asthma bronchiale (J44.–)
Eosinophiles Lungeninfiltrat mit Asthma bronchiale (J82)
Lungenkrankheiten durch exogene Substanzen (J60–J70)
Status asthmaticus (J46)

**J45.0** **Vorwiegend allergisches Asthma bronchiale**
Allergische:
- Bronchitis o.n.A.
- Rhinitis mit Asthma bronchiale

Atopisches Asthma
Exogenes allergisches Asthma bronchiale [Extrinsisches Asthma]
Heuschnupfen mit Asthma bronchiale

**J45.1** **Nichtallergisches Asthma bronchiale**
Endogenes nichtallergisches Asthma bronchiale [Intrinsisches Asthma]
Medikamentös ausgelöstes nichtallergisches Asthma bronchiale [Analgetika-Asthma]
Soll bei Arzneimittelinduktion das verursachende Arzneimittel angegeben werden, ist eine zusätzliche Schlüsselnummer (Kapitel XX) zu benutzen.

**J45.8** **Mischformen des Asthma bronchiale**
Kombination von Krankheitszuständen unter J45.0 und J45.1

**J45.9** **Asthma bronchiale, nicht näher bezeichnet**
Asthmatische Bronchitis o.n.A.
Late-Onset-Asthma

## J46 Status asthmaticus
Akutes schweres Asthma bronchiale

### J47 Bronchiektasen
Bronchiolektasen
*Exkl.:* Angeborene Bronchiektasie (Q33.4)
Tuberkulöse Bronchiektasie (aktuelle Krankheit) (A15–A16)

## Lungenkrankheiten durch exogene Substanzen (J60–J70)

*Exkl.:* Asthma bronchiale, unter J45.– klassifiziert

### J60 Kohlenbergarbeiter-Pneumokoniose
Anthrakose
Anthrakosilikose
Kohlenstaub-Lunge
*Exkl.:* Mit Tuberkulose (J65)

### J61 Pneumokoniose durch Asbest und sonstige anorganische Fasern
Asbestose
*Exkl.:* Mit Tuberkulose (J65)
Pleuraplaques mit Asbestose (J92.0)

### J62 Pneumokoniose durch Quarzstaub
*Inkl.:* Silikotische Lungenfibrose (massiv)
*Exkl.:* Pneumokoniose mit Tuberkulose (J65)

**J62.0 Pneumokoniose durch Talkum-Staub**

**J62.8 Pneumokoniose durch sonstigen Quarzstaub**
Silikose o.n.A.

### J63 Pneumokoniose durch sonstige anorganische Stäube
*Exkl.:* Mit Tuberkulose (J65)

**J63.0 Aluminose (Lunge)**

| J63.1 | Bauxitfibrose (Lunge) |
|---|---|
| J63.2 | Berylliose |
| J63.3 | Graphitfibrose (Lunge) |
| J63.4 | Siderose |
| J63.5 | Stannose |
| J63.8 | Pneumokoniose durch sonstige näher bezeichnete anorganische Stäube |

### J64 Nicht näher bezeichnete Pneumokoniose
*Exkl.:* Mit Tuberkulose (J65)

### J65 Pneumokoniose in Verbindung mit Tuberkulose
Jeder Zustand unter J60–J64 mit jeder der unter A15–A16 aufgeführten Formen der Tuberkulose

### J66 Krankheit der Atemwege durch spezifischen organischen Staub
*Exkl.:* Allergische Alveolitis durch organischen Staub (J67.–)
Bagassose (J67.1)
Farmerlunge (J67.0)
Reaktive Atemwegskrankheiten (J68.3)

| J66.0 | Byssinose |
|---|---|
| | Krankheit der Atemwege durch Baumwollstaub |
| J66.1 | Flachsarbeiter-Krankheit |
| J66.2 | Cannabiose |
| J66.8 | Krankheit der Atemwege durch sonstige näher bezeichnete organische Stäube |

### J67 Allergische Alveolitis durch organischen Staub
*Inkl.:* Allergische Alveolitis und hypersensitive Pneumonitis durch eingeatmeten organischen Staub, Partikel von Pilzen und Aktinomyzeten sowie sonstigen Ursprungs
*Exkl.:* Pneumonie durch Einatmen von chemischen Substanzen, Gasen, Rauch und Dämpfen (J68.0)

## J67.0 Farmerlunge
Drescher-Lunge
Erntearbeiter-Lunge
Mouldy hay disease

## J67.1 Bagassose
Bagasse-:
- Krankheit
- Pneumonie

## J67.2 Vogelzüchterlunge
Taubenzüchter-Krankheit oder -Lunge
Wellensittichzüchter-Krankheit oder -Lunge

## J67.3 Suberose
Korkarbeiter-Krankheit oder -Lunge
Korkrindenschäler-Krankheit oder -Lunge

## J67.4 Malzarbeiter-Lunge
Alveolitis durch Aspergillus clavatus

## J67.5 Pilzarbeiter-Lunge

## J67.6 Ahornrindenschäler-Lunge
Alveolitis durch Cryptostroma corticale

## J67.7 Befeuchter- und Klimaanlage-Lunge
Allergische Alveolitis durch Pilze, thermophile Aktinomyzeten und andere Organismen, die sich in Belüftungsanlagen [Klimaanlagen] entwickeln

## J67.8 Allergische Alveolitis durch organische Stäube
Fischmehlarbeiter-Lunge
Käsewäscher-Lunge
Kaffeearbeiter-Lunge
Kürschner-Lunge
Sequoiose

## J67.9 Allergische Alveolitis durch nicht näher bezeichneten organischen Staub
Alveolitis, allergisch (exogen) o.n.A.
Hypersensitive Pneumonitis o.n.A.

## J68 Krankheiten der Atmungsorgane durch Einatmen von chemischen Substanzen, Gasen, Rauch und Dämpfen
Soll die äußere Ursache angegeben werden, ist eine zusätzliche Schlüsselnummer (Kapitel XX) zu benutzen.

| | |
|---|---|
| J68.0 | **Bronchitis und Pneumonie durch chemische Substanzen, Gase, Rauch und Dämpfe** |
| | Bronchitis (akut) durch chemische Substanzen |
| J68.1 | **Akutes Lungenödem durch chemische Substanzen, Gase, Rauch und Dämpfe** |
| | Lungenödem (akut) durch chemische Substanzen |
| J68.2 | **Entzündung der oberen Atemwege durch chemische Substanzen, Gase, Rauch und Dämpfe, anderenorts nicht klassifiziert** |
| J68.3 | **Sonstige akute und subakute Krankheiten der Atmungsorgane durch chemische Substanzen, Gase, Rauch und Dämpfe** |
| | Reaktive Atemwegskrankheiten [Reactive airways dysfunction syndrome] |
| J68.4 | **Chronische Krankheiten der Atemwege durch chemische Substanzen, Gase, Rauch und Dämpfe** |
| | Emphysem (diffus) (chronisch) ⎫ |
| | Lungenfibrose (chronisch) ⎬ durch Einatmen von chemischen Substanzen, Gasen, Rauch und Dämpfen |
| | Obliterierende Bronchiolitis (chronisch) (subakut) ⎭ |
| J68.8 | **Sonstige Krankheiten der Atmungsorgane durch chemische Substanzen, Gase, Rauch und Dämpfe** |
| J68.9 | **Nicht näher bezeichnete Krankheit der Atmungsorgane durch chemische Substanzen, Gase, Rauch und Dämpfe** |

## J69 Pneumonie durch feste und flüssige Substanzen

Soll die äußere Ursache angegeben werden, ist eine zusätzliche Schlüsselnummer (Kapitel XX) zu benutzen.

*Exkl.:* Aspirationssyndrome beim Neugeborenen (P24.–)

J69.0 **Pneumonie durch Nahrung oder Erbrochenes**

Aspirationspneumonie (durch):
- Erbrochenes
- Magensekrete
- Milch
- Nahrung (regurgitiert)
- o.n.A.

*Exkl.:* Mendelson-Syndrom (J95.4)

J69.1 **Pneumonie durch Öle und Extrakte**

Lipidpneumonie

J69.8 **Pneumonie durch sonstige feste und flüssige Substanzen**

Pneumonie durch Aspiration von Blut

## J70 Krankheiten der Atmungsorgane durch sonstige exogene Substanzen

Soll die äußere Ursache angegeben werden, ist eine zusätzliche Schlüsselnummer (Kapitel XX) zu benutzen.

J70.0 **Akute Lungenbeteiligung bei Strahleneinwirkung**
Strahlenpneumonitis

J70.1 **Chronische und sonstige Lungenbeteiligung bei Strahleneinwirkung**
Lungenfibrose nach Strahleneinwirkung

J70.2 **Akute arzneimittelinduzierte interstitielle Lungenkrankheiten**

J70.3 **Chronische arzneimittelinduzierte interstitielle Lungenkrankheiten**

J70.4 **Arzneimittelinduzierte interstitielle Lungenkrankheit, nicht näher bezeichnet**

J70.8 **Krankheiten der Atmungsorgane durch sonstige näher bezeichnete exogene Substanzen**

J70.9 **Krankheiten der Atmungsorgane durch nicht näher bezeichnete exogene Substanz**

# Sonstige Krankheiten der Atmungsorgane, die hauptsächlich das Interstitium betreffen (J80–J84)

## J80 Atemnot-Syndrom der Erwachsenen [ARDS]
Hyaline-Membranen-Krankheit der Erwachsenen

## J81 Lungenödem
Akutes Lungenödem
Lungenstauung (passiv)
*Exkl.:* Hypostatische Pneumonie (J18.2)
Lungenödem:
- durch chemische Substanzen (akut) (J68.1)
- durch exogene Substanzen (J60–J70)
- mit Angabe von Herzkrankheit o.n.A. oder Herzinsuffizienz (I50.1)

**J82** **Eosinophiles Lungeninfiltrat, anderenorts nicht klassifiziert**
Eosinophiles Lungeninfiltrat mit Asthma bronchiale
Löffler-Syndrom (I)
Tropische (pulmonale) Eosinophilie o.n.A.
*Exkl.:* Durch:
- Arzneimittel (J70.2–J70.4)
- Aspergillose (B44.–)
- näher bezeichnete parasitäre Infektion (B50–B83)
- Systemkrankheiten des Bindegewebes (M30–M36)

**J84** **Sonstige interstitielle Lungenkrankheiten**
*Exkl.:* Arzneimittelinduzierte interstitielle Lungenkrankheiten (J70.2–J70.4)
Interstitielle lymphoide Pneumonie als Folge einer HIV-Krankheit (B22.1)
Interstitielles Emphysem (J98.2)
Lungenkrankheiten durch exogene Substanzen (J60–J70)

**J84.0** **Alveoläre und parietoalveoläre Krankheitszustände**
Alveolarproteinose
Microlithiasis alveolaris pulmonum

**J84.1** **Sonstige interstitielle Lungenkrankheiten mit Fibrose**
Diffuse Lungenfibrose
Fibrosierende Alveolitis (kryptogen)
Hamman-Rich-Syndrom
Idiopathische Lungenfibrose
*Exkl.:* Lungenfibrose (chronisch):
- durch Einatmen von chemischen Substanzen, Gasen, Rauch und Dämpfen (J68.4)
- nach Strahleneinwirkung (J70.1)

**J84.8** **Sonstige näher bezeichnete interstitielle Lungenkrankheiten**

**J84.9** **Interstitielle Lungenkrankheit, nicht näher bezeichnet**
Interstitielle Pneumonie o.n.A.

# Purulente und nekrotisierende Krankheitszustände der unteren Atemwege
(J85–J86)

### J85 Abszeß der Lunge und des Mediastinums

**J85.0** **Gangrän und Nekrose der Lunge**

**J85.1** **Abszeß der Lunge mit Pneumonie**
*Exkl.:* Mit Pneumonie durch näher bezeichneten Erreger (J10–J16)

**J85.2** **Abszeß der Lunge ohne Pneumonie**
Abszeß der Lunge o.n.A.

**J85.3** **Abszeß des Mediastinums**

### J86 Pyothorax

*Inkl.:* Abszeß:
- Pleura
- Thorax

Empyem
Pyopneumothorax
Soll der Infektionserreger angegeben werden, ist eine zusätzliche Schlüsselnummer (B95–B97) zu benutzen.
*Exkl.:* Durch Tuberkulose (A15–A16)

**J86.0** **Pyothorax mit Fistel**

**J86.9** **Pyothorax ohne Fistel**

# Sonstige Krankheiten der Pleura
(J90–J94)

### J90 Pleuraerguß, anderenorts nicht klassifiziert
Pleuritis mit Erguß
*Exkl.:* Chylöser (Pleura-) Erguß (J94.0)
Pleuritis o.n.A. (R09.1)
Tuberkulose (A15–A16)

## J91* Pleuraerguß bei anderenorts klassifizierten Krankheiten

## J92 Pleuraplaques
*Inkl.:* Pleuraschwarte

**J92.0** Pleuraplaques mit Nachweis von Asbest

**J92.9** Pleuraplaques ohne Nachweis von Asbest
Pleuraplaques o.n.A.

## J93 Pneumothorax
*Exkl.:* Pneumothorax:
- angeboren oder perinatal (P25.1)
- traumatisch (S27.0)
- tuberkulös (aktuelle Krankheit) (A15–A16)

Pyopneumothorax (J86.–)

**J93.0** Spontaner Spannungspneumothorax

**J93.1** Sonstiger Spontanpneumothorax

**J93.8** Sonstiger Pneumothorax

**J93.9** Pneumothorax, nicht näher bezeichnet

## J94 Sonstige Krankheitszustände der Pleura
*Exkl.:* Pleuritis o.n.A. (R09.1)
Traumatisch:
- Hämatopneumothorax (S27.2)
- Hämatothorax (S27.1)

Tuberkulose der Pleura (aktuelle Krankheit) (A15–A16)

**J94.0** Chylöser Erguß
Chylusartiger Erguß

**J94.1** Fibrothorax

**J94.2** Hämatothorax
Hämatopneumothorax

**J94.8** Sonstige näher bezeichnete Krankheitszustände der Pleura
Hydrothorax

**J94.9** Pleurakrankheit, nicht näher bezeichnet

# Sonstige Krankheiten des Atmungssystems (J95–J99)

## J95 Krankheiten der Atemwege nach medizinischen Maßnahmen, anderenorts nicht klassifiziert

*Exkl.:* Emphysem (subkutan) als Folge einer medizinischen Maßnahme (T81.8)
Lungenbeteiligung bei Strahleneinwirkung (J70.0–J70.1)

**J95.0 Funktionsstörung eines Tracheostomas**
Blutung aus dem Tracheostoma
Obstruktion des durch Tracheotomie geschaffenen Luftweges
Sepsis des Tracheostomas
Tracheo-Ösophagealfistel nach Tracheotomie

**J95.1 Akute pulmonale Insuffizienz nach Thoraxoperation**

**J95.2 Akute pulmonale Insuffizienz nach nicht am Thorax vorgenommener Operation**

**J95.3 Chronische pulmonale Insuffizienz nach Operation**

**J95.4 Mendelson-Syndrom**
*Exkl.:* Als Komplikation bei:
- Schwangerschaft (O29.0)
- Wehen und Entbindung (O74.0)
- Wochenbett (O89.0)

**J95.5 Subglottische Stenose nach medizinischen Maßnahmen**

**J95.8 Sonstige Krankheiten der Atemwege nach medizinischen Maßnahmen**

**J95.9 Krankheit der Atemwege nach medizinischen Maßnahmen, nicht näher bezeichnet**

## J96 Respiratorische Insuffizienz, anderenorts nicht klassifiziert

*Exkl.:* Atemnot-Syndrom:
- der Erwachsenen (J80)
- des Neugeborenen (P22.0)

Atemstillstand (R09.2)
Kardiorespiratorische Insuffizienz (R09.2)
Respiratorische Insuffizienz nach medizinischen Maßnahmen (J95.–)

**J96.0 Akute respiratorische Insuffizienz**

**J96.1 Chronische respiratorische Insuffizienz**
**J96.9 Respiratorische Insuffizienz, nicht näher bezeichnet**

## J98 Sonstige Krankheiten der Atemwege
*Exkl.:* Apnoe:
- beim Neugeborenen (P28.4)
- o.n.A. (R06.8)

Schlafapnoe
- beim Neugeborenen (P28.3)
- o.n.A. (G47.3)

**J98.0 Krankheiten der Bronchien, anderenorts nicht klassifiziert**
Broncholithiasis
Stenose des Bronchus
Tracheobronchiale Dyskinesie
Tracheobronchiales Kollapssyndrom
Ulkus ⎫
Verkalkung ⎭ Bronchus

**J98.1 Lungenkollaps**
Atelektase
Kollaps der Lunge
*Exkl.:* Atelektase:
- beim Neugeborenen (P28.0–P28.1)
- tuberkulös (aktuelle Krankheit) (A15–A16)

**J98.2 Interstitielles Emphysem**
Mediastinalemphysem
*Exkl.:* Emphysem:
- beim Feten oder Neugeborenen (P25.0)
- postoperativ (subkutan) (T81.8)
- traumatisch subkutan (T79.7)
- o.n.A. (J43.9)

**J98.3 Kompensatorisches Emphysem**

**J98.4 Sonstige Veränderungen der Lunge**
Lungenkrankheit o.n.A.
Pneumolithiasis
Verkalkung der Lunge
Zystische Lungenkrankheit (erworben)

**J98.5 Krankheiten des Mediastinums, anderenorts nicht klassifiziert**
Fibrose ⎫ Mediastinum
Hernie ⎭
Mediastinitis
Verlagerung des Mediastinums
*Exkl.:* Abszeß des Mediastinums (J85.3)

**J98.6 Krankheiten des Zwerchfells**
Relaxatio diaphragmatica
Zwerchfellähmung
Zwerchfellentzündung
*Exkl.:* Angeborene Fehlbildung des Zwerchfells, anderenorts nicht klassifiziert (Q79.1)
Zwerchfellhernie (K44.–)
Zwerchfellhernie, angeboren (Q79.0)

**J98.8 Sonstige näher bezeichnete Krankheiten der Atemwege**

**J98.9 Atemwegskrankheit, nicht näher bezeichnet**
Atemwegskrankheit (chronisch) o.n.A.

## J99* Krankheiten der Atemwege bei anderenorts klassifizierten Krankheiten

**J99.0* Lungenkrankheit bei chronischer Polyarthritis (M05.1†)**

**J99.1* Krankheiten der Atemwege bei sonstigen diffusen Bindegewebskrankheiten**
Atemwegskrankheiten bei:
- Dermatomyositis (M33.0–M33.1†)
- Polymyositis (M33.2†)
- Sicca-Syndrom [Sjögren-Syndrom] (M35.0†)
- systemischem Lupus erythematodes (M32.1†)
- systemischer Sklerose (M34.8†)
- Wegener-Granulomatose (M31.3†)

**J99.8* Krankheiten der Atemwege bei sonstigen anderenorts klassifizierten Krankheiten**
Atemwegskrankheiten bei:
- Amöbiasis (A06.5†)
- Kryoglobulinämie (D89.1†)
- Spondylitis ankylosans (M45†)
- Sporotrichose (B42.0†)
- Syphilis (A52.7†)

## KAPITEL XI

# Krankheiten des Verdauungssystems (K00–K93)

*Exkl.:* Angeborene Fehlbildungen, Deformitäten und Chromosomenanomalien (Q00–Q99)
Bestimmte infektiöse und parasitäre Krankheiten (A00–B99)
Bestimmte Zustände, die ihren Ursprung in der Perinatalperiode haben (P00–P96)
Endokrine, Ernährungs- und Stoffwechselkrankheiten (E00–E90)
Komplikationen der Schwangerschaft, der Geburt und des Wochenbettes (O00–O99)
Neubildungen (C00–D48)
Symptome und abnorme klinische und Laborbefunde, die anderenorts nicht klassifiziert sind (R00–R99)
Verletzungen, Vergiftungen und bestimmte andere Folgen äußerer Ursachen (S00–T98)

**Dieses Kapitel gliedert sich in folgende Gruppen:**

K00–K14  Krankheiten der Mundhöhle, der Speicheldrüsen und der Kiefer
K20–K31  Krankheiten des Ösophagus, des Magens und des Duodenums
K35–K38  Krankheiten der Appendix
K40–K46  Hernien
K50–K52  Nichtinfektiöse Enteritis und Kolitis
K55–K63  Sonstige Krankheiten des Darmes
K65–K67  Krankheiten des Peritoneums
K70–K77  Krankheiten der Leber
K80–K87  Krankheiten der Gallenblase, der Gallenwege und des Pankreas
K90–K93  Sonstige Krankheiten des Verdauungssystems

**Dieses Kapitel enthält die folgenden Sternschlüsselnummern:**

K23*  Krankheiten des Ösophagus bei anderenorts klassifizierten Krankheiten
K67*  Krankheiten des Peritoneums bei anderenorts klassifizierten Infektionskrankheiten
K77*  Leberkrankheiten bei anderenorts klassifizierten Krankheiten
K87*  Krankheiten der Gallenblase, der Gallenwege und des Pankreas bei anderenorts klassifizierten Krankheiten
K93*  Krankheiten sonstiger Verdauungsorgane bei anderenorts klassifizierten Krankheiten

# Krankheiten der Mundhöhle, der Speicheldrüsen und der Kiefer (K00-K14)

## K00 Störungen der Zahnentwicklung und des Zahndurchbruchs

*Exkl.:* Retinierte und impaktierte Zähne (K01.-)

**K00.0** **Anodontie**
Hypodontie
Oligodontie

**K00.1** **Hyperodontie**
Distomolar
Mesiodens
Paramolar
Vierter Molar
Zusätzliche Zähne

**K00.2** **Abnormitäten in Größe und Form der Zähne**
Dens:
- evaginatus
- in dente
- invaginatus

Makrodontie
Mikrodontie
Schmelzperlen
Taurodontismus
Tuberculum paramolare
Verschmelzung ⎫
Verwachsung ⎬ Zähne
Zwillingsbildung ⎭
Zapfenzähne [Dentes emboliformes]

*Exkl.:* Tuberculum Carabelli wird als Normvariante betrachtet und sollte nicht verschlüsselt werden

**K00.3** **Schmelzflecken [Mottled teeth]**
Dentalfluorose
Gefleckter Zahnschmelz
Nicht durch Fluor bedingte Schmelzopazitäten

*Exkl.:* Auflagerungen [Beläge] auf den Zähnen (K03.6)

**K00.4 Störungen in der Zahnbildung**
Lokale Odontodysplasie
Turner-Zahn
Zahndilazeration
Zahnschmelzhypoplasie (neonatal) (postnatal) (pränatal)
Zementaplasie und -hypoplasie
*Exkl.:* Gefleckter Zahnschmelz (K00.3)
Hutchinson- und Fournier-Zähne bei konnataler Syphilis (A50.5)

**K00.5 Hereditäre Störungen der Zahnstruktur, anderenorts nicht klassifiziert**
Amelogenesis ⎫
Dentinogenesis ⎬ imperfecta
Dentindysplasie
Odontogenesis hypoplastica
Wurzellose Zähne

**K00.6 Störungen des Zahndurchbruchs**
Dens:
- natalis
- neonatalis

Dentitio praecox
Persistieren von Milchzähnen [Dentes decidui]
Vorzeitiger:
- Ausfall der Milchzähne
- Zahndurchbruch

**K00.7 Dentitionskrankheit**

**K00.8 Sonstige Störungen der Zahnentwicklung**
Farbveränderungen während der Zahnbildung
Intrinsische Verfärbung der Zähne o.n.A.

**K00.9 Störung der Zahnentwicklung, nicht näher bezeichnet**
Störung der Odontogenese o.n.A.

## K01 Retinierte und impaktierte Zähne

*Exkl.:* Retinierte und impaktierte Zähne mit abnormer Stellung der betreffenden oder der benachbarten Zähne (K07.3)

**K01.0 Retinierte Zähne**
Bei einem retinierten Zahn ist kein Zahndurchbruch erfolgt, obwohl keine Behinderung durch einen anderen Zahn vorlag.

**K01.1 Impaktierte Zähne**
Bei einem impaktierten Zahn ist wegen einer Behinderung durch einen anderen Zahn kein Zahndurchbruch erfolgt.

## K02 Zahnkaries

**K02.0 Karies, auf den Zahnschmelz begrenzt**
Opake Flecken [Initiale Karies]

**K02.1 Karies des Dentins**

**K02.2 Karies des Zements**

**K02.3 Kariesmarke**

**K02.4 Odontoklasie**
Infantile Melanodontie
Melanodontoklasie

**K02.8 Sonstige Zahnkaries**

**K02.9 Zahnkaries, nicht näher bezeichnet**

## K03 Sonstige Krankheiten der Zahnhartsubstanzen

*Exkl.:* Bruxismus (F45.8)
Zähneknirschen o.n.A. (F45.8)
Zahnkaries (K02.–)

**K03.0 Ausgeprägte Attrition der Zähne**
Abnutzung:
- approximal } Zähne
- okklusal

**K03.1 Abrasion der Zähne**
Abrasion der Zähne (durch):
- berufsbedingt
- habituell
- rituell
- traditionell
- Zahnputzmittel

Keilförmiger Defekt o.n.A.

**K03.2 Erosion der Zähne**
Erosion der Zähne:
- berufsbedingt
durch:
- Arzneimittel oder Drogen
- Nahrungsmittel
- unstillbares Erbrechen
- idiopathisch
- o.n.A.

**K03.3 Pathologische Zahnresorption**
Internes Granulom der Pulpa
Zahnresorption (extern)

**K03.4 Hyperzementose**
Zementhyperplasie

**K03.5 Ankylose der Zähne**

**K03.6 Auflagerungen [Beläge] auf den Zähnen**
Auflagerungen [Beläge] auf den Zähnen:
- Betel
- grün
- Materia alba
- orange
- schwarz
- Tabak
Zahnstein:
- subgingival
- supragingival
Zahnverfärbung:
- extrinsisch o.n.A.
- o.n.A.

**K03.7 Farbänderungen der Zahnhartsubstanzen nach dem Zahndurchbruch**
*Exkl.:* Auflagerungen [Beläge] auf den Zähnen (K03.6)

**K03.8 Sonstige näher bezeichnete Krankheiten der Zahnhartsubstanzen**
Empfindliches Dentin
Strahlengeschädigter Zahnschmelz
Soll bei Strahlenwirkung die Strahlung angegeben werden, ist eine zusätzliche Schlüsselnummer (Kapitel XX) zu benutzen.

**K03.9 Krankheit der Zahnhartsubstanzen, nicht näher bezeichnet**

## K04 Krankheiten der Pulpa und des periapikalen Gewebes

**K04.0 Pulpitis**
Pulpa:
- Abszeß
- Polyp

Pulpitis:
- akut
- chronisch (hyperplastisch) (ulzerös)
- eitrig

**K04.1 Pulpanekrose**
Pulpagangrän

**K04.2 Pulpadegeneration**
Dentikel
Pulpa:
- Kalzifikation
- Steine

**K04.3 Abnorme Bildung von Zahnhartsubstanz in der Pulpa**
Sekundäres oder irreguläres Dentin

**K04.4 Akute apikale Parodontitis pulpalen Ursprungs**
Akute apikale Parodontitis o.n.A.

**K04.5 Chronische apikale Parodontitis**
Apikale Parodontitis o.n.A.
Apikales oder periapikales Granulom

**K04.6 Periapikaler Abszeß mit Fistel**
Abszeß mit Fistel:
- dental
- dentoalveolar

**K04.7 Periapikaler Abszeß ohne Fistel**
Abszeß o.n.A.:
- dental
- dentoalveolar
- periapikal

**K04.8 Radikuläre Zyste**
Zyste:
- apikal (parodontal)
- periapikal
- residual, radikulär

*Exkl.:* Laterale parodontale Zyste (K09.0)

**K04.9 Sonstige und nicht näher bezeichnete Krankheiten der Pulpa und des periapikalen Gewebes**

## K05 Gingivitis und Krankheiten des Parodonts

**K05.0 Akute Gingivitis**

*Exkl.:* Akute nekrotisierend-ulzeröse Gingivitis (A69.1)
Gingivostomatitis herpetica [Herpes simplex] (B00.2)

**K05.1 Chronische Gingivitis**
Gingivitis (chronica):
- desquamativa
- hyperplastica
- simplex marginalis
- ulcerosa
- o.n.A.

**K05.2 Akute Parodontitis**
Akute Perikoronitis
Parodontalabszeß
Periodontalabszeß

*Exkl.:* Akute apikale Parodontitis (K04.4)
Periapikaler Abszeß (K04.7)
Periapikaler Abszeß mit Fistel (K04.6)

**K05.3 Chronische Parodontitis**
Chronische Perikoronitis
Parodontitis:
- complex
- simplex
- o.n.A.

**K05.4 Parodontose**
Juvenile Parodontose

**K05.5 Sonstige Krankheiten des Parodonts**

**K05.6 Krankheit des Parodonts, nicht näher bezeichnet**

## K06 Sonstige Krankheiten der Gingiva und des zahnlosen Alveolarkammes

*Exkl.:* Atrophie des zahnlosen Alveolarkammes (K08.2)
Gingivitis:
- akut (K05.0)
- chronisch (K05.1)
- o.n.A. (K05.1)

**K06.0 Gingivaretraktion**
Gingivaretraktion (generalisiert) (lokalisiert) (postinfektiös) (postoperativ)

**K06.1 Gingivahyperplasie**
Gingivafibromatose

**K06.2 Gingivaläsionen und Läsionen des zahnlosen Alveolarkammes in Verbindung mit Trauma**
Irritative Hyperplasie des zahnlosen Alveolarkammes [Hyperplasie durch Zahnprothese]
Soll die äußere Ursache angegeben werden, ist eine zusätzliche Schlüsselnummer (Kapitel XX) zu benutzen.

**K06.8 Sonstige näher bezeichnete Krankheiten der Gingiva und des zahnlosen Alveolarkammes**
Epulis fibrosa
Epulis gigantocellularis
Peripheres Riesenzellgranulom
Pyogenes Granulom der Gingiva
Schlotterkamm

**K06.9 Krankheit der Gingiva und des zahnlosen Alveolarkammes, nicht näher bezeichnet**

## K07 Dentofaziale Anomalien [einschließlich fehlerhafte Okklusion]

*Exkl.:* Hemifaziale Atrophie oder Hypertrophie (Q67.4)
Unilaterale Hyperplasie oder Hypoplasie des Processus condylaris mandibulae (K10.8)

**K07.0 Stärkere Anomalien der Kiefergröße**
Hyperplasie, Hypoplasie:
- mandibulär
- maxillär

Makrognathie (mandibulär) (maxillär)
Mikrognathie (mandibulär) (maxillär)

*Exkl.:* Akromegalie (E22.0)
(Pierre-) Robin-Syndrom (Q87.0)

**K07.1 Anomalien des Kiefer-Schädelbasis-Verhältnisses**
Asymmetrie des Kiefers
Prognathie (mandibulär) (maxillär)
Retrognathie (mandibulär) (maxillär)

**K07.2 Anomalien des Zahnbogenverhältnisses**
Distalbiß
Kreuzbiß (vorderer) (hinterer)
Mesialbiß
Offener Biß (anterior) (posterior)
Posteriore linguale Okklusion der Unterkieferzähne
Sagittale Frontzahnstufe
Überbiß (übermäßig):
- horizontal
- tief
- vertikal

Verschiebung der Mittellinie des Zahnbogens

**K07.3 Zahnstellungsanomalien**
Diastema ⎫
Engstand ⎪
Lückenbildung, abnorm ⎬ Zahn oder Zähne
Rotation ⎪
Transposition ⎪
Verlagerung ⎭
Impaktierte oder retinierte Zähne mit abnormer Stellung derselben oder der benachbarten Zähne

*Exkl.:* Retinierte und impaktierte Zähne ohne abnorme Stellung (K01.–)

**K07.4 Fehlerhafte Okklusion, nicht näher bezeichnet**

**K07.5 Funktionelle dentofaziale Anomalien**
Abnormer Kieferschluß
Fehlerhafte Okklusion durch:
- abnormen Schluckakt
- Mundatmung
- Zungen-, Lippen- oder Fingerlutschgewohnheiten

*Exkl.:* Bruxismus (F45.8)
Zähneknirschen o.n.A. (F45.8)

**K07.6 Krankheiten des Kiefergelenkes**
Costen-Syndrom
Funktionsstörung des Kiefergelenkes
Gelenkknacken des Kiefers
Kiefergelenkarthralgie

*Exkl.:* Akute Kieferluxation (S03.0)
Akute Kieferzerrung (S03.4)

K07.8　Sonstige dentofaziale Anomalien
K07.9　Dentofaziale Anomalie, nicht näher bezeichnet

## K08 Sonstige Krankheiten der Zähne und des Zahnhalteapparates

K08.0　Zahnverfall durch systemische Ursachen
K08.1　Zahnverlust durch Unfall, Extraktion oder lokalisierte parodontale Krankheit
K08.2　Atrophie des zahnlosen Alveolarkammes
K08.3　Verbliebene Zahnwurzel
K08.8　Sonstige näher bezeichnete Krankheiten der Zähne und des Zahnhalteapparates
Irregulärer Alveolarfortsatz
Vergrößerung des Alveolarkammes o.n.A.
Zahnschmerz o.n.A.
K08.9　Krankheit der Zähne und des Zahnhalteapparates, nicht näher bezeichnet

## K09 Zysten der Mundregion, anderenorts nicht klassifiziert

*Inkl.:*　Läsionen mit den histologischen Merkmalen sowohl einer aneurysmatischen Zyste als auch einer anderen fibroossären Läsion
*Exkl.:*　Radikuläre Zyste (K04.8)

K09.0　Entwicklungsbedingte odontogene Zysten
Zyste:
- Dentitions-
- follikulär
- Gingiva-
- Kerato-
- lateral parodontal
- primordial
- Zahndurchbruchs-

K09.1　Entwicklungsbedingte (nichtodontogene) Zysten der Mundregion
Zyste:
- Canalis incisivus
- globulomaxillär
- medianopalatinal
- nasopalatinal
- Papilla incisiva

**K09.2 Sonstige Kieferzysten**
Zyste des Kiefers:
- aneurysmatisch
- hämorrhagisch
- traumatisch
- o.n.A.

*Exkl.:* Latente Knochenzyste des Kiefers (K10.0)
Stafne-Zyste (K10.0)

**K09.8 Sonstige Zysten der Mundregion, anderenorts nicht klassifiziert**
Dermoidzyste ⎫
Epidermoidzyste ⎬ Mund
Lymphoepithelialzyste ⎭
Epstein-Epithelperlen
Nasoalveolarzyste
Nasolabialzyste

**K09.9 Zyste der Mundregion, nicht näher bezeichnet**

## K10 Sonstige Krankheiten der Kiefer

**K10.0 Entwicklungsbedingte Krankheiten der Kiefer**
Latente Knochenzyste des Kiefers
Stafne-Zyste
Torus:
- mandibularis
- palatinus

**K10.1 Zentrales Riesenzellgranulom**
Riesenzellgranulom o.n.A.
*Exkl.:* Peripheres Riesenzellgranulom (K06.8)

**K10.2 Entzündliche Zustände der Kiefer**
Osteomyelitis (neonatal) ⎫
Osteoradionekrose ⎬ Kiefer (akut) (chronisch) (eitrig)
Ostitis ⎪
Periostitis ⎭
Sequester des Kieferknochens
Soll bei Strahlenwirkung die Strahlung angegeben werden, ist eine zusätzliche Schlüsselnummer (Kapitel XX) zu benutzen.

**K10.3 Alveolitis der Kiefer**
Alveoläre Ostitis
Trockene Alveole [Dry socket]

**K10.8 Sonstige näher bezeichnete Krankheiten der Kiefer**
Cherubismus
Exostose ⎫
Fibröse Dysplasie ⎬ Kiefer
Unilaterale Hyperplasie oder Hypoplasie des Processus condylaris mandibulae

**K10.9 Krankheit der Kiefer, nicht näher bezeichnet**

## K11 Krankheiten der Speicheldrüsen

**K11.0 Speicheldrüsenatrophie**

**K11.1 Speicheldrüsenhypertrophie**

**K11.2 Sialadenitis**
*Exkl.:* Febris uveoparotidea [Heerfordt-Syndrom] (D86.8)
Parotitis epidemica (B26.–)

**K11.3 Speicheldrüsenabszeß**

**K11.4 Speicheldrüsenfistel**
*Exkl.:* Angeborene Speicheldrüsenfistel (Q38.4)

**K11.5 Sialolithiasis**
Sialolith ⎫
Speichelstein ⎬ Speicheldrüse oder Speicheldrüsenausführungsgang

**K11.6 Mukozele der Speicheldrüsen**
Mukös:
- Extravasationszyste ⎫
- Retentionszyste ⎬ Speicheldrüsen
Ranula

**K11.7 Störungen der Speichelsekretion**
Ptyalismus
Speichelmangel
Xerostomie
*Exkl.:* Mundtrockenheit o.n.A. (R68.2)

**K11.8  Sonstige Krankheiten der Speicheldrüsen**
Benigne lymphoepitheliale Läsion der Speicheldrüsen
von-Mikulicz-Syndrom
Nekrotisierende Sialometaplasie
Sialektasie
Stenose  
Striktur } Speicheldrüsenausführungsgang

*Exkl.:*   Sicca-Syndrom [Sjögren-Syndrom] (M35.0)

**K11.9  Krankheit der Speicheldrüsen, nicht näher bezeichnet**
Sialoadenopathie o.n.A.

## K12  Stomatitis und verwandte Krankheiten
*Exkl.:*   Cancrum oris (A69.0)
Cheilitis (K13.0)
Gingivostomatitis herpetica [Herpes simplex] (B00.2)
Noma (A69.0)
Stomatitis gangraenosa (A69.0)

**K12.0  Rezidivierende orale Aphthen**
Bednar-Aphthen
Periadenitis mucosa necrotica recurrens
Rezidivierendes aphthöses Ulkus
Stomatitis aphthosa (major) (minor)
Stomatitis herpetiformis

**K12.1  Sonstige Formen der Stomatitis**
Stomatitis:
- durch Prothese
- ulcerosa
- vesicularis
- o.n.A.

**K12.2  Phlegmone und Abszeß des Mundes**
Mund- (Boden-) Phlegmone
Submandibularabszeß
*Exkl.:*   Abszeß:
- parodontal (K05.2)
- periapikal (K04.6–K04.7)
- peritonsillär (J36)
- Speicheldrüse (K11.3)
- Zunge (K14.0)

## K13 Sonstige Krankheiten der Lippe und der Mundschleimhaut

*Inkl.:* Affektionen des Zungenepithels

*Exkl.:* Bestimmte Krankheiten der Gingiva und des zahnlosen Alveolarkammes (K05–K06)
Krankheiten der Zunge (K14.–)
Stomatitis und verwandte Krankheiten (K12.–)
Zysten der Mundregion (K09.–)

### K13.0 Krankheiten der Lippen
Angulus infectiosus oris [Perlèche], anderenorts nicht klassifiziert
Cheilitis:
- angulär
- exfoliativa
- glandulär
- o.n.A.

Cheilodynie
Cheilosis

*Exkl.:* Angulus infectiosus oris durch:
- Kandidose (B37.8)
- Riboflavinmangel (E53.0)

Ariboflavinose (E53.0)
Cheilitis durch Strahleneinwirkung (L55–L59)

### K13.1 Wangen- und Lippenbiß

### K13.2 Leukoplakie und sonstige Affektionen des Mundhöhlenepithels, einschließlich Zunge
Erythroplakie } Mundhöhlenepithel, einschließlich Zunge
Leuködem
Leukokeratosis nicotinica palati
Rauchergaumen

*Exkl.:* Haarleukoplakie (K13.3)

### K13.3 Haarleukoplakie

### K13.4 Granulom und granulomähnliche Läsionen der Mundschleimhaut
Eosinophiles Granulom }
Granuloma pediculatum } Mundschleimhaut
Verruköses Xanthom }

### K13.5 Orale submuköse Fibrose
Submuköse Fibrose der Zunge

### K13.6 Irritative Hyperplasie der Mundschleimhaut
*Exkl.:* Irritative Hyperplasie des zahnlosen Alveolarkammes [Hyperplasie durch Zahnprothese] (K06.2)

**K13.7 Sonstige und nicht näher bezeichnete Läsionen der Mundschleimhaut**
Fokale orale Muzinose

## K14 Krankheiten der Zunge

*Exkl.:* Erythroplakie ⎫
Fokale epitheliale Hyperplasie ⎬ Zunge (K13.2)
Leuködem ⎪
Leukoplakie ⎭
Haarleukoplakie (K13.3)
Makroglossie (angeboren) (Q38.2)
Submuköse Fibrose der Zunge (K13.5)

**K14.0 Glossitis**
Abszeß ⎫
Ulzeration (traumatisch) ⎬ Zunge
*Exkl.:* Glossitis atrophicans (K14.4)

**K14.1 Lingua geographica**
Exfoliatio areata linguae
Glossitis migrans benigna

**K14.2 Glossitis rhombica mediana**

**K14.3 Hypertrophie der Zungenpapillen**
Belegte Zunge
Hypertrophie der Papillae foliatae
Lingua villosa nigra
Schwarze Haarzunge

**K14.4 Atrophie der Zungenpapillen**
Glossitis atrophicans

**K14.5 Lingua plicata**
Falten- ⎫
Furchen- ⎬ Zunge
Lingua scrotalis
*Exkl.:* Angeborene Faltenzunge (Q38.3)

**K14.6 Glossodynie**
Zungenbrennen
Zungenschmerz

**K14.8 Sonstige Krankheiten der Zunge**
Atrophie ⎫
Hypertrophie ⎬ Zunge
Kerbung ⎪
Vergrößerung ⎭

**K14.9 Krankheit der Zunge, nicht näher bezeichnet**
Zungenkrankheit o.n.A.

# Krankheiten des Ösophagus, des Magens und des Duodenums (K20–K31)

*Exkl.:* Hiatushernie (K44.–)

## K20 Ösophagitis
Abszeß des Ösophagus
Ösophagitis:
- durch chemische Substanzen
- peptisch
- o.n.A.

Soll die äußere Ursache angegeben werden, ist eine zusätzliche Schlüsselnummer (Kapitel XX) zu benutzen.

*Exkl.:* Erosion des Ösophagus (K22.1)
Mit gastroösophagealer Refluxkrankheit (K21.0)
Refluxösophagitis (K21.0)

## K21 Gastroösophageale Refluxkrankheit

**K21.0 Gastroösophageale Refluxkrankheit mit Ösophagitis**
Refluxösophagitis

**K21.9 Gastroösophageale Refluxkrankheit ohne Ösophagitis**
Ösophagealer Reflux o.n.A.

## K22 Sonstige Krankheiten des Ösophagus
*Exkl.:* Ösophagusvarizen (I85.–)

**K22.0 Achalasie der Kardia**
Achalasie o.n.A.
Kardiospasmus
*Exkl.:* Angeborener Kardiospasmus (Q39.5)

**K22.1 Ösophagusulkus**
Erosion des Ösophagus
Ösophagusulkus:
durch Ingestion von:
- Arzneimitteln und Drogen
- chemischen Substanzen
- durch Pilze
- peptisch
- o.n.A.

Soll die äußere Ursache angegeben werden, ist eine zusätzliche Schlüsselnummer (Kapitel XX) zu benutzen.

**K22.2 Ösophagusverschluß**
Kompression ⎫
Konstriktion ⎬ Ösophagus
Stenose ⎪
Striktur ⎭

*Exkl.:* Angeborene Ösophagusstenose oder -striktur (Q39.3)

**K22.3 Perforation des Ösophagus**
Ösophagusruptur
*Exkl.:* Traumatische Perforation des (thorakalen) Ösophagus (S27.8)

**K22.4 Dyskinesie des Ösophagus**
Diffuse Ösophagusspasmen
Korkenzieherspeiseröhre
Speiseröhrenkrampf
*Exkl.:* Kardiospasmus (K22.0)

**K22.5 Divertikel des Ösophagus, erworben**
Ösophagusdilatation, erworben
*Exkl.:* Ösophagusdivertikel (angeboren) (Q39.6)

**K22.6 Mallory-Weiss-Syndrom**
Schleimhautrisse in der Kardiaregion mit Hämorrhagie

**K22.8 Sonstige näher bezeichnete Krankheiten des Ösophagus**
Ösophagusblutung o.n.A.

**K22.9 Krankheit des Ösophagus, nicht näher bezeichnet**

## K23* Krankheiten des Ösophagus bei anderenorts klassifizierten Krankheiten

**K23.0\* Tuberkulose des Ösophagus (A18.8†)**

**K23.1\*** **Megaösophagus bei Chagas-Krankheit (B57.3†)**

**K23.8\*** **Krankheiten des Ösophagus bei sonstigen anderenorts klassifizierten Krankheiten**

Bei den Schlüsselnummern K25–K28 sind die folgenden 4. Stellen zu benutzen:
.0 Akut, mit Blutung
.1 Akut, mit Perforation
.2 Akut, mit Blutung und Perforation
.3 Akut, ohne Blutung oder Perforation
.4 Chronisch oder nicht näher bezeichnet, mit Blutung
.5 Chronisch oder nicht näher bezeichnet, mit Perforation
.6 Chronisch oder nicht näher bezeichnet, mit Blutung und Perforation
.7 Chronisch, ohne Blutung oder Perforation
.9 Weder als akut noch als chronisch bezeichnet, ohne Blutung oder Perforation

### K25  Ulcus ventriculi
[4. Stellen siehe Benutzungshinweis vor K25]
*Inkl.:*   Magenerosion (akut)
           Ulcus (pepticum):
           • Magen
           • Pylorus
Soll bei Arzneimittelinduktion die Substanz angegeben werden, ist eine zusätzliche Schlüsselnummer (Kapitel XX) zu benutzen.
*Exkl.:*   Akute hämorrhagische erosive Gastritis (K29.0)
           Ulcus pepticum o.n.A. (K27.–)

### K26  Ulcus duodeni
[4. Stellen siehe Benutzungshinweis vor K25]
*Inkl.:*   Erosion des Duodenums (akut)
           Ulcus (pepticum):
           • Duodenum
           • postpylorisch
Soll bei Arzneimittelinduktion die Substanz angegeben werden, ist eine zusätzliche Schlüsselnummer (Kapitel XX) zu benutzen.
*Exkl.:*   Ulcus pepticum o.n.A. (K27.–)

## K27 Ulcus pepticum, Lokalisation nicht näher bezeichnet
[4. Stellen siehe Benutzungshinweis vor K25]

*Inkl.:* Ulcus:
- gastroduodenale o.n.A.
- pepticum o.n.A.

*Exkl.:* Ulcus pepticum beim Neugeborenen (P78.8)

## K28 Ulcus pepticum jejuni
[4. Stellen siehe Benutzungshinweis vor K25]

*Inkl.:* Ulkus (peptisch) oder Erosion:
- Anastomosen-
- gastrointestinal
- gastrojejunal
- gastrokolisch
- jejunal
- magenseitig
- marginal

*Exkl.:* Primäres Ulkus des Dünndarmes (K63.3)

## K29 Gastritis und Duodenitis
*Exkl.:* Eosinophile Gastritis oder Gastroenteritis (K52.8)
Zollinger-Ellison-Syndrom (E16.8)

**K29.0 Akute hämorrhagische Gastritis**
Akute (erosive) Gastritis mit Blutung
*Exkl.:* Magenerosion (akut) (K25.–)

**K29.1 Sonstige akute Gastritis**

**K29.2 Alkoholgastritis**

**K29.3 Chronische Oberflächengastritis**

**K29.4 Chronische atrophische Gastritis**
Magenschleimhautatrophie

**K29.5 Chronische Gastritis, nicht näher bezeichnet**
Chronische Gastritis:
- Antrum
- Fundus

**K29.6 Sonstige Gastritis**
Gastropathia hypertrophica gigantea
Granulomatöse Gastritis
Ménétrier-Syndrom [Hypertrophische Gastropathie Ménétrier]

K29.7 Gastritis, nicht näher bezeichnet

K29.8 Duodenitis

K29.9 Gastroduodenitis, nicht näher bezeichnet

## K30 Dyspepsie
Verdauungsstörung
*Exkl.:* Dyspepsie:
- nervös (F45.3)
- neurotisch (F45.3)
- psychogen (F45.3)

Sodbrennen (R12)

## K31 Sonstige Krankheiten des Magens und des Duodenums
*Inkl.:* Funktionelle Magenkrankheiten
*Exkl.:* Divertikel des Duodenums (K57.0–K57.1)
Gastrointestinale Blutung (K92.0–K92.2)

K31.0 **Akute Magendilatation**
Akute Distension des Magens

K31.1 **Hypertrophische Pylorusstenose beim Erwachsenen**
Pylorusstenose o.n.A.
*Exkl.:* Angeborene oder infantile Pylorusstenose (Q40.0)

K31.2 **Sanduhrförmige Striktur und Stenose des Magens**
*Exkl.:* Angeborener Sanduhrmagen (Q40.2)
Sanduhrförmige Magenkontraktion (K31.8)

K31.3 **Pylorospasmus, anderenorts nicht klassifiziert**
*Exkl.:* Pylorospasmus:
- angeboren oder infantil (Q40.0)
- neurotisch (F45.3)
- psychogen (F45.3)

K31.4 **Magendivertikel**
*Exkl.:* Angeborenes Magendivertikel (Q40.2)

K31.5 **Duodenalverschluß**
Duodenalileus (chronisch)
Konstriktion ⎫
Stenose ⎬ Duodenum
Striktur ⎭
*Exkl.:* Angeborene Stenose des Duodenums (Q41.0)

**K31.6** **Fistel des Magens und des Duodenums**
Gastrojejunokolische Fistel
Gastrokolische Fistel

**K31.8** **Sonstige näher bezeichnete Krankheiten des Magens und des Duodenums**
Achlorhydrie
Gastroptose
Sanduhrförmige Magenkontraktion

**K31.9** **Krankheit des Magens und des Duodenums, nicht näher bezeichnet**

# Krankheiten der Appendix (K35–K38)

## K35 Akute Appendizitis

**K35.0** **Akute Appendizitis mit diffuser Peritonitis**
Appendizitis (akut) mit:
- Perforation
- Peritonitis (diffus)
- Ruptur

**K35.1** **Akute Appendizitis mit Peritonealabszeß**
Appendixabszeß

**K35.9** **Akute Appendizitis, nicht näher bezeichnet**
Akute Appendizitis ohne:
- Perforation
- Peritonealabszeß
- Peritonitis
- Ruptur

## K36 Sonstige Appendizitis
Appendizitis:
- chronisch
- rezidivierend

## K37 Nicht näher bezeichnete Appendizitis

### K38 Sonstige Krankheiten der Appendix

K38.0 Hyperplasie der Appendix

K38.1 Appendixkonkremente
Koprolith } Appendix
Kotstein

K38.2 Appendixdivertikel

K38.3 Appendixfistel

K38.8 Sonstige näher bezeichnete Krankheiten der Appendix
Invagination der Appendix

K38.9 Krankheit der Appendix, nicht näher bezeichnet

# Hernien (K40–K46)

*Hinweis:* Hernien mit Gangrän und Einklemmung werden als Hernien mit Gangrän verschlüsselt.

*Inkl.:* Hernie:
- angeboren [ausgenommen Zwerchfell- oder Hiatushernie]
- erworben
- rezidivierend

### K40 Hernia inguinalis

*Inkl.:* Hernia inguinalis:
- bilateralis
- directa
- indirecta
- obliqua
- o.n.A.

Hernia scrotalis
Inkomplette Leistenhernie

K40.0 Doppelseitige Hernia inguinalis mit Einklemmung, ohne Gangrän

K40.1 Doppelseitige Hernia inguinalis mit Gangrän

K40.2 Doppelseitige Hernia inguinalis, ohne Einklemmung und ohne Gangrän
Doppelseitige Hernia inguinalis o.n.A.

**K40.3** **Hernia inguinalis, einseitig oder ohne Seitenangabe, mit Einklemmung, ohne Gangrän**
Hernia inguinalis (einseitig):
- inkarzeriert
- irreponibel
- stranguliert
- Verschluß verursachend

} ohne Gangrän

**K40.4** **Hernia inguinalis, einseitig oder ohne Seitenangabe, mit Gangrän**
Hernia inguinalis o.n.A., mit Gangrän

**K40.9** **Hernia inguinalis, einseitig oder ohne Seitenangabe, ohne Einklemmung und ohne Gangrän**
Hernia inguinalis (einseitig) o.n.A.

## K41 Hernia femoralis

**K41.0** **Doppelseitige Hernia femoralis mit Einklemmung, ohne Gangrän**

**K41.1** **Doppelseitige Hernia femoralis mit Gangrän**

**K41.2** **Doppelseitige Hernia femoralis ohne Einklemmung und ohne Gangrän**
Doppelseitige Hernia femoralis o.n.A.

**K41.3** **Hernia femoralis, einseitig oder ohne Seitenangabe, mit Einklemmung, ohne Gangrän**
Hernia femoralis (einseitig):
- inkarzeriert
- irreponibel
- stranguliert
- Verschluß verursachend

} ohne Gangrän

**K41.4** **Hernia femoralis, einseitig oder ohne Seitenangabe, mit Gangrän**

**K41.9** **Hernia femoralis, einseitig oder ohne Seitenangabe, ohne Einklemmung und ohne Gangrän**
Hernia femoralis (einseitig) o.n.A.

## K42 Hernia umbilicalis

*Inkl.:* Hernia paraumbilicalis
*Exkl.:* Omphalozele (Q79.2)

**K42.0 Hernia umbilicalis mit Einklemmung, ohne Gangrän**
Hernia umbilicalis:
- inkarzeriert
- irreponibel
- stranguliert
- Verschluß verursachend

} ohne Gangrän

**K42.1 Hernia umbilicalis mit Gangrän**
Hernia umbilicalis gangraenosa

**K42.9 Hernia umbilicalis ohne Einklemmung und ohne Gangrän**
Hernia umbilicalis o.n.A.

## K43 Hernia ventralis
*Inkl.:* Hernia epigastrica
Narbenhernie

**K43.0 Hernia ventralis mit Einklemmung, ohne Gangrän**
Hernia ventralis:
- inkarzeriert
- irreponibel
- stranguliert
- Verschluß verursachend

} ohne Gangrän

**K43.1 Hernia ventralis mit Gangrän**
Hernia ventralis gangraenosa

**K43.9 Hernia ventralis ohne Einklemmung und ohne Gangrän**
Hernia ventralis o.n.A.

## K44 Hernia diaphragmatica
*Inkl.:* Hiatushernie (ösophageal) (gleitend)
Paraösophageale Hernie
*Exkl.:* Angeboren:
- Hiatushernie (Q40.1)
- Zwerchfellhernie (Q79.0)

**K44.0 Hernia diaphragmatica mit Einklemmung, ohne Gangrän**
Hernia diaphragmatica:
- inkarzeriert
- irreponibel
- stranguliert
- Verschluß verursachend

} ohne Gangrän

**K44.1** **Hernia diaphragmatica mit Gangrän**
Hernia diaphragmatica gangraenosa

**K44.9** **Hernia diaphragmatica ohne Einklemmung und ohne Gangrän**
Hernia diaphragmatica o.n.A.

## K45 Sonstige abdominale Hernien

*Inkl.:* Hernia:
- abdominalis, näher bezeichnete Lokalisation, anderenorts nicht klassifiziert
- ischiadica
- lumbalis
- obturatoria
- pudendalis
- retroperitonealis

**K45.0** **Sonstige näher bezeichnete abdominale Hernien mit Einklemmung, ohne Gangrän**
Jede unter K45 aufgeführte Hernie:
- inkarzeriert
- irreponibel
- stranguliert
- Verschluß verursachend
} ohne Gangrän

**K45.1** **Sonstige näher bezeichnete abdominale Hernien mit Gangrän**
Jede unter K45 aufgeführte Hernie mit Gangrän

**K45.8** **Sonstige näher bezeichnete abdominale Hernien ohne Einklemmung und ohne Gangrän**

## K46 Nicht näher bezeichnete abdominale Hernie

*Inkl.:* Enterozele
Epiplozele
Hernie:
- interstitiell
- intestinal
- intraabdominal
- o.n.A.

*Exkl.:* Vaginale Enterozele (N81.5)

**K46.0 Nicht näher bezeichnete abdominale Hernie mit Einklemmung, ohne Gangrän**
Jede unter K46 aufgeführte Hernie:
- inkarzeriert
- irreponibel
- stranguliert
- Verschluß verursachend

} ohne Gangrän

**K46.1 Nicht näher bezeichnete abdominale Hernie mit Gangrän**
Jeder unter K46 aufgeführte Hernie mit Gangrän

**K46.9 Nicht näher bezeichnete abdominale Hernie ohne Einklemmung und ohne Gangrän**
Abdominale Hernie o.n.A.

# Nichtinfektiöse Enteritis und Kolitis (K50–K52)

*Inkl.:* Nichtinfektiöse entzündliche Darmkrankheit
*Exkl.:* Irritables Kolon (K58.–)
Megakolon (K59.3)

## K50 Crohn-Krankheit [Enteritis regionalis] [Morbus Crohn]

*Inkl.:* Granulomatöse Enteritis
*Exkl.:* Colitis ulcerosa (K51.–)

**K50.0 Crohn-Krankheit des Dünndarmes**
Crohn-Krankheit [Enteritis regionalis]:
- Duodenum
- Ileum
- Jejunum

Ileitis:
- regionalis
- terminalis

*Exkl.:* Crohn-Krankheit des Dünn- und Dickdarmes (K50.8)

**K50.1** **Crohn-Krankheit des Dickdarmes**
Colitis:
- granulomatosa
- regionalis

Crohn-Krankheit [Enteritis regionalis]:
- Dickdarm
- Kolon
- Rektum

*Exkl.:* Crohn-Krankheit des Dünn- und Dickdarmes (K50.8)

**K50.8** **Sonstige Crohn-Krankheit**
Crohn-Krankheit sowohl des Dünndarmes als auch des Dickdarmes

**K50.9** **Crohn-Krankheit, nicht näher bezeichnet**
Crohn-Krankheit o.n.A.
Enteritis regionalis o.n.A.

## K51 Colitis ulcerosa

**K51.0** Ulzeröse (chronische) Enterokolitis
**K51.1** Ulzeröse (chronische) Ileokolitis
**K51.2** Ulzeröse (chronische) Proktitis
**K51.3** Ulzeröse (chronische) Rektosigmoiditis
**K51.4** Pseudopolyposis des Kolons
**K51.5** Proktokolitis der Schleimhaut
**K51.8** Sonstige Colitis ulcerosa
**K51.9** **Colitis ulcerosa, nicht näher bezeichnet**
Enteritis ulcerosa o.n.A.

## K52 Sonstige nichtinfektiöse Gastroenteritis und Kolitis

**K52.0** Gastroenteritis und Kolitis durch Strahleneinwirkung

**K52.1** **Toxische Gastroenteritis und Kolitis**
Soll das toxische Agens angegeben werden, ist eine zusätzliche Schlüsselnummer (Kapitel XX) zu benutzen.

**K52.2** **Allergische und alimentäre Gastroenteritis und Kolitis**
Gastroenteritis oder Kolitis durch Nahrungsmittelallergie

**K52.8** **Sonstige näher bezeichnete nichtinfektiöse Gastroenteritis und Kolitis**
Eosinophile Gastritis oder Gastroenteritis

**K52.9 Nichtinfektiöse Gastroenteritis und Kolitis, nicht näher bezeichnet**

Diarrhoe  
Enteritis  
Ileitis  
Jejunitis  
Sigmoiditis  
} als nichtinfektiös bezeichnet oder o.n.A., in Ländern, in denen nichtinfektiöser Ursprung der Krankheiten angenommen werden kann

*Exkl.:* Diarrhoe beim Neugeborenen (nichtinfektiös) (P78.3)
Funktionelle Diarrhoe (K59.1)
Kolitis, Diarrhoe, Enteritis, Gastroenteritis:
- infektiös (A09)
- nicht näher bezeichnet, in Ländern, in denen infektiöser Ursprung der Krankheiten angenommen werden kann (A09)

Psychogene Diarrhoe (F45.3)

# Sonstige Krankheiten des Darmes (K55–K63)

## K55 Gefäßkrankheiten des Darmes

*Exkl.:* Enterocolitis necroticans beim Feten oder Neugeborenen (P77)

**K55.0 Akute Gefäßkrankheiten des Darmes**
Akut:
- Darminfarkt
- Dünndarmischämie
- fulminante ischämische Kolitis

Mesenterial (Arterien) (Venen):
- Embolie
- Infarkt
- Thrombose

Subakute ischämische Kolitis

**K55.1 Chronische Gefäßkrankheiten des Darmes**
Chronisch, ischämisch:
- Enteritis
- Enterokolitis
- Kolitis

Ischämische Darmstriktur
Mesenterial:
- Atherosklerose
- Gefäßinsuffizienz

**K55.2 Angiodysplasie des Kolons**

**K55.8 Sonstige Gefäßkrankheiten des Darmes**

**K55.9 Gefäßkrankheit des Darmes, nicht näher bezeichnet**
Ischämisch:
- Enteritis
- Enterokolitis   } o.n.A.
- Kolitis

## K56 Paralytischer Ileus und mechanischer Ileus ohne Hernie

*Exkl.:* Anal- oder Rektumstenose (K62.4)
Angeborene Striktur oder Stenose des Darmes (Q41–Q42)
Darmverschlüsse beim Neugeborenen, klassifizierbar unter P76.–
Duodenalverschluß (K31.5)
Ischämische Darmstriktur (K55.1)
Mekoniumileus (E84.1)
Mit Hernie (K40–K46)
Postoperativer Darmverschluß (K91.3)

**K56.0 Paralytischer Ileus**
Paralyse:
- Darm
- Intestinum
- Kolon

*Exkl.:* Gallensteinileus (K56.3)
Ileus o.n.A. (K56.7)
Obstruktionsileus o.n.A. (K56.6)

**K56.1 Invagination**
Invagination oder Intussuszeption:
- Darm
- Intestinum
- Kolon
- Rektum

*Exkl.:* Invagination der Appendix (K38.8)

**K56.2 Volvulus**
Achsendrehung
Strangulation   } Kolon oder Intestinum
Torsion

**K56.3** **Gallensteinileus**
Darmverschluß durch Gallensteine

**K56.4** **Sonstige Obturation des Darmes**
Enterolith
Impaktion:
- Kolon
- Kot

Kotstein

**K56.5** **Intestinale Adhäsionen [Briden] mit Ileus**
Bridenileus
Peritoneale Adhäsionen mit Darmverschluß

**K56.6** **Sonstiger und nicht näher bezeichneter mechanischer Ileus**
Enterostenose
Obstruktionsileus o.n.A.
Okklusion ⎫
Stenose ⎬ Kolon oder Intestinum
Striktur ⎭

**K56.7** **Ileus, nicht näher bezeichnet**

## K57 Divertikulose des Darmes

*Inkl.:* Divertikel ⎫
Divertikulitis ⎬ Dünndarm, Dickdarm
Divertikulose ⎭

*Exkl.:* Angeborenes Darmdivertikel (Q43.8)
Appendixdivertikel (K38.2)
Meckel-Divertikel (Q43.0)

**K57.0** **Divertikulose des Dünndarmes mit Perforation und Abszeß**
Divertikulose des Dünndarmes mit Peritonitis
*Exkl.:* Divertikulose sowohl des Dünndarmes als auch des Dickdarmes mit Perforation und Abszeß (K57.4)

**K57.1** **Divertikulose des Dünndarmes ohne Perforation oder Abszeß**
Divertikulose des Dünndarmes o.n.A.
*Exkl.:* Divertikulose sowohl des Dünndarmes als auch des Dickdarmes ohne Perforation oder Abszeß (K57.5)

**K57.2** **Divertikulose des Dickdarmes mit Perforation und Abszeß**
Divertikulose des Kolons mit Peritonitis
*Exkl.:* Divertikulose sowohl des Dünndarmes als auch des Dickdarmes mit Perforation und Abszeß (K57.4)

**K57.3** **Divertikulose des Dickdarmes ohne Perforation oder Abszeß**
Divertikulose des Kolons o.n.A.
*Exkl.:* Divertikulose sowohl des Dünndarmes als auch des Dickdarmes ohne Perforation oder Abszeß (K57.5)

**K57.4** **Divertikulose sowohl des Dünndarmes als auch des Dickdarmes mit Perforation und Abszeß**
Divertikulose sowohl des Dünndarmes als auch des Dickdarmes mit Peritonitis

**K57.5** **Divertikulose sowohl des Dünndarmes als auch des Dickdarmes ohne Perforation oder Abszeß**
Divertikulose sowohl des Dünndarmes als auch des Dickdarmes o.n.A.

**K57.8** **Divertikulose des Darmes, Teil nicht näher bezeichnet, mit Perforation und Abszeß**
Divertikulose des Darmes o.n.A. mit Peritonitis

**K57.9** **Divertikulose des Darmes, Teil nicht näher bezeichnet, ohne Perforation oder Abszeß**
Divertikulose des Darmes o.n.A.

## K58 Colon irritabile
*Inkl.:* Irritables Darmsyndrom
Irritables Kolon
Reizkolon

**K58.0** **Colon irritabile mit Diarrhoe**

**K58.9** **Colon irritabile ohne Diarrhoe**
Irritables Kolon o.n.A.

## K59 Sonstige funktionelle Darmstörungen
*Exkl.:* Funktionsstörungen des Magens (K31.–)
Intestinale Malabsorption (K90.–)
Psychogene Darmstörungen (F45.3)
Veränderungen der Stuhlgewohnheiten o.n.A. (R19.4)

**K59.0** **Obstipation**

**K59.1** **Funktionelle Diarrhoe**

**K59.2** **Neurogene Darmstörung, anderenorts nicht klassifiziert**

**K59.3** **Megakolon, anderenorts nicht klassifiziert**
Dilatation des Kolons
Toxisches Megakolon
Soll das toxische Agens angegeben werden, ist eine zusätzliche Schlüsselnummer (Kapitel XX) zu benutzen.
*Exkl.:* Megakolon (bei):
- angeboren (aganglionär) (Q43.1)
- Chagas-Krankheit (B57.3)
- Hirschsprung-Krankheit (Q43.1)

**K59.4** **Analspasmus**
Proctalgia fugax

**K59.8** **Sonstige näher bezeichnete funktionelle Darmstörungen**
Kolonatonie

**K59.9** **Funktionelle Darmstörung, nicht näher bezeichnet**

## K60 Fissur und Fistel in der Anal- und Rektalregion
*Exkl.:* Mit Abszeß oder Phlegmone (K61.-)

**K60.0** **Akute Analfissur**

**K60.1** **Chronische Analfissur**

**K60.2** **Analfissur, nicht näher bezeichnet**

**K60.3** **Analfistel**

**K60.4** **Rektalfistel**
Rektum-Haut-Fistel
*Exkl.:* Rektovaginalfistel (N82.3)
Vesikorektalfistel (N32.1)

**K60.5** **Anorektalfistel**

## K61 Abszeß in der Anal- und Rektalregion
*Inkl.:* Abszeß ⎫ Anal- und Rektalregion, mit oder ohne
Phlegmone ⎭ Fistel

**K61.0** **Analabszeß**
Perianalabszeß
*Exkl.:* Intrasphinktärer Abszeß (K61.4)

**K61.1 Rektalabszeß**
Perirektalabszeß
*Exkl.:* Ischiorektalabszeß (K61.3)

**K61.2 Anorektalabszeß**

**K61.3 Ischiorektalabszeß**
Abszeß der Fossa ischioanalis

**K61.4 Intrasphinktärer Abszeß**

## K62 Sonstige Krankheiten des Anus und des Rektums
*Inkl.:* Analkanal
*Exkl.:* Funktionsstörung nach Kolostomie oder Enterostomie (K91.4)
Hämorrhoiden (I84.-)
Stuhlinkontinenz (R15)
Ulzeröse Proktitis (K51.2)

**K62.0 Analpolyp**

**K62.1 Rektumpolyp**
*Exkl.:* Adenomatöser Polyp (D12.8)

**K62.2 Analprolaps**
Prolaps des Analkanals

**K62.3 Rektumprolaps**
Prolaps der Mastdarmschleimhaut

**K62.4 Stenose des Anus und des Rektums**
Analstriktur (Sphinkter)

**K62.5 Hämorrhagie des Anus und des Rektums**
*Exkl.:* Rektumblutung beim Neugeborenen (P54.2)

**K62.6 Ulkus des Anus und des Rektums**
Solitärgeschwür
Ulcus stercoralis
*Exkl.:* Bei Colitis ulcerosa (K51.-)
Fissur und Fistel des Anus und des Rektums (K60.-)

**K62.7 Strahlenproktitis**

**K62.8 Sonstige näher bezeichnete Krankheiten des Anus und des Rektums**
Perforation (nichttraumatisch) des Rektums
Proktitis o.n.A.

**K62.9 Krankheit des Anus und des Rektums, nicht näher bezeichnet**

## K63 Sonstige Krankheiten des Darmes

**K63.0** **Darmabszeß**
*Exkl.:* Abszeß:
- Anal- und Rektalregion (K61.-)
- Appendix (K35.1)

Mit Divertikulose (K57.-)

**K63.1** **Perforation des Darmes (nichttraumatisch)**
*Exkl.:* Mit Divertikulose (K57.-)
Perforation (nichttraumatisch):
- Appendix (K35.0)
- Duodenum (K26.-)

**K63.2** **Darmfistel**
*Exkl.:* Fistel:
- Anal- und Rektalregion (K60.-)
- Appendix (K38.3)
- Duodenum (K31.6)
- intestinogenital, weiblich (N82.2-N82.4)
- vesikointestinal (N32.1)

**K63.3** **Darmulkus**
Primärulkus des Dünndarmes
*Exkl.:* Colitis ulcerosa (K51.-)
Ulcus:
- duodeni (K26.-)
- pepticum jejuni (K28.-)
- pepticum, Lokalisation nicht näher bezeichnet (K27.-)

Ulkus:
- Anal- und Rektalregion (K62.6)
- gastrointestinal (K28.-)
- jejunal (K28.-)

**K63.4** **Enteroptose**

**K63.8** **Sonstige näher bezeichnete Krankheiten des Darmes**

**K63.9** **Darmkrankheit, nicht näher bezeichnet**

# Krankheiten des Peritoneums
# (K65–K67)

## K65 Peritonitis

*Exkl.:* Peritonitis:
- aseptisch (T81.6)
- bei oder nach:
  - Abort, Extrauteringravidität oder Molenschwangerschaft (O00–O07, O08.0)
  - Appendizitis (K35.–)
  - Divertikulose des Darmes (K57.–)
- beim Neugeborenen (P78.0–P78.1)
- benigne, paroxysmal (E85.0)
- durch chemische Substanzen (T81.6)
- durch Talkum oder sonstige Fremdsubstanzen (T81.6)
- periodisch, familiär (E85.0)
- puerperal (O85)
- weibliches Becken (N73.3–N73.5)

**K65.0 Akute Peritonitis**
Abszeß:
- Mesenterium
- Omentum
- pelveoabdominal
- Peritoneum
- retroperitoneal
- retrozäkal
- subdiaphragmatisch
- subhepatisch
- subphrenisch

Peritonitis (akut):
- diffus
- eitrig
- männliches Becken
- subphrenisch

Soll der Infektionserreger angegeben werden, ist eine zusätzliche Schlüsselnummer (B95–B97) zu benutzen.

**K65.8 Sonstige Peritonitis**
Chronisch-proliferative Peritonitis
Gallige Peritonitis
Mesenteriale:
- Fettgewebsnekrose
- Saponifikation

Peritonitis durch Urin

**K65.9 Peritonitis, nicht näher bezeichnet**

## K66 Sonstige Krankheiten des Peritoneums
*Exkl.:* Aszites (R18)

**K66.0 Peritoneale Adhäsionen**
Adhäsionen:
- abdominal (Bauchwand)
- Diaphragma
- Intestinum
- männliches Becken
- Magen
- Mesenterium
- Omentum

Adhäsionsstränge

*Exkl.:* Adhäsionen [Briden]:
- mit Ileus (K56.5)
- weibliches Becken (N73.6)

**K66.1 Hämoperitoneum**
*Exkl.:* Traumatisch bedingtes Hämoperitoneum (S36.8)

**K66.8 Sonstige näher bezeichnete Krankheiten des Peritoneums**

**K66.9 Krankheit des Peritoneums, nicht näher bezeichnet**

## K67* Krankheiten des Peritoneums bei anderenorts klassifizierten Infektionskrankheiten

**K67.0* Chlamydienperitonitis (A74.8†)**

**K67.1* Gonokokkenperitonitis (A54.8†)**

**K67.2* Syphilitische Peritonitis (A52.7†)**

**K67.3* Tuberkulöse Peritonitis (A18.3†)**

**K67.8\*** Sonstige Krankheiten des Peritoneums bei anderenorts klassifizierten Infektionskrankheiten

# Krankheiten der Leber (K70–K77)

*Exkl.:* Gelbsucht o.n.A. (R17)
Hämochromatose (E83.1)
Reye-Syndrom (G93.7)
Virushepatitis (B15–B19)
Wilson-Krankheit (E83.0)

## K70 Alkoholische Leberkrankheit

**K70.0** Alkoholische Fettleber

**K70.1** Alkoholische Hepatitis

**K70.2** Alkoholische Fibrose und Sklerose der Leber

**K70.3** Alkoholische Leberzirrhose
Alkoholische Zirrhose o.n.A.

**K70.4** Alkoholisches Leberversagen
Alkoholisches Leberversagen:
- akut
- chronisch
- mit oder ohne Coma hepaticum
- subakut
- o.n.A.

**K70.9** Alkoholische Leberkrankheit, nicht näher bezeichnet

## K71 Toxische Leberkrankheit

*Inkl.:* Arzneimittelinduziert:
- idiosynkratische (unvorhersehbare) Leberkrankheit
- toxische (vorhersehbare) Leberkrankheit

Soll das toxische Agens angegeben werden, ist eine zusätzliche Schlüsselnummer (Kapitel XX) zu benutzen.

*Exkl.:* Alkoholische Leberkrankheit (K70.–)
Budd-Chiari-Syndrom (I82.0)

**K71.0 Toxische Leberkrankheit mit Cholestase**
Cholestase mit Leberzellschädigung
„Reine" Cholestase

**K71.1 Toxische Leberkrankheit mit Lebernekrose**
Leberversagen (akut) (chronisch) durch Arzneimittel oder Drogen

**K71.2 Toxische Leberkrankheit mit akuter Hepatitis**

**K71.3 Toxische Leberkrankheit mit chronisch-persistierender Hepatitis**

**K71.4 Toxische Leberkrankheit mit chronischer lobulärer Hepatitis**

**K71.5 Toxische Leberkrankheit mit chronisch-aktiver Hepatitis**
Toxische Leberkrankheit mit lupoider Hepatitis

**K71.6 Toxische Leberkrankheit mit Hepatitis, anderenorts nicht klassifiziert**

**K71.7 Toxische Leberkrankheit mit Fibrose und Zirrhose der Leber**

**K71.8 Toxische Leberkrankheit mit sonstigen Affektionen der Leber**
Toxische Leberkrankheit mit:
- fokaler nodulärer Hyperplasie
- Lebergranulomen
- Peliosis hepatis
- venöser okklusiver Leberkrankheit [Stuart-Bras-Syndrom]

**K71.9 Toxische Leberkrankheit, nicht näher bezeichnet**

## K72 Leberversagen, anderenorts nicht klassifiziert

*Inkl.:* Coma hepaticum o.n.A.
Encephalopathia hepatica o.n.A.
Gelbe Leberatrophie oder -dystrophie
Hepatitis:
- akut
- fulminant
- maligne

anderenorts nicht klassifiziert, mit Leberversagen

Leber- (Zell-) Nekrose mit Leberversagen

*Exkl.:* Alkoholisches Leberversagen (K70.4)
Ikterus beim Feten oder Neugeborenen (P55–P59)
Leberversagen als Komplikation bei:
- Abort, Extrauteringravidität oder Molenschwangerschaft (O00–O07, O08.8)
- Schwangerschaft, Geburt oder Wochenbett (O26.6)

Mit toxischer Leberkrankheit (K71.1)
Virushepatitis (B15–B19)

K72.0 Akutes und subakutes Leberversagen
K72.1 Chronisches Leberversagen
K72.9 Leberversagen, nicht näher bezeichnet

## K73 Chronische Hepatitis, anderenorts nicht klassifiziert

*Exkl.:* Hepatitis (chronisch):
- alkoholisch (K70.1)
- arzneimittelinduziert (K71.–)
- granulomatös, anderenorts nicht klassifiziert (K75.3)
- reaktiv, unspezifisch (K75.2)
- Virus- (B15–B19)

K73.0 **Chronische persistierende Hepatitis, anderenorts nicht klassifiziert**

K73.1 **Chronische lobuläre Hepatitis, anderenorts nicht klassifiziert**

K73.2 **Chronische aktive Hepatitis, anderenorts nicht klassifiziert**
Lupoide Hepatitis, anderenorts nicht klassifiziert

K73.8 **Sonstige chronische Hepatitis, anderenorts nicht klassifiziert**

K73.9 **Chronische Hepatitis, nicht näher bezeichnet**

## K74 Fibrose und Zirrhose der Leber

*Exkl.:* Alkoholische Fibrose der Leber (K70.2)
Kardiale Lebersklerose (K76.1)
Mit toxischer Leberkrankheit (K71.7)
Zirrhose (Leber):
- alkoholisch (K70.3)
- angeboren (P78.8)

K74.0 **Leberfibrose**

K74.1 **Lebersklerose**

K74.2 **Leberfibrose mit Lebersklerose**

K74.3 **Primäre biliäre Zirrhose**
Chronische nichteitrige destruktive Cholangitis

K74.4 **Sekundäre biliäre Zirrhose**

K74.5 **Biliäre Zirrhose, nicht näher bezeichnet**

**K74.6 Sonstige und nicht näher bezeichnete Zirrhose der Leber**
Zirrhose (Leber):
- kryptogen
- makronodulär
- mikronodulär
- Mischform
- portal
- postnekrotisch
- o.n.A.

## K75 Sonstige entzündliche Leberkrankheiten

*Exkl.:* Chronische Hepatitis, anderenorts nicht klassifiziert (K73.-)
Hepatitis:
- akut oder subakut (K72.0)
- Virus- (B15–B19)

Toxische Leberkrankheit (K71.-)

**K75.0 Leberabszeß**
Leberabszeß:
- cholangitisch
- hämatogen
- lymphogen
- pylephlebitisch
- o.n.A.

*Exkl.:* Cholangitis ohne Leberabszeß (K83.0)
Leberabszeß durch Amöben (A06.4)
Pylephlebitis ohne Leberabszeß (K75.1)

**K75.1 Phlebitis der Pfortader**
Pylephlebitis
*Exkl.:* Pylephlebitischer Leberabszeß (K75.0)

**K75.2 Unspezifische reaktive Hepatitis**

**K75.3 Granulomatöse Hepatitis, anderenorts nicht klassifiziert**

**K75.8 Sonstige näher bezeichnete entzündliche Leberkrankheiten**

**K75.9 Entzündliche Leberkrankheit, nicht näher bezeichnet**
Hepatitis o.n.A.

## K76 Sonstige Krankheiten der Leber

*Exkl.:* Alkoholische Leberkrankheit (K70.–)
Amyloide Degeneration der Leber (E85.–)
Hepatomegalie o.n.A. (R16.0)
Lebervenenthrombose (I82.0)
Pfortaderthrombose (I81)
Toxische Leberkrankheit (K71.–)
Zystische Leberkrankheit (angeboren) (Q44.6)

K76.0 **Fettleber (fettige Degeneration), anderenorts nicht klassifiziert**

K76.1 **Chronische Stauungsleber**
Kardiale:
- Lebersklerose
- Leberzirrhose (so genannt)

K76.2 **Zentrale hämorrhagische Lebernekrose**
*Exkl.:* Lebernekrose (mit Leberversagen) (K72.–)

K76.3 **Leberinfarkt**

K76.4 **Peliosis hepatis**
Angiomatose der Leber

K76.5 **Venöse okklusive Leberkrankheit [Stuart-Bras-Syndrom]**
*Exkl.:* Budd-Chiari-Syndrom (I82.0)

K76.6 **Portale Hypertonie**

K76.7 **Hepatorenales Syndrom**
*Exkl.:* Nach Wehen und Entbindung (O90.4)

K76.8 **Sonstige näher bezeichnete Krankheiten der Leber**
Fokale noduläre Hyperplasie der Leber
Hepatoptose

K76.9 **Leberkrankheit, nicht näher bezeichnet**

### K77* Leberkrankheiten bei anderenorts klassifizierten Krankheiten

**K77.0*** **Leberkrankheiten bei anderenorts klassifizierten infektiösen und parasitären Krankheiten**
Hepatitis durch:
- Herpesviren [Herpes simplex] (B00.8†)
- Toxoplasmen (B58.1†)
- Zytomegalieviren (B25.1†)

Portale Hypertonie bei Schistosomiasis [Bilharziose] (B65.–†)
Schistosomiasis [Bilharziose] von Leber und Milz (B65.–†)
Syphilitische Leberkrankheit (A52.7†)

**K77.8*** **Leberkrankheiten bei sonstigen anderenorts klassifizierten Krankheiten**
Lebergranulome bei:
- Berylliose (J63.2†)
- Sarkoidose (D86.8†)

## Krankheiten der Gallenblase, der Gallenwege und des Pankreas (K80–K87)

### K80 Cholelithiasis

**K80.0** **Gallenblasenstein mit akuter Cholezystitis**
Jeder unter K80.2 aufgeführte Zustand mit akuter Cholezystitis

**K80.1** **Gallenblasenstein mit sonstiger Cholezystitis**
Cholezystitis mit Cholelithiasis o.n.A.
Jeder unter K80.2 aufgeführte Zustand mit Cholezystitis (chronisch)

**K80.2** **Gallenblasenstein ohne Cholezystitis**
Cholelithiasis
Cholezystolithiasis
Gallenblasenkolik (rezidivierend)
Gallenstein (eingeklemmt):
- Ductus cysticus
- Gallenblase

nicht näher bezeichnet oder ohne Cholezystitis

**K80.3** **Gallengangsstein mit Cholangitis**
Jeder unter K80.5 aufgeführte Zustand mit Cholangitis

**K80.4** **Gallengangsstein mit Cholezystitis**
Jeder unter K80.5 aufgeführte Zustand mit Cholezystitis (mit Cholangitis)

**K80.5** **Gallengangsstein ohne Cholangitis oder Cholezystitis**
Choledocholithiasis
Gallenstein (eingeklemmt):
- Ductus choledochus
- Ductus hepaticus
- Gallengang o.n.A.

nicht näher bezeichnet oder ohne Cholangitis oder Cholezystitis

Intrahepatische Cholelithiasis
Leberkolik (rezidivierend)

**K80.8** **Sonstige Cholelithiasis**

## K81 Cholezystitis
*Exkl.:* Mit Cholelithiasis (K80.–)

**K81.0** **Akute Cholezystitis**
Angiocholezystitis
Cholezystitis:
- eitrig
- emphysematös (akut)
- gangränös

ohne Gallenstein

Gallenblasenabszeß
Gallenblasenempyem
Gallenblasengangrän

**K81.1** **Chronische Cholezystitis**

**K81.8** **Sonstige Formen der Cholezystitis**

**K81.9** **Cholezystitis, nicht näher bezeichnet**

## K82 Sonstige Krankheiten der Gallenblase
*Exkl.:* Nichtdarstellung der Gallenblase (R93.2)
Postcholezystektomie-Syndrom (K91.5)

**K82.0** **Verschluß der Gallenblase**
Okklusion
Stenose
Striktur

Ductus cysticus oder Gallenblase, ohne Stein

*Exkl.:* Mit Cholelithiasis (K80.–)

**K82.1** **Hydrops der Gallenblase**
Mukozele der Gallenblase

**K82.2 Perforation der Gallenblase**
Ruptur von Ductus cysticus oder Gallenblase

**K82.3 Gallenblasenfistel**
Fistula:
- cholecystocolica
- cholecystoduodenalis

**K82.4 Cholesteatose der Gallenblase**
Stippchengallenblase

**K82.8 Sonstige näher bezeichnete Krankheiten der Gallenblase**
Adhäsionen
Atrophie
Dyskinesie
Funktionsuntüchtigkeit } Ductus cysticus oder Gallenblase
Hypertrophie
Ulkus
Zyste

**K82.9 Krankheit der Gallenblase, nicht näher bezeichnet**

## K83 Sonstige Krankheiten der Gallenwege

*Exkl.:* Mit Beteiligung von:
- Ductus cysticus (K81–K82)
- Gallenblase (K81–K82)

Postcholezystektomie-Syndrom (K91.5)

**K83.0 Cholangitis**
Cholangitis:
- aszendierend
- eitrig
- primär
- rezidivierend
- sekundär
- sklerosierend
- stenosierend
- o.n.A.

*Exkl.:* Cholangitis mit Choledocholithiasis (K80.3–K80.4)
Cholangitischer Leberabszeß (K75.0)
Chronische nichteitrige destruktive Cholangitis (K74.3)

**K83.1 Verschluß des Gallenganges**
Okklusion ⎫
Stenose ⎬ Gallengang ohne Gallenstein
Striktur ⎭
*Exkl.:* Mit Cholelithiasis (K80.–)

**K83.2 Perforation des Gallenganges**
Ruptur des Gallenganges

**K83.3 Fistel des Gallenganges**
Choledochoduodenalfistel

**K83.4 Spasmus des Sphinkter Oddi**

**K83.5 Biliäre Zyste**

**K83.8 Sonstige näher bezeichnete Krankheiten der Gallenwege**
Adhäsionen ⎫
Atrophie ⎬ Gallengang
Hypertrophie ⎬
Ulkus ⎭

**K83.9 Krankheit der Gallenwege, nicht näher bezeichnet**

## K85 Akute Pankreatitis
Pankreasabszeß
Pankreasnekrose:
- akut
- infektiös

Pankreatitis:
- akut (rezidivierend)
- eitrig
- hämorrhagisch
- subakut
- o.n.A.

## K86 Sonstige Krankheiten des Pankreas
*Exkl.:* Inselzelltumor (des Pankreas) (D13.7)
Pankreatogene Steatorrhoe (K90.3)
Zystische Pankreasfibrose (E84.–)

**K86.0 Alkoholinduzierte chronische Pankreatitis**

**K86.1 Sonstige chronische Pankreatitis**
Chronische Pankreatitis:
- infektiös
- rekurrierend
- rezidivierend
- o.n.A.

**K86.2 Pankreaszyste**

**K86.3 Pseudozyste des Pankreas**

**K86.8 Sonstige näher bezeichnete Krankheiten des Pankreas**
Atrophie  
Fibrose  
Stein  } Pankreas  
Zirrhose  
Infantilismus pancreaticus
Pankreasfettgewebsnekrose
Pankreasnekrose:
- aseptisch
- o.n.A.

**K86.9 Krankheit des Pankreas, nicht näher bezeichnet**

## K87* Krankheiten der Gallenblase, der Gallenwege und des Pankreas bei anderenorts klassifizierten Krankheiten

**K87.0\* Krankheiten der Gallenblase und der Gallenwege bei anderenorts klassifizierten Krankheiten**

**K87.1\* Krankheiten des Pankreas bei anderenorts klassifizierten Krankheiten**
Pankreatitis bei Mumps (B26.3†)
Pankreatitis bei Zytomegalie (B25.2†)

# Sonstige Krankheiten des Verdauungssystems (K90–K93)

## K90 Intestinale Malabsorption
*Exkl.:*  Nach gastrointestinalem operativem Eingriff (K91.2)

**K90.0 Zöliakie**
Einheimische (nichttropische) Sprue
Gluten-sensitive Enteropathie
Idiopathische Steatorrhoe

**K90.1 Tropische Sprue**
Sprue o.n.A.
Tropische Steatorrhoe

**K90.2 Syndrom der blinden Schlinge, anderenorts nicht klassifiziert**
Syndrom der blinden Schlinge [Blind-loop-Syndrom] o.n.A.
*Exkl.:* Syndrom der blinden Schlinge:
- angeboren (Q43.8)
- nach operativem Eingriff (K91.2)

**K90.3 Pankreatogene Steatorrhoe**

**K90.4 Malabsorption durch Intoleranz, anderenorts nicht klassifiziert**
Malabsorption durch Intoleranz gegenüber:
- Eiweiß
- Fett
- Kohlenhydrat
- Stärke

*Exkl.:* Gluten-sensitive Enteropathie (K90.0)
Laktoseintoleranz (E73.-)

**K90.8 Sonstige intestinale Malabsorption**
Whipple-Krankheit† (M14.8*)

**K90.9 Intestinale Malabsorption, nicht näher bezeichnet**

## K91 Krankheiten des Verdauungssystems nach medizinischen Maßnahmen, anderenorts nicht klassifiziert

*Exkl.:* Durch Strahleneinwirkung bedingte:
- Gastroenteritis (K52.0)
- Kolitis (K52.0)
- Proktitis (K62.7)
Ulcus pepticum jejuni (K28.-)

**K91.0 Erbrechen nach gastrointestinalem operativem Eingriff**

**K91.1 Syndrome des operierten Magens**
Dumping-Syndrom
Postgastrektomie-Syndrom
Postvagotomie-Syndrom

**K91.2** **Malabsorption nach operativem Eingriff, anderenorts nicht klassifiziert**
Syndrom der blinden Schlinge nach operativem Eingriff
*Exkl.:* Malabsorption:
- Osteomalazie bei Erwachsenen (M83.2)
- Osteoporose nach operativem Eingriff (M81.3)

**K91.3** **Postoperativer Darmverschluß**

**K91.4** **Funktionsstörung nach Kolostomie oder Enterostomie**

**K91.5** **Postcholezystektomie-Syndrom**

**K91.8** **Sonstige Krankheiten des Verdauungssystems nach medizinischen Maßnahmen, anderenorts nicht klassifiziert**

**K91.9** **Krankheit des Verdauungssystems nach medizinischen Maßnahmen, nicht näher bezeichnet**

## K92 Sonstige Krankheiten des Verdauungssystems
*Exkl.:* Gastrointestinale Blutung beim Neugeborenen (P54.0–P54.3)

**K92.0** **Hämatemesis**

**K92.1** **Meläna**

**K92.2** **Gastrointestinale Blutung, nicht näher bezeichnet**
Blutung:
- Darm o.n.A.
- Magen o.n.A.

*Exkl.:* Akute hämorrhagische Gastritis (K29.0)
Hämorrhagie von Anus und Rektum (K62.5)
Mit Ulcus pepticum (K25–K28)

**K92.8** **Sonstige näher bezeichnete Krankheiten des Verdauungssystems**

**K92.9** **Krankheit des Verdauungssystems, nicht näher bezeichnet**

## K93* Krankheiten sonstiger Verdauungsorgane bei anderenorts klassifizierten Krankheiten

**K93.0*** **Tuberkulose des Darmes, des Peritoneums und der Mesenteriallymphknoten (A18.3†)**
*Exkl.:* Tuberkulöse Peritonitis (K67.3*)

**K93.1*** **Megakolon bei Chagas-Krankheit (B57.3†)**

**K93.8*** **Krankheiten sonstiger näher bezeichneter Verdauungsorgane bei anderenorts klassifizierten Krankheiten**

# KAPITEL XII

# Krankheiten der Haut und der Unterhaut (L00–L99)

*Exkl.:* Angeborene Fehlbildungen, Deformitäten und Chromosomenanomalien (Q00–Q99)
Bestimmte infektiöse und parasitäre Krankheiten (A00–B99)
Bestimmte Zustände, die ihren Ursprung in der Perinatalperiode haben (P00–P96)
Endokrine, Ernährungs- und Stoffwechselkrankheiten (E00–E90)
Komplikationen der Schwangerschaft, der Geburt und des Wochenbettes (O00–O99)
Lipomelanotische Retikulose (I89.8)
Neubildungen (C00–D48)
Symptome und abnorme klinische und Laborbefunde, die anderenorts nicht klassifiziert sind (R00–R99)
Systemkrankheiten des Bindegewebes (M30–M36)
Verletzungen, Vergiftungen und bestimmte andere Folgen äußerer Ursachen (S00–T98)

**Dieses Kapitel gliedert sich in folgende Gruppen:**

| | |
|---|---|
| L00–L08 | Infektionen der Haut und der Unterhaut |
| L10–L14 | Bullöse Dermatosen |
| L20–L30 | Dermatitis und Ekzem |
| L40–L45 | Papulosquamöse Hautkrankheiten |
| L50–L54 | Urtikaria und Erythem |
| L55–L59 | Krankheiten der Haut und der Unterhaut durch Strahleneinwirkung |
| L60–L75 | Krankheiten der Hautanhangsgebilde |
| L80–L99 | Sonstige Krankheiten der Haut und der Unterhaut |

**Dieses Kapitel enthält folgende Sternschlüsselnummern:**

| | |
|---|---|
| L14* | Bullöse Dermatosen bei anderenorts klassifizierten Krankheiten |
| L45* | Papulosquamöse Hautkrankheiten bei anderenorts klassifizierten Krankheiten |
| L54* | Erythem bei anderenorts klassifizierten Krankheiten |
| L62* | Krankheiten der Nägel bei anderenorts klassifizierten Krankheiten |
| L86* | Keratom bei anderenorts klassifizierten Krankheiten |
| L99* | Sonstige Krankheiten der Haut und der Unterhaut bei anderenorts klassifizierten Krankheiten |

## Infektionen der Haut und der Unterhaut (L00–L08)

Soll der Infektionserreger angegeben werden, ist eine zusätzliche Schlüsselnummer (B95–B97) zu benutzen.

*Exkl.:* Angulus infectiosus oris (durch):
- Kandidose (B37.–)
- Riboflavinmangel (E53.0)
- o.n.A. (K13.0)

Granuloma pediculatum (L98.0)
Hordeolum (H00.0)
Infektiöse Dermatitis (L30.3)
Lokale Infektionen der Haut, die in Kapitel I klassifiziert sind, wie z.B.:
- Erysipel (A46)
- Erysipeloid (A26.–)
- Infektion durch Herpesviren [Herpes simplex] (B00.–)
- Infektion durch Herpesviren [Herpes simplex] im Anogenitalbereich (A60.–)
- Molluscum contagiosum (B08.1)
- Mykosen (B35–B49)
- Pedikulose, Akarinose und sonstiger Parasitenbefall (B85–B89)
- Virale Warzen (B07)

Pannikulitis:
- Lupus erythematodes (L93.2)
- Nacken- und Rücken- (M54.0)
- rezidivierend [Pfeifer-Weber-Christian-Krankheit] (M35.6)
- o.n.A. (M79.3)

Zoster (B02.–)

### L00 Staphylococcal scalded skin syndrome [SSS-Syndrom]
Dermatitis exfoliativa neonatorum [Ritter (-von-Rittershain)]
Pemphigus acutus neonatorum
*Exkl.:* Toxische epidermale Nekrolyse [Lyell-Syndrom] (L51.2)

### L01 Impetigo
*Exkl.:* Impetigo herpetiformis (L40.1)
Pemphigus acutus neonatorum (L00)

**L01.0 Impetigo contagiosa [jeder Erreger] [jede Lokalisation]**
Folliculitis superficialis [Bockhart]

**L01.1 Sekundäre Impetiginisation anderer Dermatosen**

## L02 Hautabszeß, Furunkel und Karbunkel

*Inkl.:* Eiterbeule
Furunkulose

*Exkl.:* Anal- und Rektalregion (K61.–)
Männliche Genitalorgane (äußere) (N48.2, N49.–)
Weibliche Genitalorgane (äußere) (N76.4)

### L02.0 Hautabszeß, Furunkel und Karbunkel im Gesicht

*Exkl.:* Augenlid (H00.0)
Kopf [jeder Teil, ausgenommen Gesicht] (L02.8)
Mund (K12.2)
Nase (J34.0)
Ohr, äußeres (H60.0)
Orbita (H05.0)
Submandibular (K12.2)
Tränendrüse (H04.0)
Tränenwege (H04.3)

### L02.1 Hautabszeß, Furunkel und Karbunkel am Hals

### L02.2 Hautabszeß, Furunkel und Karbunkel am Rumpf
Bauchdecke
Brustwand
Damm
Leistenbeuge
Nabel
Rücken [jeder Teil, ausgenommen Gesäß]

*Exkl.:* Hüfte (L02.4)
Mamma (N61)
Omphalitis beim Neugeborenen (P38)

### L02.3 Hautabszeß, Furunkel und Karbunkel am Gesäß
Glutäalregion

*Exkl.:* Pilonidalzyste mit Abszeß (L05.0)

### L02.4 Hautabszeß, Furunkel und Karbunkel an Extremitäten
Achselhöhle
Hüfte
Schulter

### L02.8 Hautabszeß, Furunkel und Karbunkel an sonstigen Lokalisationen
Behaarte Kopfhaut
Kopf [jeder Teil, ausgenommen Gesicht]

**L02.9 Hautabszeß, Furunkel und Karbunkel, nicht näher bezeichnet**
Furunkulose o.n.A.

## L03 Phlegmone

*Inkl.:* Akute Lymphangitis

*Exkl.:* Akute febrile neutrophile Dermatose [Sweet-Syndrom] (L98.2)
Eosinophile Zellulitis [Wells-Syndrom] (L98.3)
Lymphangitis (chronisch) (subakut) (I89.1)
Phlegmone:
- äußere männliche Genitalorgane (N48.2, N49.-)
- äußere weibliche Genitalorgane (N76.4)
- äußerer Gehörgang (H60.1)
- Anal- und Rektalregion (K61.-)
- Augenlid (H00.0)
- Mund (K12.2)
- Nase (J34.0)
- Tränenapparat (H04.3)

**L03.0 Phlegmone an Fingern und Zehen**
Infektion des Nagels
Onychie
Paronychie
Perionychie

**L03.1 Phlegmone an sonstigen Teilen der Extremitäten**
Achselhöhle
Hüfte
Schulter

**L03.2 Phlegmone im Gesicht**

**L03.3 Phlegmone am Rumpf**
Bauchdecke
Brustwand
Damm
Leistenbeuge
Nabel
Rücken [jeder Teil]

*Exkl.:* Omphalitis beim Neugeborenen (P38)

**L03.8 Phlegmone an sonstigen Lokalisationen**
Behaarte Kopfhaut
Kopf [jeder Teil, ausgenommen Gesicht]

**L03.9** Phlegmone, nicht näher bezeichnet

## L04 Akute Lymphadenitis

*Inkl.:* Abszeß (akut) } jeder Lymphknoten, ausgenommen
Lymphadenitis, akut } mesenterial

*Exkl.:* Generalisierte Lymphadenopathie infolge HIV-Krankheit (B23.1)
Lymphadenitis:
- chronisch oder subakut, ausgenommen mesenterial (I88.1)
- mesenterial, unspezifisch (I88.0)
- o.n.A. (I88.9)

Lymphknotenvergrößerung (R59.–)

**L04.0** Akute Lymphadenitis an Gesicht, Kopf und Hals

**L04.1** Akute Lymphadenitis am Rumpf

**L04.2** Akute Lymphadenitis an der oberen Extremität
Achselhöhle
Schulter

**L04.3** Akute Lymphadenitis an der unteren Extremität
Hüfte

**L04.8** Akute Lymphadenitis an sonstigen Lokalisationen

**L04.9** Akute Lymphadenitis, nicht näher bezeichnet

## L05 Pilonidalzyste

*Inkl.:* Pilonidalfistel oder Pilonidalsinus
Steißbeinfistel oder Steißbeinzyste

**L05.0** Pilonidalzyste mit Abszeß

**L05.9** Pilonidalzyste ohne Abszeß
Pilonidalzyste o.n.A.

**L08** **Sonstige lokale Infektionen der Haut und der Unterhaut**

**L08.0** **Pyodermie**
Dermatitis:
- purulenta
- septica
- suppurativa

*Exkl.:* Pyoderma gangraenosum (L88)

**L08.1** **Erythrasma**

**L08.8** **Sonstige näher bezeichnete lokale Infektionen der Haut und der Unterhaut**

**L08.9** **Lokale Infektion der Haut und der Unterhaut, nicht näher bezeichnet**

## Bullöse Dermatosen (L10-L14)

*Exkl.:* Pemphigus (chronicus benignus) familiaris [Hailey-Hailey] (Q82.8)
Staphylococcal scalded skin syndrome [SSS-Syndrom] (L00)
Toxische epidermale Nekrolyse [Lyell-Syndrom] (L51.2)

**L10** **Pemphiguskrankheiten**

*Exkl.:* Pemphigus acutus neonatorum (L00)

**L10.0** **Pemphigus vulgaris**

**L10.1** **Pemphigus vegetans**

**L10.2** **Pemphigus foliaceus**

**L10.3** **Brasilianischer Pemphigus [fogo selvagem]**

**L10.4** **Pemphigus erythematosus**
Senear-Usher-Syndrom

**L10.5** **Arzneimittelinduzierter Pemphigus**
Soll die Substanz angegeben werden, ist eine zusätzliche Schlüsselnummer (Kapitel XX) zu benutzen.

**L10.8** **Sonstige Pemphiguskrankheiten**

**L10.9** **Pemphiguskrankheit, nicht näher bezeichnet**

## L11 Sonstige akantholytische Dermatosen

**L11.0** **Erworbene Keratosis follicularis**
*Exkl.:* Dyskeratosis follicularis vegetans (angeboren) [Darier] (Q82.8)

**L11.1** **Transitorische akantholytische Dermatose [Grover]**

**L11.8** **Sonstige näher bezeichnete akantholytische Dermatosen**

**L11.9** **Akantholytische Dermatose, nicht näher bezeichnet**

## L12 Pemphigoidkrankheiten
*Exkl.:* Herpes gestationis (O26.4)
Impetigo herpetiformis (L40.1)

**L12.0** **Bullöses Pemphigoid**

**L12.1** **Vernarbendes Pemphigoid**
Benignes Schleimhautpemphigoid

**L12.2** **Chronisch-bullöse Dermatose des Kindesalters**

**L12.3** **Erworbene Epidermolysis bullosa**
*Exkl.:* Epidermolysis bullosa (angeboren) (Q81.-)

**L12.8** **Sonstige Pemphigoidkrankheiten**

**L12.9** **Pemphigoidkrankheit, nicht näher bezeichnet**

## L13 Sonstige bullöse Dermatosen

**L13.0** **Dermatitis herpetiformis [Duhring]**

**L13.1** **Pustulosis subcornealis [Sneddon-Wilkinson]**

**L13.8** **Sonstige näher bezeichnete bullöse Dermatosen**

**L13.9** **Bullöse Dermatose, nicht näher bezeichnet**

## L14* Bullöse Dermatosen bei anderenorts klassifizierten Krankheiten

# Dermatitis und Ekzem
# (L20-L30)

*Hinweis:* In diesem Abschnitt sind die Begriffe Dermatitis und Ekzem gleichbedeutend und austauschbar zu benutzen.

*Exkl.:* Chronische Granulomatose (im Kindesalter) (D71)
Dermatitis:
- factitia (L98.1)
- herpetiformis (L13.0)
- periorale (L71.0)
- Stauungs- (I83.1-I83.2)
- ulcerosa (L88)

Krankheiten der Haut und der Unterhaut durch Strahleneinwirkung (L55-L59)
Xerodermie (L85.3)

## L20 Atopisches [endogenes] Ekzem

*Exkl.:* Neurodermitis chronica circumscripta (L28.0)

**L20.0 Prurigo Besnier**

**L20.8 Sonstiges atopisches [endogenes] Ekzem**
Ekzem der Säuglinge und Kinder (akut) (chronisch)
Ekzem, intrinsisch (allergisch)
Ekzema flexurarum, anderenorts nicht klassifiziert
Milchschorf, endogen
Neurodermitis:
- atopica
- diffusa

**L20.9 Atopisches [endogenes] Ekzem, näher bezeichnet**

## L21 Seborrhoisches Ekzem

Seborrhoische Dermatitis

*Exkl.:* Infektiöse Dermatitis (L30.3)

**L21.0 Seborrhoea capitis**
Milchschorf, seborrhoisch

**L21.1 Seborrhoisches Ekzem der Kinder**

**L21.8 Sonstiges seborrhoisches Ekzem**

**L21.9 Seborrhoisches Ekzem, nicht näher bezeichnet**

## L22 Windeldermatitis
Psoriasiforme Windeldermatitis
Windel-:
- Ausschlag
- Erythem

## L23 Allergische Kontaktdermatitis

*Inkl.:* Allergisches Kontaktekzem

*Exkl.:* Allergie o.n.A. (T78.4)
Dermatitis, Ekzem:
- Augenlid (H01.1)
- durch oral,enteral oder parenteral aufgenommene Substanzen (L27.–)
- Kontakt- o.n.A. (L25.9)
- Kontakt-, toxisch (L24.–)
- perioral (L71.0)
- Windel- (L22)
- o.n.A. (L30.9)

Ekzem am äußeren Ohr (H60.5)
Krankheiten der Haut und der Unterhaut durch Strahleneinwirkung (L55–L59)

**L23.0 Allergische Kontaktdermatitis durch Metalle**
Chrom
Nickel

**L23.1 Allergische Kontaktdermatitis durch Klebstoffe**

**L23.2 Allergische Kontaktdermatitis durch Kosmetika**

**L23.3 Allergische Kontaktdermatitis durch Drogen oder Arzneimittel bei Hautkontakt**
Soll die Substanz angegeben werden, ist eine zusätzliche Schlüsselnummer (Kapitel XX) zu benutzen.

*Exkl.:* Allergische Reaktion o.n.A. durch Drogen oder Arzneimittel (T88.7)
Dermatitis durch eingenommene Drogen oder Arzneimittel (L27.0–L27.1)

**L23.4 Allergische Kontaktdermatitis durch Farbstoffe**

**L23.5 Allergische Kontaktdermatitis durch sonstige chemische Produkte**
Gummi
Insektizid
Kunststoff
Zement

**L23.6 Allergische Kontaktdermatitis durch Nahrungsmittel bei Hautkontakt**

*Exkl.:* Dermatitis durch aufgenommene Nahrungsmittel (L27.2)

**L23.7 Allergische Kontaktdermatitis durch Pflanzen, ausgenommen Nahrungsmittel**

**L23.8 Allergische Kontaktdermatitis durch sonstige Agenzien**

**L23.9 Allergische Kontaktdermatitis, nicht näher bezeichnete Ursache**

Allergisches Kontaktekzem o.n.A.

## L24 Toxische Kontaktdermatitis

*Inkl.:* Nichtallergische Kontaktdermatitis
Toxisches (irritatives) Kontaktekzem

*Exkl.:* Allergie o.n.A. (T78.4)
Dermatitis, Ekzem:
- allergische Kontakt- (L23.–)
- Augenlid (H01.1)
- durch oral, enteral oder parenteral aufgenommene Substanzen (L27.–)
- Kontakt- o.n.A. (L25.9)
- perioral (L71.0)
- Windel- (L22)
- o.n.A. (L30.9)

Ekzem am äußeren Ohr (H60.5)
Krankheiten der Haut und der Unterhaut durch Strahleneinwirkung (L55–L59)

**L24.0 Toxische Kontaktdermatitis durch Detergentien**

**L24.1 Toxische Kontaktdermatitis durch Öle und Fette**

**L24.2 Toxische Kontaktdermatitis durch Lösungsmittel**

Lösungsmittel:
- Chlorverbindung
- Cyclohexan
- Ester
- Glykol
- Keton
- Kohlenwasserstoff

**L24.3 Toxische Kontaktdermatitis durch Kosmetika**

**L24.4 Toxische Kontaktdermatitis durch Drogen oder Arzneimittel bei Hautkontakt**

Soll die Substanz angegeben werden, ist eine zusätzliche Schlüsselnummer (Kapitel XX) zu benutzen.

*Exkl.:* Allergische Reaktion o.n.A. durch Drogen oder Arzneimittel (T88.7)
Dermatitis durch eingenommene Drogen oder Arzneimittel (L27.0–L27.1)

**L24.5** **Toxische Kontaktdermatitis durch sonstige chemische Produkte**
Insektizid
Zement

**L24.6** **Toxische Kontaktdermatitis durch Nahrungsmittel bei Hautkontakt**
*Exkl.:* Dermatitis durch aufgenommene Nahrungsmittel (L27.2)

**L24.7** **Toxische Kontaktdermatitis durch Pflanzen, ausgenommen Nahrungsmittel**

**L24.8** **Toxische Kontaktdermatitis durch sonstige Agenzien**
Farbstoffe

**L24.9** **Toxische Kontaktdermatitis, nicht näher bezeichnete Ursache**
Toxisches Kontaktekzem o.n.A.

## L25 Nicht näher bezeichnete Kontaktdermatitis
*Inkl.:* Nicht näher bezeichnetes Kontaktekzem
*Exkl.:* Allergie o.n.A. (T78.4)
Dermatitis:
- allergische Kontakt- (L23.-)
- Augenlid (H01.1)
- durch oral, enteral oder parenteral aufgenommene Substanzen (L27.-)
- perioral (L71.0)
- Kontakt-, toxisch (L24.-)
- o.n.A. (L30.9)
Ekzem am äußeren Ohr (H60.5)
Krankheiten der Haut und der Unterhaut durch Strahleneinwirkung (L55–L59)

**L25.0** **Nicht näher bezeichnete Kontaktdermatitis durch Kosmetika**

**L25.1** **Nicht näher bezeichnete Kontaktdermatitis durch Drogen oder Arzneimittel bei Hautkontakt**
Soll die Substanz angegeben werden, ist eine zusätzliche Schlüsselnummer (Kapitel XX) zu benutzen
*Exkl.:* Allergische Reaktion o.n.A. durch Drogen oder Arzneimittel (T88.7)
Dermatitis durch eingenommene Drogen oder Arzneimittel (L27.0–L27.1)

**L25.2** **Nicht näher bezeichnete Kontaktdermatitis durch Farbstoffe**

**L25.3** **Nicht näher bezeichnete Kontaktdermatitis durch sonstige chemische Produkte**
Insektizid
Zement

**L25.4** **Nicht näher bezeichnete Kontaktdermatitis durch Nahrungsmittel bei Hautkontakt**
*Exkl.:* Dermatitis durch aufgenommene Nahrungsmittel (L27.2)

**L25.5** **Nicht näher bezeichnete Kontaktdermatitis durch Pflanzen, ausgenommen Nahrungsmittel**

**L25.8** **Nicht näher bezeichnete Kontaktdermatitis durch sonstige Agenzien**

**L25.9** **Nicht näher bezeichnete Kontaktdermatitis, nicht näher bezeichnete Ursache**
Kontakt-:
- Dermatitis (berufsbedingt) o.n.A.
- Ekzem (berufsbedingt) o.n.A.

## L26 Exfoliative Dermatitis
Pityriasis rubra [Hebra]
*Exkl.:* Dermatitis exfoliativa neonatorum [Ritter (-von-Rittershain)] (L00)

## L27 Dermatitis durch oral, enteral oder parenteral aufgenommene Substanzen
*Exkl.:* Allergie o.n.A. (T78.4)
Kontaktdermatitis (L23–L25)
Nahrungsmittelunverträglichkeit, ausgenommen Dermatitis (T78.0–T78.1)
Photoallergische Reaktion auf Drogen oder Arzneimittel (L56.1)
Phototoxische Reaktion auf Drogen oder Arzneimittel (L56.0)
Unerwünschte Nebenwirkung o.n.A. von Drogen oder Arzneimitteln (T88.7)
Urtikaria (L50.–)

**L27.0** **Generalisierte Hauteruption durch Drogen oder Arzneimittel**
Soll die Substanz angegeben werden, ist eine zusätzliche Schlüsselnummer (Kapitel XX) zu benutzen.

**L27.1** **Lokalisierte Hauteruption durch Drogen oder Arzneimittel**
Soll die Substanz angegeben werden, ist eine zusätzliche Schlüsselnummer (Kapitel XX) zu benutzen.

**L27.2** **Dermatitis durch aufgenommene Nahrungsmittel**
*Exkl.:* Dermatitis durch Nahrungsmittel bei Hautkontakt (L23.6, L24.6, L25.4)

**L27.8** **Dermatitis durch sonstige oral, enteral oder parenteral aufgenommene Substanzen**

**L27.9 Dermatitis durch nicht näher bezeichnete oral, enteral oder parenteral aufgenommene Substanz**

## L28 Lichen simplex chronicus und Prurigo

**L28.0 Lichen simplex chronicus [Vidal]**
Lichen o.n.A.
Neurodermitis chronica circumscripta

**L28.1 Prurigo nodularis**

**L28.2 Sonstige Prurigo**
Prurigo:
- Hebra
- mitis
- o.n.A.

Urticaria papulosa

## L29 Pruritus

*Exkl.:* Neurotische Exkoriation (L98.1)
Psychogener Pruritus (F45.8)

**L29.0 Pruritus ani**

**L29.1 Pruritus scrotalis**

**L29.2 Pruritus vulvae**

**L29.3 Pruritus anogenitalis, nicht näher bezeichnet**

**L29.8 Sonstiger Pruritus**

**L29.9 Pruritus, nicht näher bezeichnet**
Juckreiz o.n.A.

## L30 Sonstige Dermatitis

*Exkl.:* Kleinfleckige Parapsoriasis en plaques (L41.3)
Kontaktdermatitis (L23–L25)
Stauungsdermatitis (I83.1–I83.2)
Xerodermie (L85.3)

**L30.0 Nummuläres Ekzem**

**L30.1 Dyshidrosis [Pompholyx]**

**L30.2 Autosensibilisierung der Haut [Id-Reaktion]**
Candida-Mykid [Levurid]
Dermatophytid
Ekzematid

| L30.3 | **Ekzematoide Dermatitis** |
|---|---|
| | Infektiöse Dermatitis |
| | Superinfiziertes Ekzem |
| L30.4 | **Intertriginöses Ekzem** |
| L30.5 | **Pityriasis alba faciei** |
| L30.8 | **Sonstige näher bezeichnete Dermatitis** |
| L30.9 | **Dermatitis, nicht näher bezeichnet** |
| | Ekzem o.n.A. |

# Papulosquamöse Hautkrankheiten (L40–L45)

## L40 Psoriasis

| L40.0 | **Psoriasis vulgaris** |
|---|---|
| | Psoriasis nummularis |
| L40.1 | **Generalisierte Psoriasis pustulosa** |
| | Impetigo herpetiformis |
| | Psoriasis pustulosa, Typ Zumbusch |
| L40.2 | **Akrodermatitis continua suppurativa [Hallopeau]** |
| L40.3 | **Psoriasis pustulosa palmoplantaris** |
| L40.4 | **Psoriasis guttata** |
| L40.5† | **Psoriasis-Arthropathie (M07.0–M07.3\*, M09.0\*)** |
| L40.8 | **Sonstige Psoriasis** |
| | Psoriasis inversa |
| L40.9 | **Psoriasis, nicht näher bezeichnet** |

## L41 Parapsoriasis

*Exkl.:* Poikilodermia athrophicans vascularis [Jacobi] (L94.5)

| L41.0 | **Pityriasis lichenoides et varioliformis acuta [Mucha-Habermann]** |
|---|---|
| L41.1 | **Parapsoriasis guttata** |
| L41.2 | **Papulosis lymphomatoides** |

| L41.3 | Kleinfleckige Parapsoriasis en plaques |
|---|---|
| L41.4 | Großfleckige Parapsoriasis en plaques |
| L41.5 | Parapsoriasis mit Poikilodermie |
| L41.8 | Sonstige Parapsoriasis |
| L41.9 | Parapsoriasis, nicht näher bezeichnet |

## L42 Pityriasis rosea

## L43 Lichen ruber planus
*Exkl.:* Lichen pilaris (L66.1)

| L43.0 | Lichen ruber hypertrophicus |
|---|---|
| L43.1 | Lichen ruber pemphigoides |
| L43.2 | Lichenoide Arzneimittelreaktion |

Soll die Substanz angegeben werden, ist eine zusätzliche Schlüsselnummer (Kapitel XX) zu benutzen.

| L43.3 | Subakuter Lichen ruber planus (aktiv) |
|---|---|

Lichen planus tropicus

| L43.8 | Sonstiger Lichen ruber planus |
|---|---|
| L43.9 | Lichen ruber planus, nicht näher bezeichnet |

## L44 Sonstige papulosquamöse Hautkrankheiten

| L44.0 | Pityriasis rubra pilaris |
|---|---|
| L44.1 | Lichen nitidus |
| L44.2 | Lichen striatus |
| L44.3 | Lichen ruber moniliformis |
| L44.4 | Infantile papulöse Akrodermatitis [Gianotti-Crosti-Syndrom] |
| L44.8 | Sonstige näher bezeichnete papulosquamöse Hautkrankheiten |
| L44.9 | Papulosquamöse Hautkrankheit, nicht näher bezeichnet |

## L45* Papulosquamöse Hautkrankheiten bei anderenorts klassifizierten Krankheiten

## Urtikaria und Erythem (L50-L54)

*Exkl.:* Lyme-Krankheit (A69.2)
Rosazea (L71.-)

### L50 Urtikaria

*Exkl.:* Allergische Kontaktdermatitis (L23.-)
Angioneurotisches Ödem (T78.3)
Hereditäres Angioödem (E88.0)
Quincke-Ödem (T78.3)
Serumurtikaria (T80.6)
Urticaria:
- gigantea (T78.3)
- neonatorum (P83.8)
- papulosa (L28.2)
- pigmentosa (Q82.2)
- solaris (L56.3)

**L50.0 Allergische Urtikaria**

**L50.1 Idiopathische Urtikaria**

**L50.2 Urtikaria durch Kälte oder Wärme**

**L50.3 Urticaria factitia**
Urtikarieller Dermographismus

**L50.4 Urticaria mechanica**

**L50.5 Cholinergische Urtikaria**

**L50.6 Kontakturtikaria**

**L50.8 Sonstige Urtikaria**
Urtikaria:
- chronisch
- rezidivierend, periodisch

**L50.9 Urtikaria, nicht näher bezeichnet**

### L51 Erythema exsudativum multiforme

**L51.0 Nichtbullöses Erythema exsudativum multiforme**

**L51.1 Bullöses Erythema exsudativum multiforme**
Stevens-Johnson-Syndrom

**L51.2 Toxische epidermale Nekrolyse [Lyell-Syndrom]**

**L51.8 Sonstiges Erythema exsudativum multiforme**

L51.9 Erythema exsudativum multiforme, nicht näher bezeichnet

## L52 Erythema nodosum

## L53 Sonstige erythematöse Krankheiten
*Exkl.:* Erythema:
- ab igne (L59.0)
- durch äußere Agenzien bei Hautkontakt (L23–L25)
- intertrigo (L30.4)

L53.0 **Erythema toxicum**
Soll das exogene Agens angegeben werden, ist eine zusätzliche Schlüsselnummer (Kapitel XX) zu benutzen.
*Exkl.:* Erythema toxicum beim Neugeborenen (P83.1)

L53.1 **Erythema anulare centrifugum**

L53.2 **Erythema marginatum**

L53.3 **Sonstiges figuriertes chronisches Erythem**

L53.8 **Sonstige näher bezeichnete erythematöse Krankheiten**

L53.9 **Erythematöse Krankheit, nicht näher bezeichnet**
Erythem o.n.A.
Erythrodermie o.n.A.

## L54* Erythem bei anderenorts klassifizierten Krankheiten

L54.0* **Erythema marginatum bei akutem rheumatischem Fieber (I00†)**

L54.8* **Erythem bei sonstigen anderenorts klassifizierten Krankheiten**

# Krankheiten der Haut und der Unterhaut durch Strahleneinwirkung (L55–L59)

## L55 Dermatitis solaris
Sonnenbrand

- **L55.0** **Dermatitis solaris 1. Grades**
- **L55.1** **Dermatitis solaris 2. Grades**
- **L55.2** **Dermatitis solaris 3. Grades**
- **L55.8** **Sonstige Dermatitis solaris**
- **L55.9** **Dermatitis solaris, nicht näher bezeichnet**

## L56 Sonstige akute Hautveränderungen durch Ultraviolettstrahlen

- **L56.0** **Phototoxische Reaktion auf Arzneimittel**
  Soll die Substanz angegeben werden, ist eine zusätzliche Schlüsselnummer (Kapitel XX) zu benutzen.
- **L56.1** **Photoallergische Reaktion auf Arzneimittel**
  Soll die Substanz angegeben werden, ist eine zusätzliche Schlüsselnummer (Kapitel XX) zu benutzen.
- **L56.2** **Phototoxische Kontaktdermatitis**
  Berloque-Dermatitis
- **L56.3** **Urticaria solaris**
- **L56.4** **Polymorphe Lichtdermatose**
- **L56.8** **Sonstige näher bezeichnete akute Hautveränderungen durch Ultraviolettstrahlen**
- **L56.9** **Akute Hautveränderung durch Ultraviolettstrahlen, nicht näher bezeichnet**

## L57 Hautveränderungen durch chronische Exposition gegenüber nichtionisierender Strahlung

**L57.0 Aktinische Keratose**
Keratose o.n.A.
Keratosis senilis
Keratosis solaris

**L57.1 Aktinisches Retikuloid**

**L57.2 Cutis rhomboidalis nuchae**

**L57.3 Poikilodermia reticularis [Civatte]**

**L57.4 Cutis laxa senilis**
Aktinische Elastose
Elastosis senilis

**L57.5 Strahlengranulom**

**L57.8 Sonstige Hautveränderungen durch chronische Exposition gegenüber nichtionisierender Strahlung**
Landmannshaut
Seemannshaut
Sonnendermatitis durch chronische Lichtexposition

**L57.9 Hautveränderung durch chronische Exposition gegenüber nichtionisierender Strahlung, nicht näher bezeichnet**

## L58 Radiodermatitis

**L58.0 Akute Radiodermatitis**

**L58.1 Chronische Radiodermatitis**

**L58.9 Radiodermatitis, nicht näher bezeichnet**

## L59 Sonstige Krankheiten der Haut und der Unterhaut durch Strahleneinwirkung

**L59.0 Erythema ab igne**
Chronischer Wärmeschaden

**L59.8 Sonstige näher bezeichnete Krankheiten der Haut und der Unterhaut durch Strahleneinwirkung**

**L59.9 Krankheit der Haut und der Unterhaut durch Strahleneinwirkung, nicht näher bezeichnet**

# Krankheiten der Hautanhangsgebilde (L60–L75)

*Exkl.:* Angeborene Fehlbildungen des Integumentum commune (Q84.–)

## L60 Krankheiten der Nägel
*Exkl.:* Onychie und Paronychie (L03.0)
Uhrglasnägel (R68.3)

**L60.0 Unguis incarnatus**
Eingewachsener Nagel

**L60.1 Onycholysis**

**L60.2 Onychogryphosis**

**L60.3 Nageldystrophie**

**L60.4 Beau-Reil-Querfurchen**

**L60.5 Yellow-nail-Syndrom [Syndrom der gelben Nägel]**

**L60.8 Sonstige Krankheiten der Nägel**

**L60.9 Krankheit der Nägel, nicht näher bezeichnet**

## L62* Krankheiten der Nägel bei anderenorts klassifizierten Krankheiten

**L62.0\* Pachydermoperiostose mit Uhrglasnägeln (M89.4†)**

**L62.8\* Krankheiten der Nägel bei sonstigen anderenorts klassifizierten Krankheiten**

## L63 Alopecia areata

**L63.0 Alopecia (cranialis) totalis**

**L63.1 Alopecia universalis**

**L63.2 Ophiasis**

**L63.8 Sonstige Alopecia areata**

**L63.9 Alopecia areata, nicht näher bezeichnet**

## L64 Alopecia androgenetica
*Inkl.:* Alopezie vom männlichen Typ

**L64.0 Arzneimittelinduzierte Alopecia androgenetica**
Soll die Substanz angegeben werden, ist eine zusätzliche Schlüsselnummer (Kapitel XX) zu benutzen.

**L64.8 Sonstige Alopecia androgenetica**

**L64.9 Alopecia androgenetica, nicht näher bezeichnet**

## L65 Sonstiger Haarausfall ohne Narbenbildung
Soll bei Arzneimittelinduktion die Substanz angegeben werden, ist eine zusätzliche Schlüsselnummer (Kapitel XX) zu benutzen.
*Exkl.:* Trichotillomanie (F63.3)

**L65.0 Telogeneffluvium**

**L65.1 Anageneffluvium**

**L65.2 Alopecia mucinosa [Pinkus]**

**L65.8 Sonstiger näher bezeichneter Haarausfall ohne Narbenbildung**

**L65.9 Haarausfall ohne Narbenbildung, nicht näher bezeichnet**
Alopecia o.n.A.

## L66 Narbige Alopezie [Haarausfall mit Narbenbildung]

**L66.0 Pseudopelade Brocq**

**L66.1 Lichen planopilaris**
Lichen ruber follicularis

**L66.2 Folliculitis decalvans**

**L66.3 Folliculitis et Perifolliculitis capitis abscedens et suffodiens [Hoffmann]**

**L66.4 Ulerythema ophryogenes**

**L66.8 Sonstige narbige Alopezie**

**L66.9 Narbige Alopezie, nicht näher bezeichnet**

## L67 Anomalien der Haarfarbe und des Haarschaftes
*Exkl.:* Monilethrix (Q84.1)
Pili anulati (Q84.1)
Telogeneffluvium (L65.0)

**L67.0 Trichorrhexis nodosa**

**L67.1 Veränderungen der Haarfarbe**
Canities
Ergrauen (vorzeitig)
Heterochromie der Haare
Poliosis:
- circumscripta, erworben
- o.n.A.

**L67.8 Sonstige Anomalien der Haarfarbe und des Haarschaftes**
Fragilitas crinium

**L67.9 Anomalie der Haarfarbe und des Haarschaftes, nicht näher bezeichnet**

## L68 Hypertrichose

*Inkl.:* Verstärkter Haarwuchs
*Exkl.:* Angeborene Hypertrichose (Q84.2)
Persistierende Lanugobehaarung (Q84.2)

**L68.0 Hirsutismus**
Soll bei Arzneimittelinduktion die Substanz angegeben werden, ist eine zusätzliche Schlüsselnummer (Kapitel XX) zu benutzen.

**L68.1 Hypertrichosis lanuginosa acquisita**
Soll bei Arzneimittelinduktion die Substanz angegeben werden, ist eine zusätzliche Schlüsselnummer (Kapitel XX) zu benutzen.

**L68.2 Lokalisierte Hypertrichose**

**L68.3 Polytrichie**

**L68.8 Sonstige Hypertrichose**

**L68.9 Hypertrichose, nicht näher bezeichnet**

## L70 Akne

*Exkl.:* Aknekeloid (L73.0)

**L70.0 Acne vulgaris**

**L70.1 Acne conglobata**

**L70.2 Acne varioliformis**
Acne necroticans miliaris

**L70.3 Acne tropica**

**L70.4 Acne infantum**

**L70.5 Acne excoriée des jeunes filles**

L70.8 Sonstige Akne
L70.9 Akne, nicht näher bezeichnet

## L71 Rosazea

L71.0 **Periorale Dermatitis**
Soll bei Arzneimittelinduktion die Substanz angegeben werden, ist eine zusätzliche Schlüsselnummer (Kapitel XX) zu benutzen.

L71.1 **Rhinophym**
L71.8 **Sonstige Rosazea**
L71.9 **Rosazea, nicht näher bezeichnet**

## L72 Follikuläre Zysten der Haut und der Unterhaut

L72.0 **Epidermalzyste**
L72.1 **Trichilemmalzyste**
Atherom
Pilarzyste
L72.2 **Steatocystoma multiplex**
L72.8 **Sonstige follikuläre Zysten der Haut und der Unterhaut**
L72.9 **Follikuläre Zyste der Haut und der Unterhaut, nicht näher bezeichnet**

## L73 Sonstige Krankheiten der Haarfollikel

L73.0 **Aknekeloid [Folliculitis sclerotisans nuchae]**
L73.1 **Pseudofolliculitis barbae**
L73.2 **Hidradenitis suppurativa**
L73.8 **Sonstige näher bezeichnete Krankheiten der Haarfollikel**
Folliculitis barbae
L73.9 **Krankheit der Haarfollikel, nicht näher bezeichnet**

## L74 Krankheiten der ekkrinen Schweißdrüsen
*Exkl.:* Hyperhidrose (R61.–)

L74.0 **Miliaria rubra**

| | |
|---|---|
| L74.1 | **Miliaria cristallina** |
| L74.2 | **Miliaria profunda** <br> Miliaria tropica |
| L74.3 | **Miliaria, nicht näher bezeichnet** |
| L74.4 | **Anhidrosis** <br> Hypohidrosis |
| L74.8 | **Sonstige Krankheiten der ekkrinen Schweißdrüsen** |
| L74.9 | **Krankheit der ekkrinen Schweißdrüsen, nicht näher bezeichnet** <br> Krankheit der Schweißdrüsen o.n.A. |

### L75 Krankheiten der apokrinen Schweißdrüsen

*Exkl.:* Dyshidrosis [Pompholyx] (L30.1)
Hidradenitis suppurativa (L73.2)

| | |
|---|---|
| L75.0 | **Bromhidrosis** |
| L75.1 | **Chromhidrosis** |
| L75.2 | **Apokrine Miliaria** <br> Fox-Fordyce-Krankheit |
| L75.8 | **Sonstige Krankheiten der apokrinen Schweißdrüsen** |
| L75.9 | **Krankheit der apokrinen Schweißdrüsen, nicht näher bezeichnet** |

## Sonstige Krankheiten der Haut und der Unterhaut (L80–L99)

### L80 Vitiligo

### L81 Sonstige Störungen der Hautpigmentierung

*Exkl.:* Muttermal o.n.A. (Q82.5)
Naevus, Nävus – siehe Alphabetisches Verzeichnis
Peutz-Jeghers-Syndrom (Q85.8)

| | |
|---|---|
| L81.0 | **Postinflammatorische Hyperpigmentierung** |
| L81.1 | **Chloasma [Melasma]** |

**L81.2 Epheliden**
Sommersprossen

**L81.3 Café-au-lait-Flecken**

**L81.4 Sonstige Melanin-Hyperpigmentierung**
Lentigo

**L81.5 Leukoderm, anderenorts nicht klassifiziert**

**L81.6 Sonstige Störungen durch verminderte Melaninbildung**

**L81.7 Pigmentpurpura**
Angioma serpiginosum
Essentielle Teleangiektasie

**L81.8 Sonstige näher bezeichnete Störungen der Hautpigmentierung**
Pigmentierung durch Eisenablagerung
Tätowierung

**L81.9 Störung der Hautpigmentierung, nicht näher bezeichnet**

## L82 Seborrhoische Keratose
Dermatosis papulosa nigra
Leser-Trélat-Syndrom

## L83 Acanthosis nigricans
Papillomatosis confluens et reticularis [Gougerot-Carteaud]

## L84 Hühneraugen und Horn- (Haut-) Schwielen
Kallus
Klavus

## L85 Sonstige Epidermisverdickung
*Exkl.:* Hypertrophe Hautkrankheiten (L91.-)

**L85.0 Erworbene Ichthyosis**
*Exkl.:* Ichthyosis congenita (Q80.-)

**L85.1 Erworbene Keratosis [Keratom] palmoplantaris**
*Exkl.:* Hereditäre Palmoplantarkeratose (Q82.8)

**L85.2 Keratosis punctata (palmoplantaris)**

**L85.3 Xerosis cutis**
Xerodermie

**L85.8** Sonstige näher bezeichnete Epidermisverdickung
Cornu cutaneum

**L85.9** Epidermisverdickung, nicht näher bezeichnet

## L86* Keratom bei anderenorts klassifizierten Krankheiten
Keratosis follicularis } durch Vitamin-A-Mangel (E50.8†)
Xeroderma

## L87 Störungen der transepidermalen Elimination
*Exkl.:* Granuloma anulare (perforans) (L92.0)

**L87.0** Hyperkeratosis follicularis et parafollicularis in cutem penetrans [Kyrle]
Hyperkeratosis follicularis penetrans

**L87.1** Reaktive perforierende Kollagenose

**L87.2** Elastosis perforans serpiginosa

**L87.8** Sonstige Störungen der transepidermalen Elimination

**L87.9** Störung der transepidermalen Elimination, nicht näher bezeichnet

## L88 Pyoderma gangraenosum
Dermatitis ulcerosa
Phagedänische Pyodermie

## L89 Dekubitalgeschwür
Dekubitus
Druckgeschwür
Ulkus bei medizinischer Anwendung von Gips
*Exkl.:* Dekubitalgeschwür (trophisch) der Cervix (uteri) (N86)

## L90 Atrophische Hautkrankheiten

**L90.0** Lichen sclerosus et atrophicus

**L90.1** Anetodermie, Typ Schwenninger-Buzzi

**L90.2** Anetodermie, Typ Jadassohn und Typ Pellizzari

**L90.3** Atrophodermia idiopathica, Typ Pasini-Pierini

**L90.4 Akrodermatitis chronica atrophicans**
Herxheimer-Krankheit

**L90.5 Narben und Fibrosen der Haut**
Entstellung durch Narbe
Hautnarbe
Narbe o.n.A.
Narbenverwachsung (Haut)
*Exkl.:* Hypertrophe Narbe (L91.0)
Narbenkeloid (L91.0)

**L90.6 Striae cutis atrophicae**

**L90.8 Sonstige atrophische Hautkrankheiten**

**L90.9 Atrophische Hautkrankheit, nicht näher bezeichnet**

## L91 Hypertrophe Hautkrankheiten

**L91.0 Keloid**
Hypertrophe Narbe
Narbenkeloid
*Exkl.:* Aknekeloid (L73.0)
Narbe o.n.A. (L90.5)

**L91.8 Sonstige hypertrophe Hautkrankheiten**

**L91.9 Hypertrophe Hautkrankheit, nicht näher bezeichnet**

## L92 Granulomatöse Krankheiten der Haut und der Unterhaut
*Exkl.:* Strahlengranulom (L57.5)

**L92.0 Granuloma anulare**
Granuloma anulare perforans

**L92.1 Nekrobiosis lipoidica, anderenorts nicht klassifiziert**
*Exkl.:* In Verbindung mit Diabetes mellitus (E10–E14)

**L92.2 Granuloma faciale [Granuloma eosinophilicum faciei]**

**L92.3 Fremdkörpergranulom der Haut und der Unterhaut**

**L92.8 Sonstige granulomatöse Krankheiten der Haut und der Unterhaut**

**L92.9 Granulomatöse Krankheit der Haut und der Unterhaut, nicht näher bezeichnet**

## L93 Lupus erythematodes

Soll bei Arzneimittelinduktion die Substanz angegeben werden, ist eine zusätzliche Schlüsselnummer (Kapitel XX) zu benutzen.

*Exkl.:* Lupus:
- exedens (A18.4)
- vulgaris (A18.4)

Sklerodermie (M34.–)
Systemischer Lupus erythematodes (M32.–)

**L93.0 Diskoider Lupus erythematodes**
Lupus erythematodes o.n.A.

**L93.1 Subakuter Lupus erythematodes cutaneus**

**L93.2 Sonstiger lokalisierter Lupus erythematodes**
Lupus erythematodes profundus
Lupus-Pannikulitis

## L94 Sonstige lokalisierte Krankheiten des Bindegewebes

*Exkl.:* Systemkrankheiten des Bindegewebes (M30–M36)

**L94.0 Sclerodermia circumscripta [Morphaea]**
Lokalisierte Sklerodermie

**L94.1 Lineare oder bandförmige Sklerodermie**
Sclérodermie en coup de sabre

**L94.2 Calcinosis cutis**

**L94.3 Sklerodaktylie**

**L94.4 Gottron-Papeln**

**L94.5 Poikilodermia atrophicans vascularis [Jacobi]**

**L94.6 Ainhum**

**L94.8 Sonstige näher bezeichnete lokalisierte Krankheiten des Bindegewebes**

**L94.9 Lokalisierte Krankheit des Bindegewebes, nicht näher bezeichnet**

## L95 Anderenorts nicht klassifizierte Vaskulitis, die auf die Haut begrenzt ist

*Exkl.:* Essentielle Teleangiektasie (L81.7)
Hypersensitivitätsangiitis (M31.0)
Panniculitis nodularis nonsuppurativa febrilis et recidivans [Pfeifer-Weber-Christian-Krankheit] (M35.6)
Pannikulitis:
- Lupus- (L93.2)
- Nacken- und Rücken- (M54.0)
- o.n.A. (M79.3)

Panarteriitis nodosa (M30.0)
Purpura Schoenlein-Henoch (D69.0)
Rheumatoide Vaskulitis (M05.2)
Serumkrankheit (T80.6)
Urtikaria (L50.–)
Wegener-Granulomatose (M31.3)

**L95.0 Livedo-Vaskulitis**
Capillaritis alba

**L95.1 Erythema elevatum et diutinum**

**L95.8 Sonstige Vaskulitis, die auf die Haut begrenzt ist**

**L95.9 Vaskulitis, die auf die Haut begrenzt ist, nicht näher bezeichnet**

## L97 Ulcus cruris, anderenorts nicht klassifiziert

*Exkl.:* Dekubitalgeschwür (L89)
Gangrän (R02)
Hautinfektionen (L00–L08)
Spezifische Infektionen, die unter A00–B99 klassifiziert sind
Ulcus cruris varicosum (I83.0, I83.2)

## L98 Sonstige Krankheiten der Haut und der Unterhaut, anderenorts nicht klassifiziert

**L98.0 Granuloma pediculatum [Granuloma pyogenicum]**

**L98.1 Dermatitis factitia**
Artefakte
Neurotische Exkoriation

**L98.2 Akute febrile neutrophile Dermatose [Sweet-Syndrom]**

**L98.3 Eosinophile Zellulitis [Wells-Syndrom]**

**L98.4 Chronisches Ulkus der Haut, anderenorts nicht klassifiziert**
Chronisches Ulkus der Haut o.n.A.
Ulcus tropicum o.n.A.
Ulkus der Haut o.n.A.
*Exkl.:* Dekubitalgeschwür (L89)
Gangrän (R02)
Hautinfektionen (L00–L08)
Spezifische Infektionen, die unter A00–B99 klassifiziert sind
Ulcus cruris, anderenorts nicht klassifiziert (L97)
Ulcus cruris varicosum (I83.0, I83.2)

**L98.5 Muzinose der Haut**
Fokale Muzinose
Lichen myxoedematosus
*Exkl.:* Fokale orale Muzinose (K13.7)
Myxödem (E03.9)

**L98.6 Sonstige infiltrative Krankheiten der Haut und der Unterhaut**
*Exkl.:* Hyalinosis cutis et mucosae (E78.8)

**L98.8 Sonstige näher bezeichnete Krankheiten der Haut und der Unterhaut**

**L98.9 Krankheit der Haut und der Unterhaut, nicht näher bezeichnet**

## L99* Sonstige Krankheiten der Haut und der Unterhaut bei anderenorts klassifizierten Krankheiten

**L99.0* Kutane Amyloidose (E85.–†)**
Lichen amyloidosus
Makulöse Amyloidose

**L99.8* Sonstige näher bezeichnete Krankheiten der Haut und der Unterhaut bei anderenorts klassifizierten Krankheiten**
Syphilis:
- Alopezie (A51.3†)
- Leukoderm (A51.3†, A52.7†)

# KAPITEL XIII

# Krankheiten des Muskel-Skelett-Systems und des Bindegewebes (M00–M99)

*Exkl.:* Bestimmte Zustände, die ihren Ursprung in der Perinatalperiode haben (P00–P96)
Bestimmte infektiöse und parasitäre Krankheiten (A00–B99)
Kompartmentsyndrom (T79.6)
Komplikationen der Schwangerschaft, der Geburt und des Wochenbettes (O00–O99)
Angeborene Fehlbildungen, Deformitäten und Chromosomenanomalien (Q00–Q99)
Endokrine, Ernährungs- und Stoffwechselkrankheiten (E00–E90)
Verletzungen, Vergiftungen und bestimmte andere Folgen äußerer Ursachen (S00–T98)
Neubildungen (C00–D48)
Symptome und abnorme klinische und Laborbefunde, die anderenorts nicht klassifiziert sind (R00–R99)

**Dieses Kapitel gliedert sich in folgende Gruppen:**

M00–M25 Arthropathien
    M00–M03 Infektiöse Arthropathien
    M05–M14 Entzündliche Polyarthropathien
    M15–M19 Arthrose
    M20–M25 Sonstige Gelenkkrankheiten
M30–M36 Systemkrankheiten des Bindegewebes
M40–M54 Krankheiten der Wirbelsäule und des Rückens
    M40–M43 Deformitäten der Wirbelsäule und des Rückens
    M45–M49 Spondylopathien
    M50–M54 Sonstige Krankheiten der Wirbelsäule und des Rückens
M60–M79 Krankheiten der Weichteilgewebe
    M60–M63 Krankheiten der Muskeln
    M65–M68 Krankheiten der Synovialis und der Sehnen
    M70–M79 Sonstige Krankheiten des Weichteilgewebes
M80–M94 Osteopathien und Chondropathien
    M80–M85 Veränderungen der Knochendichte und -struktur
    M86–M90 Sonstige Osteopathien
    M91–M94 Chondropathien
M95–M99 Sonstige Krankheiten des Muskel-Skelett-Systems und des Bindegewebes

**Dieses Kapitel enthält die folgenden Sternschlüsselnummern:**

| | |
|---|---|
| M01* | Direkte Gelenkinfektionen bei anderenorts klassifizierten infektiösen und parasitären Krankheiten |
| M03* | Postinfektiöse und reaktive Arthropathien bei anderenorts klassifizierten Krankheiten |
| M07* | Arthritis psoriatica und Arthritiden bei gastrointestinalen Grundkrankheiten |
| M09* | Juvenile Arthritis bei anderenorts klassifizierten Krankheiten |
| M14* | Arthropathien bei sonstigen anderenorts klassifizierten Krankheiten |
| M36* | Systemkrankheiten des Bindegewebes bei anderenorts klassifizierten Krankheiten |
| M49* | Spondylopathien bei anderenorts klassifizierten Krankheiten |
| M63* | Muskelkrankheiten bei anderenorts klassifizierten Krankheiten |
| M68* | Krankheiten der Synovialis und der Sehnen bei anderenorts klassifizierten Krankheiten |
| M73* | Krankheiten des Weichteilgewebes bei anderenorts klassifizierten Krankheiten |
| M82* | Osteoporose bei anderenorts klassifizierten Krankheiten |
| M90* | Osteopathien bei anderenorts klassifizierten Krankheiten |

## Lokalisation der Muskel-Skelett-Beteiligung

Die folgenden 5. Stellen zur Angabe des Beteiligungsortes können wahlweise mit den passenden Schlüsselnummern des Kapitels XIII benutzt werden. Da örtliche Erweiterungen oder fachspezifische Adaptionen der Klassifikation sich in der Stellenzahl der Schlüsselnummern unterscheiden können, wird vorgeschlagen, diese ergänzende Ortsangabe besonders zu kennzeichnen (z.B. durch ein zusätzliches Signierkästchen). Hiervon abweichende 5. Stellen für Kniegelenkschäden, Rückenleiden und anderenorts nicht klassifizierte biomechanische Funktionsstörungen finden sich unter M23, der Gruppe M40–M54 und unter M99.

0  Mehrere Lokalisationen

1  Schulterregion
                        Klavikula
                        Skapula
                        Akromioklavikulargelenk
                        Schultergelenk
                        Sternoklavikulargelenk

2  Oberarm
                        Humerus
                        Ellenbogengelenk

3  Unterarm
                        Radius
                        Ulna
                        Handgelenk

4  Hand
                        Finger
                        Handwurzel
                        Mittelhand
                        Gelenke zwischen diesen Knochen

| | |
|---|---|
| 5 Beckenregion und Oberschenkel | Becken |
| | Femur |
| | Gesäß |
| | Hüfte [Hüftgelenk] |
| | Iliosakralgelenk |
| 6 Unterschenkel | Fibula |
| | Tibia |
| | Kniegelenk |
| 7 Knöchel und Fuß | Fußwurzel |
| | Mittelfuß |
| | Zehen |
| | Sprunggelenk |
| | Sonstige Gelenke des Fußes |
| 8 Sonstige | Hals |
| | Kopf |
| | Rippen |
| | Rumpf |
| | Schädel |
| | Wirbelsäule |
| 9 Nicht näher bezeichnete Lokalisationen | |

## Arthropathien (M00–M25)

Krankheiten, die vorwiegend an den peripheren (Extremitäten-) Gelenken auftreten

## Infektiöse Arthropathien (M00–M03)

*Hinweis:* Diese Gruppe enthält Gelenkkrankheiten durch Mikroorganismen. Aufgrund der ätiologischen Zusammenhänge wird zwischen folgenden Typen unterschieden:
(a) direkte Gelenkinfektion: Die Erreger wandern in das Synovialgewebe ein, ihre Antigene sind im Gelenk nachweisbar.
(b) indirekte Gelenkinfektion: Es wird wiederum zwischen zwei Typen unterschieden:
– reaktive Arthritis: Es ist zwar eine Infektion des Gesamtorganismus erwiesen, aber im Gelenk können weder Erreger noch deren Antigene nachgewiesen werden.
– postinfektiöse Arthritis: Es läßt sich zwar ein Erregerantigen nachweisen, aber der Erreger selbst ist nur inkonstant und seine lokale Vermehrung nicht nachweisbar.

### M00 Eitrige Arthritis
[Schlüsselnummer der Lokalisation siehe am Anfang dieses Kapitels]

**M00.0** Arthritis und Polyarthritis durch Staphylokokken

**M00.1** Arthritis und Polyarthritis durch Pneumokokken

**M00.2** Arthritis und Polyarthritis durch Streptokokken

**M00.8** Arthritis und Polyarthritis durch sonstige näher bezeichnete bakterielle Erreger
Soll der bakterielle Erreger angegeben werden, ist eine zusätzliche Schlüsselnummer (B95–B96) zu benutzen.

**M00.9** Eitrige Arthritis, nicht näher bezeichnet
Infektiöse Arthritis o.n.A.

### M01* Direkte Gelenkinfektionen bei anderenorts klassifizierten infektiösen und parasitären Krankheiten
[Schlüsselnummer der Lokalisation siehe am Anfang dieses Kapitels]
*Exkl.:* Arthritis bei Sarkoidose (M14.8*)
Postinfektiöse und reaktive Arthritis (M03.–*)

**M01.0*** Arthritis durch Meningokokken (A39.8†)
*Exkl.:* Arthritis nach Meningokokkeninfektion (M03.0*)

**M01.1*** Tuberkulöse Arthritis (A18.0†)
*Exkl.:* Wirbelsäule (M49.0*)

**M01.2*** Arthritis bei Lyme-Krankheit (A69.2†)

**M01.3*** Arthritis bei sonstigen anderenorts klassifizierten bakteriellen Krankheiten
Arthritis bei:
- Lepra [Aussatz] (A30.–†)
- lokalisierter Salmonelleninfektion (A02.2†)
- Typhus abdominalis oder Paratyphus (A01.–†)

Arthritis durch Gonokokken (A54.4†)

**M01.4*** Arthritis bei Röteln (B06.8†)

**M01.5*** Arthritis bei sonstigen anderenorts klassifizierten Viruskrankheiten
Arthritis bei:
- Mumps (B26.8†)
- O'Nyong-nyong-Fieber (A92.1†)

**M01.6*** Arthritis bei Mykosen (B35–B49†)

**M01.8*** Arthritis bei sonstigen anderenorts klassifizierten infektiösen und parasitären Krankheiten

## M02 Reaktive Arthritiden
[Schlüsselnummer der Lokalisation siehe am Anfang dieses Kapitels]
*Exkl.:* Behçet-Krankheit (M35.2)
Rheumatisches Fieber (I00)

**M02.0** Arthritis nach intestinalem Bypass

**M02.1** Postenteritische Arthritis

**M02.2** Arthritis nach Impfung

**M02.3** Reiter-Krankheit

**M02.8** Sonstige reaktive Arthritiden

**M02.9** Reaktive Arthritis, nicht näher bezeichnet

## M03* Postinfektiöse und reaktive Arthritiden bei anderenorts klassifizierten Krankheiten
[Schlüsselnummer der Lokalisation siehe am Anfang dieses Kapitels]
*Exkl.:* Direkte Gelenkinfektion bei anderenorts klassifizierten infektiösen und parasitären Krankheiten (M01.–*)

**M03.0*** Arthritis nach Meningokokkeninfektion (A39.8†)
*Exkl.:* Arthritis durch Meningokokken (M01.0*)

**M03.1*** Postinfektiöse Arthritis bei Syphilis
Clutton-Syndrom (A50.5†)
*Exkl.:* Charcot-Arthropathie oder tabische Arthropathie (M14.6*)

**M03.2*** Sonstige postinfektiöse Arthritiden bei anderenorts klassifizierten Krankheiten
Postinfektiöse Arthritis bei:
- Enteritis durch Yersinia enterocolitica (A04.6†)
- Virushepatitis (B15–B19†)

*Exkl.:* Virale Arthritiden (M01.4*, M01.5*)

**M03.6*** Reaktive Arthritis bei sonstigen anderenorts klassifizierten Krankheiten
Arthritis bei infektiöser Endokarditis (I33.0†)

## Entzündliche Polyarthropathien (M05–M14)

### M05 Seropositive chronische Polyarthritis
[Schlüsselnummer der Lokalisation siehe am Anfang dieses Kapitels]
*Exkl.:* Chronische Polyarthritis der Wirbelsäule (M45)
Juvenile chronische Polyarthritis (M08.–)
Rheumatisches Fieber (I00)

**M05.0 Felty-Syndrom**
Chronische Polyarthritis mit Lymphosplenomegalie und Leukopenie

**M05.1† Lungenmanifestation der chronischen Polyarthritis (J99.0*)**

**M05.2 Vaskulitis bei chronischer Polyarthritis**

**M05.3† Chronische Polyarthritis mit Beteiligung sonstiger Organe und Organsysteme**
Endokarditis (I39.–*)
Karditis (I52.8*)
Myokarditis (I41.8*)         } bei chronischer Polyarthritis
Myopathie (G73.7*)
Perikarditis (I32.8*)
Polyneuropathie (G63.6*)

**M05.8 Sonstige seropositive chronische Polyarthritis**

**M05.9 Seropositive chronische Polyarthritis, nicht näher bezeichnet**

### M06 Sonstige chronische Polyarthritis
[Schlüsselnummer der Lokalisation siehe am Anfang dieses Kapitels]

**M06.0 Seronegative chronische Polyarthritis**

**M06.1 Adulte Form der Still-Krankheit**
*Exkl.:* Still-Krankheit o.n.A. (M08.2)

**M06.2 Bursitis bei chronischer Polyarthritis**

**M06.3 Rheumaknoten**

**M06.4 Entzündliche Polyarthropathie**
*Exkl.:* Polyarthritis o.n.A. (M13.0)

**M06.8 Sonstige näher bezeichnete chronische Polyarthritis**

**M06.9 Chronische Polyarthritis, nicht näher bezeichnet**

## M07* Arthritis psoriatica und Arthritiden bei gastrointestinalen Grundkrankheiten
[Schlüsselnummer der Lokalisation siehe am Anfang dieses Kapitels]
*Exkl.:* Juvenile Arthritis psoriatica und juvenile Arthritiden bei gastrointestinalen Grundkrankheiten (M09.-*)

**M07.0* Distale interphalangeale Arthritis psoriatica (L40.5†)**

**M07.1* Arthritis mutilans (L40.5†)**

**M07.2* Spondylitis psoriatica (L40.5†)**

**M07.3* Sonstige psoriatische Arthritiden (L40.5†)**

**M07.4* Arthritis bei Crohn-Krankheit [Enteritis regionalis] (K50.-†)**

**M07.5* Arthritis bei Colitis ulcerosa (K51.-†)**

**M07.6* Sonstige Arthritiden bei gastrointestinalen Grundkrankheiten**

## M08 Juvenile Arthritis
[Schlüsselnummer der Lokalisation siehe am Anfang dieses Kapitels]
*Inkl.:* Arthritis bei Kindern, Beginn vor Vollendung des 15. Lebensjahres, mit einer Dauer von mehr als 3 Monaten
*Exkl.:* Felty-Syndrom (M05.0)
Juvenile Dermatomyositis (M33.0)

**M08.0 Juvenile chronische Polyarthritis, adulter Typ**
Juvenile chronische Polyarthritis vom Erwachsenentyp der chronischen Polyarthritis, mit oder ohne Rheumafaktor-Nachweis

**M08.1 Juvenile Spondylitis ankylosans**
*Exkl.:* Spondylitis ankylosans bei Erwachsenen (M45)

**M08.2 Juvenile chronische Arthritis, systemisch beginnende Form**
Still-Krankheit o.n.A.
*Exkl.:* Adulte Form der Still-Krankheit (M06.1)

**M08.3 Juvenile chronische Arthritis (seronegativ), polyartikulär beginnende Form**
Juvenile chronische Polyarthritis

**M08.4 Juvenile chronische Arthritis, oligoartikulär beginnende Form**

M08.8 Sonstige juvenile Arthritis

M08.9 Juvenile Arthritis, nicht näher bezeichnet

## M09* Juvenile Arthritis bei anderenorts klassifizierten Krankheiten
[Schlüsselnummer der Lokalisation siehe am Anfang dieses Kapitels]
*Exkl.:* Arthritis bei Whipple-Krankheit (M14.8*)

M09.0* Juvenile Arthritis bei Psoriasis (L40.5†)

M09.1* Juvenile Arthritis bei Crohn-Krankheit [Enteritis regionalis] (K50.-†)

M09.2* Juvenile Arthritis bei Colitis ulcerosa (K51.-†)

M09.8* Juvenile Arthritis bei sonstigen anderenorts klassifizierten Krankheiten

## M10 Gicht
[Schlüsselnummer der Lokalisation siehe am Anfang dieses Kapitels]

M10.0 **Idiopathische Gicht**
Gicht-Bursitis
Gichttophi des Herzens† (I43.8*)
Primäre Gicht

M10.1 **Bleigicht**

M10.2 **Arzneimittelinduzierte Gicht**
Soll die Substanz angegeben werden, ist eine zusätzliche Schlüsselnummer (Kapitel XX) zu benutzen.

M10.3 **Gicht durch Nierenfunktionsstörung**

M10.4 **Sonstige sekundäre Gicht**

M10.9 **Gicht, nicht näher bezeichnet**

## M11 Sonstige Kristall-Arthropathien
[Schlüsselnummer der Lokalisation siehe am Anfang dieses Kapitels]

M11.0 **Apatitrheumatismus**

M11.1 **Familiäre Chondrokalzinose**

M11.2 **Sonstige Chondrokalzinose**
Chondrokalzinose o.n.A.

**M11.8** Sonstige näher bezeichnete Kristall-Arthropathien
**M11.9** Kristall-Arthropathie, nicht näher bezeichnet

## M12 Sonstige näher bezeichnete Arthropathien
[Schlüsselnummer der Lokalisation siehe am Anfang dieses Kapitels]
*Exkl.:* Arthropathie des Krikoarytänoid-Gelenkes (J38.7)
Arthropathie o.n.A. (M13.9)
Arthrose (M15–M19)

**M12.0** Chronische postrheumatische Arthritis [Jaccoud-Arthritis]
**M12.1** Kaschin-Beck-Krankheit
**M12.2** Villonoduläre Synovitis (pigmentiert)
**M12.3** Palindromer Rheumatismus
**M12.4** Hydrops intermittens
**M12.5** Traumatische Arthropathie
*Exkl.:* Posttraumatische Arthrose:
- Daumensattelgelenk (M18.2–M18.3)
- Hüfte (M16.4–M16.5)
- Knie (M17.2–M17.3)
- sonstige einzelne Gelenke (M19.1)
- o.n.A. (M19.1)

**M12.8** Sonstige näher bezeichnete Arthropathien, anderenorts nicht klassifiziert
Transitorische Arthropathie

## M13 Sonstige Arthritis
[Schlüsselnummer der Lokalisation siehe am Anfang dieses Kapitels]
*Exkl.:* Arthrose (M15–M19)

**M13.0** Polyarthritis, nicht näher bezeichnet
**M13.1** Monarthritis, anderenorts nicht klassifiziert
**M13.8** Sonstige näher bezeichnete Arthritis
Allergische Arthritis
**M13.9** Arthritis, nicht näher bezeichnet
Arthropathie o.n.A.

## M14* Arthropathien bei sonstigen anderenorts klassifizierten Krankheiten

*Exkl.:* Arthritis psoriatica und Arthritiden bei gastrointestinalen Grundkrankheiten (M07.-*)
Arthritis psoriatica und Arthritiden bei gastrointestinalen Grundkrankheiten, juvenil (M09.-*)
Arthropathie bei:
- hämatologischen Krankheiten (M36.2–M36.3*)
- Hypersensitivitätsreaktionen (M36.4*)
- Neubildung (M36.1*)
Neuropathische Spondylopathie (M49.4*)

**M14.0*** **Gicht-Arthropathie durch Enzymdefekte und sonstige angeborene Krankheiten**
Gicht-Arthropathie bei:
- Lesch-Nyhan-Syndrom (E79.1†)
- Sichelzellenkrankheiten (D57.-†)

**M14.1*** **Kristall-Arthropathie bei sonstigen Stoffwechselstörungen**
Kristall-Arthropathie bei Hyperparathyreoidismus (E21.-†)

**M14.2*** **Diabetische Arthropathie (E10–E14†, vierte Stelle .6)**
*Exkl.:* Neuropathische Arthropathie bei Diabetes mellitus (M14.6*)

**M14.3*** **Multizentrische Retikulohistiozytose (E78.8†)**

**M14.4*** **Arthropathie bei Amyloidose (E85.-†)**

**M14.5*** **Arthropathien bei sonstigen endokrinen, Ernährungs- und Stoffwechselkrankheiten**
Arthropathie bei:
- Akromegalie und hypophysärem Riesenwuchs (E22.0†)
- Hämochromatose (E83.1†)
- Hyperthyreose [Thyreotoxikose] (E05.-†)
- Hypothyreose (E00–E03†)

**M14.6*** **Neuropathische Arthropathie**
Charcot-Arthropathie oder tabische Arthropathie (A52.1†)
Neuropathische Arthropathie bei Diabetes mellitus (E10–E14†, vierte Stelle .6)

**M14.8*** **Arthropathien bei sonstigen näher bezeichneten, anderenorts klassifizierten Krankheiten**
Arthritis bei:
Erythema:
- exsudativum multiforme (L51.-†)
- nodosum (L52†)
- Sarkoidose (D86.8†)
- Whipple-Krankheit (K90.8†)

## Arthrose
## (M15–M19)

*Hinweis:* In dieser Gruppe ist der englische Begriff „osteoarthritis" gleichbedeutend mit den deutschen Bezeichnungen Arthrose und Osteoarthrose. Der Begriff „primär" wird in seiner üblichen klinischen Bedeutung verwendet: ein Grundleiden oder eine auslösende Krankheit sind nicht nachgewiesen.

*Exkl.:* Arthrose der Wirbelsäule (M47.–)

### M15 Polyarthrose
*Inkl.:* Arthrose mit Angabe von mehr als einer Lokalisation
*Exkl.:* Beidseitige Beteiligung einzelner Gelenke (M16–M19)

M15.0 **Primäre generalisierte (Osteo-) Arthrose**
M15.1 **Heberden-Knoten (mit Arthropathie)**
M15.2 **Bouchard-Knoten (mit Arthropathie)**
M15.3 **Sekundäre multiple Arthrose**
Posttraumatische Polyarthrose
M15.4 **Erosive (Osteo-) Arthrose**
M15.8 **Sonstige Polyarthrose**
M15.9 **Polyarthrose, nicht näher bezeichnet**
Generalisierte (Osteo-) Arthrose o.n.A.

### M16 Koxarthrose [Arthrose des Hüftgelenkes]

M16.0 **Primäre Koxarthrose, beidseitig**
M16.1 **Sonstige primäre Koxarthrose**
Primäre Koxarthrose:
- einseitig
- o.n.A.
M16.2 **Koxarthrose als Folge einer Dysplasie, beidseitig**
M16.3 **Sonstige dysplastische Koxarthrose**
Dysplastische Koxarthrose:
- einseitig
- o.n.A.
M16.4 **Posttraumatische Koxarthrose, beidseitig**

M16.5 **Sonstige posttraumatische Koxarthrose**
Posttraumatische Koxarthrose:
- einseitig
- o.n.A.

M16.6 **Sonstige sekundäre Koxarthrose, beidseitig**

M16.7 **Sonstige sekundäre Koxarthrose**
Sekundäre Koxarthrose:
- einseitig
- o.n.A.

M16.9 **Koxarthrose, nicht näher bezeichnet**

## M17 Gonarthrose [Arthrose des Kniegelenkes]

M17.0 **Primäre Gonarthrose, beidseitig**

M17.1 **Sonstige primäre Gonarthrose**
Primäre Gonarthrose:
- einseitig
- o.n.A.

M17.2 **Posttraumatische Gonarthrose, beidseitig**

M17.3 **Sonstige posttraumatische Gonarthrose**
Posttraumatische Gonarthrose:
- einseitig
- o.n.A.

M17.4 **Sonstige sekundäre Gonarthrose, beidseitig**

M17.5 **Sonstige sekundäre Gonarthrose**
Sekundäre Gonarthrose:
- einseitig
- o.n.A.

M17.9 **Gonarthrose, nicht näher bezeichnet**

## M18 Rhizarthrose [Arthrose des Daumensattelgelenkes]

M18.0 **Primäre Rhizarthrose, beidseitig**

M18.1 **Sonstige primäre Rhizarthrose**
Primäre Rhizarthrose:
- einseitig
- o.n.A.

**M18.2** **Posttraumatische Rhizarthrose, beidseitig**

**M18.3** **Sonstige posttraumatische Rhizarthrose**
Posttraumatische Rhizarthrose:
- einseitig
- o.n.A.

**M18.4** **Sonstige sekundäre Rhizarthrose, beidseitig**

**M18.5** **Sonstige sekundäre Rhizarthrose**
Sekundäre Rhizarthrose:
- einseitig
- o.n.A.

**M18.9** **Rhizarthrose, nicht näher bezeichnet**

## M19 Sonstige Arthrose
[Schlüsselnummer der Lokalisation siehe am Anfang dieses Kapitels]
*Exkl.:*   Arthrose der Wirbelsäule (M47.–)
　　　　　Hallux rigidus (M20.2)
　　　　　Polyarthrose (M15.–)

**M19.0** **Primäre Arthrose sonstiger Gelenke**
Primäre Arthrose o.n.A.

**M19.1** **Posttraumatische Arthrose sonstiger Gelenke**
Posttraumatische Arthrose o.n.A.

**M19.2** **Sonstige sekundäre Arthrose**
Sekundäre Arthrose o.n.A.

**M19.8** **Sonstige näher bezeichnete Arthrose**

**M19.9** **Arthrose, nicht näher bezeichnet**

## Sonstige Gelenkkrankheiten (M20–M25)
*Exkl.:* Gelenke der Wirbelsäule (M40–M54)

### M20 Erworbene Deformitäten der Finger und Zehen
*Exkl.:* Angeboren:
- Deformitäten und Fehlbildungen der Finger und Zehen (Q66.–, Q68–Q70, Q74.–)
- Fehlen von Fingern und Zehen (Q71.3, Q72.3)

Verlust von Fingern und Zehen (Z89.–)

**M20.0 Deformität eines oder mehrerer Finger**
Knopfloch- und Schwanenhalsdeformität
*Exkl.:* Fibromatose der Palmarfaszie [Dupuytren-Kontraktur] (M72.0)
Schnellender Finger (M65.3)
Trommelschlegelfinger (R68.3)

**M20.1 Hallux valgus (erworben)**
Fußballenentzündung

**M20.2 Hallux rigidus**

**M20.3 Sonstige Deformität der Großzehe (erworben)**
Hallux varus

**M20.4 Sonstige Hammerzehe(n) (erworben)**

**M20.5 Sonstige Deformitäten der Zehe(n) (erworben)**

**M20.6 Erworbene Deformität der Zehe(n), nicht näher bezeichnet**

### M21 Sonstige erworbene Deformitäten der Extremitäten
[Schlüsselnummer der Lokalisation siehe am Anfang dieses Kapitels]
*Exkl.:* Angeboren:
- Deformitäten und Fehlbildungen der Extremitäten (Q65–Q66, Q68–Q74)
- Fehlen von Extremitäten (Q71–Q73)

Coxa plana (M91.2)
Erworbene Deformitäten der Finger und Zehen (M20.–)
Verlust von Extremitäten (Z89.–)

Krankheiten des Muskel-Skelett-Systems und des Bindegewebes

**M21.0** **Valgusdeformität, anderenorts nicht klassifiziert**
*Exkl.:* Metatarsus valgus (Q66.6)
Pes calcaneovalgus congenitus (Q66.4)

**M21.1** **Varusdeformität, anderenorts nicht klassifiziert**
*Exkl.:* Metatarsus varus (Q66.2)
Tibia vara (M92.5)

**M21.2** **Flexionsdeformität**

**M21.3** **Fallhand oder Hängefuß (erworben)**

**M21.4** **Plattfuß [Pes planus] (erworben)**
*Exkl.:* Pes planus congenitus (Q66.5)

**M21.5** **Erworbene Klauenhand, Klumphand, erworbener Klauenfuß und Klumpfuß**
*Exkl.:* Klumpfuß, nicht als erworben bezeichnet (Q66.8)

**M21.6** **Sonstige erworbene Deformitäten des Knöchels und des Fußes**
*Exkl.:* Deformitäten der Zehe (erworben) (M20.1–M20.6)

**M21.7** **Unterschiedliche Extremitätenlänge (erworben)**

**M21.8** **Sonstige näher bezeichnete erworbene Deformitäten der Extremitäten**

**M21.9** **Erworbene Deformität einer Extremität, nicht näher bezeichnet**

## M22 Krankheiten der Patella
*Exkl.:* Luxation der Patella (S83.0)

**M22.0** **Habituelle Luxation der Patella**

**M22.1** **Habituelle Subluxation der Patella**

**M22.2** **Krankheiten im Patellofemoralbereich**

**M22.3** **Sonstige Schädigungen der Patella**

**M22.4** **Chondromalacia patellae**

**M22.8** **Sonstige Krankheiten der Patella**

**M22.9** **Krankheit der Patella, nicht näher bezeichnet**

## M23 Binnenschädigung des Kniegelenkes [internal derangement]

Die folgenden 5. Stellen zur Angabe des Schädigungsortes können wahlweise mit den passenden Subkategorien der Schlüsselnummer M23.– benutzt werden; siehe auch Hinweis am Anfang dieses Kapitels.

0 Mehrere Lokalisationen

1 Vorderes Kreuzband oder Vorderhorn des Innenmeniskus

2 Hinteres Kreuzband oder Hinterhorn des Innenmeniskus

3 Innenband [Lig. collaterale tibiale] oder sonstiger und nicht näher bezeichneter Teil des Innenmeniskus

4 Außenband [Lig. collaterale fibulare] oder Vorderhorn des Außenmeniskus

5 Hinterhorn des Außenmeniskus

6 Sonstiger und nicht näher bezeichneter Teil des Außenmeniskus

7 Kapselband

9 Nicht näher bezeichnetes Band oder nicht näher bezeichneter Meniskus

*Exkl.:* Akute Verletzung – siehe Verletzungen des Knies und des Unterschenkels (S80–89)
Ankylose (M24.6)
Deformität des Knies (M21.–)
Habituelle Luxation oder Subluxation (M24.4)
Habituelle Luxation oder Subluxation der Patella (M22.0–M22.1)
Krankheiten der Patella (M22.–)
Osteochondrosis dissecans (M93.2)

**M23.0 Meniskusganglion**

**M23.1 Scheibenmeniskus (angeboren)**

**M23.2 Meniskusschädigung durch alten Riß oder alte Verletzung**
Alter Korbhenkelriß

**M23.3 Sonstige Meniskusschädigungen**
Meniskus:
- abgerissen
- degeneriert
- retiniert

**M23.4 Freier Gelenkkörper im Kniegelenk**

**M23.5 Chronische Instabilität des Kniegelenkes**

**M23.6 Sonstige Spontanruptur eines oder mehrerer Bänder des Kniegelenkes**

**M23.8 Sonstige Binnenschädigungen des Kniegelenkes**
Bänderschwäche des Kniegelenkes
Schnappendes Knie

**M23.9 Binnenschädigung des Kniegelenkes, nicht näher bezeichnet**

## M24 Sonstige näher bezeichnete Gelenkschädigungen
[Schlüsselnummer der Lokalisation siehe am Anfang dieses Kapitels]
*Exkl.:* Akute Verletzung – siehe Gelenkverletzung nach Körperregion
Ganglion (M67.4)
Krankheiten des Kiefergelenkes (K07.6)
Schnappendes Knie (M23.8)

**M24.0 Freier Gelenkkörper**
*Exkl.:* Freier Gelenkkörper im Kniegelenk (M23.4)

**M24.1 Sonstige Gelenkknorpelschädigungen**
*Exkl.:* Binnenschädigung des Kniegelenkes (M23.–)
Chondrokalzinose (M11.1–M11.2)
Metastatische Verkalkung (E83.5)
Ochronose (E70.2)

**M24.2 Krankheiten der Bänder**
Bänderschwäche o.n.A.
Instabilität nach einer alten Bandverletzung
*Exkl.:* Familiäre Bänderschwäche (M35.7)
Kniegelenk (M23.5–M23.8)

**M24.3 Pathologische Luxation und Subluxation eines Gelenkes, anderenorts nicht klassifiziert**
*Exkl.:* Luxation oder Subluxation:
• akute Verletzung – siehe Verletzung der Gelenke und Bänder nach Körperregion
• angeboren – siehe angeborene Fehlbildungen und Deformitäten des Muskel-Skelett-Systems (Q65–Q79)
• habituell (M24.4)

**M24.4 Habituelle Luxation und Subluxation eines Gelenkes**
*Exkl.:* Patella (M22.0–M22.1)
Wirbel-Subluxation (M43.3–M43.5)

**M24.5 Gelenkkontraktur**
*Exkl.:* Dupuytren-Kontraktur (M72.0)
Erworbene Deformitäten der Extremitäten (M20–M21)
Sehnen- (Scheiden-) Kontraktur ohne Gelenkkontraktur (M67.1)

**M24.6 Ankylose eines Gelenkes**
*Exkl.:* Gelenksteife ohne Ankylose (M25.6)
Wirbelsäule (M43.2)

**M24.7 Protrusio acetabuli**

**M24.8 Sonstige näher bezeichnete Gelenkschädigungen, anderenorts nicht klassifiziert**
Reizhüfte

**M24.9 Gelenkschädigung, nicht näher bezeichnet**

## M25 Sonstige Gelenkkrankheiten, anderenorts nicht klassifiziert

[Schlüsselnummer der Lokalisation siehe am Anfang dieses Kapitels]
*Exkl.:* Deformitäten, die unter M20–M21 klassifiziert sind
Gehbeschwerden (R26.2)
Störung des Ganges und der Mobilität (R26.–)
Verkalkung:
- Schleimbeutel (M71.4)
- Schulter- (Gelenk) (M75.3)
- Sehne (M65.2)

**M25.0 Hämarthros**
*Exkl.:* Akute Verletzung – siehe Gelenkverletzung nach Körperregion

**M25.1 Gelenkfistel**

**M25.2 Schlottergelenk**

**M25.3 Sonstige Instabilität eines Gelenkes**
*Exkl.:* Instabilität eines Gelenkes nach:
- alter Bandverletzung (M24.2)
- Entfernen einer Gelenkprothese (M96.8)

**M25.4 Gelenkerguß**
*Exkl.:* Hydrarthrose bei Frambösie (A66.6)

**M25.5 Gelenkschmerz**

**M25.6 Gelenksteife, anderenorts nicht klassifiziert**

**M25.7 Osteophyt**

**M25.8** Sonstige näher bezeichnete Gelenkkrankheiten

**M25.9** Gelenkkrankheit, nicht näher bezeichnet

## Systemkrankheiten des Bindegewebes (M30–M36)

*Inkl.:* Autoimmunkrankheit:
- systemisch
- o.n.A.

Kollagen- (Gefäß-) Krankheit:
- systemisch
- o.n.A.

*Exkl.:* Autoimmunkrankheit eines einzelnen Organs oder eines einzelnen Zelltyps (Verschlüsselung des betreffenden Zustandes)

### M30 Panarteriitis nodosa und verwandte Zustände

**M30.0** Panarteriitis nodosa

**M30.1** Panarteriitis mit Lungenbeteiligung
Allergische Granulomatose [Churg-Strauss-Granulomatose]

**M30.2** Juvenile Panarteriitis

**M30.3** Mukokutanes Lymphknotensyndrom [Kawasaki-Krankheit]

**M30.8** Sonstige mit Panarteriitis nodosa verwandte Zustände
Polyangiitis-Overlap-Syndrom

### M31 Sonstige nekrotisierende Vaskulopathien

**M31.0** Hypersensitivitätsangiitis
Goodpasture-Syndrom

**M31.1** Thrombotische Mikroangiopathie
Thrombotische thrombozytopenische Purpura [Moschkowitz]

**M31.2** Letales Mittelliniengranulom

**M31.3** Wegener-Granulomatose
Nekrotisierende Granulomatose der Atemwege

**M31.4** Aortenbogen-Syndrom [Takayasu-Syndrom]

| M31.5 | Riesenzellarteriitis bei Polymyalgia rheumatica |
|---|---|
| M31.6 | Sonstige Riesenzellarteriitis |
| M31.8 | Sonstige näher bezeichnete nekrotisierende Vaskulopathien<br>Hypokomplementämische (urtikarielle) Vaskulitis |
| M31.9 | Nekrotisierende Vaskulopathie, nicht näher bezeichnet |

## M32 Systemischer Lupus erythematodes

*Exkl.:* Lupus erythematodes (diskoid) (o.n.A.) (L93.0)

M32.0 **Arzneimittelinduzierter systemischer Lupus erythematodes**
Soll die Substanz angegeben werden, ist eine zusätzliche Schlüsselnummer (Kapitel XX) zu benutzen.

M32.1† **Systemischer Lupus erythematodes mit Beteiligung von Organen oder Organsystemen**
Libman-Sacks-Endokarditis (I39.-*)
Perikarditis bei systemischem Lupus erythematodes (I32.8*)
Systemischer Lupus erythematodes mit:
- Lungenbeteiligung (J99.1*)
- Nierenbeteiligung (N08.5*, N16.4*)

M32.8 **Sonstige Formen des systemischen Lupus erythematodes**

M32.9 **Systemischer Lupus erythematodes, nicht näher bezeichnet**

## M33 Dermatomyositis-Polymyositis

| M33.0 | Juvenile Dermatomyositis |
|---|---|
| M33.1 | Sonstige Dermatomyositis |
| M33.2 | Polymyositis |
| M33.9 | Dermatomyositis-Polymyositis, nicht näher bezeichnet |

## M34 Systemische Sklerose

*Inkl.:* Sklerodermie
*Exkl.:* Sclerodermia circumscripta (L94.0)
Sklerodermie beim Neugeborenen (P83.8)

M34.0 **Progressive systemische Sklerose**

**M34.1 CR(E)ST-Syndrom**
Kombination von Kalzinose, Raynaud-Phänomen, Ösophagusdysfunktion, Sklerodaktylie, Teleangiektasie.

**M34.2 Systemische Sklerose, durch Arzneimittel oder chemische Substanzen induziert**
Soll die Substanz angegeben werden, ist eine zusätzliche Schlüsselnummer (Kapitel XX) zu benutzen.

**M34.8 Sonstige Formen der systemischen Sklerose**
Systemische Sklerose mit:
- Lungenbeteiligung† (J99.1*)
- Myopathie† (G73.7*)

**M34.9 Systemische Sklerose, nicht näher bezeichnet**

## M35 Sonstige Systembeteiligung des Bindegewebes
*Exkl.:* Reaktive perforierende Kollagenose (L87.1)

**M35.0 Sicca-Syndrom [Sjögren-Syndrom]**
Sjögren-Syndrom mit:
- Keratokonjunktivitis† (H19.3*)
- Lungenbeteiligung† (J99.1*)
- Myopathie† (G73.7*)
- tubulointerstitieller Nierenkrankheit† (N16.4*)

**M35.1 Sonstige Overlap-Syndrome**
Mixed connective tissue disease [Sharp-Syndrom]
*Exkl.:* Polyangiitis-Overlap-Syndrom (M30.8)

**M35.2 Behçet-Krankheit**

**M35.3 Polymyalgia rheumatica**
*Exkl.:* Polymyalgia rheumatica mit Riesenzellarteriitis (M31.5)

**M35.4 Eosinophile Fasziitis**

**M35.5 Multifokale Fibrosklerose**

**M35.6 Rezidivierende Pannikulitis [Pfeifer-Weber-Christian-Krankheit]**
*Exkl.:* Pannikulitis:
- Lupus- (L93.2)
- o.n.A. (M79.3)

**M35.7 Hypermobilitäts-Syndrom**
Familiäre Bänderschwäche
*Exkl.:* Bänderschwäche o.n.A. (M24.2)
Ehlers-Danlos-Syndrom (Q79.6)

**M35.8 Sonstige näher bezeichnete Systembeteiligung des Bindegewebes**

**M35.9 Systembeteiligung des Bindegewebes, nicht näher bezeichnet**
Autoimmunkrankheit (systemisch) o.n.A.
Kollagen- (Gefäß-) Krankheit o.n.A.

## M36* Systemkrankheiten des Bindegewebes bei anderenorts klassifizierten Krankheiten

*Exkl.:* Arthropathien bei anderenorts klassifizierten Krankheiten (M14.–*)

**M36.0* Dermatomyositis-Polymyositis bei Neubildungen (C00–D48†)**

**M36.1* Arthropathie bei Neubildungen (C00–D48†)**
Arthropathie bei:
- bösartiger Histiozytose (C96.1†)
- Leukämie (C91–C95†)
- Plasmozytom (C90.0†)

**M36.2* Arthropathia haemophilica (D66–D68†)**

**M36.3* Arthropathie bei sonstigen anderenorts klassifizierten Blutkrankheiten (D50–D76†)**

*Exkl.:* Arthropathie bei Purpura Schoenlein-Henoch (M36.4*)

**M36.4* Arthropathie bei anderenorts klassifizierten Hypersensitivitätsreaktionen**
Arthropathie bei Purpura Schoenlein-Henoch (D69.0†)

**M36.8* Systemkrankheiten des Bindegewebes bei sonstigen anderenorts klassifizierten Krankheiten**
Systemkrankheiten des Bindegewebes bei:
- Hypogammaglobulinämie (D80.–†)
- Ochronose (E70.2†)

# Krankheiten der Wirbelsäule und des Rückens (M40–M54)

Die folgenden 5. Stellen zur Angabe des Beteiligungsortes können wahlweise mit den passenden Kategorien dieser Gruppe benutzt werden – ausgenommen sind die Kategorien M50 und M51; siehe auch Hinweise am Anfang dieses Kapitels.

0 Mehrere Lokalisationen der Wirbelsäule
1 Okzipito-Atlanto-Axialbereich
2 Zervikalbereich
3 Zervikothorakalbereich
4 Thorakalbereich
5 Thorakolumbalbereich
6 Lumbalbereich
7 Lumbosakralbereich
8 Sakral- und Sakrokokzygealbereich
9 Nicht näher bezeichnete Lokalisation

## *Deformitäten der Wirbelsäule und des Rückens (M40–M43)*

### M40 Kyphose und Lordose
[Schlüsselnummer der Lokalisation siehe am Anfang dieser Gruppe]
*Exkl.:* Kyphose und Lordose:
• angeboren (Q76.4)
• nach medizinischen Maßnahmen (M96.–)
Kyphoskoliose (M41.–)

**M40.0 Kyphose als Haltungsschaden**
*Exkl.:* Osteochondrose der Wirbelsäule (M42.–)

**M40.1 Sonstige sekundäre Kyphose**

**M40.2 Sonstige und nicht näher bezeichnete Kyphose**

**M40.3 Flachrücken**

**M40.4 Sonstige Lordose**
Lordose:
- als Haltungsschaden
- erworben

**M40.5 Lordose, nicht näher bezeichnet**

## M41 Skoliose
[Schlüsselnummer der Lokalisation siehe am Anfang dieser Gruppe]
*Inkl.:* Kyphoskoliose
*Exkl.:* Angeborene Skoliose:
- durch Knochenfehlbildung (Q76.3)
- lagebedingt (Q67.5)
- o.n.A. (Q67.5)

Kyphoskoliotische Herzkrankheit (I27.1)
Nach medizinischen Maßnahmen (M96.–)

**M41.0 Idiopathische Skoliose beim Kind**

**M41.1 Idiopathische Skoliose beim Jugendlichen**
Adoleszentenskoliose

**M41.2 Sonstige idiopathische Skoliose**

**M41.3 Thoraxbedingte Skoliose**

**M41.4 Neuromyopathische Skoliose**
Skoliose nach Zerebralparese, Friedreich-Ataxie, Poliomyelitis und sonstigen neuromuskulären Krankheiten.

**M41.5 Sonstige sekundäre Skoliose**

**M41.8 Sonstige Formen der Skoliose**

**M41.9 Skoliose, nicht näher bezeichnet**

## M42 Osteochondrose der Wirbelsäule
[Schlüsselnummer der Lokalisation siehe am Anfang dieser Gruppe]

**M42.0 Juvenile Osteochondrose der Wirbelsäule**
Scheuermann-Krankheit
Vertebra plana [Calvé-Krankheit]
*Exkl.:* Kyphose als Haltungsschaden (M40.0)

**M42.1 Osteochondrose der Wirbelsäule beim Erwachsenen**

**M42.9 Osteochondrose der Wirbelsäule, nicht näher bezeichnet**

## M43 Sonstige Deformitäten der Wirbelsäule und des Rückens

[Schlüsselnummer der Lokalisation siehe am Anfang dieser Gruppe]

*Exkl.:* Angeborene Spondylolyse und Spondylolisthesis (Q76.2)
Halbwirbel (Q76.3–Q76.4)
Klippel-Feil-Syndrom (Q76.1)
Lumbalisation und Sakralisation (Q76.4)
Platyspondylie (Q76.4)
Spina bifida occulta (Q76.0)
Wirbelsäulenverkrümmung bei:
- Osteodystrophia deformans [Paget-Krankheit] (M88.–)
- Osteoporose (M80–M81)

**M43.0 Spondylolyse**

**M43.1 Spondylolisthesis**

**M43.2 Sonstige Wirbelfusion**
Ankylose eines Wirbelgelenkes

*Exkl.:* Pseudarthrose nach Fusion oder Arthrodese (M96.0)
Spondylitis ankylosans (M45)
Zustand nach Arthrodese (Z98.1)

**M43.3 Habituelle atlanto-axiale Subluxation mit Myelopathie**

**M43.4 Sonstige habituelle atlanto-axiale Subluxation**

**M43.5 Sonstige habituelle Wirbelsubluxation**

*Exkl.:* Biomechanische Funktionsstörungen, anderenorts nicht klassifiziert (M99.–)

**M43.6 Tortikollis**

*Exkl.:* Tortikollis:
- akute Verletzung – siehe Verletzung der Wirbelsäule nach Körperregion
- angeboren (muskulär) (Q68.0)
- durch Geburtstrauma (P15.2)
- psychogen (F45.8)
- spastisch (G24.3)

**M43.8 Sonstige näher bezeichnete Deformitäten der Wirbelsäule und des Rückens**

*Exkl.:* Kyphose und Lordose (M40.–)
Skoliose (M41.–)

**M43.9 Deformität der Wirbelsäule und des Rückens, nicht näher bezeichnet**
Wirbelsäulenverkrümmung o.n.A.

## Spondylopathien (M45–M49)

### M45 Spondylitis ankylosans
[Schlüsselnummer der Lokalisation siehe am Anfang der Gruppe M40–M54]
Chronische Polyarthritis der Wirbelsäule
*Exkl.:* Arthropathie bei Reiter-Krankheit (M02.3)
Behçet-Krankheit (M35.2)
Juvenile Spondylitis ankylosans (M08.1)

### M46 Sonstige entzündliche Spondylopathien
[Schlüsselnummer der Lokalisation siehe am Anfang der Gruppe M40–M54]

**M46.0 Spinale Enthesopathie**
Läsion an den Insertionsstellen von Bändern oder Muskeln an der Wirbelsäule

**M46.1 Sakroiliitis, anderenorts nicht klassifiziert**

**M46.2 Wirbelosteomyelitis**

**M46.3 Bandscheibeninfektion (pyogen)**
Soll der Infektionserreger angegeben werden, ist eine zusätzliche Schlüsselnummer (B95–B97) zu benutzen.

**M46.4 Diszitis, nicht näher bezeichnet**

**M46.5 Sonstige infektiöse Spondylopathien**

**M46.8 Sonstige näher bezeichnete entzündliche Spondylopathien**

**M46.9 Entzündliche Spondylopathie, nicht näher bezeichnet**

### M47 Spondylose
[Schlüsselnummer der Lokalisation siehe am Anfang der Gruppe M40–M54]
*Inkl.:* Arthrose oder Osteoarthrose der Wirbelsäule
Degeneration der Gelenkflächen

**M47.0† Arteria-spinalis-anterior-Syndrom und Arteria-vertebralis-Syndrom (G99.2\*)**

**M47.1 Sonstige Spondylose mit Myelopathie**
Spondylogene Kompression des Rückenmarkes† (G99.2\*)
*Exkl.:* Wirbelsubluxation (M43.3–M43.5)

| M47.2 | Sonstige Spondylose mit Radikulopathie |
|---|---|
| M47.8 | Sonstige Spondylose |

Lumbosakrale Spondylose  
Thorakale Spondylose } ohne Myelopathie oder Radikulopathie  
Zervikale Spondylose

| M47.9 | Spondylose, nicht näher bezeichnet |
|---|---|

## M48 Sonstige Spondylopathien
[Schlüsselnummer der Lokalisation siehe am Anfang der Gruppe M40–M54]

| M48.0 | **Spinalstenose** |
|---|---|
| | Lumbale Spinalstenose |
| M48.1 | **Spondylitis hyperostotica [Forestier-Ott]** |
| | Diffuse idiopathische Skeletthyperostose [DISH] |
| M48.2 | **Baastrup-Syndrom** |
| M48.3 | **Traumatische Spondylopathie** |
| M48.4 | **Ermüdungsbruch eines Wirbels** |
| | Streßfraktur eines Wirbels |
| M48.5 | **Wirbelkörperkompression, anderenorts nicht klassifiziert** |
| | Keilwirbel o.n.A. |
| | Wirbelkörperkompression o.n.A. |
| | *Exkl.:* Akute Verletzung – siehe Verletzung der Wirbelsäule nach Körperregion |
| | Wirbelkörperkompression bei Osteoporose (M80.–) |
| M48.8 | **Sonstige näher bezeichnete Spondylopathien** |
| | Ossifikation des Lig. longitudinale posterius [OPLL-Syndrom] |
| M48.9 | **Spondylopathie, nicht näher bezeichnet** |

## M49* Spondylopathien bei anderenorts klassifizierten Krankheiten
[Schlüsselnummer der Lokalisation siehe am Anfang der Gruppe M40–M54]

*Exkl.:* Arthritis psoriatica und Arthritiden bei gastrointestinalen Grundkrankheiten (M07.–*, M09.–*)

| M49.0* | **Tuberkulose der Wirbelsäule (A18.0†)** |
|---|---|
| | Pott-Gibbus |
| M49.1* | **Spondylitis brucellosa (A23.–†)** |
| M49.2* | **Spondylitis durch Enterobakterien (A01–A04†)** |

**M49.3\*** **Spondylopathie bei sonstigen anderenorts klassifizierten infektiösen und parasitären Krankheiten**
   *Exkl.:* Neuropathische Spondylopathie bei Tabes dorsalis (M49.4\*)

**M49.4\*** **Neuropathische Spondylopathie**
   Neuropathische Spondylopathie bei:
   - Syringomyelie und Syringobulbie (G95.0†)
   - Tabes dorsalis (A52.1†)

**M49.5\*** **Wirbelkörperkompression bei anderenorts klassifizierten Krankheiten**
   Wirbelfraktur infolge von Metastasen (C79.5†)

**M49.8\*** **Spondylopathie bei sonstigen anderenorts klassifizierten Krankheiten**

## Sonstige Krankheiten der Wirbelsäule und des Rückens (M50–M54)

*Exkl.:* Akute Verletzung – siehe Verletzung der Wirbelsäule nach Körperregion
   Diszitis o.n.A. (M46.4)

### M50 Zervikale Bandscheibenschäden

*Inkl.:* Zervikale Bandscheibenschäden mit Zervikalneuralgie
   Zervikothorakale Bandscheibenschäden

**M50.0†** **Zervikaler Bandscheibenschaden mit Myelopathie (G99.2\*)**

**M50.1** **Zervikaler Bandscheibenschaden mit Radikulopathie**
   *Exkl.:* Brachiale Radikulitis o.n.A. (M54.1)

**M50.2** **Sonstige zervikale Bandscheibenverlagerung**

**M50.3** **Sonstige zervikale Bandscheibendegeneration**

**M50.8** **Sonstige zervikale Bandscheibenschäden**

**M50.9** **Zervikaler Bandscheibenschaden, nicht näher bezeichnet**

### M51 Sonstige Bandscheibenschäden

*Inkl.:* Thorakale, thorakolumbale und lumbosakrale Bandscheibenschäden

**M51.0†** **Lumbale und sonstige Bandscheibenschäden mit Myelopathie (G99.2\*)**

**M51.1 Lumbale und sonstige Bandscheibenschäden mit Radikulopathie**
Ischialgie durch Bandscheibenschaden
*Exkl.:* Lumbale Radikulitis o.n.A. (M54.1)

**M51.2 Sonstige näher bezeichnete Bandscheibenverlagerung**
Lumbago durch Bandscheibenverlagerung

**M51.3 Sonstige näher bezeichnete Bandscheibendegeneration**

**M51.4 Schmorl-Knötchen**

**M51.8 Sonstige näher bezeichnete Bandscheibenschäden**

**M51.9 Bandscheibenschaden, nicht näher bezeichnet**

## M53 Sonstige Krankheiten der Wirbelsäule und des Rückens, anderenorts nicht klassifiziert
[Schlüsselnummer der Lokalisation siehe am Anfang der Gruppe M40–M54]

**M53.0 Zervikozephales Syndrom**
Sympathisches hinteres Zervikal-Syndrom

**M53.1 Zervikobrachial-Syndrom**
*Exkl.:* Thoracic-outlet-Syndrom (G54.0)
Zervikaler Bandscheibenschaden (M50.–)

**M53.2 Instabilität der Wirbelsäule**

**M53.3 Krankheiten der Sakrokokzygealregion, anderenorts nicht klassifiziert**
Kokzygodynie

**M53.8 Sonstige näher bezeichnete Krankheiten der Wirbelsäule und des Rückens**

**M53.9 Krankheit der Wirbelsäule und des Rückens, nicht näher bezeichnet**

## M54 Rückenschmerzen
[Schlüsselnummer der Lokalisation siehe am Anfang der Gruppe M40–M54]
*Exkl.:* Psychogener Rückenschmerz (F45.4)

**M54.0 Pannikulitis in der Nacken- und Rückenregion**
*Exkl.:* Pannikulitis:
- Lupus- (L93.2)
- rezidivierend [Pfeiffer-Weber-Christian-Krankheit] (M35.6)
- o.n.A. (M79.3)

**M54.1 Radikulopathie**
Neuritis oder Radikulitis:
- brachial
- lumbal
- lumbosakral
- thorakal

o.n.A.

Radikulitis o.n.A.

*Exkl.:* Neuralgie und Neuritis o.n.A. (M79.2)
Radikulopathie bei:
- lumbalem und sonstigem Bandscheibenschaden (M51.1)
- Spondylose (M47.2)
- zervikalem Bandscheibenschaden (M50.1)

**M54.2 Zervikalneuralgie**

*Exkl.:* Zervikalneuralgie durch zervikalen Bandscheibenschaden (M50.-)

**M54.3 Ischialgie**

*Exkl.:* Ischialgie:
- durch Bandscheibenschaden (M51.1)
- mit Lumbago (M54.4)

Läsion des N. ischiadicus (G57.0)

**M54.4 Lumboischialgie**

*Exkl.:* Durch Bandscheibenschaden (M51.1)

**M54.5 Kreuzschmerz**
Lendenschmerz
Lumbago o.n.A.
Überlastung in der Kreuzbeingegend

*Exkl.:* Lumbago durch Bandscheibenverlagerung (M51.2)
Lumboischialgie (M54.4)

**M54.6 Schmerzen im Bereich der Brustwirbelsäule**

*Exkl.:* Schmerzen durch Bandscheibenschaden (M51.-)

**M54.8 Sonstige Rückenschmerzen**

**M54.9 Rückenschmerzen, nicht näher bezeichnet**
Rückenschmerzen o.n.A.

# Krankheiten der Weichteilgewebe (M60–M79)

## Krankheiten der Muskeln (M60–M63)

*Exkl.:* Dermatomyositis-Polymyositis (M33.–)
Muskeldystrophien und Myopathien (G71–G72)
Myopathie bei:
- Amyloidose (E85.–)
- chronischer Polyarthritis (M05.3)
- Panarteriitis nodosa (M30.0)
- Sjögren-Syndrom (M35.0)
- Sklerodermie (M34.–)
- systemischem Lupus erythematodes (M32.–)

### M60 Myositis
[Schlüsselnummer der Lokalisation siehe am Anfang dieses Kapitels]

**M60.0 Infektiöse Myositis**
Tropische Pyomyositis
Soll der Infektionserreger angegeben werden, ist eine zusätzliche Schlüsselnummer (B95–B97) zu benutzen.

**M60.1 Interstitielle Myositis**

**M60.2 Fremdkörpergranulom im Weichteilgewebe, anderenorts nicht klassifiziert**
*Exkl.:* Fremdkörpergranulom in der Haut und im Unterhautgewebe (L92.3)

**M60.8 Sonstige Myositis**

**M60.9 Myositis, nicht näher bezeichnet**

### M61 Kalzifikation und Ossifikation von Muskeln
[Schlüsselnummer der Lokalisation siehe am Anfang dieses Kapitels]

**M61.0 Traumatische Myositis ossificans**

**M61.1 Myositis ossificans progressiva**
Fibrodysplasia ossificans progressiva

**M61.2 Kalzifikation und Ossifikation von Muskeln bei Lähmungen**
Myositis ossificans bei Tetraplegie oder Paraplegie

**M61.3 Kalzifikation und Ossifikation von Muskeln bei Verbrennungen**
Myositis ossificans bei Verbrennungen

**M61.4 Sonstige Kalzifikation von Muskeln**
*Exkl.:* Tendinitis calcarea (M65.2)
Tendinitis calcarea im Schulterbereich (M75.3)

**M61.5 Sonstige Ossifikation von Muskeln**

**M61.9 Kalzifikation und Ossifikation von Muskeln, nicht näher bezeichnet**

## M62 Sonstige Muskelkrankheiten
[Schlüsselnummer der Lokalisation siehe am Anfang dieses Kapitels]
*Exkl.:* Krämpfe und Spasmen (R25.2)
Myalgie (M79.1)
Myopathie:
- Alkohol- (G72.1)
- arzneimittelinduziert (G72.0)

Stiff-man-Syndrom (G25.8)

**M62.0 Muskeldiastase**

**M62.1 Sonstiger Muskelriß (nichttraumatisch)**
*Exkl.:* Sehnenruptur (M66.-)
Traumatischer Muskelriß - siehe Muskelverletzung nach Körperregion

**M62.2 Ischämischer Muskelinfarkt**
*Exkl.:* Kompartmentsyndrom (T79.6)
Traumatische Muskelischämie (T79.6)
Volkmann-Kontraktur [ischämische Muskelkontraktur] (T79.6)

**M62.3 Immobilitätssyndrom (paraplegisch)**

**M62.4 Muskelkontraktur**
*Exkl.:* Gelenkkontraktur (M24.5)

**M62.5 Muskelschwund und -atrophie, anderenorts nicht klassifiziert**
Inaktivitätsatrophie, anderenorts nicht klassifiziert

**M62.6 Muskelzerrung**
*Exkl.:* Akute Verletzung – siehe Muskelverletzung nach Körperregion

**M62.8 Sonstige näher bezeichnete Muskelkrankheiten**
Muskel- (Scheiden-) Hernie

**M62.9** Muskelkrankheit, nicht näher bezeichnet

**M63\*** **Muskelkrankheiten bei anderenorts klassifizierten Krankheiten**
*Exkl.:* Myopathie bei:
- endokrinen Krankheiten (G73.5\*)
- Stoffwechselkrankheiten (G73.6\*)

**M63.0\*** **Myositis bei anderenorts klassifizierten bakteriellen Krankheiten**
Myositis bei:
- Lepra [Aussatz] (A30.–†)
- Syphilis (A51.4†, A52.7†)

**M63.1\*** **Myositis bei anderenorts klassifizierten Protozoen- und Parasiteninfektionen**
Myositis bei:
- Schistosomiasis [Bilharziose] (B65.–†)
- Toxoplasmose (B58.8†)
- Trichinellose (B75†)
- Zystizerkose (B69.8†)

**M63.2\*** **Myositis bei sonstigen anderenorts klassifizierten Infektionskrankheiten**
Myositis bei Mykosen (B35–B49†)

**M63.3\*** **Myositis bei Sarkoidose (D86.8†)**

**M63.8\*** **Sonstige Muskelkrankheiten bei anderenorts klassifizierten Krankheiten**

## *Krankheiten der Synovialis und der Sehnen (M65–M68)*

**M65** **Synovitis und Tenosynovitis**
[Schlüsselnummer der Lokalisation siehe am Anfang dieses Kapitels]
*Exkl.:* Akute Verletzung – siehe Bänder- und Sehnenverletzung nach Körperregion
Chronische Tenosynovitis crepitans der Hand und des Handgelenkes (M70.0)
Krankheiten des Weichteilgewebes im Zusammenhang mit Beanspruchung, Überbeanspruchung und Druck (M70.–)

**M65.0** **Sehnenscheidenabszeß**
Soll der bakterielle Erreger angegeben werden, ist eine zusätzliche Schlüsselnummer (B95–B96) zu benutzen.

**M65.1** **Sonstige infektiöse (Teno-) Synovitis**

**M65.2** **Tendinitis calcarea**
*Exkl.:* Im Schulterbereich (M75.3)
Näher bezeichnete Tendinitis (M75–M77)

**M65.3** **Schnellender Finger**
Tendopathia nodosa

**M65.4** **Tendovaginitis stenosans [de Quervain]**

**M65.8** **Sonstige Synovitis und Tenosynovitis**

**M65.9** **Synovitis und Tenosynovitis, nicht näher bezeichnet**

## M66 Spontanruptur der Synovialis und von Sehnen
[Schlüsselnummer der Lokalisation siehe am Anfang dieses Kapitels]
*Inkl.:* Rupturen, die durch Einwirken normaler Kräfte auf ein Gewebe eintreten, lassen auf eine verminderte Gewebefestigkeit schließen.
*Exkl.:* Läsionen der Rotatorenmanschette (M75.1)
Rupturen, die bei Einwirkung übernormaler Kräfte auf normal ausgebildetes Gewebe eintreten – siehe Sehnenverletzung nach Körperregion

**M66.0** **Ruptur einer Poplitealzyste**

**M66.1** **Ruptur der Synovialis**
Ruptur einer Synovialzyste
*Exkl.:* Ruptur einer Poplitealzyste (M66.0)

**M66.2** **Spontanruptur von Strecksehnen**

**M66.3** **Spontanruptur von Beugesehnen**

**M66.4** **Spontanruptur sonstiger Sehnen**

**M66.5** **Spontanruptur von nicht näher bezeichneten Sehnen**
Ruptur der Muskel-Sehnen-Verbindung, nichttraumatisch

## M67 Sonstige Krankheiten der Synovialis und der Sehnen

*Exkl.:* Fibromatose der Palmarfaszie [Dupuytren-Kontraktur] (M72.0)
Tendinitis o.n.A. (M77.9)
Xanthomatose der Sehnen (E78.2)

**M67.0 Achillessehnenverkürzung (erworben)**

**M67.1 Sonstige Sehnen- (Scheiden-) Kontraktur**
*Exkl.:* Mit Gelenkkontraktur (M24.5)

**M67.2 Hypertrophie der Synovialis, anderenorts nicht klassifiziert**
*Exkl.:* Villonoduläre Synovitis (pigmentiert) (M12.2)

**M67.3 Transitorische Synovitis**
Toxische Synovitis
*Exkl.:* Palindromer Rheumatismus (M12.3)

**M67.4 Ganglion**
Ganglion eines Gelenkes oder einer Sehne(n)- (Scheide)
*Exkl.:* Ganglion bei Frambösie (A66.6)
Schleimbeutelzyste (M71.2–M71.3)
Synovialzyste (M71.2–M71.3)

**M67.8 Sonstige näher bezeichnete Krankheiten der Synovialis und der Sehnen**

**M67.9 Krankheit der Synovialis und der Sehnen, nicht näher bezeichnet**

## M68* Krankheiten der Synovialis und der Sehnen bei anderenorts klassifizierten Krankheiten

**M68.0* Synovitis und Tenosynovitis bei anderenorts klassifizierten bakteriellen Krankheiten**
Synovitis oder Tenosynovitis bei:
- Gonorrhoe (A54.4†)
- Syphilis (A52.7†)
- Tuberkulose (A18.0†)

**M68.8* Sonstige Krankheiten der Synovialis und der Sehnen bei anderenorts klassifizierten Krankheiten**

## Sonstige Krankheiten des Weichteilgewebes (M70-M79)

### M70 Krankheiten des Weichteilgewebes im Zusammenhang mit Beanspruchung, Überbeanspruchung und Druck

[Schlüsselnummer der Lokalisation siehe am Anfang dieses Kapitels]

*Inkl.:* Krankheiten des Weichteilgewebes, berufsbedingt

*Exkl.:* Bursitis:
- im Schulterbereich (M75.5)
- o.n.A. (M71.9)

Enthesopathien (M76-M77)

**M70.0** Chronische Tenosynovitis crepitans der Hand und des Handgelenkes

**M70.1** Bursitis im Bereich der Hand

**M70.2** Bursitis olecrani

**M70.3** Sonstige Bursitis im Bereich des Ellenbogens

**M70.4** Bursitis praepatellaris

**M70.5** Sonstige Bursitis im Bereich des Knies

**M70.6** Bursitis trochanterica
Tendinitis trochanterica

**M70.7** Sonstige Bursitis im Bereich der Hüfte
Bursitis im Bereich des Os ischii

**M70.8** Sonstige Krankheiten des Weichteilgewebes durch Beanspruchung, Überbeanspruchung und Druck

**M70.9** Nicht näher bezeichnete Krankheit des Weichteilgewebes durch Beanspruchung, Überbeanspruchung und Druck

### M71 Sonstige Bursopathien

[Schlüsselnummer der Lokalisation siehe am Anfang dieses Kapitels]

*Exkl.:* Bursitis im Zusammenhang mit Beanspruchung, Überbeanspruchung und Druck (M70.-)
Enthesopathien (M76-M77)
Fußballenentzündung (M20.1)

**M71.0** Schleimbeutelabszeß

**M71.1** Sonstige infektiöse Bursitis

**M71.2 Synovialzyste im Bereich der Kniekehle [Baker-Zyste]**
*Exkl.:* Bei Ruptur (M66.0)

**M71.3 Sonstige Schleimbeutelzyste**
Synovialzyste o.n.A.
*Exkl.:* Ruptur einer Synovialzyste (M66.1)

**M71.4 Bursitis calcarea**
*Exkl.:* Im Schulterbereich (M75.3)

**M71.5 Sonstige Bursitis, anderenorts nicht klassifiziert**
*Exkl.:* Bursitis:
- im Bereich des Lig. collaterale tibiale [Stieda-Pellegrini] (M76.4)
- im Schulterbereich (M75.5)
- o.n.A. (M71.9)

**M71.8 Sonstige näher bezeichnete Bursopathien**

**M71.9 Bursopathie, nicht näher bezeichnet**
Bursitis o.n.A.

## M72 Fibromatosen
[Schlüsselnummer der Lokalisation siehe am Anfang dieses Kapitels]
*Exkl.:* Retroperitoneale Fibrose (D48.3)

**M72.0 Fibromatose der Palmarfaszie [Dupuytren-Kontraktur]**

**M72.1 Fingerknöchelpolster [Knuckle pads]**

**M72.2 Fibromatose der Plantarfaszie [Ledderhose-Kontraktur]**
Fasciitis plantaris

**M72.3 Fasciitis nodularis**

**M72.4 Pseudosarkomatöse Fibromatose**

**M72.5 Fasziitis, anderenorts nicht klassifiziert**
*Exkl.:* Fasziitis:
- eosinophil (M35.4)
- nodulär (M72.3)
- plantar (M72.2)

**M72.8 Sonstige Fibromatosen**

**M72.9 Fibromatose, nicht näher bezeichnet**

## M73* Krankheiten des Weichteilgewebes bei anderenorts klassifizierten Krankheiten
[Schlüsselnummer der Lokalisation siehe am Anfang dieses Kapitels]

**M73.0*** Bursitis gonorrhoica (A54.4†)

**M73.1*** Bursitis syphilitica (A52.7†)

**M73.8*** Sonstige Krankheiten des Weichteilgewebes bei sonstigen anderenorts klassifizierten Krankheiten

## M75 Schulterläsionen
*Exkl.:* Schulter-Hand-Syndrom (M89.0)

**M75.0** Adhäsive Entzündung der Schultergelenkkapsel
Frozen shoulder
Periarthropathia humeroscapularis

**M75.1** Läsionen der Rotatorenmanschette
Ruptur (vollständig) (unvollständig) der Rotatorenmanschette oder der Supraspinatus-Sehne, nicht als traumatisch bezeichnet
Supraspinatus-Syndrom

**M75.2** Tendinitis des M. biceps brachii

**M75.3** Tendinitis calcarea im Schulterbereich
Bursitis calcarea im Schulterbereich

**M75.4** Impingement-Syndrom der Schulter

**M75.5** Bursitis im Schulterbereich

**M75.8** Sonstige Schulterläsionen

**M75.9** Schulterläsion, nicht näher bezeichnet

## M76 Enthesopathien der unteren Extremität mit Ausnahme des Fußes
[Schlüsselnummer der Lokalisation siehe am Anfang dieses Kapitels]
*Hinweis:* Die scheinbar spezifischen Begriffe Bursitis, Kapsulitis und Tendinitis werden gewöhnlich ohne Unterschied für verschiedene Störungen der peripheren Band- und Muskelansätze benutzt; die Mehrzahl dieser Krankheitszustände ist unter dem Oberbegriff „Enthesopathien" zusammengeführt.
*Exkl.:* Bursitis durch Beanspruchung, Überbeanspruchung und Druck (M70.–)

**M76.0** Tendinitis der Glutäus-Sehne(n)

| | |
|---|---|
| M76.1 | Tendinitis der Iliopsoas-Sehne |
| M76.2 | Knochensporn am Darmbeinkamm |
| M76.3 | Tractus-iliotibialis-Syndrom |
| M76.4 | Bursitis im Bereich des Lig. collaterale tibiale [Stieda-Pellegrini] |
| M76.5 | Tendinitis der Patellarsehne |
| M76.6 | Tendinitis der Achillessehne<br>Bursitis subachillea |
| M76.7 | Tendinitis der Peronäussehne(n) |
| M76.8 | Sonstige Enthesopathien der unteren Extremität mit Ausnahme des Fußes<br>Tendinitis des M. tibialis anterior<br>Tendinitis des M. tibialis posterior |
| M76.9 | Enthesopathie der unteren Extremität, nicht näher bezeichnet |

## M77 Sonstige Enthesopathien

[Schlüsselnummer der Lokalisation siehe am Anfang dieses Kapitels]

*Exkl.:* Bursitis:
- durch Beanspruchung, Überbeanspruchung und Druck (M70.-)
- o.n.A. (M71.9)

Osteophyt (M25.7)
Spinale Enthesopathie (M46.0)

| | |
|---|---|
| M77.0 | Epicondylitis ulnaris humeri |
| M77.1 | Epicondylitis radialis humeri<br>Tennisellenbogen |
| M77.2 | Periarthritis im Bereich des Handgelenkes |
| M77.3 | Kalkaneussporn |
| M77.4 | Metatarsalgie<br>*Exkl.:* Morton-Neuralgie [Morton-Metatarsalgie] (G57.6) |
| M77.5 | Sonstige Enthesopathie des Fußes |
| M77.8 | Sonstige Enthesopathien, anderenorts nicht klassifiziert |
| M77.9 | Enthesopathie, nicht näher bezeichnet<br>Kapsulitis ⎫<br>Knochensporn ⎬ o.n.A.<br>Periarthritis ⎪<br>Tendinitis ⎭ |

## M79 Sonstige Krankheiten des Weichteilgewebes, anderenorts nicht klassifiziert

[Schlüsselnummer der Lokalisation siehe am Anfang dieses Kapitels]

*Exkl.:* Psychogene Schmerzen im Weichteilgewebe (F45.4)

**M79.0 Rheumatismus, nicht näher bezeichnet**
Fibromyalgie
Fibrositis
*Exkl.:* Palindromer Rheumatismus (M12.3)

**M79.1 Myalgie**
*Exkl.:* Myositis (M60.–)

**M79.2 Neuralgie und Neuritis, nicht näher bezeichnet**
*Exkl.:* Ischialgie (M54.3–M54.4)
Mononeuropathien (G56–G58)
Radikulitis:
- brachial o.n.A. (M54.1)
- lumbosakral o.n.A. (M54.1)
- o.n.A. (M54.1)

**M79.3 Pannikulitis, nicht näher bezeichnet**
*Exkl.:* Pannikulitis:
- Lupus- (L93.2)
- Nacken und Rücken (M54.0)
- rezidivierend [Pfeiffer-Weber-Christian-Krankheit] (M35.6)

**M79.4 Hypertrophie des Corpus adiposum (infrapatellare) [Hoffa-Kastert-Syndrom]**

**M79.5 Verbliebener Fremdkörper im Weichteilgewebe**
*Exkl.:* Fremdkörpergranulom:
- Haut und Unterhaut (L92.3)
- Weichteilgewebe (M60.2)

**M79.6 Schmerzen in den Extremitäten**

**M79.8 Sonstige näher bezeichnete Krankheiten des Weichteilgewebes**

**M79.9 Krankheit des Weichteilgewebes, nicht näher bezeichnet**

# Osteopathien und Chondropathien (M80–M94)

## Veränderungen der Knochendichte und -struktur (M80–M85)

### M80 Osteoporose mit pathologischer Fraktur
[Schlüsselnummer der Lokalisation siehe am Anfang dieses Kapitels]
*Inkl.:* Osteoporotische Wirbelkörperkompression und Keilwirbel
*Exkl.:* Keilwirbel o.n.A. (M48.5)
Pathologische Fraktur o.n.A. (M84.4)
Wirbelkörperkompression o.n.A. (M48.5)

**M80.0** Postmenopausale Osteoporose mit pathologischer Fraktur

**M80.1** Osteoporose mit pathologischer Fraktur nach Ovarektomie

**M80.2** Inaktivitätsosteoporose mit pathologischer Fraktur

**M80.3** Osteoporose mit pathologischer Fraktur infolge postoperativer Malabsorption

**M80.4** Arzneimittelinduzierte Osteoporose mit pathologischer Fraktur
Soll die Substanz angegeben werden, ist eine zusätzliche Schlüsselnummer (Kapitel XX) zu benutzen.

**M80.5** Idiopathische Osteoporose mit pathologischer Fraktur

**M80.8** Sonstige Osteoporose mit pathologischer Fraktur

**M80.9** Nicht näher bezeichnete Osteoporose mit pathologischer Fraktur

### M81 Osteoporose ohne pathologische Fraktur
[Schlüsselnummer der Lokalisation siehe am Anfang dieses Kapitels]
*Exkl.:* Osteoporose mit pathologischer Fraktur (M80.-)

**M81.0** Postmenopausale Osteoporose

**M81.1** Osteoporose nach Ovarektomie

**M81.2** Inaktivitätsosteoporose
*Exkl.:* Sudeck-Knochenatrophie (M89.0)

**M81.3** Osteoporose infolge postoperativer Malabsorption

**M81.4 Arzneimittelinduzierte Osteoporose**
Soll die Substanz angegeben werden, ist eine zusätzliche Schlüsselnummer (Kapitel XX) zu benutzen.

**M81.5 Idiopathische Osteoporose**

**M81.6 Lokalisierte Osteoporose [Lequesne]**
*Exkl.:* Sudeck-Knochenatrophie (M89.0)

**M81.8 Sonstige Osteoporose**
Senile Osteoporose

**M81.9 Osteoporose, nicht näher bezeichnet**

## M82* Osteoporose bei anderenorts klassifizierten Krankheiten
[Schlüsselnummer der Lokalisation siehe am Anfang dieses Kapitels]

**M82.0\* Osteoporose bei Plasmozytom (C90.0†)**

**M82.1\* Osteoporose bei endokrinen Störungen (E00–E34†)**

**M82.8\* Osteoporose bei sonstigen anderenorts klassifizierten Krankheiten**

## M83 Osteomalazie im Erwachsenenalter
[Schlüsselnummer der Lokalisation siehe am Anfang dieses Kapitels]
*Exkl.:* Osteomalazie:
- im Kindes- und Jugendalter (E55.0)
- Vitamin-D-resistent (E83.3)

Rachitis (floride) (E55.0)
Rachitis (floride), Folgen (E64.3)
Rachitis (floride), Vitamin-D-resistent (E83.3)
Renale Osteodystrophie (N25.0)

**M83.0 Osteomalazie im Wochenbett**

**M83.1 Senile Osteomalazie**

**M83.2 Osteomalazie im Erwachsenenalter durch Malabsorption**
Osteomalazie bei Erwachsenen durch postoperative Malabsorption

**M83.3 Osteomalazie im Erwachsenenalter durch Fehl- oder Mangelernährung**

**M83.4 Aluminiumosteopathie**

**M83.5 Sonstige arzneimittelinduzierte Osteomalazie bei Erwachsenen**
Soll die Substanz angegeben werden, ist eine zusätzliche Schlüsselnummer (Kapitel XX) zu benutzen.

**M83.8** Sonstige Osteomalazie im Erwachsenenalter

**M83.9** Osteomalazie im Erwachsenenalter, nicht näher bezeichnet

## M84 Veränderungen der Knochenkontinuität
[Schlüsselnummer der Lokalisation siehe am Anfang dieses Kapitels]

**M84.0** Frakturheilung in Fehlstellung

**M84.1** Nichtvereinigung der Frakturenden [Pseudarthrose]
*Exkl.:* Pseudarthrose nach Fusion oder Arthrodese (M96.0)

**M84.2** Verzögerte Frakturheilung

**M84.3** Streßfraktur, anderenorts nicht klassifiziert
Streßfraktur o.n.A.
*Exkl.:* Streßfraktur eines Wirbels (M48.4)

**M84.4** Pathologische Fraktur, anderenorts nicht klassifiziert
Pathologische Fraktur o.n.A.
*Exkl.:* Pathologische Fraktur bei Osteoporose (M80.–)
Wirbelkörperkompression, anderenorts nicht klassifiziert (M48.5)

**M84.8** Sonstige Veränderungen der Knochenkontinuität

**M84.9** Veränderung der Knochenkontinuität, nicht näher bezeichnet

## M85 Sonstige Veränderungen der Knochendichte und -struktur
[Schlüsselnummer der Lokalisation siehe am Anfang dieses Kapitels]
*Exkl.:* Marmorknochenkrankheit (Q78.2)
Osteogenesis imperfecta (Q78.0)
Osteopoikilie (Q78.8)
Polyostotische fibröse Dysplasie [Jaffé-Lichtenstein-Syndrom] (Q78.1)

**M85.0** Fibröse Dysplasie (monostotisch)
*Exkl.:* Fibröse Dysplasie des Kiefers (K10.8)

**M85.1** Skelettfluorose

**M85.2** Hyperostose des Schädels

**M85.3** Ostitis condensans

**M85.4** Solitäre Knochenzyste
*Exkl.:* Solitäre Zyste des Kiefers (K09.1–K09.2)

**M85.5** Aneurysmatische Knochenzyste
*Exkl.:* Aneurysmatische Zyste des Kiefers (K09.2)

**M85.6 Sonstige Knochenzyste**
*Exkl.:* Osteodystrophia fibrosa cystica generalisata [von-Recklinghausen-Krankheit des Knochens] (E21.0)
Zyste des Kiefers, anderenorts nicht klassifiziert (K09.1–K09.2)

**M85.8 Sonstige näher bezeichnete Veränderungen der Knochendichte und -struktur**
Hyperostose der Knochen, ausgenommen des Schädels
*Exkl.:* Diffuse idiopathische Skeletthyperostose [DISH] (M48.1)

**M85.9 Veränderung der Knochendichte und -struktur, nicht näher bezeichnet**

## Sonstige Osteopathien (M86–M90)

*Exkl.:* Osteopathien nach medizinischen Maßnahmen (M96.–)

### M86 Osteomyelitis

[Schlüsselnummer der Lokalisation siehe am Anfang dieses Kapitels]
Soll der Infektionserreger angegeben werden, ist eine zusätzliche Schlüsselnummer (B95–B97) zu benutzen.
*Exkl.:* Osteomyelitis:
- durch Salmonellen (A01–A02)
- Kiefer (K10.2)
- Wirbel (M46.2)

**M86.0 Akute hämatogene Osteomyelitis**

**M86.1 Sonstige akute Osteomyelitis**

**M86.2 Subakute Osteomyelitis**

**M86.3 Chronische multifokale Osteomyelitis**

**M86.4 Chronische Osteomyelitis mit Fistel**

**M86.5 Sonstige chronische hämatogene Osteomyelitis**

**M86.6 Sonstige chronische Osteomyelitis**

**M86.8 Sonstige Osteomyelitis**
Brodie-Abszeß

**M86.9 Osteomyelitis, nicht näher bezeichnet**
Knocheninfektion o.n.A.
Periostitis ohne Angabe einer Osteomyelitis

## M87 Knochennekrose
[Schlüsselnummer der Lokalisation siehe am Anfang dieses Kapitels]
*Inkl.:* Avaskuläre Knochennekrose
*Exkl.:* Osteochondropathien (M91–M93)

M87.0 **Idiopathische aseptische Knochennekrose**

M87.1 **Knochennekrose durch Arneimittel**
Soll die Substanz angegeben werden, ist eine zusätzliche Schlüsselnummer (Kapitel XX) zu benutzen.

M87.2 **Knochennekrose durch vorangegangenes Trauma**

M87.3 **Sonstige sekundäre Knochennekrose**

M87.8 **Sonstige Knochennekrose**

M87.9 **Knochennekrose, nicht näher bezeichnet**

## M88 Osteodystrophia deformans [Paget-Krankheit]
[Schlüsselnummer der Lokalisation siehe am Anfang dieses Kapitels]

M88.0 **Osteodystrophia deformans der Schädelknochen**

M88.8 **Osteodystrophia deformans sonstiger Knochen**

M88.9 **Osteodystrophia deformans, nicht näher bezeichnet**

## M89 Sonstige Knochenkrankheiten
[Schlüsselnummer der Lokalisation siehe am Anfang dieses Kapitels]

M89.0 **Neurodystrophie [Algodystrophie]**
Schulter-Hand-Syndrom
Sudeck-Knochenatrophie
Sympathische Reflex-Dystrophie

M89.1 **Stillstand des Epiphysenwachstums**

M89.2 **Sonstige Störungen der Knochenentwicklung und des Knochenwachstums**

M89.3 **Hypertrophie des Knochens**

M89.4 **Sonstige hypertrophische Osteoarthropathie**
Marie-Bamberger-Syndrom
Pachydermoperiostose

M89.5 **Osteolyse**

**M89.6 Osteopathie nach Poliomyelitis**
Soll die vorangegangene Poliomyelitis angegeben werden, ist zusätzlich die Schlüsselnummer B91 zu benutzen.

**M89.8 Sonstige näher bezeichnete Knochenkrankheiten**
Infantile kortikale Hyperostose
Posttraumatische subperiostale Ossifikation

**M89.9 Knochenkrankheit, nicht näher bezeichnet**

## M90* Osteopathien bei anderenorts klassifizierten Krankheiten
[Schlüsselnummer der Lokalisation siehe am Anfang dieses Kapitels]

**M90.0* Knochentuberkulose (A18.0†)**
*Exkl.:* Tuberkulose der Wirbelsäule (M49.0*)

**M90.1* Periostitis bei sonstigen anderenorts klassifizierten Infektionskrankheiten**
Sekundäre syphilitische Periostitis (A51.4†)

**M90.2* Osteopathie bei sonstigen anderenorts klassifizierten Infektionskrankheiten**
Osteomyelitis durch:
- Echinokokken (B67.2†)
- Gonokokken (A54.4†)
- Salmonellen (A02.2†)

Syphilitische Osteopathie oder Osteochondropathie (A50.5†, A52.7†)

**M90.3* Knochennekrose bei Caissonkrankheit (T70.3†)**

**M90.4* Knochennekrose durch Hämoglobinopathie (D50–D64†)**

**M90.5* Knochennekrose bei sonstigen anderenorts klassifizierten Krankheiten**

**M90.6* Osteodystrophia deformans bei Neubildungen (C00–D48†)**
Osteodystrophia deformans bei bösartiger Neubildung des Knochens (C40–C41†)

**M90.7* Knochenfraktur bei Neubildungen (C00–D48†)**
*Exkl.:* Wirbelkörperkompression bei Neubildungen (M49.5*)

**M90.8* Osteopathie bei sonstigen anderenorts klassifizierten Krankheiten**
Osteopathie bei renaler Osteodystrophie (N25.0†)

## Chondropathien (M91–M94)

*Exkl.:* Chondropathien nach medizinischen Maßnahmen (M96.–)

### M91 Juvenile Osteochondrose der Hüfte und des Beckens
[Schlüsselnummer der Lokalisation siehe am Anfang dieses Kapitels]
*Exkl.:* Epiphyseolysis capitis femoris (nichttraumatisch) (M93.0)

**M91.0 Juvenile Osteochondrose des Beckens**
Osteochondrose (juvenile):
- Acetabulum
- Darmbeinkamm [Buchmann-Krankheit]
- Symphyse [Pierson-Krankheit]
- Synchondrosis ischiopubica [van-Neck-Krankheit]

**M91.1 Juvenile Osteochondrose des Femurkopfes [Perthes-Legg-Calvé-Krankheit]**

**M91.2 Coxa plana**
Hüftdeformität durch vorangegangene juvenile Osteochondrose

**M91.3 Pseudokoxalgie**

**M91.8 Sonstige juvenile Osteochondrose der Hüfte und des Beckens**
Juvenile Osteochondrose nach Korrektur einer angeborenen Hüftluxation

**M91.9 Juvenile Osteochondrose der Hüfte und des Beckens, nicht näher bezeichnet**

### M92 Sonstige juvenile Osteochondrosen

**M92.0 Juvenile Osteochondrose des Humerus**
Osteochondrose (juvenile):
- Capitulum humeri [Panner-Krankheit]
- Caput humeri [Hass-Krankheit]

**M92.1 Juvenile Osteochondrose des Radius und der Ulna**
Osteochondrose (juvenile):
- Caput radii [Hegemann-Krankheit]
- distale Ulnaepiphyse [Burns-Krankheit]

**M92.2 Juvenile Osteochondrose der Hand**
Osteochondrose (juvenile):
- Metakarpalköpfchen [Mauclaire-Krankheit]
- Os lunatum der Handwurzel [Kienböck-Krankheit]

**M92.3 Sonstige juvenile Osteochondrose der oberen Extremität**

**M92.4 Juvenile Osteochondrose der Patella**
Osteochondrose (juvenile):
- primäres Ossifikationszentrum [Köhler-Krankheit]
- Sekundäres Ossifikationszentrum [Larsen-Johansson-Krankheit]

**M92.5 Juvenile Osteochondrose der Tibia und der Fibula**
Osteochondrose (juvenile):
- Condylus medialis tibiae [Blount-Krankheit]
- Tuberositas tibiae [Osgood-Schlatter-Krankheit]
Tibia vara [Blount-Barber-Krankheit]

**M92.6 Juvenile Osteochondrose des Tarsus**
Osteochondrose (juvenile):
- Kalkaneus [Sever-Krankheit]
- Os naviculare [Köhler- (I-) Krankheit]
- Os tibiale externum [Haglund-Krankheit]
- Talus [Diaz-Krankheit]

**M92.7 Juvenile Osteochondrose des Metatarsus**
Osteochondrose (juvenile):
- Köpfchen des Os metatarsale II [Freiberg-Köhler- (II-) Krankheit]
- Köpfchen des Os metatarsale V [Iselin-Krankheit]

**M92.8 Sonstige näher bezeichnete juvenile Osteochondrose**
Apophysitis calcanei

**M92.9 Juvenile Osteochondrose, nicht näher bezeichnet**
Apophysitis
Epiphysitis
Osteochondritis
Osteochondrose
} als juvenil bezeichnet, Lokalisation nicht näher bezeichnet

## M93 Sonstige Osteochondropathien
*Exkl.:* Osteochondrose der Wirbelsäule (M42.–)

**M93.0 Epiphyseolysis capitis femoris (nichttraumatisch)**

**M93.1 Kienböck-Krankheit bei Erwachsenen**
Erwachsenenosteochondrose des Os lunatum der Hand

**M93.2** **Osteochondrosis dissecans**

**M93.8** **Sonstige näher bezeichnete Osteochondropathien**

**M93.9** **Osteochondropathie, nicht näher bezeichnet**
Apophysitis  
Epiphysitis  
Osteochondritis  
Osteochondrose  
} ohne Angabe, ob beim Erwachsenen oder beim Jugendlichen auftretend, Lokalisation nicht näher bezeichnet

### M94 Sonstige Knorpelkrankheiten
[Schlüsselnummer der Lokalisation siehe am Anfang dieses Kapitels]

**M94.0** **Tietze-Syndrom**

**M94.1** **Panchondritis [Rezidivierende Polychondritis]**

**M94.2** **Chondromalazie**
*Exkl.:* Chondromalacia patellae (M22.4)

**M94.3** **Chondrolyse**

**M94.8** **Sonstige näher bezeichnete Knorpelkrankheiten**

**M94.9** **Knorpelkrankheit, nicht näher bezeichnet**

# Sonstige Krankheiten des Muskel-Skelett-Systems und des Bindegewebes (M95–M99)

### M95 Sonstige erworbene Deformitäten des Muskel-Skelett-Systems und des Bindegewebes
*Exkl.:* Angeborene Fehlbildungen und Deformitäten des Muskel-Skelett-Systems (Q65–Q79)  
Deformitäten der Wirbelsäule und des Rückens (M40–M43)  
Dentofaziale Anomalien [einschließlich fehlerhafte Okklusion] (K07.–)  
Erworbene Deformitäten von Extremitäten (M20–M21)  
Krankheiten des Muskel-Skelett-Systems nach medizinischen Maßnahmen (M96.–)  
Verlust von Extremitäten und Organen (Z89–Z90)

| | |
|---|---|
| M95.0 | **Erworbene Deformität der Nase** |
| | *Exkl.:* Nasenseptumdeviation (J34.2) |
| M95.1 | **Blumenkohlohr** |
| | *Exkl.:* Sonstige erworbene Deformitäten des Ohres (H61.1) |
| M95.2 | **Sonstige erworbene Deformität des Kopfes** |
| M95.3 | **Erworbene Deformität des Halses** |
| M95.4 | **Erworbene Deformität des Brustkorbes und der Rippen** |
| M95.5 | **Erworbene Deformität des Beckens** |
| | *Exkl.:* Betreuung der Mutter bei festgestelltem oder vermutetem Mißverhältnis (O33.–) |
| M95.8 | **Sonstige näher bezeichnete erworbene Deformitäten des Muskel-Skelett-Systems** |
| M95.9 | **Erworbene Deformität des Muskel-Skelett-Systems, nicht näher bezeichnet** |

## M96 Krankheiten des Muskel-Skelett-Systems nach medizinischen Maßnahmen, anderenorts nicht klassifiziert

*Exkl.:* Arthritis nach intestinalem Bypass (M02.0)
Krankheiten in Verbindung mit Osteoporose (M80–M81)
Vorhandensein funktioneller Implantate und sonstiger Geräte (Z95–Z97)

| | |
|---|---|
| M96.0 | **Pseudarthrose nach Fusion oder Arthrodese** |
| M96.1 | **Postlaminektomie-Syndrom, anderenorts nicht klassifiziert** |
| M96.2 | **Kyphose nach Bestrahlung** |
| M96.3 | **Kyphose nach Laminektomie** |
| M96.4 | **Postoperative Lordose** |
| M96.5 | **Skoliose nach Bestrahlung** |
| M96.6 | **Knochenfraktur nach Einsetzen eines orthopädischen Implantates, einer Gelenkprothese oder einer Knochenplatte** |
| | *Exkl.:* Komplikation durch ein internes orthopädisches Gerät, durch Implantate oder Transplantate (T84.–) |
| M96.8 | **Sonstige Krankheiten des Muskel-Skelett-System nach medizinischen Maßnahmen** |
| | Instabilität eines Gelenkes nach Entfernen einer Gelenkprothese |
| M96.9 | **Krankheit des Muskel-Skelett-Systems nach medizinischen Maßnahmen, nicht näher bezeichnet** |

## M99 Biomechanische Funktionsstörungen, anderenorts nicht klassifiziert

*Hinweis:* Diese Kategorie sollte nicht zur Verschlüsselung benutzt werden, wenn der Krankheitszustand anderenorts klassifiziert werden kann.

Die folgenden 5. Stellen zur Angabe des Störungsortes können wahlweise mit den passenden Subkategorien von M99.- benutzt werden; siehe auch Hinweis am Anfang dieses Kapitels.

| | | |
|---|---|---|
| 0 | Kopfbereich | Okzipitozervikal |
| 1 | Zervikalbereich | Zervikothorakal |
| 2 | Thorakalbereich | Thorakolumbal |
| 3 | Lumbalbereich | Lumbosakral |
| 4 | Sakralbereich | Sakrokokzygeal |
| | | Sakroiliakal |
| 5 | Beckenbereich | Hüft- oder Schambeinregion |
| 6 | Untere Extremität | |
| 7 | Obere Extremität | Akromioklavikular |
| | | Sternoklavikular |
| 8 | Brustkorb | Kostochondral |
| | | Kostovertebral |
| | | Sternochondral |
| 9 | Abdomen und sonstige Lokalisationen | |

| | |
|---|---|
| M99.0 | **Segmentale und somatische Funktionsstörungen** |
| M99.1 | **Subluxation (der Wirbelsäule)** |
| M99.2 | **Subluxationsstenose des Spinalkanals** |
| M99.3 | **Knöcherne Stenose des Spinalkanals** |
| M99.4 | **Bindegewebige Stenose des Spinalkanals** |
| M99.5 | **Stenose des Spinalkanals durch Bandscheiben** |
| M99.6 | **Stenose der Foramina intervertebralia, knöchern oder durch Subluxation** |
| M99.7 | **Stenose der Foramina intervertebralia, bindegewebig oder durch Bandscheiben** |
| M99.8 | **Sonstige biomechanische Funktionsstörungen** |
| M99.9 | **Biomechanische Funktionsstörung, nicht näher bezeichnet** |

MIX
Papier aus verantwortungsvollen Quellen
Paper from responsible sources
FSC® C105338

If you have any concerns about our products,
you can contact us on
**ProductSafety@springernature.com**

In case Publisher is established outside the EU,
the EU authorized representative is:
**Springer Nature Customer Service Center GmbH
Europaplatz 3, 69115 Heidelberg, Germany**

Printed by Libri Plureos GmbH
in Hamburg, Germany